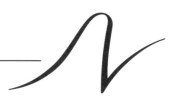

系統看護学講座

専門分野

脳・神経

成人看護学 7

井手　隆文　東京都立広尾病院副院長

寺尾　安生　杏林大学教授

原　　貴行　虎の門病院脳神経外科部長

岡田　美紀　東京大学医学部附属病院副看護師長

木村　敬子　東京大学医学部附属病院看護師長

駒形　和典　前東京大学医学部附属病院看護部

森　　浩美　東京大学医学部附属病院看護師長

山﨑　千絵　東京大学医学部附属病院副看護師長

若命真裕子　東京大学医学部附属病院看護師長

医学書院

発行履歴

1968 年 3 月 25 日　第 1 版第 1 刷	1994 年 2 月 1 日　第 8 版第 3 刷
1969 年 8 月 15 日　第 1 版第 4 刷	1995 年 1 月 6 日　第 9 版第 1 刷
1970 年 1 月 1 日　第 2 版第 1 刷	1998 年 2 月 1 日　第 9 版第 4 刷
1972 年 9 月 1 日　第 2 版第 6 刷	1999 年 1 月 6 日　第 10 版第 1 刷
1973 年 1 月 15 日　第 3 版第 1 刷	2002 年 2 月 1 日　第 10 版第 4 刷
1976 年 9 月 1 日　第 3 版第 6 刷	2003 年 2 月 15 日　第 11 版第 1 刷
1977 年 2 月 1 日　第 4 版第 1 刷	2007 年 9 月 1 日　第 11 版第 7 刷
1978 年 2 月 1 日　第 4 版第 3 刷	2008 年 1 月 6 日　第 12 版第 1 刷
1979 年 2 月 1 日　第 5 版第 1 刷	2011 年 2 月 1 日　第 12 版第 7 刷
1982 年 2 月 1 日　第 5 版第 5 刷	2012 年 1 月 15 日　第 13 版第 1 刷
1983 年 1 月 6 日　第 6 版第 1 刷	2015 年 2 月 1 日　第 13 版第 4 刷
1985 年 10 月 1 日　第 6 版第 4 刷	2016 年 1 月 6 日　第 14 版第 1 刷
1987 年 1 月 6 日　第 7 版第 1 刷	2018 年 2 月 1 日　第 14 版第 3 刷
1991 年 2 月 1 日　第 7 版第 5 刷	2019 年 1 月 6 日　第 15 版第 1 刷
1992 年 1 月 6 日　第 8 版第 1 刷	2023 年 2 月 1 日　第 15 版第 5 刷

系統看護学講座　専門分野

成人看護学[7]　脳・神経

発　　　行　2024 年 1 月 15 日　第 16 版第 1 刷©

著者代表　井手隆文

発 行 者　株式会社　医学書院
　　　　　　代表取締役　金原　俊
　　　　　　〒 113-8719　東京都文京区本郷 1-28-23
　　　　　　電話　03-3817-5600（社内案内）
　　　　　　　　　　03-3817-5657（販売部）

印刷・製本　横山印刷

はしがき

●発刊の趣旨

1967年から1968年にかけて行われた看護学校教育課程の改正に伴って，新しく「成人看護学」という科目が設けられた。

本教科のねらいとするところは，「看護の基礎理論としての知識・技術・態度を理解し，これを応用することによって，病気をもつ人の世話あるいは健康の維持・増進を実践・指導し，看護の対象であるあらゆる人の，あらゆる状態に対応していくことができる」という，看護の基本的な理念を土台として，「成人」という枠組みの対象に対する看護を学ぶことにある。

したがって，看護を，従来のように診療における看護といった狭い立場からではなく，保健医療という幅広い視野のなかで健康の保持・増進という視点においてとらえ，一方，疾患をもった患者に対しては，それぞれの患者が最も必要としている援助を行うという看護本来のあり方に立脚して学習しなければならない。

本書「成人看護学」は，以上のような考え方を基礎として編集されたものである。

まず「成人看護学総論」においては，成人各期の特徴を学び，対象である成人が，どのような状態のもとで正常から異常へと移行していくのか，またそれを予防し健康を維持していくためには，いかなる方策が必要であるかを学習し，成人の全体像と成人看護の特質をつかむことをねらいとしている。

以下，「成人看護学」の各巻においては，成人というものの概念を把握したうえで，人間の各臓器に身体的あるいは精神的な障害がおこった場合に，その患者がいかなる状態におかれるかを理解し，そのときの患者のニードを満たすためにはどのようにすればよいかを，それぞれの系統にそって学習することをねらいとしている。

したがって，「成人看護学」の学習にあたっては，従来のように診療科別に疾病に関する知識を断片的に習得するのではなく，種々の障害をあわせもつ可能性のある1人ひとりの人間，すなわち看護の対象としての人間のあらゆる変化に対応できる知識・技術・態度を学びとっていただきたい。

このような意味において，学習者は対象の健康生活上の目標達成のために，より有効な援助ができるような知識・技術を養い，つねに研鑽を続けていかなければならない。

以上の趣旨のもとに，金子光・小林冨美栄・大塚寛子によって編集された「成人看護学」であるが，日進月歩をとげる医療のなかで，本書が看護学の確立に向けて役だつことを期待するものである。

●カリキュラムの改正

わが国の看護・医療を取り巻く環境は，急速な少子高齢化の進展や，慢性疾患の増加などの疾病構造の変化，医療技術の進歩，看護業務の複雑・多様化，医療安全に関する意識の向上など，大きく変化してきた。それに対応するために，看護教育のカリキュラムは，1967年から1968年の改正ののち，1989年に全面的な改正が行われ，1996年には3年課

程，1998年には2年課程が改正された。さらに2008年，2020年にも大きく改正され，看護基礎教育の充実がはかられるとともに，臨床実践能力の強化が盛り込まれてきた。

● 改訂の趣旨

今回の「成人看護学」の改訂では，カリキュラム改正の意図を吟味するとともに，1999年に発表され，直近では2022年に改定された「看護師国家試験出題基準」の内容をも視野に入れ，内容の刷新・強化をはかった。また，日々変化する実際の臨床に即し，各系統において統合的・発展的な学習がともに可能となるように配慮した。

序章「この本で学ぶこと」では，事例を用いて，これから学ぶ疾患をかかえた患者の姿を示した。また，本書で扱われている内容およびそれぞれの項目どうしの関係性が一見して把握できるように，「本書の構成マップ」を設けている。

第1章「脳・神経の看護を学ぶにあたって」では，系統別の医療の動向と看護を概観したあと，患者の身体的，心理・社会的特徴を明確にし，看護上の問題とその特質に基づいて，看護の目的と機能が具体的に示されている。

第2～5章では，疾患とその医学的対応という視点から，看護の展開に必要とされる医学的な基礎知識が選択的に示されている。既習知識の統合化と臨床医学の系統的な学習のために，最新の知見に基づいて解説されている。今改訂では第5章の冒頭に「A. 本章で学ぶ脳・神経疾患」を新設し，第5章で学習する疾患の全体像をつかめるように工夫をこらした。

第6章「患者の看護」では，第1～5章の学習に基づいて，経過別，症状別，検査および治療・処置別，疾患別に看護の実際が提示されている。これらを看護過程に基づいて展開することにより，患者の有する問題が論理的・総合的に理解できるように配慮されている。とくに経過別については「A. 疾患をもつ患者の経過と看護」として，事例を用いて患者の姿と看護を経過別に示すとともに，それらの看護と，疾患別の看護などとの関係を示してある。

第7章「事例による看護過程の展開」では，1～3つの事例を取り上げ，看護過程に基づいて看護の実際を展開している。患者の有するさまざまな問題を提示し，看護の広がりと問題解決の過程を具体的に学習できるようにしている。

また，昨今の学習環境の変化に対応するために，成人看護学においても積極的に動画教材を用意し，理解を促すようにした。

巻末には適宜付録を設け，各系統別に必要となる知識を整理し，学習の利便性の向上をはかっている。

今回の改訂によって看護の学習がより効果的に行われ，看護実践能力の向上，ひいては看護の質的向上に資することをせつに望むものである。ご活用いただき，読者の皆さんの忌憚のないご意見をいただければ幸いである。

2023年11月

著者ら

目次

第3章　症状とその病態生理

井手隆文

第4章　検査・診断と治療・処置

井手隆文・原貴行

第5章 疾患の理解

井手隆文・原貴行・寺尾安生

第6章　患者の看護

森浩美・駒形和典・木村敬子・若命真裕子・岡田美紀・山﨑千絵

第7章 事例による看護過程の展開

木村敬子・山﨑千絵

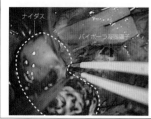

術後は，脳動静脈奇形に流入していた大量の動脈血が周囲の血管へ流れ込むため，正常灌流圧突破 normal perfusion pressure breakthrough（NPPB）とよ

◎図4-12　脳動静脈奇形摘出術
流入動脈をバイポーラ凝固鑷子で焼灼し，ナイダスを脳から摘出する。

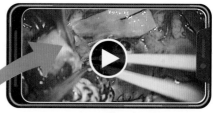

本文中または，巻末の動画一覧の
QRコードから動画を視聴するこ
とができます

序 章

この本で学ぶこと

脳・神経疾患をもつ患者の姿

この本では，脳・神経の疾患により，その機能に障害のある患者に対する看護を学ぶ。脳・神経に疾患をもつ患者とは，どのような人なのだろうか。ある患者の事例を通して考えてみよう。

65 歳の男性，Ｔさんは，妻とともに飲食店を経営し，母親と妻，娘の４人暮らしである。週１日の定休日を除き，毎日深夜まで働き，食事は不規則で揚げ物や味の濃いものを好み食べていた。長年の喫煙に加えて客との飲酒も多く，数年前に家族にすすめられて受診した健康診断では，脂質異常症や高血圧を指摘されていた。しかし，とくに自覚症状がなかったため，その後受診することはなかった。最近，左手に力が入りにくいことが何度かあったが，すぐに改善するため疲れているのかと思い気にしていなかった。

ある日の朝，仕事に行くためしたくをしようとＴさんがベッドから起き上がろうとしたところ，左腕・左脚に力が入らず起き上がることができなかった。Ｔさんが起きてこないので妻が声をかけに行くと，Ｔさんはろれつがまわらない状態であったため，救急車により病院に向かった。

検査の結果，動脈硬化による脳梗塞と診断され緊急入院となった。医師からは「動脈硬化により血管が狭くなっているところで血液がかたまり，血管が詰まってしまったので，点滴によりかたまった血液をとかす治療をします。数日間は命の危険も考えられます。治療後もなんらかの障害が残る可能性があり，リハビリテーションを行う必要があります」と説明された。Ｔさんも妻も突然のことで，これからどうなってしまうのか不安だった。

入院後，治療翌日からベッド上でのリハビリテーションが開始された。Ｔさんは，思いどおりに動けず「このまま歩けなくなるのか」と表情も暗く，看護師が声をかけても「もういいよ」というだけであった。妻はなんと声をかけたらよいのかわからず「たすかってよかった」としか言えなかった。

Ｔさんは，症状の悪化や合併症などもおこさず，入院から１週間がたつころには，リハビリテーションにより立ち上がれるまでに回復した。リハビリテーションが進むにつれＴさんには笑顔もみられ，看護師に自分でできるリハビリテーションを聞いたり，「早く歩けるようになって店をあけないとな」と前向きな発言をしたりするようになった。妻からも「がんばろうね」などの励ましの言葉が増えた。入院後２週間で治療は終了となったが，左上下肢に麻痺が残ったため，リハビリテーション専門病院へ転院となった。

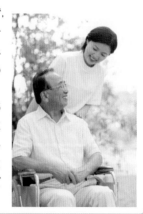

　読者の皆さんが看護師になったとき，T さんのような患者に出会うことがあるかもしれない。そのとき，看護師はなにをすることができるだろうか。

> ■ **T さんや家族に対して，看護師はなにをすることができるだろうか。**
>
> - 全身管理を行い，症状の増悪や再発，合併症などの異常の予防・早期発見を行う。
> - T さんの疾病や障害の受容過程，家族の思いを理解し，その時期に応じた支援を行う。
> - 退院後の生活を見すえ，日常生活動作（ADL）の維持と拡大のためにリハビリテーションの援助を行い，並行して療養環境の調整を行う。
> - 再発予防のため，生活習慣を改善する方法を一緒に考え支援する。

　ほかにも，看護師ができることはなにかを考えてみよう。

　T さんのような脳・神経疾患をもつ患者に適切な看護を実践していくためには，以下の項目をはじめとする，さまざまな知識や技術，考え方を身につけていくことが大切である。

> ■ **T さんの看護を実践するために，以下のようなものを学んでいこう。**
>
> - 脳・神経系のしくみとはたらき
> - 脳・神経疾患のおもな症状と，症状をもたらすしくみ
> - 脳・神経疾患に対して行われるおもな検査・治療・処置
> - 脳・神経疾患の病態・診断・治療
> - 患者の身体面・心理面・社会面のアセスメント
> - 看護活動を展開するための方法論，看護技術

　T さんの事例のように，脳・神経疾患は突然発症する場合が多い。脳が障害されることで，呼吸や循環，意識などといった生命の維持に直結する機能に危機が及ぶだけでなく，急性期を脱したあとも後遺症として身体の機能障害を伴うことが多く，退院後の生活の質（QOL）に大きく影響する。また，生活習慣が疾患に関与していることも多いので，予防の段階からかかわることも重要である。さらに，原因不明で治療法がなく，慢性的に進行する疾患も多い。これらの特徴をふまえ，さまざまな看護を行うこととなる。

　本書は，このような脳・神経疾患をもつ患者の看護を学ぶために，次ページに示すような構成になっている。本書を読み終わったときに，なぜ必要なのか，根拠をもって看護実践を考えられるように学習を進めていってほしい。

本書の構成マップ

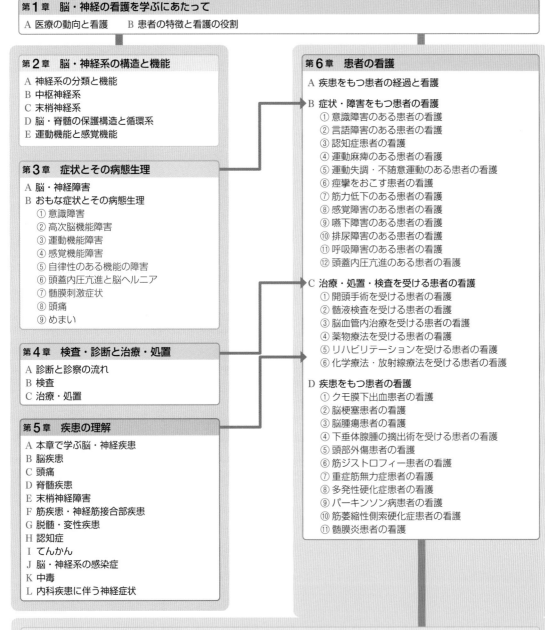

第1章　脳・神経の看護を学ぶにあたって
A 医療の動向と看護　　B 患者の特徴と看護の役割

第2章　脳・神経系の構造と機能
A 神経系の分類と機能
B 中枢神経系
C 末梢神経系
D 脳・脊髄の保護構造と循環系
E 運動機能と感覚機能

第3章　症状とその病態生理
A 脳・神経障害
B おもな症状とその病態生理
　① 意識障害
　② 高次脳機能障害
　③ 運動機能障害
　④ 感覚機能障害
　⑤ 自律性のある機能の障害
　⑥ 頭蓋内圧亢進と脳ヘルニア
　⑦ 髄膜刺激症状
　⑧ 頭痛
　⑨ めまい

第4章　検査・診断と治療・処置
A 診断と診察の流れ
B 検査
C 治療・処置

第5章　疾患の理解
A 本章で学ぶ脳・神経疾患
B 脳疾患
C 頭痛
D 脊髄疾患
E 末梢神経障害
F 筋疾患・神経筋接合部疾患
G 脱髄・変性疾患
H 認知症
I てんかん
J 脳・神経系の感染症
K 中毒
L 内科疾患に伴う神経症状

第6章　患者の看護
A 疾患をもつ患者の経過と看護

B 症状・障害をもつ患者の看護
　① 意識障害のある患者の看護
　② 言語障害のある患者の看護
　③ 認知症患者の看護
　④ 運動麻痺のある患者の看護
　⑤ 運動失調・不随意運動のある患者の看護
　⑥ 痙攣をおこす患者の看護
　⑦ 筋力低下のある患者の看護
　⑧ 感覚障害のある患者の看護
　⑨ 嚥下障害のある患者の看護
　⑩ 排尿障害のある患者の看護
　⑪ 呼吸障害のある患者の看護
　⑫ 頭蓋内圧亢進のある患者の看護

C 治療・処置・検査を受ける患者の看護
　① 開頭手術を受ける患者の看護
　② 髄液検査を受ける患者の看護
　③ 脳血管内治療を受ける患者の看護
　④ 薬物療法を受ける患者の看護
　⑤ リハビリテーションを受ける患者の看護
　⑥ 化学療法・放射線療法を受ける患者の看護

D 疾患をもつ患者の看護
　① クモ膜下出血患者の看護
　② 脳梗塞患者の看護
　③ 脳腫瘍患者の看護
　④ 下垂体腺腫の摘出術を受ける患者の看護
　⑤ 頭部外傷患者の看護
　⑥ 筋ジストロフィー患者の看護
　⑦ 重症筋無力症患者の看護
　⑧ 多発性硬化症患者の看護
　⑨ パーキンソン病患者の看護
　⑩ 筋萎縮性側索硬化症患者の看護
　⑪ 髄膜炎患者の看護

第7章　事例による看護過程の展開
A パーキンソン病患者の看護　　B 頸動脈ステント留置術(CAS)を受ける患者の入院から手術までの看護
C 頸動脈ステント留置術(CAS)を受ける患者の手術直後から退院までの看護

第 1 章

脳・神経の看護を
学ぶにあたって

本章の目標
□ 近年の医療の動向や社会の人口構造（高齢社会），疾患の発症状況をふまえ，・神経疾患患者の概況について学ぶ。また，その看護にかかわる一般的な問題点や課題について学ぶ。
□ 脳・神経疾患の特徴，および問題点について，身体的および心理・社会的な面から学ぶ。
□ 脳・神経疾患患者の身体的および心理・社会的問題の特徴をふまえ，その支援について学ぶ。

A 医療の動向と看護

1 医療・保健の動向

わが国の医療を取り巻く環境は，少子高齢化の進展，医療技術のさらなる進歩，医療提供の場の多様化などにより変化してきている。これらの環境のなか，2022（令和4）年の国民の平均寿命は男性が81.05年，女性は87.09年であった。近年，延伸しつづけてきた平均寿命だが，前年と比較して男性は0.42年，女性は0.49年下まわったことになる。これには，新型コロナウイルスなどによる死亡率の変化が関連している。

医療においては，少子高齢化時代となり，疾病をかかえながら長期間生活する人が増加していることから，治す治療から治し支える治療へと進展している。とくに，加齢に伴う慢性疾患とともに生活する人々は増加しており，健康寿命❶の延伸が課題となっている。2019（令和元）年の健康寿命は，男性が72.68歳，女性が75.38歳と延伸しているが，平均寿命とはいまだに10年近い乖離がある。さらに，医療費の問題や介護問題，社会保証についても引きつづき課題となっており，さまざまな政策が施行されている。

今後も，少しでも健康寿命がのびるように，社会全体が疾病予防・健康増進・介護予防に対して継続的に取り組むとともに，地域で健康を支えていく必要がある。

●**脳・神経疾患の推移と介護の概況**　社会の高齢化により，生活習慣に起因するがんや心疾患とともに，脳血管疾患（脳血管障害）の罹患者数も増加しており，2020（令和2）年の時点で174.2万人となっている。脳血管疾患は発症により死にいたることが多く，2021（令和3）年の全国の死亡者数の143万9856人のうち，死因の第4位が脳血管疾患であった（●図1-1）。

また，発症後に命がたすかった場合でも，麻痺などの後遺症が残り，支援や介護が必要となることが多い。実際，2019（令和元）年に行われた国民生活基礎調査では，介護が必要になったおもな原因のうち，脳血管疾患（脳卒中）が15.0％と，認知症の18.1％についており，脳血管疾患が大きな割合を占めている。

NOTE
❶健康寿命
　健康上の問題で日常生活が制限されることなく生活できる期間と定義される。

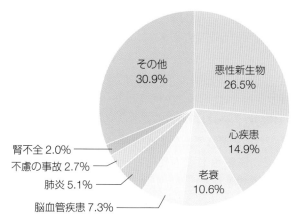

◖図 1-1　おもな死因別死亡割合
（「人口動態統計月報年計（確定数）の概況」令和 3 年による）

　このように，脳血管疾患は死亡の原因および介護を要する状態の原因として主要な疾患であり，国民の生命や，健康寿命の延伸を考えるうえで大きな問題となっている。このような背景から，「健康寿命の延伸等を図るための脳卒中，心臓病その他の循環器病に係る対策に関する基本法（脳卒中・循環器病対策基本法）」が 2018（平成 30）年に成立した。この法律では予防の重要性が強調されており，予防・診断・治療・リハビリテーション技術の向上などの普及が推進されている。予防における医療のかかわりは非常に重要であり，現在では全国の医療機関どうしでデータの交換や共有ができるように，電子カルテの標準化やデータの収集が進められている。

　それとともに，介護を必要とする人が増加していることを受け，地域住民が住み慣れた地域で継続的に介護サービスを受けることができる地域包括ケアシステムの導入が進められている（◖ 13 ページ，plus）。地域におけるケアシステムの整備は社会の大きな課題であり，地域の保健・医療・福祉にかかわる多職種の連携が求められている。

2　脳・神経疾患患者の概況と看護

　脳・神経疾患患者にあらわれる症状は，頭痛やめまい，認知機能障害，しびれなどといった，日常にみられるものから，意識障害や運動機能障害，高次機能障害といった重症度の高いものまで多岐にわたる。また，その症状のあらわれ方は，脳から筋にいたる広汎な神経系のうち，どの部位がどのように障害されるかによって異なってくる。クモ膜下出血などのように超急性期が生命に直結する疾患もあれば，パーキンソン病のように慢性的な経過をたどる疾患もあり，病期も幅広い。さらに治療においては，生命の維持だけでなく，QOL を重視した医療の提供も必要となってくる。

● **脳・神経系の指定難病**　神経疾患や筋疾患に対する治療法は近年発展をとげているものの，難治性の疾患も多く，指定難病（◖ 8 ページ，plus）となっ

ているものも多い。多くの指定難病は長期の治療が必要であり，身体的・精神的な苦痛への支援に加え，社会生活が送るための，全面的な支援も必要となることも多い。また，経済的にも負担が大きく，介護の問題もあるため，家族の不安も大きなものとなる。

　指定難病の1つであり，罹患者数も多いパーキンソン病には，レボドパなどの多くの治療薬が存在する。これらの治療薬は根本的な治療にはつながらないが，症状の進行を抑えることが期待できる。そのため，薬物療法を受けながら，社会生活を送れることも少なくない。一方で，筋萎縮性側索硬化症（ALS）は進行が速いため，診断後は早期から援助が必要となる。

　脳・神経系の指定難病のなかには，遺伝的な背景が解明されたことで新たな治療薬が出てきたものもあり，少しずつではあるが治療の幅が広がっていると言える。

● **治療における看護の役割**　脳・神経疾患は身体機能に大きく影響するため，全面的な支援が必要となる。また，症状が多岐にわたるうえに，認知機能障害や精神症状といった本人の訴えだけでは知ることができない症状があり，遺伝的疾患も存在する。そのため看護においては，出現している症状にだけ焦点をあてるのではなく，家族歴も含めて家族から情報を得ることが重要となる。年齢や病期にかかわらず患者や家族の思いを理解して，共有し，すべての問題において倫理的視点をもって考え，支援していかなくてはならない。

　また，退院後に継続した支援が必要となることが多く，地域包括ケアシステムの構築のためにも，地域とより密接にかかわっていかなくてはならない。そのため，地域医療連携部門などとの多職種連携も含めた，チーム医療の実践が重要となる。

B　患者の特徴と看護の役割

　脳・神経疾患患者のかかえる問題は，生命にかかわるものから，日常生活動作や容姿にかかわるものまで，多岐にわたる。

---

plus	**指定難病**

　難病は，2015（平成27）年に施行された，「難病の患者に対する医療等に関する法律」（難病法）により，①発病の機構が明らかでなく，②治療方法が確立していない，③希少な疾病であって，④長期の療養を必要とする疾患と定義されている。指定難病とは，難病のうち，医療費助成の対象となる疾患である。国内の患者が一定人数（人口の約0.1%）以下であり，かつ客観的な診断基準が定まっているという要件を満たすものであり，2023年9月の時点で338の疾患が指定難病とされている。

1 身体的な問題とその援助

1 身体的な問題

◆ 生命の危機に直結する問題

　神経系は，中枢神経系と末梢神経系に分けられる。中枢神経系は，脳と脊髄からなり，脳は頭蓋骨に囲まれて，大脳，間脳（視床，視床下部），脳幹（中脳，橋，延髄），小脳に区分される。それぞれに重要な機能があるが，さまざまな機能の中枢がある脳幹は生命の維持にとくに重要である。

　脳幹が障害を受けると，呼吸障害や意識障害，運動障害，嚥下障害といったさまざまな障害が出現する。これらの症状のなかには急激に進行し，生命の危機につながるものもあるため，全身のアセスメントを行いながら，迅速に治療を行う必要がある。

　中枢神経系を直接的に障害する疾患には，脳血管障害，脳腫瘍，頭部外傷，変性疾患などがあり，間接的に障害する疾患としては，脳血管障害による脳ヘルニアがあげられる。脳ヘルニアが生じると，脳幹が圧迫されて呼吸停止につながることもあるため，一刻も早い治療が必要である。

◆ 合併症・二次障害の予防

　疾患により脳・神経系に障害がおこると，合併症や二次障害の発生が予測される。たとえば，呼吸障害や嚥下障害がおこったときは，肺炎に罹患する可能性があり，排泄障害の場合は尿路感染がおこることもある。また，脳・神経疾患でよくみられる運動障害や感覚障害，筋萎縮，関節拘縮などでは，転倒や外傷，褥瘡などといったさまざまなリスクが高まる。

　合併症や二次障害は，患者のその後を左右することにもなるため，その発生を予防することは看護の重要な役割である。患者の疾患の特徴から症状の観察を行い，今後おこりうることを予測することで，合併症の早期発見や二次障害の予防につなげなくてはならない。

◆ 身体機能の問題

　脳・神経疾患の影響は，生命の危機に直結するものだけではなく，障害される部位により，運動障害や麻痺，失語，排泄障害，嚥下障害，構音障害といった機能の障害として出現することも少なくない。これらの症状は，完全に治癒することなく長期にわたり残存することもある。また，疾患によって症状の出現や進行はさまざまであり，たとえば変性疾患では，徐々に運動機能・感覚機能・言語機能・呼吸機能が衰退していく。身体機能の問題は，生活するうえで非常に重要であるため，アセスメントを行いながら，症状に合わせた支援をする必要がある。

2 身体的な問題に対する援助

　脳出血や脳梗塞，さらには頭部外傷の受傷後は，脳浮腫や二次的におこる頭蓋内圧亢進が問題となる。頭蓋内圧の上昇を放置すると，脳ヘルニアに移行する危険があるため，早期に対応する必要がある。とくに患者になにがおこっているかわからない状況では，全身をアセスメントすることが必要である。また，患者が入院する際には，家族などの付き添いの者や，救急隊員などから得られた情報をふまえてフィジカルアセスメントを行い，患者の状態を判断する。

◆ フィジカルアセスメント

　フィジカルアセスメントとしては，意識状態や呼吸状態といった，生命の危機に直結する中枢神経系に関するものを，一刻も早くアセスメントすることが最も重要である。また，神経症状からは，障害された部位や重症度が推測できるため，疾患の知識に基づいた正確なアセスメントを行う必要がある。

◆ 合併症と二次障害の予防

● **合併症の予防**　合併症には，出血や呼吸器感染症，尿路感染症，褥瘡などがある。合併症の発症時期を考えて観察し，適宜アセスメントを行うことが重要である。

　呼吸器感染は，術後だけでなく，高齢者や神経疾患などで寝たきりの患者においてもおこり，誤嚥性肺炎❶となることが多い。誤嚥性肺炎の予防のためには，体位の工夫や口腔内の分泌物を適宜除去すること，口腔内の清潔を保つことが重要である。

　また，急性期に尿道カテーテルが挿入されたり，術後の排泄障害のため間欠的導尿を実施したりすることから，尿路感染がおこることがある。

　運動障害や感覚障害のある患者では，褥瘡が発生し，そこから感染をおこすことが予測できる。これらの障害がある場合は，自力で体位変換ができないことや，痛みに気づけないこともあるため，定期的な体位変換や，皮膚の観察が重要である。

● **二次障害の予防**　脳・神経疾患では，術後に再出血や血腫の増大がおこり，頭蓋内圧が亢進することで，脳ヘルニアなどの二次障害が生じることがある。二次障害により脳幹が障害されると，患者は再び生命の危機に瀕することになるため，予防が重要である。二次障害の予防のためには，呼吸数減少や意識障害，瞳孔異常，頭痛，吐きけ・嘔吐の有無，血圧上昇や徐脈などの観察が重要となる。術後は十分に注意をはらい，二次障害の徴候を見逃さないようにしなくてはならない。

◆ 身体機能の問題に対する援助

　生命の危機を脱した患者には，身体の機能障害の改善や日常生活に関する以下の支援を行う。

□NOTE

❶誤嚥性肺炎

　嚥下機能に異常が生じ，食物や，嘔吐により逆流した胃内容物・口腔内常在菌を気道内に誤嚥・吸引したことで発症する肺炎を，総称して誤嚥性肺炎とよぶ。

　炎症の原因となる微生物は，肺炎球菌やインフルエンザ菌，黄色ブドウ球菌などが多い。胃内容物の誤嚥による塩酸肺障害や，胆汁酸などの消化液による化学性の障害もおこりうる。

①リハビリテーション　脳・神経疾患では，運動障害がおこることが非常に多く，また機能が完全に回復しないこともある。そのため，受傷直後からリハビリテーションを行うことが，今後の回復を左右することになる。リハビリテーションと情報共有を行いながら，早期からリハビリテーションに取り組む。

②日常生活動作の援助　患者が少しでも自立できるような支援を行うことが重要である。しかし重症筋無力症のように，運動により症状が増悪する疾患もあるため，疾患の特徴を理解したうえで支援しなくてはならない。また，患者の意欲や積極性の有無などを含む下記のものを確認しながら支援する。

(1)疾患の理解，重症度，治療の状況

(2)患者・家族の疾患の理解，受け入れ状況

(3)清潔行動：清潔動作，自立度

(4)食事行動：食事動作，食事形態，摂取量，食事にかかる時間

(5)排泄行動：排泄動作，排泄障害の有無・程度

(6)移動行動：起き上がり，寝返り，移動の手段，自立度

(7)更衣・整容動作：衣服の着脱動作，整容動作，外見に対する関心度

(8)コミュニケーション：言語障害の有無・種類・程度，意思疎通の手段，
　　聴力，視力

③安全に対する援助　身体機能に問題がある場合は，なにより安全に生活できるような支援が求められる。疾患によって，筋力低下の部位・程度が違うため，日常生活動作のアセスメントを行い，転倒のリスクや，外傷のリスクを把握したうえで支援をしていく。

◆ チーム医療の重要性

　患者の状況に的確に対応した医療を提供するためには，各職種が目的と情報を共有し，連携・補完を行うことが必要となる。患者の生活面や心理面への支援を含め，各職種の支援を把握し，看護師に求められるものはなにかという視点をもつことが重要である。

2 心理・社会的問題とその援助

　脳・神経疾患の身体的症状は急激に発症・悪化することがあり，その後の回復には長期間を要する。治療には時間がかかること，完全に回復することは少ないこと，疾患によっては一生疾患と付き合ってはいかなくてはならないことといった脳・神経疾患の説明を受け，患者と家族は心理的に大きな問題をかかえることになる。

　さらに，疾患の原因が不明な場合には，患者とその家族の不安や恐怖は大きいものとなる。再発することも多く，進行性のものもあることから，心理的な問題に加えて，社会的な問題に対する援助も重要となる。

1 心理・社会的な問題

◆ 受容の過程

　脳・神経疾患には，生命にかかわる疾患だけでなく，難病指定の疾患や，ボディイメージの変化を伴う疾患などがあり，いずれにおいても患者は不安や恐怖を感じる。そのため，身体のケアとともに精神的なケアを行い，受容を援助する必要がある。

◆ 自尊心の低下

　排泄障害や言語障害などにより日常生活動作に支障をきたした場合，家族や医療者の支援が必要となり，機能喪失による喪失感は大きい。また，筋萎縮や麻痺などによる外見の変化が生じたときは，他人とのかかわりを避け，人間関係に支障をきたすことになる。このように機能喪失や外見の変化は，患者の自尊感情を低下させることにつながり，患者が変化を受け入れるためには，長い時間が必要となる。

◆ 社会性を失う可能性

　大脳の前頭葉は，高次機能にかかわる領域であり，人間らしい思考力や創造性，社会性をつかさどっている。そのため，脳・神経疾患により前頭葉がおかされると高次脳機能障害がおこる。高次脳機能障害が生じる原因は，クモ膜下出血などの脳血管障害や，外傷性脳損傷，脳梗塞，脳内出血，変性疾患であることが多い。高次機能障害は，障害が外見からはわからないことや，本人に病識がないことがあるため，周囲からの理解が得られにくく，患者が社会性を失うこともある。

◆ 支援する家族の心理と問題

　患者と同様に，支える家族にとっても，疾患やそれに伴う障害を受け入れることは容易ではない。家族も患者と同様に受容の過程をたどることとなる。また，家族は介護者となる場合も多い。医療行為が継続的に必要な状態で退院することもあるため，介護者の思いは重要である。

2 心理・社会的問題に対する援助

　患者・家族のニードに対する援助を行うためには，状況によって緩和ケアチームや呼吸サポートチーム，栄養サポートチームといった多職種からなるチームと連携してかかわることが必要である。また，患者に未成年の子どもがいる場合は，子どもへの説明も必要に応じて行う。治療は長期にわたることが多いが，早期から患者・家族の考えを聞き，退院までに患者・家族にどのような支援・指導が必要かを把握し，無理のない退院につなげる。退院するまでは，他職種，とくに地域医療連携部門などと患者の情報を共有し，必要な支援をともに行う。

◆ 受容に対する援助

　看護師は，患者のたどる危機のプロセスをアセスメントすることで，どのような支援を行うべきかを考える。どの段階であっても傾聴が重要であり，患者・家族におこっている問題はなにか，どのように対応すべきかを考え，支援しなくてはならない。危機モデルには，フィンク❶やコーン❷のモデルなどがある。おのおののモデルには特徴があるため，アセスメント内容に合ったモデルを使用する。

◆ 自尊心の低下に対する支援

　患者にとって，いままでふつうにできていたことができないということは，衝撃が大きい。そのため，受容には，かなりの時間がかかることも少なくない。脳・神経疾患では，機能が完全にもとに戻るということは少なく，増悪と寛解を繰り返しながら徐々に悪化していくことが多い。そのため，機能回復に限界があることを患者や家族が受け入れられるよう，時間をかけてかかわる必要がある。また，退院後の生活様式を変更する必要のあることや，必要に応じて装具などを使用することに対しても，患者や家族が受け入れる必要がある。

　このようなさまざまな変化を受容する段階にある患者に対しては，看護師だけでかかわることはむずかしいため，チーム医療が必須となる。たとえば，患者の精神状態については緩和ケアチームと，機能回復についてはリハビリテーション部門と，退院支援に関しては，地域医療連携部門などと情報を共有し，患者を支えることが求められる。

　チーム医療を行う際には，家族の協力も不可欠である。家族の衝撃や恐怖，不安に対する看護は必要であるが，それと同時に，家族に患者の今後の問題に一緒にかかわってもらうことが重要である。患者の安全な生活およびQOLも考えながら，患者・家族の思いを傾聴し，ともに今後を考えていくことができるようにかかわる。

NOTE

❶フィンクの危機モデルでは，人生の中途で傷害による障害をもち，ショック性の危機に陥った障害者は「衝撃→防御的退行→承認→適応」の経過を経て障害の受容にいたるとされる。

❷コーンの危機モデルでは，身体障害を突然もつことになった患者は，「ショック→回復への期待→悲嘆→防衛→適応」の5段階で障害受容にいたるとされる。

---

plus｜地域包括ケアシステム

　住まい・医療・介護・予防・生活支援が，身近な地域で包括的に確保される体制を地域包括ケアシステムとよぶ。病床の機能分化や在宅医療への移行推進に加え，介護との連携や多職種協働を強化することで，地域完結型の医療を提供することを目的としている。

　脳・神経疾患は，脳血管障害のように，発症時に超急性期となる疾患が多い。また，高齢者が発症しやすく，治療後に障害が残ることも多い。そのため，地域において高度急性期医療を担う施設があることや，訪問看護や介護サービスが充実していることが重要となる。高齢化に伴う認知症患者の増加に対しても，地域における支援が必要であり，住まい・医療・介護・予防・生活支援に関連する多職種の連携が，今後ますます重要となる。

◆ 社会性を失う可能性に対する支援

　高次脳機能障害（◐ 55ページ）が生じると，言語・行為・認知・記憶・注意・判断といった，社会生活を営むうえで重要な機能が障害される。障害が見えないことから周囲の理解を得られず，社会性を失うことも考えられる。そのため，家族を含めた周囲に，患者をせめてはいけないということや，問題がおこるパターンを伝えるなどして，協力を求めることが重要である。

3　退院に向けた支援

　患者は，病気や障害をもつ人である以前に生活者であり，家族や職場，地域において役割を果たしている。病院などの施設と地域が協力し，退院後もできる限りこれらの役割を果たしつつ安心して生活できるように，支援していく必要がある。単身世帯が増えている現在，これまで家族が行ってきた支援を地域で行う必要が生じることも多く，退院支援の重要性は増している。

　退院支援にあたっては，入院後の早期から他職種と情報を共有して連携し，以下の項目をアセスメントすることが重要である。

（1）退院後に必要となる支援はなにか。

（2）疾患をどのように理解し，受容しているのか。

（3）退院後の生活をどのように考えているのか。

（4）必要な制度や社会資源はなにか。

　退院支援には家族の協力が不可欠である。一方で，疾患により家族の生活も大きく変化することが考えられるため，家族の社会的変化や経済的問題も視野に入れた支援を行うことが重要である。

　脳・神経疾患患者は，退院後も継続的な外来通院や入院治療が必要となることが多い。このような場合は，患者・家族が適応するまでに時間を要することが予測される。そのため，患者の家族を休ませるためのレスパイト入院❶などにより，負担の軽減をはかるようにする。また，必要に応じて，事前に地域の医師や訪問看護ステーションなどとも話し合いの場をもち，患者や家族にとってなにがよりよい支援であるのかを考える。退院後の支援にあたっては，患者と家族を含めたチームで取り組むことが重要であり，また外来との連携も忘れてはならない重要なことである。

NOTE

❶レスパイト入院

　在宅療養患者を介護する家族を支援するために行われる，患者の短期入院のことである。介護による疲れや，冠婚葬祭・旅行などの事情により，家族による介護が一時的に困難になった場合に，期間を設定して病院が患者を受け入れる制度である。期間は2週間以内であることが多い。介護家族支援短期入院ともよばれる。

✍ work　復習と課題

❶ 脳・神経疾患の病態の特徴と，それに対する看護の課題について述べなさい。

❷ 脳・神経疾患患者の身体的な問題に対する支援について，とくに優先すべき点と注意が必要な点について述べなさい。

❸ 脳・神経疾患に伴う代表的な機能障害をあげ，それらを生活者としての自立およびQOLとの関連で述べなさい。

❹ 脳・神経疾患患者の家族の援助について，大切なポイントを述べなさい

第 **2** 章

脳・神経系の構造と機能

本章の目標

- □ 神経系全体のなりたち(分類・構成)を概観し，神経伝達のしくみを学ぶ。
- □ 中枢神経である脳と脊髄の構造，ならびに大脳の各部位が担っている固有の機能(機能の局在)の詳細な理解をふまえて，脳・脊髄の障害部位と発症症状との関連の基礎にまで理解を進める。また，末梢神経系の構造と機能を学ぶ。
- □ 脳をおおう髄膜と頭蓋骨の構造，脳の血管(動脈・静脈)の走行，脳脊髄液(髄液)の循環とその機能を学ぶ。

A 神経系の分類と機能

　ヒトは，眼で見たり，耳で聞いたり，手で触ったりして，自身を取り巻く環境からさまざまな情報を得ている。それらの情報を，大脳などの中枢に伝えて判断をし，手足の筋などの**効果器**❶effector に指令を出して，行動をおこしている。また中枢は，身体内部を一定に調節し，生命の維持にとって重要な役割を担っている。このように，情報を感知し，脳に伝達し，脳で判断をして，身体各部に指令を伝えるまでの一連の情報伝達が，神経系の機能である。情報を感知するのは，**受容器**❷receptor とよばれる特殊な装置であり，身体各部にくまなく分布している。

　神経系における情報伝達は，活動電位(● 19ページ)による刺激を介して電気的に行われる。神経系の最小の単位としてのニューロンは，刺激を受けて興奮し，その刺激を次のニューロンや筋細胞(筋線維)などに伝達する。一方，脳や脊髄ではニューロンが多数集まり，シナプスで互いに連絡し合って，複雑なネットワークを形成している。これによって高度な情報処理を行い，生命の維持，個体の統合などを担っている。

　ヒトの神経系では，機能ごとに数多くのニューロンが集団を形成し，構造的にも分化がはかられて，スムーズで安定した情報伝達が行われている。神経系は，①身体各部と脳を連絡する**末梢神経系**と，②伝えられた情報を判断し，指令を出す**中枢神経系**(脳と脊髄)に分けられる(●図2-1)。末梢神経系はさらに**感覚神経系**と**運動神経系**からなる**体性神経系**と，**交感神経系**と**副交感神経系**からなる**自律神経系**とに分けられる。

NOTE

❶**効果器**
　神経系や内分泌系が神経刺激やホルモンによって情報を送り，最終的にその効果が発現される器官や末梢部をさす。

❷**受容器**
　個体が刺激や信号を受け取る特殊な装置の総称である。刺激の種類ごとに特化されており，体表(皮膚)，眼・耳などの感覚器をはじめ，呼吸器・循環器・消化器などの臓器や血管などに広範囲に分布する。感覚器に分布するものを感覚受容器という。

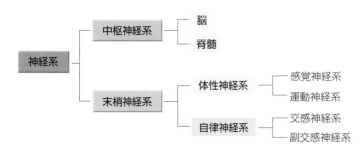

● **図 2-1　神経系の分類**
末梢神経系は，中枢に刺激を送る求心性(上行性)神経と，中枢の指示を末梢に伝える遠心性(下行性)神経に分けられるが，解剖学的には 12 対の脳神経と 31 対の脊髄神経からなる。

① 神経系のなりたち

　神経系は，固有の機能を担う最小の単位としての**ニューロン** neuron（神経細胞）と，それらを支持する**神経膠細胞**や**血管系・髄膜**などから構成されている。神経系の疾患や症状の理解には，個々のあるいは集団としてニューロンが担っている機能や構造に関する知識，さらには周辺の支持構造に関する知識が必要である。

1 ニューロン

● **神経細胞の構造**　ニューロンは神経系を構成する最小の単位で，**細胞体**と**樹状突起** dendrite，および**軸索** axon からなる（●図2-2）。情報を受け取る複数の突起部分を樹状突起とよび，情報を次のニューロンに伝える1本の細長い突起部分を軸索という。軸索は**神経線維**をつくっており，ヒトでは，長いものでは1mになるものがある。

　神経線維は，軸索のまわりに**髄鞘**（ミエリン鞘）が巻きついている**有髄神経線維**と，髄鞘のない**無髄神経線維**に分けられる。髄鞘を形成するのは，中枢神経系においては乏突起膠細胞（オリゴデンドロサイト）で，末梢神経系においてはシュワン細胞である。

● **シナプス**　ニューロンがほかのニューロンや効果器に刺激を伝達する部位では，神経線維の末端はふくらんでおり，この部分を**神経終末**という。神経終末は，次のニューロンの樹状突起や細胞体などと狭いすきまを隔てて接している。この構造部分を**シナプス** synapse とよび，すきまは**シナプス間隙**

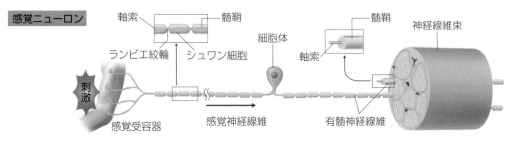

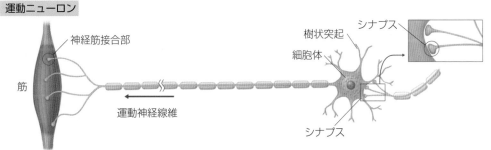

●図2-2　ニューロンの構造
神経線維は通常，束状になって身体内を走っており，これを神経線維束という。神経組織はさらに神経線維束や血管が束ねられてできている。感覚神経線維は求心性であり，運動神経組織は遠心性である。

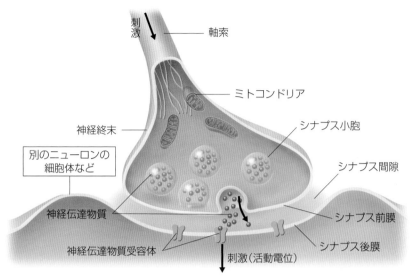

◉ 図2-3　シナプスの構造
神経終末まで伝えられた刺激は，シナプスにおける神経伝達物質の放出・受容を介して，
受け取る側の細胞体や樹状突起，あるいは筋細胞に伝えられる。

とよばれる（◉図2-3）。神経系の情報はこのシナプスを介して伝達されていくことになる。なお，運動ニューロンの終末と筋肉組織の接着部のシナプスは，**神経筋接合部**とよばれる。

● **神経系の構成**　1つのまとまった神経系は，ニューロンが多数集まって構成されている。また，細胞体が多数集まっている部分と，神経線維が集合している部分とに分かれて，整然と形成されている。

中枢神経では大脳皮質などにニューロンの細胞体が多数集まっており，この集団を**神経核**とよぶ。これらのニューロンからのびる神経線維も，機能ごとに多数がまとまって**神経線維束（神経束）**を形成し，走行している。

末梢神経も同様で，**神経節**には細胞体が多数集まっており，そこからのびる神経線維も多数の神経線維が束ねられて神経線維束を形成している。

2　ニューロンを支える組織

ニューロンを支えている組織には，**神経膠細胞**[1]（グリア細胞）と**血管系，髄膜**などがある。神経膠細胞は，星状膠細胞[2]astrocyte（アストロサイト），乏突起膠細胞[3]oligodendrocyte（オリゴデンドロサイト），小膠細胞[4]microglia（ミクログリア）に分けられ，ニューロンや血管系を構造的にまとめる物理的支持や，代謝への関与，髄鞘形成などの役目を担っている（◉図2-4）。有髄神経では，髄鞘と髄鞘の間に軸索がむき出しになっている部位が存在し，**ランビエ**Ranvier**絞輪**とよばれる（◉図2-2）。

● **血液脳関門**　脳の毛細血管と脳組織の間を隔てている構造のことを，**血液脳関門**blood brain barrier（BBB）という。脳以外の部位の毛細血管には間隙が多く存在し，血管内の成分が周囲へ容易に移動できるようになっているが，これに対して脳では，毛細血管内皮細胞がきわめて密に接着し合うことで血

NOTE

❶ **神経膠細胞**
神経膠細胞は神経系でみられる最も多い細胞で，ニューロンの10倍以上もあるといわれている。なお，「膠（にかわ）」には接着剤の意味がある。

❷ **星状膠細胞**
星状膠細胞はグリア細胞の中で最も数が多い。血管とともにニューロン間に存在し，血液脳関門を形成して有害物質を遮断したり，ニューロンに栄養を与えたりする機能をもつ。そのほかにも，神経伝達・脳血流の制御も行うなど多機能な細胞である。

❸ **乏突起膠細胞**
髄鞘を形成している。

❹ **小膠細胞**
神経系の炎症や変性の際に貪食機能をもったりするなど，免疫系のはたらきをもつ。

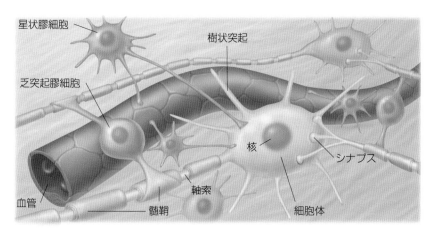

◉**図 2-4　脳における神経細胞とその支持組織**

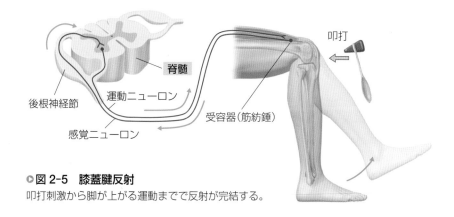

◉**図 2-5　膝蓋腱反射**
叩打刺激から脚が上がる運動までで反射が完結する。

液脳関門が形成され，毛細血管から脳組織へと有害な成分が漏出することを
防いでいる。

2　神経伝達とそのしくみ

　刺激がどのようにして神経系を伝わるのかを簡単に理解するために，**膝蓋**
腱反射を例にとってみてみよう（◉図 2-5）。
　膝蓋腱反射では，膝蓋腱を叩打することによって，膝の伸筋にある感覚受
容器である**筋紡錘**が伸展される。伸展されたことが刺激となって感覚ニュー
ロンを興奮させ，その興奮が感覚神経線維を伝導して，脊髄に達する。そこ
で膝の伸筋を収縮させる運動ニューロンに刺激が伝達され，運動神経線維を
伝導して，筋細胞（筋線維）に伝達される。これによって伸筋の収縮がおこり，
その結果，膝の伸展という行動にいたるのである。
● **刺激の伝導と伝達**　神経線維内での刺激の伝導は，刺激によって生じた
活動電位とよばれる細胞膜内外の電位差が，つぎつぎと神経線維内を伝播す
ることによって行われる。有髄神経線維では，ランビエ絞輪から次の絞輪へ
と飛びこえるように刺激が伝わっていくため，無髄神経線維よりも伝導速度

は速く，この伝導の仕方を**跳躍伝導**とよぶ。

　シナプスにおける刺激の**伝達**は，化学物質を介して行われる。すなわち，神経線維末端（神経終末）まで到達した活動電位を受け，シナプス小胞の中から**神経伝達物質**❶が放出され，伝達先であるシナプス後膜上にある受容体に届くことによって刺激が伝達される。神経伝達物質には神経筋接合部で用いられる**アセチルコリン**のほか，**グルタミン酸**や**γ－アミノ酪酸** γ-aminobutyric acid（GABA），**ノルアドレナリン**などさまざまな物質が知られている。

●**感覚・運動の刺激の伝達**　膝蓋腱反射のような単純な反射では情報は脊髄を介しただけだが，通常の行動では，感覚器で得た情報・刺激が感覚ニューロンを興奮させ，その興奮は感覚神経線維を上行して脳まで伝えられる。この経路を**求心性神経線維**，または**上行性神経線維**という。そして，脳で情報処理・判断を行ったあと，指令は運動ニューロンに伝わり，運動神経線維を経由して効果器に伝わる。この経路を**遠心性神経線維**，または**下行性神経線維**という。この結果，行動や反応などとなってあらわれることになる。

●**反射**　**反射**とは，特定の入力刺激に対して，大脳皮質での情報処理過程を経ないで一定の反応があらわれることをいい，いわば大脳での情報処理が省略された緊急対応といえる。単純化していえば，反射の経路は刺激-反応のサイクル（● 48ページ）を形成しており，これを**反射弓**とよぶ。

　反射には，前述の膝蓋腱反射などの**腱反射**のほかに，**表在反射**や**病的反射**がある（● 84ページ）。腱反射の反射弓は，ハンマーの叩打によって筋肉が伸張される刺激が，脊髄の反射中枢の高さで運動神経線維につながって形成されている。これは，経路中にほかのニューロンが介在❷しない，最も単純な構造をしている反射である。一方，たとえば角膜反射は，表在感覚からの入力刺激による表在反射であるが，反射の中枢は脳幹にある。そのため，この反射の有無により脳幹機能の評価を行うことができ，脳死判定の際に用いられる場合もある。このように反射は，入力刺激の部位や中枢の部位，あるいは反応の部位名などが冠されて命名されている。

□**NOTE**

❶**神経伝達物質**
　神経筋接合部における神経伝達物質はアセチルコリンであるが，ニューロンどうしでは本文中に記した物質以外にも，ドパミン・セロトニン・ヒスタミンや神経ペプチドなど，少なくとも100種類の神経伝達物質が存在している。

□**NOTE**

❷あるニューロンと別のニューロンとの間にあって，情報を交換するニューロンを介在ニューロンとよぶ。介在ニューロンは比較的短い軸索をもつ。

B　中枢神経系

　中枢神経系は情報処理の中枢であり，きわめて多くのニューロンの集まりである。それらのニューロンは集団として，機能的にも構造的にも分化している。

1　脳

　脳を真横からみると，外見上，大きな部分である**大脳**と，後下方の小さな部分である**小脳**とが区別できる（●図2-6）。さらに内側を正中の縦断面でみると，大脳を中心で支える台座状の**間脳**と，幹状の構造部分である**脳幹**がみとめられる（●図2-7）。脳幹はさらに，上から**中脳・橋・延髄**に分けられる。

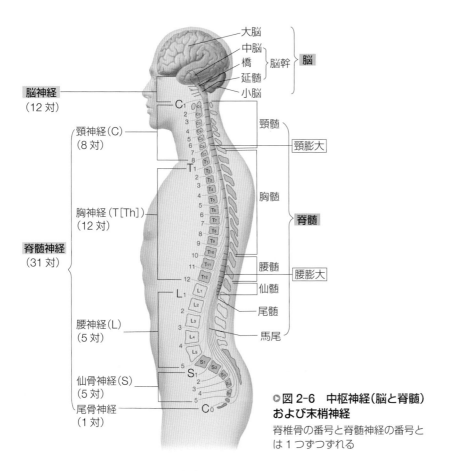

○図 2-6　中枢神経（脳と脊髄）および末梢神経

脊椎骨の番号と脊髄神経の番号とは 1 つずつずれる

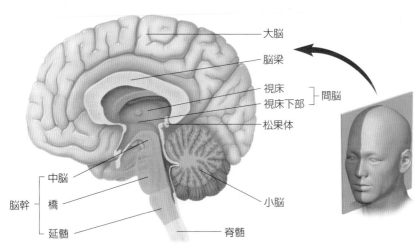

○図 2-7　脳の正中断面

このように，脳はその構造から，大脳，小脳，間脳，および脳幹に区分される。この構造の区分は，それぞれの機能とも対応している。

1 大脳

◆ 大脳の構造と各部の名称

● **脳溝と脳葉**　大脳は，正中を前後に広がる深い溝で左右に二分されており，この溝を**大脳 縦 裂**とよぶ。大脳の表面にはほかにも多くの溝があり，これらを**脳溝**という。脳溝と脳溝の間の盛り上がっている部分は**脳回**という。著明な脳溝以外は左右差および個体差がある。

　また，大脳縦裂で区切られた左右の大脳を球に見たてて**大脳半球**とよぶ。ついで，著明な脳溝などによって区分された大きな大脳の各領域を**脳葉**とよぶ。

　著明な脳溝のうち，**中心溝**（**ローランド** Rolandic **溝**）によって**前頭葉**と**頭頂葉**が区分され，**シルビウス** Sylvian **裂**（**外側溝**）によって**側頭葉**が**前頭葉**および**頭頂葉**から区分される（●図2-8）。そのほか，後頭葉や大脳辺縁系などが構造的に区別され，それぞれに特徴的な機能を担っている。

　左右の大脳半球は，大脳縦裂の奥で**脳 梁** によって連絡されている（●図2-9）。

● **脳室**　脳の内部に広がる脳脊髄液で満たされた空間を**脳室**とよぶ（● 40ページ）。脳室には**脈絡叢**とよばれる組織が存在し，脳脊髄液を産生している。

● **灰白質と白質**　大脳半球内部を肉眼的にみてみると，半球表面にある**灰白質**（**大脳皮質**）と，その下に層状に続く**白質❶**（皮質下組織）に分けられる（●図2-9）。灰白質はニューロンのうちのおもに細胞体の集まる領域であり，白質はおもに神経線維が集積して走行している領域である。

　なお，大脳の深部においてもニューロンが密集した灰白質があり，大脳辺縁系や大脳基底核，視床などがこれにあたる（● 25ページ，図2-12）。

> **─NOTE**
> **❶白質**
> 　白質は，神経線維を包み込む髄鞘（ミエリン鞘）が脂質を多く含むため白色に見えることからつけられた名称である。髄質ともいう。

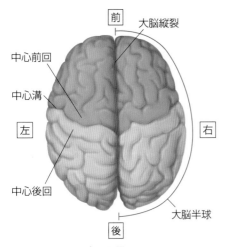

a. 上から見たところ

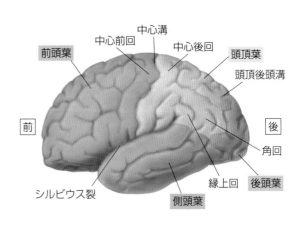

b. 左外側から見たところ

●**図 2-8　大脳の表面と各部の名称**

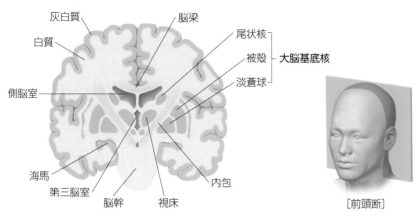

○**図 2-9　脳の前頭断面**

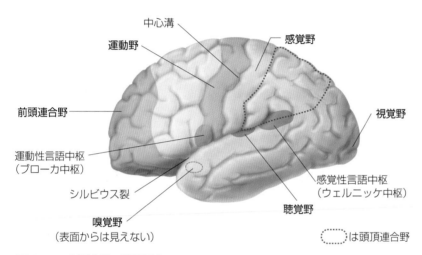

○**図 2-10　大脳皮質の機能局在**

◆ 灰白質の各部のはたらき

▌大脳皮質

　前述したように，前頭葉・側頭葉・頭頂葉・後頭葉の 4 つの脳葉からなる大脳皮質は，ニューロンの細胞体が集まってできており，思考・感情や運動・感覚などの重要な機能に関与する部位が存在している。これらの部位はそれぞれ特定の機能をつかさどっており，これを**大脳皮質の機能局在**とよんでいる（○図 2-10）。そのため，脳が障害された場合，障害された部位に応じた特異的な局所症状を呈することとなる。

● **前頭葉**　中心溝を境に，それより前の部分を占める前頭葉は，四肢の運動のほか，運動性言語機能❶や人格など「人」としての重要な機能に関与している。中心溝の直前にある**中心前回**は**運動野**（一次性運動皮質）とよばれ，左右それぞれ反対側の身体各部に対応する運動の中枢である。これは，**錐体路**（○26 ページ，41 ページ）とよばれる運動神経線維束が，延髄下部で交差

□NOTE

❶**運動性言語機能**
　言語は表現（発語）と理解（受容）の 2 つの要素でなりたっており，表現に関する機能を「運動性」，理解に関する機能を「感覚性」と形容する。

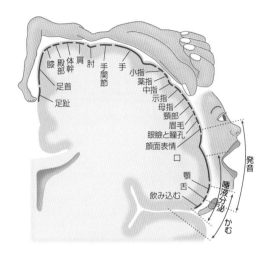

a. 前頭葉における運動野の局在

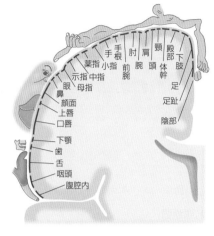

b. 頭頂葉における感覚野の局在

▶図 2-11 運動野と感覚野の体部位局在

（錐体交叉）していることによる。運動野には，身体各部に応じた支配領域が分布しており，巧緻な動きが必要な部分ほど広い領域を占めている（▶図2-11-a）。

　優位側前頭葉下部の下前頭回には，**運動性言語中枢（運動性言語野❶，ブローカ** Broca **中枢）**が存在する。「優位（側）」とは，言語中枢の存在する側の大脳半球をいい，右ききの人の約96%，左ききの人の約70%で左側大脳半球にあるといわれている。

　運動野が障害されると，脳の障害部位の対側に，片麻痺などのさまざまな運動麻痺を生じる。運動性言語中枢が障害されると，運動性失語がみられる。
● **前頭連合野**　前頭前野ともいい，前頭葉の前上部〜下部の広い範囲を占める。この部位の障害では，行動や人格に変化が生じ，記銘力が低下するなど，感情や思考・判断などの「人」としての高次の知的活動が異常をきたす。
● **側頭葉**　大脳半球の側方にあって，聴覚・嗅覚や，感覚性言語機能などに関与している。優位側側頭葉の上側頭回には，**感覚性言語中枢（感覚性言語野❷，ウェルニッケ** Wernicke **中枢）**が存在する。上側頭回の上内側面にある**横側頭回**（ヘシュル Heshl 回）には**聴覚野**がある。側頭葉の障害では，聴覚障害や，てんかんの一種である複雑部分発作などがおこる。感覚性言語中枢が障害されると，感覚性失語がみられる。また，側頭葉には視放線❸の一部が通っているため，障害されると対側の四分の一盲といった視野障害が出現することもある。
● **頭頂葉**　前頭葉の後方で，側頭葉の上方にあって，感覚・行動・計算・書字の機能などに関与している。中心溝のすぐ後方にある中心後回は，**感覚野（一次性体性感覚野）**とよばれ，対側の身体各部からの温度覚・痛覚，触覚，深部感覚などの感覚が，同側の視床を経てここに伝達される。感覚野にも身体各部に応じた支配領域がある（▶図2-11-b）。頭頂葉の障害では，各種の感覚障害がおこり，身体各部の認識や左右の区別ができなくなる。

NOTE
❶運動性言語中枢は機能からみた名称であり，解剖学的（構造的）にみたときは，運動性言語野とよばれる。

NOTE
❷運動性と同様に，機能からみたときは中枢，構造からみたときは野とあらわされる。
❸視放線
　眼球に入った光による情報を脳に伝える経路のうち，外側膝状体と後頭葉を結ぶ複数の神経線維をいう。

● **頭頂葉連合野**　感覚野の後方に隣接してあり，さまざまな感覚情報を統合・認知する。この領域の障害によって，半側空間無視や着衣失行などがみられる。優位側角回の障害で失読失書や，**ゲルストマン** Gerstmann **症候群❶**がみられる。

● **後頭葉**　大脳半球最後部にあり，視覚とその認識に関与する**視覚野**が存在する。一側の障害で，対側の半盲が出現する。

▌大脳辺縁系

　前頭葉の下内側面の嗅脳，帯 状 回や，側頭葉の下内側面の海馬，海馬傍
回，扁桃体，乳頭体などからなる。扁桃体は情動や本能行動と関係があり，
不安や懸念の抑制に重要な役割を果たしている。海馬は記憶・学習で重要な
はたらきをしているため，海馬や関連する部位の障害で健忘症がみられる。

▌大脳基底核

　尾 状 核，**被殻**，**淡蒼球**，**扁桃体❷**と，これらに隣接する間脳の**視床下核**
（**ルイ** Luys **体**）などからなる（◯図2-12，23ページ，図2-9）。これらはニューロンの細胞体の集団であり，合わせて**大脳基底核**という。大脳基底核のうち，尾状核と被殻を合わせたものは**線条体**ともよばれ，被殻と淡蒼球を合わせたものは**レンズ核**ともよばれる。

　大脳基底核は，さまざまな動作の開始，統御，筋緊張のコントロールに重要な役割をはたしている。この部位が障害されると，筋緊張の異常や不随意運動をきたす。筋 強 剛・筋固縮や不随意運動（振戦）を主徴とするパーキンソン病は，黒質（◯28ページ）の機能低下によっておこり，大脳基底核の機能

▭ NOTE
❶ゲルストマン症候群
　手指失認・左右識別障害・失書・失計算などを特徴とする症候群。

▭ NOTE
❷扁桃体
　扁桃体は，解剖学的には大脳基底核の一部ともされるが，機能的には大脳辺縁系に属する。

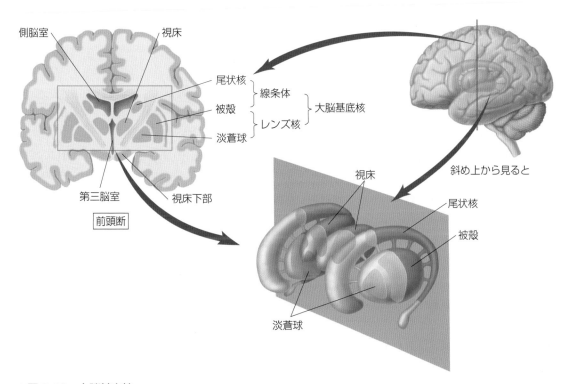

◯**図 2-12　大脳基底核**

異常を原因とする代表的疾患である。

◆ 白質の各部のはたらき

　白質は神経線維が集まった部分である。刺激を伝導する方向や目的部位別に，神経線維が束になって走行している。その束は，**神経線維束**（神経束）または**神経伝導路**などとよばれる❶。神経線維束には，同一半球内を連絡する**連合線維**と，半球間を連絡する**交連線維**（脳梁など），および大脳皮質と小脳・脳幹・脊髄をそれぞれ連絡する**投射線維**がある。

　連合線維には，運動性言語中枢と感覚性言語中枢を連絡する神経線維束などがある。投射線維には，随意運動にかかわる神経線維束である錐体路がある。

▍錐体路

　錐体路は，四肢に随意運動をおこさせる刺激を大脳皮質から伝達する神経線維束である。延髄の錐体を通るため，錐体路とよばれている。錐体路を形成するニューロンを**一次ニューロン**❷（● 43ページ）という。

　前頭葉の運動野のニューロンの細胞体からのびる神経線維は，同側の大脳内を下行し，**内包**を経由して延髄にいたる。ついで延髄下部で大部分が交差して対側に移動し（これを**錐体交叉**という），さらに下行を続け，脊髄の前角に達する。錐体路とはこの前頭葉の細胞体から，脊髄の前角までの間の神経線維束をさし，**皮質脊髄路**ともいう（● 42ページ，図2-24）。

　顔面に随意運動をおこさせる表情筋への神経線維束は，錐体路と同様に運動野のニューロンの細胞体から出て内包を経由するが，その後，中脳レベルでほかの錐体路線維から離れて背側を走り，橋で交差後，対側の顔面神経核に達している（● 42ページ，図2-24）。このように，脳幹にある脳神経の運動神経核にいたる神経路を**皮質核路**（**皮質延髄路**）といい，広義の錐体路はこの皮質核路と皮質脊髄路と合わせた神経路の名称である。

　なお，このように神経線維が延髄で交差しているために，細胞体が存在する運動野と反対側の上下肢の運動を支配することになる。

▍錐体外路系

　錐体外路系は，錐体路のはたらきを制御する経路の総称と理解されている。錐体路の近傍を走行し，機能的にも密接な関係にあり，筋緊張や不随意運動に関与しているが，錐体外路という単一の構造があるわけではない。錐体外路系においては，大脳基底核が中心的な役割を担っている。大脳基底核は運動野と密接な連絡をもち，さらに錐体外路の一部である中脳の黒質や，小脳などとも連絡している。

　錐体外路は筋収縮に対して促進的にはたらいたり，抑制的にはたらいたりすることで，微妙な運動や筋の緊張を調節し，円滑な運動を可能にしている。随意的に調節することができないので，この系の異常によって，さまざまな不随意運動・筋緊張異常をきたす。

▍内包

　内包は，視床と被殻などにはさまれた，細長く小さな部分である。ここに

◻ **NOTE**
❶ 神経線維束（神経束）と神経伝導路はほぼ同義であるが，神経線維束は構造・解剖に重点をおいた表現，神経伝導路は機能面を意識した表現である。

◻ **NOTE**
❷ **一次ニューロン**
　前頭葉の運動野のニューロンの細胞体だけでなく，そこからのびる神経線維を含めて一次ニューロンとよぶ。

は，運動系および感覚系の重要な神経線維束が密集して走行している（● 23 ページ，図 2-9）。そのため，内包が脳内出血や脳梗塞などで障害を受けると，小さな病変であっても，片麻痺などの大きな機能障害を呈することになる。

2 小脳

　小脳は，上面を**小脳テント**でおおわれて大脳（後頭葉）と区分され，頭蓋腔の後下部に位置する（● 39 ページ，図 2-22）。小脳のおさまっている腔を**後頭蓋窩**といい，左右の**小脳半球**と中央の**小脳虫部**に分けられる（●図 2-13）。小脳は上・中・下の**小脳脚**とよばれる神経線維束によってそれぞれ中脳・橋・延髄と結合している。

　内部の肉眼的構造は大脳に似ており，表面は，横に走る溝によって多数の狭い脳回を形成している。表面にはニューロンの細胞体を中心とする集団がある。この集団は大脳の灰白質にあたるが，大脳ほどははっきりとはしていない。続く深部には，神経線維の集団である白質がある。白質深部にも，大脳と同様に，歯状核・室頂核などの神経核があり，小脳皮質に出入りする神経線維束と小脳皮質とを中継している。

　小脳は，筋緊張や身体の平衡，協調運動などに深く関与している。そのため，小脳の疾患では，運動失調，筋緊張低下，振戦や眼振などがみられる。また，小脳半球の障害では同側上下肢の，小脳虫部の障害では体幹の運動失調などがあらわれる。

3 間脳と脳幹

　大脳に近い部分から**間脳**，**中脳**，**橋**，**延髄**と続き，延髄の下部で脊髄へ続いている。このうち，中脳・橋・延髄を**脳幹**とよぶ[1]（● 21 ページ，図 2-7）。

　脳幹を構成する部位は，大脳と末梢を連結する神経線維束でもあり，また各部に生体の固有のはたらきを担う重要な神経核がある。

NOTE
[1]間脳を脳幹に分類する場合もある。

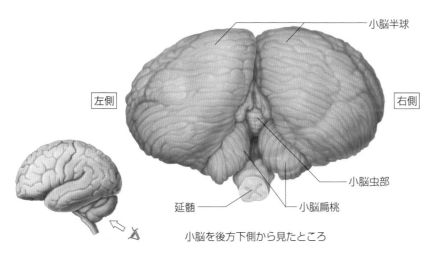

左側　右側

小脳半球

延髄　小脳扁桃　小脳虫部

小脳を後方下側から見たところ

●図 2-13　小脳各部の名称

◆ 間脳

　間脳は，大脳と中脳をつなぐ位置にあり，**視床**，**視床下部**，**視床上部**に分けられる。第三脳室を外側・上側から囲むように視床があり，その腹側に視床下部，背側に視床上部がある。

● **視床**　異なる機能の多数の神経核からなりたっている。全身からの感覚を伝える，嗅覚系以外のすべての感覚神経線維を受け，大脳皮質の感覚野へと刺激を伝える役割を果たしている。さらに，大脳基底核，小脳，脳幹などとも幅広く結合して，運動の調節に重要な役割を果たしている。

● **視床下部**　視床の腹側にあり，底面には下垂体がある。自律神経系の上位中枢であり，神経回路を通じて，交感神経系や副交感神経系をコントロールしている。すなわち，水分バランスや体温・心拍・血圧・呼吸・食欲・睡眠などの機能調節に中心的なはたらきをしている。また，みずからホルモンを分泌して，下垂体前葉ホルモンの分泌を促進または抑制するほか，バソプレシン（抗利尿ホルモン），オキシトシンを軸索を通じて下垂体後葉まで運んで血中に放出している。

● **視床上部**　視床の背側にあり，**手綱**，**手綱交連**，**松果体**などよりなる。手綱で嗅覚の刺激を中継して，脳幹部の唾液分泌の神経核に刺激を伝えるなど，栄養摂取の面で重要なはたらきをしている。松果体はメラトニンを産生して性的成熟を抑制するため，この部位に腫瘍が生じると性的早熟がみられる。

◆ 脳幹

● **中脳**　間脳と橋の間に位置する中脳は，前方からみると両側に**大脳脚**があり，左右の大脳脚間から一対の動眼神経が分岐している。大脳脚には錐体路などの神経線維束が走行している。中脳の内部では，大脳脚の後ろに錐体外路系の神経核（**黒質**）や，眼球運動に関与する**動眼神経核❶**や**滑車神経核**がある。

● **橋**　橋には，三叉神経・外転神経・顔面神経・内耳神経の神経核がある。背側には**脳幹網様体**がある。脳幹網様体は，間脳から延髄にまで広がっており，大脳皮質や視床と連絡をもち，意識の保持などに関与している。狭い横断面の中を運動と感覚の神経路が走行しているため，橋に出血をきたすと，容易に意識障害や四肢の麻痺などの重い神経症状が出現する。

● **延髄**　延髄には，三叉神経・内耳神経・舌咽神経・迷走神経・副神経・舌下神経の神経核がある。また，呼吸中枢，心臓血管中枢，咳中枢（咳嗽中枢），嘔吐中枢，嚥下中枢，発汗中枢など，生命維持に欠かせない多数の中枢がある。延髄の腹側は錐体路が走行しており，錐体交叉がみられる。さまざまな感覚伝導路も走行している。

2 脊髄

1 脊髄の構造

　脊髄は，脊椎の**椎体**と**椎弓**で形成される脊柱管の中におさまっている。上は大後頭孔の高さで延髄に続き，下端は**脊髄円錐**となって，ほぼ第1～2腰椎の高さで終わる。

　脊髄円錐からは**終糸**が出ている。頸部と腰部では灰白質が多いため太くなっており，それぞれ**頸膨大**，**腰膨大**とよぶ。部位（高位）に対応して，**頸髄**，**胸髄**，**腰髄**，**仙髄**，**尾髄**に分けられる（◉ 21ページ，図2-6）。脊髄の両側面から，末梢神経である**脊髄神経**が出ている（◉ 33ページ）。脊髄円錐より下では，脊髄神経はその形状から**馬尾**とよばれる。

　脊髄では，灰白質と白質の位置関係が脳と逆で，灰白質は脊髄の中心部の近くにあり，白質が表面に位置している（◉図2-14）。脊髄内の白質，つまり神経線維束の集まりには，脳からの運動指令を伝える錐体路などの遠心性神経線維束と，末梢からの感覚刺激を中枢に伝える外側脊髄視床路などの求心性神経線維束（◉ 44ページ）が分布している。灰白質は，**前角**，**後角**，**中間質**などに区別される。

2 脊髄の機能

● **運動系**　大脳皮質の運動野からの指令を伝える運動神経線維は，脊髄の前角にある細胞に刺激を伝達する。この細胞から始まる二次ニューロンは，**前根**として脊髄を出て，すぐに**後根**とともに1本の脊髄神経を形成する（◉図2-14-d）。その後，各支配筋に刺激を伝達する。なお，1本の脊髄神経に合流したあとも，前根と後根は異なる神経路として機能する。

● **感覚系**　皮膚・腱などにある感覚受容器で感知した刺激は，脊髄神経内の感覚神経線維を伝わり，脊髄神経節を経て，後根を通り脊髄の後角に達する。後角から先の経路はいくつかに分かれるが，多くは脊髄内でニューロンをかえて進んだあと視床に達し，そこでニューロンを再びかえて大脳や小脳

---

column　球麻痺と仮性球麻痺

　延髄には口唇・舌・咽喉頭などの，発声や嚥下などに関与する筋群を支配する舌咽神経・迷走神経・舌下神経などの脳神経の神経核が密集している。これらの神経核は，二次ニューロンの細胞体の集団である。延髄の梗塞や腫瘍，筋萎縮性側索硬化症などの病変で，これらの神経核が障害されると，構音障害や嚥下障害などをきたし，舌の萎縮や嗄声がみられる。これらの

障害を球麻痺とよぶ。重症筋無力症でも球麻痺をきたすことがある。

　一方，延髄のこれらの神経核を支配する一次ニューロンが両側性に障害されることによっても，球麻痺に似た症状を呈する。これを仮性球麻痺とよんでいる。多発性脳梗塞や多発性硬化症，また筋萎縮性側索硬化症でもみられる。

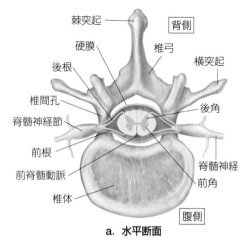

a. 水平断面

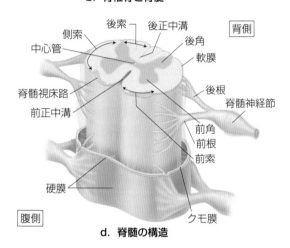

b. 脊椎骨と脊髄

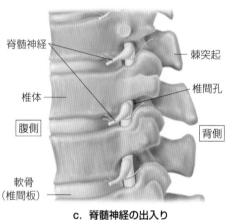

c. 脊髄神経の出入り

d. 脊髄の構造

●**図 2-14 脊髄と脊髄神経の構造**

に達する（● 43ページ）。

　各脊髄神経を介して感覚ニューロンが受けもつ体表面域は，その脊髄神経が入っている脊髄の各高位（高さ）に対応している。この体表面域の感覚分布を，**皮膚分節** dermatome（**デルマトーム**）という（●図 2-15）。隣接した領域では分節の重複も多いが，刺激を与えて体表面域の感覚の有無を具体的に調べれば，障害された脊髄神経や高さを知ることができる。

● **反射**　脊髄は反射の機能も担っている（● 20ページ）。

C 末梢神経系

　末梢神経系は，中枢神経系を除くすべての神経をさし，脳を出入りする脳神経と，脊髄を出入りする**脊髄神経**とに分けられる。

　末梢神経系には機能的に，骨格筋の随意運動や感覚に関して中枢と末梢とを連絡する**体性神経系**と，循環・消化・内分泌などの内臓機能や，体温・発汗などに関与する**自律神経系**が含まれる。末梢神経は神経線維束による刺激

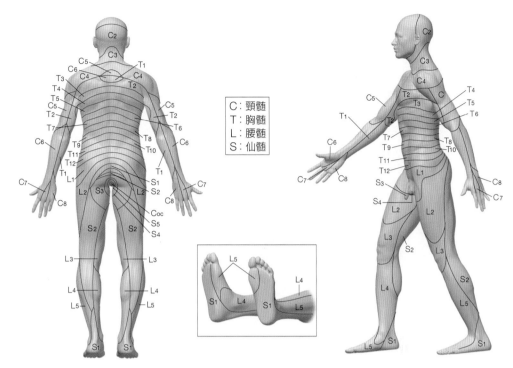

C：頸髄
T：胸髄
L：腰髄
S：仙髄

◖図 2-15　皮膚分節（デルマトーム）

伝達を主とする経路であるが，その細胞体は中枢にあるものと末梢にあるものとがある。

1　脳神経

　脳神経は，顔面および眼・耳・鼻・口・咽喉頭などの感覚と運動に関して，中枢神経系と連絡している神経である。頭蓋骨の孔を通って脳に出入りしており，脊髄神経とは異なる領域を支配する。

　脳神経は左右に**12対**あり，嗅神経以下それぞれ順にⅠ〜Ⅻの番号を冠してよばれることもある（◖図 2-16）。感覚ニューロンのみのもの，運動ニューロンのみのもの，両者を合わせもつものがそれぞれある。

● **嗅神経（Ⅰ）**　感覚ニューロンであり，嗅覚を伝える。一次ニューロンは鼻粘膜にあり，刺激は鼻粘膜から篩板を通り，**嗅球**にいたる。そこでニューロンをかえて嗅神経となり，海馬傍回の近傍に達する。障害によって嗅覚低下や幻臭を生じる。

● **視神経（Ⅱ）**　感覚ニューロンであり，視覚情報を伝える。一次ニューロンは網膜内にあり，そこでニューロンをかえて視神経となり，視交叉（◗45ページ）で半数が交差したのち，外側膝状体を経て視放線となって後頭葉の視覚野にいたる。障害によって視力障害や視野障害を生じる。

● **動眼神経（Ⅲ）**　運動ニューロンであり，眼球運動（内転・上転・下転など），眼瞼の調節，瞳孔の調節に関与する。内眼筋（瞳孔括約筋・毛様体筋）

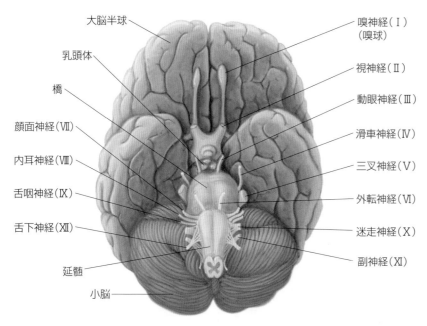

大脳半球

乳頭体

橋

顔面神経（Ⅶ）

内耳神経（Ⅷ）

舌咽神経（Ⅸ）

舌下神経（Ⅻ）

延髄

小脳

嗅神経（Ⅰ）
（嗅球）

視神経（Ⅱ）

動眼神経（Ⅲ）

滑車神経（Ⅳ）

三叉神経（Ⅴ）

外転神経（Ⅵ）

迷走神経（Ⅹ）

副神経（Ⅺ）

◉図 2-16　脳神経（脳底部から見上げたところ）
脳神経は左右 12 対からなる。

を支配する副交感神経も含む。神経核は中脳にあり，障害によって複視，眼瞼下垂，瞳孔散大などを生じる。

● **滑車神経（Ⅳ）**　運動ニューロンであり，眼球運動に関与する上斜筋（内旋・下転と，ごくわずか外転にも関与）を支配する。神経核は中脳にあり，障害によって内下方への眼球運動制限がみられる。

● **三叉神経（Ⅴ）**　感覚ニューロンと運動ニューロンの要素があり，顔面の感覚と咀嚼筋の運動に関与する。三叉という名称のとおり，第一枝（眼神経），第二枝（上顎神経），第三枝（下顎神経）の 3 本の枝に分かれている。第一枝は前頭部や眉間，角膜などの感覚ニューロン，第二枝は頬や上口唇などの感覚ニューロン，そして第三枝は下顎や下口唇などの感覚ニューロンと咀嚼筋に分布する運動ニューロンを含んでいる。

● **外転神経（Ⅵ）**　運動ニューロンであり，眼球運動（外転）に関与する。神経核は橋にあり，障害によって外側への眼球運動障害を生じて内斜視をきたす。

● **顔面神経（Ⅶ）**　運動ニューロンと感覚ニューロンであり，運動ニューロンは顔面の表情筋の運動（◉ 41 ページ）とアブミ骨筋の運動を支配し，感覚ニューロンは舌の前 2/3 の味覚などに関与する。さらに，唾液腺などの分泌を支配する副交感神経を含む。神経核は橋にあり，障害によって顔面麻痺や閉眼不能を生じる。

● **内耳神経（Ⅷ）**　感覚ニューロンであり，蝸牛神経と前庭神経に分かれる。蝸牛神経は内耳から始まる神経で聴覚に関与しており，前庭神経は半規管に始まる神経で平衡感覚に関与する。それぞれの神経核は橋下部から延髄にあり，障害によって難聴・耳鳴やめまいを生じる。

● **舌咽神経（Ⅸ）**　感覚ニューロンと運動ニューロンであり，舌の後ろ 1/3 の味覚や咽頭の感覚，咽頭筋の運動に関与する。唾液分泌を支配する副交感神経を含んでいる。神経核は延髄にあり，障害によって嚥下障害や味覚障害，唾液分泌障害を生じる。

● **迷走神経（Ⅹ）**　感覚ニューロンと運動ニューロンであり，運動ニューロンは軟口蓋と咽頭の筋による嚥下運動や，声帯の運動に関与している。声帯の運動は，反回神経とよばれる枝が担当している。感覚ニューロンは，喉頭や声帯の感覚，耳介後面の感覚などに関与する。このほかにも，心臓・呼吸器・消化管といった胸腹部の内臓の運動や感覚にも関与し，副交感神経を含んでいる。神経核は延髄にあり，障害によって嚥下障害や鼻声・嗄声を生じる。また，迷走神経刺激により徐脈・血圧低下などを生じる。

● **副神経（Ⅺ）**　運動ニューロンであり，胸鎖乳突筋や僧帽筋などの運動に関与する。神経核は延髄下部から頸髄にかけてある。

● **舌下神経（Ⅻ）**　運動ニューロンであり，舌筋の運動に関与する。神経核は延髄下部にある。

2　脊髄神経

　脊髄神経は，後頭部および頸部以下の四肢・体幹の運動と感覚に関して，中枢神経系との連絡の役割を担っている。脊髄の前角から出ている運動神経線維は脊髄の前根として走行し，脊髄の後角から出ている感覚神経線維は脊髄の後根として走行している。両者はすぐに 1 本に合流し，脊髄神経を形成している（● 30 ページ，図 2-14）。

　脊髄神経は，8 対の**頸神経** cervical nerve，12 対の**胸神経** thoracic nerve，5 対の**腰神経** lumbar nerve，5 対の**仙骨神経** sacral nerve，1 対の**尾骨神経**の，**31 対**からなる（● 21 ページ，図 2-6）。これらの神経は，脊柱管を出て，細い硬膜枝が分岐したあと，前枝と後枝に分かれる。前枝から交通枝が分岐し，ほぼ脊髄の各高位ごとに交感神経幹と連絡している（● 35 ページ，図 2-17）。後枝は，身体後面に分布する。

● **神経叢**　前枝は，上下の神経が互いに神経線維を出し合い，複雑な**神経叢❶**をなす。すなわち，頸部では頸神経叢と腕神経叢を形成し，腰部では腰神経叢を，仙尾骨部では仙骨神経叢と尾骨神経叢を形成している。

　①**頸神経叢**　第 1～4 頸神経により形成される。頸部を中心に分布し，横隔膜も支配する。

　②**腕神経叢**　第 5 頸神経～第 1 胸神経により形成される。上肢帯や手を中心に分布する。

　③**腰神経叢**　第 1～4 腰神経により形成される。大腿や下腹壁に分布する。

　④**仙骨神経叢**　第 4 腰神経～第 4 仙骨神経により形成される。おもに下腿に分布する。

　⑤**尾骨神経叢**　第 5 仙骨神経～尾骨神経により形成される。直腸・肛門に分布する。

NOTE

❶神経叢

　神経線維が複雑に分枝・吻合し，網目状の構造が形成されている場所を神経叢という。叢には 1 か所にむらがるという意味がある。

3　自律神経系

　自律神経系は**交感神経系**と**副交感神経系**の2系統からなり，血管・内臓の平滑筋や分泌腺などを支配している。両者は互いに拮抗する作用を示すことが多い。**視床下部**に自律神経系の上位中枢がある（◉表2-1，図2-17）。

1　自律神経系の構造と機能

● **交感神経系**　交感神経は胸髄・腰髄の灰白質に発し，脊髄前根を経て交感神経節に入る。交感神経節は脊柱に沿って鎖状に連なっており，この部位を**交感神経幹**という（◉図2-17）。頸部には上頸神経節・中頸神経節・下頸神経節の3つの頸部交感神経節がある。このうち，下頸神経節は**星状神経節**とよばれ，ここからの神経線維は頸部の血管・瞳孔・涙腺・唾液腺などに分布している。

　交感神経幹から出た交感神経は，心臓・大動脈・気管支や，消化管・膀胱・性器などに広く分布して，それらの機能の調節に関与している。

● **副交感神経系**　脳幹と仙髄の灰白質に発する。脳幹からの神経線維は，動眼・顔面・舌咽・迷走の各脳神経の中を走行し，頭頸部や胸腹部の内臓諸器官に分布している。なかでも迷走神経は，広く胸部・腹部臓器に分布して，循環，消化・吸収や排泄などの機能に関与している。

　仙髄からの神経線維は**骨盤内臓神経**（骨盤神経）となり，下部消化管（大腸の一部と直腸）・膀胱・性器などに分布している。

● **機能**　自律神経系は意思に左右されず，自律的に機能している。これを**自律性支配**という。手を振る，握るなどの意識的（随意的）に行う運動とは異なり，消化管の運動や瞳孔の調節，心臓の収縮など多くの無意識的（不随意的）な機能は，自律神経系が調整している。

　交感神経系は刺激促進・興奮的に，副交感神経系は抑制的にと，それぞれが拮抗的な作用を受けもちながら内臓諸器官に分布して機能を調整しており，

◉表2-1　代表的な自律神経系の作用

	交感神経刺激（興奮）	副交感神経刺激（興奮）
瞳孔	散大	縮小
涙腺	分泌に影響	分泌に影響
消化管	蠕動・分泌抑制	蠕動・分泌亢進
気管平滑筋	弛緩（拡張）	収縮
心拍数	増加	減少
皮膚		
├血管	収縮	
├汗腺	発汗作用	作用なし
└立毛筋	収縮	
膀胱		
├排尿筋	弛緩	収縮
└内尿道括約筋	収縮	弛緩

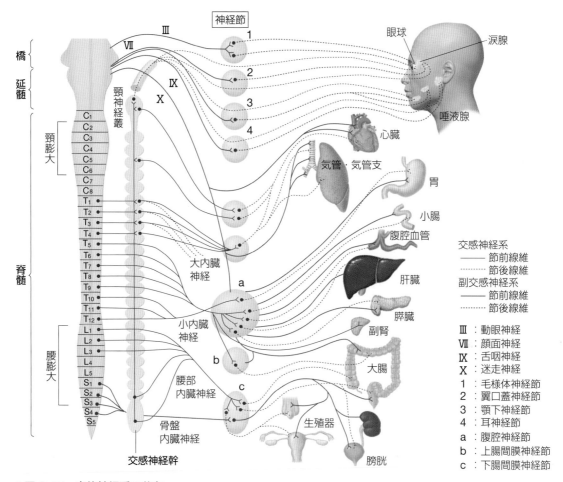

◎**図 2-17　自律神経系の分布**
※皮膚の血管・汗腺・立毛筋に分布する交感神経は省略している。

これを**拮抗支配**という。また，内臓器官の多くは両者により二重に支配されており，これを**二重支配**という。ただし，瞳孔散大筋などは交感神経のみ，瞳孔括約筋は副交感神経のみの支配であるなど，拮抗支配・二重支配には例外がある。

2　自律神経系における神経伝達

　自律神経系の興奮の伝達も，神経伝達物質の放出によって行われる。交感神経系では，標的器官に対しておもに**ノルアドレナリン**が，副交感神経系では**アセチルコリン**が放出される。

　自律神経系は視床下部の支配を受けており，視床下部は同時に下垂体を通じて内分泌系をも支配している。このように人体の自律機能は，視床下部の支配のもとで，自律神経系と内分泌系の2つの系によって調整されている。

D　脳・脊髄の保護構造と循環系

1　頭蓋骨・髄膜などの外部構造

● **脳の保護構造**　脳も脊髄も，骨性・膜性構造で保護されている。すなわち，脳は頑強で球形の**頭蓋骨**で保護されており，頭蓋骨の外側も頭皮，筋，骨膜でおおわれている。

　頭蓋骨の内側は**硬膜・クモ膜・軟膜**の3層の膜構造で裏打ちされており，これらの重層構造で脳はおおわれている（◉図2-18）。硬膜・クモ膜・軟膜による膜構造は**髄膜**と総称される。

　髄膜のうち，最も外側の硬膜は内外の2層からなり，1mm前後の厚みをもった強固な膜である。脳を全体として確実に包み込んでいる。硬膜はまた，頭蓋正中部では**大脳鎌**となって大脳半球を左右に分け，後頭部では**小脳テント**となって大脳と小脳を区切り，大脳後部を支えている（◉49ページ，図2-22）。

　髄膜のうち，最も内側は軟膜で，脳表にくまなく密着して脳をおおっている。

　軟膜と硬膜の間には，薄く半透明な膜であるクモ膜が存在し，脳全体を包むようにおおっている。クモ膜と軟膜の間の空間を**クモ膜下腔**といい，脳脊髄液（髄液）で満たされている。クモ膜下腔のうち，部分的に広くなっている部分を**脳槽**とよぶ。

● **脊髄の保護構造**　脊髄の構造も基本的に脳と同様である。脊椎骨による骨性保護と，その内側の硬膜・クモ膜・軟膜の3層の膜による保護構造となっている（◉32ページ，図2-14-d）。

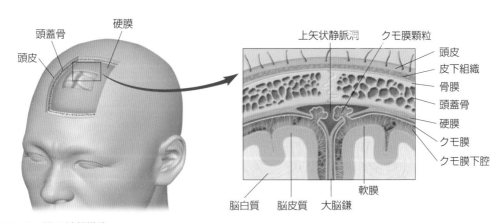

◉**図2-18　脳の外部構造**

2 血管系

1 脳の血管系

◆ 動脈系

　脳には左右1対ずつの**内頸動脈**と**椎骨動脈**によって，大量の動脈血が供給されている（▶図2-19-c）。供給される動脈血は成人では安静時の心拍出量の約1/6にも達する。

● **内頸動脈系**　内頸動脈系は前方循環系ともいい，おもに大脳半球を栄養している。内頸動脈は，頭蓋内（眼球の奥）で，正中に向かい中心部を上後方に走行する**前大脳動脈**と，外側にまわり側面を後方へと走行する**中大脳動脈**の各2本に分かれる（▶図2-19-a，図2-20）。前大脳動脈は前頭葉・頭頂葉に，中大脳動脈は側頭葉・前頭葉・頭頂葉に血液を供給している。

● **椎骨動脈系**　椎骨動脈系は後方循環系ともいい，脳幹・小脳・後頭葉を栄養している。左右の椎骨動脈は，延髄の腹側で合流して1本となり，**脳底動脈**となる（▶図2-19-b）。脳底動脈からは多数の**穿通枝動脈**[1]が出ている。脳底動脈は左右に**上小脳動脈**を出したあと，すぐに2つに分かれ，左右の**後大脳動脈**となる（▶図2-21）。脳底動脈は脳幹・小脳に，後大脳動脈は後頭葉・脳幹にそれぞれ血液を供給している。

● **ウィリス動脈輪**　内頸動脈系と椎骨動脈系は，頭蓋底部で**後交通動脈**によって互いに連絡され，また左右の内頸動脈系は，**前交通動脈**によって互いに連絡している。このネットワークを**ウィリス** Willis **動脈輪**（大脳動脈輪）という。ウィリス動脈輪において，左右・前後の各動脈が頭蓋内に入ってすぐにそれぞれに連絡し合うことによって，脳実質への血液供給の確保に寄与している（▶図2-19-b，2-20）。

　内頸動脈などの太い動脈と，それ以降に分岐する血管は，ほとんどがクモ膜下腔内を走行する[2]。穿通枝動脈以外で血管が脳実質内に入り栄養するのは，血管が細動脈になってからである。

◆ 静脈系

　脳を灌流しおわった血液は，脳の表面にある静脈を経由して**静脈洞**に注ぐ。静脈洞は硬膜に包まれており，**硬膜静脈洞**ともよばれる。**上矢状静脈洞**や直静脈洞，海綿静脈洞などがあり，大脳と小脳からの静脈が集まる（▶図2-22）。静脈血はこれらの静脈洞に集まったのち，左右の横静脈洞やS状静脈洞，あるいは上・下錐体静脈洞を経て内頸静脈にいたり，心臓へ還る。

2 脊髄の血管系

● **動脈系**　脊髄は，脊髄の前正中裂に沿って上下に走行する1本の**前脊髄動脈**と，後外側を上下に走行する1対の**後脊髄動脈**によって栄養されている。

NOTE

❶穿通枝動脈

　脳血管のうち，太い動脈である前大脳動脈や中大脳動脈，後大脳動脈などを主幹動脈とよび，ここから直接分枝している動脈を穿通枝動脈という。穿通枝動脈は，脳の中心深部の大脳基底核などに血液を運んでいる。

NOTE

❷血管の走行箇所が異なると，出血場所も異なる。すなわち，太い血管に生じた脳動脈瘤が破裂するとクモ膜下出血となり，穿通枝動脈や細動脈が破綻すると脳内出血となる。

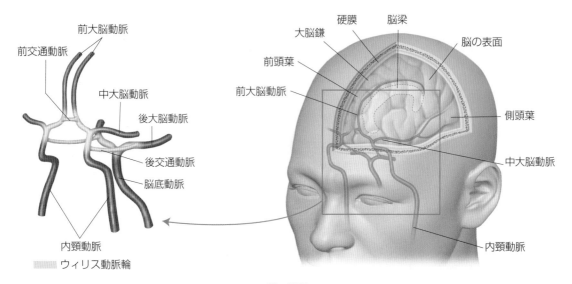

a. 脳の動脈

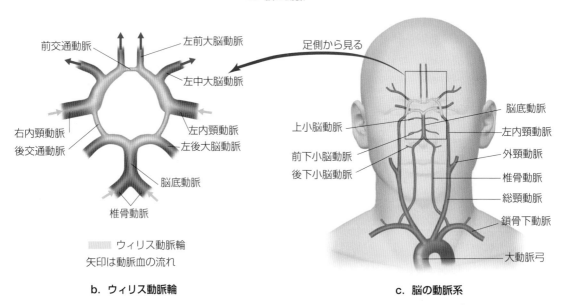

b. ウィリス動脈輪

c. 脳の動脈系

図 2-19　脳の動脈系とウィリス動脈輪

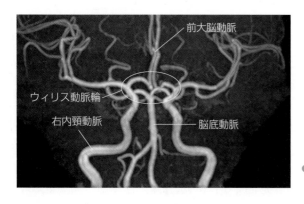

図 2-20　ウィリス動脈輪付近の動脈
（MRA による撮像）

MOVIE

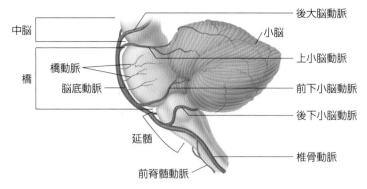

◎図 2-21　**椎骨動脈系**

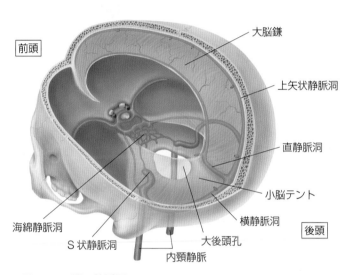

◎図 2-22　**脳の静脈洞**

これらの動脈は椎骨動脈や，各肋間動脈などからの分枝が吻合して形成されている。前脊髄動脈は，前角・外側脊髄視床路・錐体路の一部などを栄養し，後脊髄動脈は，後角・後索・錐体路側索などを栄養する（◎ 178ページ）。

● **静脈系**　静脈系は，脊髄内から放射状に流れ出たあと，脊髄表面で数本の静脈に合流する。それらは互いに交通し，静脈叢を形成している。そこから脊髄表面と硬膜をつないでいる細い静脈を経由し，硬膜内の静脈叢を経て，各分節の椎間静脈から脊椎外へ出ていく。

3　脳室系と脳脊髄液（髄液）循環

　脳・脊髄は，頭蓋骨や脊椎腔といういわば容器の中で，**脳脊髄液（髄液）** cerebrospinal fluid（CSF）という液体につかった状態で存在している。脳脊髄液は，おもに脳室内の脈絡叢で血液から産生されており，つねに循環しながら，一定の割合で吸収されて，決まった脳脊髄液量（圧）が維持されると従

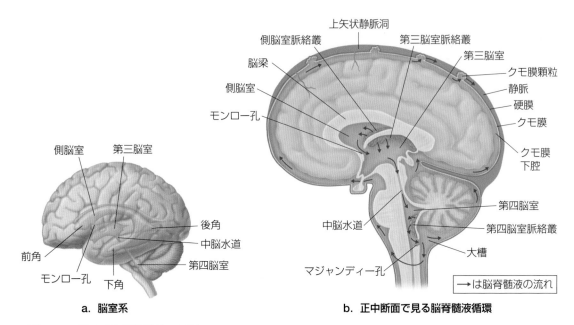

a. 脳室系　　　　　　　　　　　b. 正中断面で見る脳脊髄液循環

▶**図2-23　脳室系と脳脊髄液の循環**

来から考えられてきた。その産生量が増加したり，循環が障害されたり，吸
収が障害されたりすれば，循環量が増えて，脳室の拡大や水頭症をまねく。
● **脳脊髄液のはたらき**　脳・脊髄はほかの臓器に比べて，とてもやわらか
い。そのため，脳脊髄液の中につかることによって外部からの衝撃をやわら
げ，物理的な損傷を防いでいる。また，脳脊髄液は，頭蓋内圧の調節や代謝
産物の排出などにも関与していると考えられている。
● **脳室の構造**　左右の大脳半球内には，それぞれ**側脳室**がある（▶図2-23）。
左右の側脳室は**透明中隔**によって仕切られているが，**モンロー** Monro **孔（室
間孔）**によって左右が合わさり，正中にある**第三脳室**に連なる。第三脳室は
間脳を貫き，後下端で**中脳水道**に続き，さらに橋・延髄の背側にある**第四脳
室**へと続く。第四脳室は，左右に位置する**ルシュカ** Luschka **孔（外側口）**と，
尾側正中にある**マジャンディー** Magendie **孔（正中口）**で**クモ膜下腔**と交通す
る。脳室は脳脊髄液により満たされている。
● **脳脊髄液の循環**　おもに側脳室の脈絡叢で産生された脳脊髄液は，側脳
室→第三脳室→第四脳室と流れ，第四脳室のルシュカ孔とマジャンディー孔
からクモ膜下腔へ流れ出る。脳・脊髄の表面全体をおおっているクモ膜下腔
に流れ出た脳脊髄液は，クモ膜下腔全体に広がる。さらに，脊髄への下行も
あるが，最終的には上行し，頭頂のクモ膜顆粒から吸収されて**静脈洞**に入
り，血液中に戻ると理解されている[1]。
　これらの脳室系の総容量は120〜150 mLである。脳脊髄液は日々400〜
500 mLが血液から産生されるため，1日に3〜4回入れかわることになる。
　脳脊髄液の産生が過剰になった場合や，脳室系に通過障害がある場合，ク
モ膜下腔内での循環不全やクモ膜顆粒からの吸収不全がある場合には，脳脊
髄液が過剰に貯留してしまい，脳室が拡大して水頭症（▶172ページ）を呈す

□ NOTE
❶脳脊髄液の循環
　近年研究が進み，上矢状
洞付近での髄液吸収以外の
吸収経路の存在が確実視さ
れるなど，脳脊髄液の産
生・吸収・循環機序に関し
てはいまだ不明な点が多い
ことが判明している。

る。また，外傷やその他の原因で脳脊髄液が硬膜外に漏出すると脳脊髄液減少症(● 173ページ)をきたす。

E　運動機能と感覚機能

　身体の運動機能の中枢は大脳皮質の前頭葉にある運動野であり，感覚機能の中枢は頭頂葉の(体性)感覚野である。そして，それぞれが対応する身体各部の局在も確認されている(● 24ページ)。ここでは運動系と，感覚系のそれぞれの代表的な神経伝達経路について述べる。

1　運動機能と神経伝達

　すでに述べたように，大脳からの運動の指令を末梢の効果器に伝達するのは運動神経線維である。運動神経線維は，運動野を出てから身体各部にいたる経路の途中，脳幹の高さで交差する(●図2-24)。すなわち，左の前頭葉の運動野から出た神経線維束は，左側から右側に走行をかえることになる。そして，右の上下肢や顔面の運動筋に刺激を伝達する。このように，運動野はそれぞれ対側の身体各部を支配している。

● **四肢の運動**　運動野のニューロンを一次ニューロンとよぶ。運動野の四肢に対する**一次ニューロン**に発した興奮は，錐体路の中を下行していく。途中，内包を経由し，延髄下部で錐体交叉して対側へ走行をかえたあと，さらに脊髄内の下行を続け，脊髄の前角にある二次ニューロンに達する(●図2-24)。そして，刺激を伝達された**二次ニューロン**の神経線維が，四肢の筋群に興奮を伝え，筋の収縮がおこる。

　刺激は，上肢の筋群へは頸髄の高さの，下肢の筋群へは腰髄の高さの二次ニューロンから伝達される。一次ニューロンと二次ニューロンはそれぞれ，**上位運動ニューロン**，**下位運動ニューロン**ともよばれる。

● **顔面の表情筋**　運動野で，顔面に対応するニューロンに発した興奮は，皮質核路(皮質延髄路，● 26ページ)とよばれる神経線維束の中を下行していく。途中，内包を通り，中脳レベルでほかの錐体路の神経線維から離れて背側を走り，橋で一部は交差後，一部は非交差のまま，両側の顔面神経核に達する。そこから顔面筋群などへ興奮を伝達する(●図2-24)。これによって前額部の上部表情筋は両側の運動野の支配を受けている。

2　感覚の種類と神経伝達

1　感覚の種類

　感覚には**体性感覚**と**内臓感覚**，そして**特殊感覚**がある。体性感覚は**表在感覚**と**深部感覚**に分けられ，表在感覚には皮膚や粘膜の感覚器(感覚受容器)か

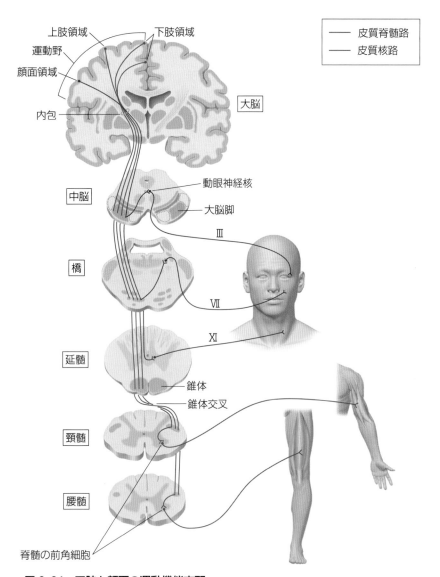

凡例:
—— 皮質脊髄路
—— 皮質核路

上肢領域　下肢領域
運動野
顔面領域
内包
大脳
中脳
動眼神経核
大脳脚
Ⅲ
橋
Ⅶ
Ⅺ
延髄
錐体
錐体交叉
頸髄
腰髄
脊髄の前角細胞

▶図2-24　四肢と顔面の運動機能支配
皮質核路は動眼神経（Ⅲ），顔面神経（Ⅶ），副神経（Ⅺ）のみ記載し，ほかは省略してある。

ら得られる**温度覚・痛覚**（温痛覚❶），**触覚**などがあり，深部感覚には**関節覚**（位置覚と受動運動感覚）と**振動覚**などがある。内臓感覚はおもに自律神経系の支配下にあり，尿意や吐きけ，痛みは内臓痛として感じる。特殊感覚としては，脳神経が担当する**嗅覚**や**視覚**，**味覚**，**聴覚**などがある（▶表2-2）。

それぞれの感覚は，対応する**感覚受容器**を通じて刺激を受け入れる。表在感覚の感覚受容器は皮膚や粘膜に，深部感覚の感覚受容器は筋や腱などに存在する。皮膚の感覚受容器としては**自由神経終末**や**マイスナー** Meisner **小体**，**ファーター-パチニ** Vater-Pacini **小体**などがある。

なお，これらの感覚以外に**複合感覚**がある。複合感覚は皮膚の2点を同時に触れたときにこれを識別したり，使い慣れたものを触って物品名をあてることができるといったもので，頭頂葉がかかわっている。

NOTE
❶温痛覚
　温度覚と痛覚は受容器も同じで，同一の経路を通るので，「温痛覚」としてまとめられることがある。

○ 表 2-2　感覚の種類とその感覚受容器

種類			おもな受容器
体性感覚	表在感覚	温度覚	自由神経終末
		痛覚	自由神経終末
		触覚	マイスナー小体, ルフィーニ小体
	深部感覚	位置覚	筋紡錘, ゴルジ腱器官
		振動覚	パチニ小体
内臓感覚		内臓痛覚	自由神経終末
		臓器感覚*	自由神経終末
特殊感覚		視覚	視細胞
		聴覚	有毛細胞
		平衡覚	半規管の有毛細胞
		味覚	味細胞
		嗅覚	嗅細胞

＊臓器感覚：口渇や空腹・満腹などの感覚。

2　感覚の神経伝達

　感覚受容器が感知した刺激は，感覚に関与する一次ニューロンの神経線維を伝わり，脊髄に到達する。そして，脊髄や脳幹で二次ニューロンに伝達され，交差して反対側に移り，上行したのち，視床を経由して三次ニューロンによって頭頂葉の感覚野に伝達する。感覚野に関しても，それぞれ対応する身体各部の局在が確認されている（○ 24 ページ）。

◆ 四肢の感覚機能

● **温度覚・痛覚**　温度覚・痛覚を四肢の感覚受容器が感知すると，その刺激は脊髄の一次ニューロンの神経線維を経由して後根から脊髄の後角に入る（○図 2-25-a）。そして同じ脊髄の高さで二次ニューロンにかわって対側に移り（交叉），**外側脊髄視床路**を上行する。大脳内にいたり視床に達すると，そこで三次ニューロンにもう一度のりかえ，さらに上行し，頭頂葉の感覚野に刺激を伝達する。

● **深部感覚（関節覚・振動覚）**　関節覚・振動覚を感覚受容器が感知すると，その刺激は脊髄の一次ニューロンを経由して後根から脊髄に入る（○図 2-25-b）。そして，おもに同側の後索を上行し，延髄で二次ニューロンにのりかえて対側に移り，内側毛帯となる。さらに上行を続けて大脳内で視床に達したあと，そこで三次ニューロンにのりかえてさらに上行し，頭頂葉の感覚野に刺激を伝達する。

　ただし，筋にかかる張力などの一部の深部感覚は，脊髄の感覚神経線維を経由して後根に入ったあと，同側あるいは一部は交叉して脊髄内を上行し，前および後脊髄小脳路を介して小脳に情報を伝達する。

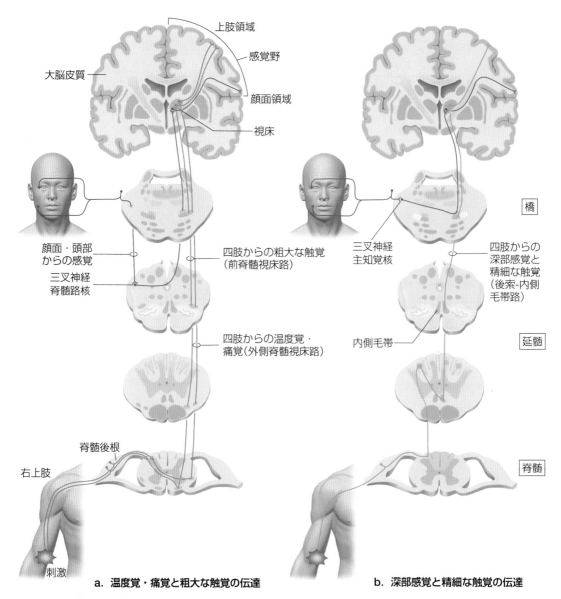

上肢領域

感覚野

大脳皮質

顔面領域

視床

橋

顔面・頭部
からの感覚

三叉神経
脊髄路核

四肢からの粗大な触覚
（前脊髄視床路）

三叉神経
主知覚核

四肢からの
深部感覚と
精細な触覚
（後索-内側
毛帯路）

四肢からの温度覚・
痛覚（外側脊髄視床路）

内側毛帯

延髄

脊髄後根

右上肢

脊髄

刺激

a.　温度覚・痛覚と粗大な触覚の伝達

b.　深部感覚と精細な触覚の伝達

▶**図 2-25　感覚の伝達**

● **触覚**　触覚の伝達経路は2つある。粗大な触覚は，脊髄内のやや腹側を通る**前脊髄視床路**であり，温度覚・痛覚に似た経路である。精細な触覚は，深部感覚と同様に後索を通る経路である（▶図 2-25-a）。いずれも対側に交叉して視床を経由したあと，頭頂葉の感覚野に伝達される。

◆ 顔面の感覚機能

　顔面の感覚は，おもに三叉神経が感知する（▶図 2-25）。神経興奮は同側の三叉神経核に伝わり，脳幹内で交差して対側に渡り，上行する。そして大脳内で視床に達し，さらに頭頂葉の感覚野に情報を伝達する。

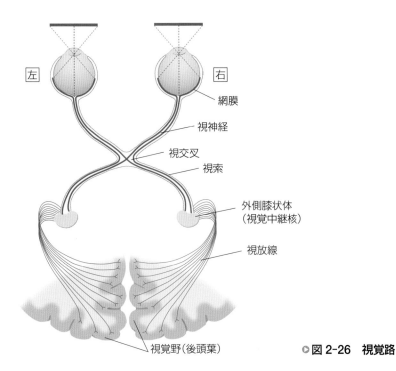

左　右

網膜

視神経

視交叉

視索

外側膝状体
(視覚中継核)

視放線

視覚野(後頭葉)

▶**図 2-26　視覚路**

◆ **視覚と聴覚**

● **視覚**　視細胞が，眼球内の網膜上で光刺激を感知すると，その刺激は，視神経を経由して外側膝状体に入り上行したあと，さらに内包の最後部から視放線を通り，後頭葉の視覚野に伝達され，視覚として結像する(▶図2-26)。

　その際，網膜の外側半分から出た視神経情報は，同側の外側膝状体を通って同側の後頭葉の視覚野に伝達されるが，内側半分は**視交叉**で交差し，対側の外側膝状体を通り対側の後頭葉の視覚野に伝達される。これを，**半交叉**という。この特殊な交叉のために，視覚の伝達経路の障害部位によっては，さまざまな視野障害が発現する(▶ 68 ページ，図3-5)。

● **聴覚**　音波は，鼓膜から中耳にある耳小骨(アブミ骨・キヌタ骨・ツチ骨)へ振動として伝わる。次に内耳にある蝸牛に伝達され，蝸牛の中にあるコルチ器の有毛細胞でインパルスが発生して蝸牛神経が興奮する。ついで刺激は，蝸牛神経を経由して延髄上部の蝸牛神経核に入る。一部は同側を，一部は交差して反対側を上行し，下丘を経て内側膝状体に入る。さらに内包の最後部を通る聴放線を経由して，側頭葉の横側頭回にある聴覚野に入る。

▶ work　復習と課題

❶ ニューロンの一般的な構造，および神経組織のなりたちについて述べなさい。

❷ シナプスにおける神経伝達のしくみについて述べなさい。

❸ 中枢神経と末梢神経について，それぞれの役割を述べなさい。

❹ 大脳皮質(灰白質)の機能局在を，いくつかの機能を例にあげて示しなさい。

❺ 小脳のはたらき，および小脳が障害されたときにあらわれる症状について述べなさい。

❻ 間脳と脳幹のおもな機能について述べなさい。

❼ 脊髄反射を例に，反射の経路と機能について述べなさい。

❽ 自律神経系のおもな機能，ならびに交感神経系と副交感神経系の機能について述べなさい。

❾ 脳を保護する膜構造について述べなさい。

❿ ウィリス動脈輪を形成する脳の動脈をあげ，また図示しなさい。

⓫ 脳脊髄液（髄液）の役割について述べなさい。

⓬ 錐体路の交差について述べなさい。

⓭ 右上肢を動かす場合の神経伝達路について述べなさい。

⓮ 左上肢への叩打刺激を脳で感知するまでの神経伝達経路について述べなさい。

第 3 章

症状とその病態生理

本章の目標	□ 正常な脳・神経系が障害された場合に生じるさまざまな症状について，障害された部位に対応する神経(脱落)症状の種類・特徴やその病態生理を学ぶ。
	□ 神経系のうち，障害された大脳の部位やその程度に対応する特徴的な症状と，末梢神経系の神経線維の障害による運動機能や感覚機能の障害について学ぶ。
	□ 意識障害や高次脳機能障害について，その種類や程度の判別法などを学習し，臨床で必要な技術につながる知識を習得する。
	□ 運動機能障害では，障害部位・原因(疾患)により，神経障害(麻痺)・運動失調・筋萎縮・痙攣といった，多様な症状を呈する。症状の病態生理を理解して，基礎的知識を習得することで，より適切な看護の実践につなげる。

A 脳・神経障害

1 神経系の役割

　人体は，ホメオスタシス(恒常性)を維持するために，中枢の脳・脊髄と末梢組織の体幹や四肢・器官(臓器)などとの間で，末梢神経を伝達経路として双方向の情報交換をたえず行っている。たとえば，視床下部や延髄の監視・指令のもと，自律神経系を介して，内分泌系や神経系，腎・泌尿器系などが協働し，細胞外液が最適な状態に保たれている。

　そのほかにも，呼吸器系・循環器系・消化器系，および体温をつかさどる皮膚・筋といった，広範な身体機能がホメオスタシスの維持のためにはたらいている。

　一方で，視覚，聴覚，嗅覚，味覚，皮膚といった感覚器は，外界からの刺激を感知しており，それを中枢が判断し，運動器系にさまざまな行動の指令が出される。これらが意識下で行われる一方で，身体活動に付随して自律神経機能が無意識下にはたらき，汗腺からの発汗や心臓・血管における拍出量・循環血液量・血圧，消化管での消化液の分泌，瞳孔などが調節される(● 34ページ，表2-1)。

2 症状のおこるメカニズム

　中枢と末梢組織との間は末梢神経を介して，いわば「情報(刺激)-反応サイクル」を形成しており，相互に関与し合っている(●図3-1)。しかし，ここに障害を受けると，生命維持機能や生活活動機能が低下または消失し，症状として発現する。障害の原因には，血管性病変や，腫瘍性病変，外傷，先天性奇形，感染症のほか，神経機能そのものが障害される脱髄・変性疾患などがある。

● **自律機能障害**　呼吸や循環などを調節する中枢である間脳や脳幹が障害

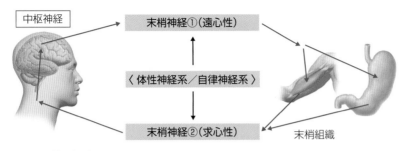

図 3-1　神経伝達サイクル

されると，呼吸機能や循環機能が停止し，生命を維持することができなくなる。

● **感覚機能障害**　中枢の視覚野が障害された場合，眼で光刺激を受容することができても，視覚野で映像として認識できなくなるため，視覚障害を生じる。

● **運動機能障害**　大脳皮質の運動野が障害されると，運動をおこす意思は存在しても指令を発することができないため，運動がおこらない。また，末梢神経の運動神経線維が障害された場合は，指令が伝わらなくなるため効果器の運動がおこらない。

● **高次脳機能障害**　ヒトとしての高度な精神活動機能を担う大脳皮質が障害された場合は，その機能局在(◐ 23 ページ)に対応した障害として，失語症や失認，記憶障害，認知機能障害などがあらわれる。

3 疾患による特徴的な障害

　脳血管障害や脳腫瘍などでは，障害を受けた脳の部位に応じて運動障害や感覚障害，あるいは失語症などがみられる。一方，筋萎縮性側索硬化症では，すべての運動ニューロンが徐々に障害されていくため，全身の筋力低下と筋萎縮が進行していく。重症筋無力症では神経筋接合部の障害によって，筋力低下と筋の易疲労感がおこる。

　このように，脳・神経疾患では障害された部位が本来担っていた神経機能の異常が症状としてあらわれ，それぞれの疾患ごとに特徴がある。そのため，神経系の構造と，機能およびその局在をはじめ，神経障害の種類や発現様態の特徴を理解しておくと，脳・神経疾患による症状が理解できるようになる。また，脳梗塞や脳出血の検査画像を見たときに，どのような障害が出現しているかということや，今後の病態の変化や経過についても推測ができるようになる。

B おもな症状とその病態生理

1 意識障害

意識障害 disorders of consciousness は，脳・神経疾患において最も代表的な症状である。原因となる疾患はさまざまであるが，脳の 重 篤な病態を反映していることが少なくないので，迅速な対応が必要とされる。

1 意識と意識障害

意識障害を考えるとき，意識とはなにかという疑問がおこるが，これを簡単に定義することはむずかしい。そのため，ここでは臨床的に広く用いられている意識障害の分類・評価方法に従って，意識障害をみていくことにする。

◆ 臨床でのとらえ方

意識とは，自分自身や周囲に対して覚醒している状態としてとらえられる。臨床では意識障害を，意識が障害されると，どのような状態になるのかという，現象面の変化からとらえていく。

はっきり眼を開けていて，周囲への対応や会話の内容にも混乱がなく，一定の目的に合わせて手足を動かせる状態を**意識清明**という。一方で，痛み刺激を与えても眼を開けず，自発運動がまったくない状態を**深昏睡**といい，意識が極度に障害された状態である。臨床では，この意識清明と深昏睡との間を，覚醒度や障害の内容・程度によって何段階かに分けることで，意識障害の程度を判断している。

◆ 意識障害のもつ意味

意識の中枢は，大脳皮質全般や，脳幹網様体，視床下部などであると考えられている。ゆえに，意識障害は，大脳全体の機能低下や，生命維持にかかわる中枢の機能低下が生じていることを示している。意識障害の判定は，大がかりな検査機器や詳細な神経学的検査を必要としないため，脳の現在の重要な機能の状態を容易に知ることができる。

たとえば，大脳皮質が全体的に障害されれば，コミュニケーションのとれない意識障害に陥ることを意味し，また，脳幹網様体や視床下部の周辺の障害は，間脳や脳幹といった生命維持の中枢機能の低下や破綻を意味し，生命の危機を知らせる重要な徴候だといえる。

ニューロンは障害を受けると，きわめて短時間で不可逆的となってしまうため，意識状態が悪化（意識の質的変化）した場合は，ただちに必要な措置を講じなければならない。

2 意識障害の分類・評価

客観的な観察や刺激に対する反応などに基づく方法で意識障害の分類❶や意識状態の評価を行う。

◆ ジャパン-コーマ-スケール（JCS）

ジャパン-コーマ-スケール Japan Coma Scale（**JCS**）は，おもにわが国で使用されている分類法である。**3-3-9度方式**ともいう。

JCSでは，開眼している（する）状態を覚醒している（する），閉眼している状態を覚醒していないと判断する。そのうえで，まず，開眼の状況によって大きく3通りに分けて判定する。刺激がなくても開眼していればⅠ，刺激を与えて開眼すればⅡ，刺激しても開眼しなければⅢとする（◯表3-1）。それぞれをさらに3通りに分け，1，2，3，10，20，30，100，200，300として表現する❷。意識清明は0とする。

◆ グラスゴー-コーマ-スケール（GCS）

グラスゴー-コーマ-スケール Glasgow Coma Scale（**GCS**）は，国際的な意識障害の評価法である。脳神経外科や集中治療室で使用されることが多い。開眼・発語・運動の3つの因子をそれぞれ点数で評価して，合計する。どの因子にも問題がなく正常であれば15点となり，最も重篤な意識状態は3点になる（◯表3-2）。

合計点数のみでは因子ごとの違いが伝わらないので，開眼 eye opening（E），発語反応 best verbal response（V），運動反応 best motor response（M）がそれぞれ何点かを示して意識評価をすることが多い。たとえば，E3V3M4で10点などとあらわす。

NOTE

❶意識障害の分類
　意識障害の分類法はどれも厳密なものではないので，自分の言葉で状態を併記しておくことも有用である。医療チーム内での評価基準・方法に関しては，統一をはかっておくことも大切である。

NOTE

❷ JCSの記載のしかたについては，たとえば20を実際に記録する際には，JCS 20，JCS Ⅱ-20あるいは，JCS Ⅱ-2と施設によって記載方法が異なる可能性がある。

◯**表3-1　ジャパン-コーマ-スケール（JCS，3-3-9度方式）**

Ⅰ．刺激しないでも覚醒している状態（せん妄・混濁：1桁の数字で表現）
1．だいたい意識清明だが，いまひとつはっきりしない。
2．見当識障害がある。
3．自分の名前，生年月日が言えない。
Ⅱ．刺激すると覚醒し，刺激をやめると眠り込む状態（昏迷・傾眠：2桁の数字で表現）
10．ふつうの呼びかけで開眼する。
20．大きな声，または身体を揺さぶることにより開眼する。
30．痛み刺激を加え，呼びかけを繰り返すと，かろうじて開眼する。
Ⅲ．刺激しても覚醒しない状態（昏睡・半昏睡：3桁の数字で表現）
100．痛み刺激に対し，払いのけるような動作をする。
200．痛み刺激で少し手足を動かしたり，顔をしかめたりする。
300．痛み刺激に反応しない。

注）意識状態の評価は，まずⅠ〜Ⅲのどれに該当するかを判別し，ついでその内容により1〜3を判定して，たとえば「Ⅱ-30」というふうに示す。

◎表3-2　グラスゴー-コーマ-スケール（GCS）

観察項目	反応	スコア
開眼（E）	自発的に開眼する 呼びかけにより開眼する 痛み刺激により開眼する まったく開眼しない	4 3 2 1
発語反応（V）	見当識あり 混乱した会話 混乱した言葉 理解不明の音声 まったくなし	5 4 3 2 1
運動反応（M）	命令に従う 疼痛部を認識する 痛みに対して逃避する 異常屈曲 伸展する まったくなし	6 5 4 3 2 1

注）3つの項目のスコアの合計を求め，重症度の評価尺度とする。最も重症…3点，最も軽症…15点

◎表3-3　意識障害の表現

重症度	表現
重症　↑　中等度	深昏睡 deep coma 昏睡 coma 半昏睡 semicoma 昏迷 stupor 嗜眠 lethargy 傾眠 drowsiness

◆ そのほかの意識障害の表現

　意識障害の重症度は，現在では JCS や GCS が多く用いられている。しかし，より具体的に意識障害の様子をとらえ，表現するために，下記のような従来からの分類法が併記されることも多い（◎表3-3）。

　1 **昏睡 coma**　外からの刺激に対して反応がなく，また自発的な運動もまったくみられない状態である。より重篤な**深昏睡** deep coma や，わずかに反応がみられる**半昏睡** semicoma もある。

　2 **昏迷 stupor**　さまざまな刺激に対して反応し，刺激を避けようとして，手足を引っ込める，あるいは振り払おうとすることもある。刺激を続けると簡単な質問や指示に応じることもある。

　3 **傾眠 drowsiness**　簡単な刺激で開眼し，覚醒しているときは，質問に答えたり，動作も正しく行える。しかし，刺激がないと，すぐに眠り込んでしまう状態をいう。

　4 **せん妄 delirium**　意識混濁のうえに，精神運動興奮，幻覚，妄想が加わった状態で，無意味な言葉を発したり，暴れたりする。意識障害というよりは意識が変容した状態のひとつである。夜間のみにおこるせん妄を**夜間せん妄**という。

3 意識障害の原因と対処

●**原因**　意識障害は，頭蓋内疾患によって大脳皮質が広範に障害を受けた場合や，脳幹網様体・視床下部などの意識の中枢が障害された場合におこるが，頭蓋内以外の原因でも意識障害をきたす（◎表3-4）。

●**急性意識障害への対処**　意識障害の原因疾患に対する検査と処置が必要

▶表3-4　基礎疾患別にみたおもな意識障害の原因

疾患分類	意識障害の原因となるおもな疾患
脳・神経疾患	脳血管障害，脳腫瘍，頭部外傷，脳炎，てんかん
循環器疾患	高血圧性脳症
内分泌・代謝疾患	低血糖，高血糖，低ナトリウム血症，高ナトリウム血症，甲状腺クリーゼ，副腎クリーゼ
肝疾患	肝性昏睡
腎疾患	尿毒症
呼吸器疾患	CO_2 ナルコーシス
感染症	敗血症，各種感染症
外傷	出血性ショック
その他	中毒，高体温，低体温

なことはいうまでもないが，急性の意識障害患者を見たら，まず声かけをして返事があるかなど確認しながら，気道が確保されているか(A)，呼吸はしているか(B)，そして脈をみる(C)という，いわゆるバイタルサインの ABC を確認することが大切である(◐ 171 ページ)。頭蓋内疾患の鑑別には CT・MRI が有用であるが，頭蓋内以外の疾患も念頭におきながら病歴聴取と診察を行い，行うべき検査を迅速に行うことが重要である。たとえば，家族などから，糖尿病の治療中であることを聴取したら，血糖値により注目しなければならないことがわかる。

4　さまざまな意識障害と脳死

◆ 遷延性意識障害

　脳血管障害や頭部外傷などの後遺症として，意識障害が継続し，数か月以上にわたって意識の回復がみられない状態を，**遷延性意識障害**とよぶ。大脳皮質の広範な障害や脳幹網様体の障害などでみられる。

● **定義**　日本脳神経外科学会では，①自力移動ができない，②自力摂食が

---

column　失神

　ごく短時間の意識消失を失神といい，「一過性の意識消失の結果，姿勢が保持できなくなり，かつ自然に，また完全に意識の回復がみられること」と定義されている[1]。神経調節性失神(◐ 73 ページ)や神経反射性，あるいは心原性による脳全体の一過性低灌流により生じる場合が多いとされ，脳血管疾患によることは比較的少ないとされる。

＊1 日本循環器学会：循環器病の診断と治療に関するガイドライン(2011 年度合同研究班報告)，失神の診断・治療ガイドライン(2012 年改訂版)．

できない，③便尿失禁状態がある，④意味のある発語がない，⑤「眼を開けて」などの簡単な指示に応じる以上の意思疎通ができない，⑥眼球はかろうじて物を追えても認識ができない，これらの状態が3か月以上続いた場合を，遷延性意識障害と定義している。

●状態　自律神経系による基本的な生命維持機能は保たれているが，一見したところでは，精神活動がまったくみられない状態である。一方，睡眠・覚醒のリズムが見られるときもあり，呼吸も正常である。嚥下運動(◐69ページ)が障害されていることが多いため，生命維持のためには経管栄養などが必要となる。

●治療　遷延性意識障害を完治できる治療法はないが，全身の管理を行って，合併症の予防に努めることが大切である。しかし近年，さまざまな方法で脳に刺激を与えて機能の回復をはかる試みが行われている。なお，遷延性意識障害を後述する脳死と混同してはならない。

◆ 特殊な意識障害

遷延性意識障害として分類される場合もあるが，特殊な意識障害として無動性無言，失外套症候群，閉じ込め症候群などがある。なお，閉じ込め症候群は厳密には意識障害ではないが，便宜上ここに記載した。

[1] **無動性無言**　刺激で開眼したり，物を注視・追視したりするが，命令には応じず，まったく発語がなく，身体の動きが一切みられない状態である。脳幹網様体・視床・視床下部の一部が障害されたときなどにみられる。

[2] **失外套症候群**　大脳半球が全体にわたって障害された場合におこるもので，症状は無動性無言と同じである。

[3] **閉じ込め(ロックトイン locked-in)症候群**　見かけ上は遷延性意識障害のようであるが，意識は清明である。四肢麻痺・発声不能のために，眼球の上下運動と開閉眼と輻輳だけで，かろうじて意思疎通をなしうる。橋の上2/3の両側底部や，両側大脳脚の外側2/3が障害された場合にみられる。

◆ 脳死

大脳半球全般および脳幹を含む脳全体が，不可逆的に機能をすべて失った状態が**脳死** brain death である。遷延性意識障害とは異なり，睡眠・覚醒のリ

plus	**蘇生後脳症**

脳のニューロンは酸素への依存性が非常に高く，3分以上の虚血で致命的な損傷を受けるとされている。そのため，心停止によって脳への酸素供給が途絶えると，かりに蘇生に成功して心拍が再開したとしても，3〜5分以上の心停止がおこっていた場合には脳に障害を生じる。これを蘇生後脳症といい，軽度の高次脳機能障害を呈する場合もあるが，広範に障害が生じたために生命の危機や遷延性意識障害に陥る例も少なくない。

ズムがなく，呼吸・嚥下も一切行われず，数時間から数日で，いわゆる「心臓死」にいたるが，人工呼吸や輸液管理などの生命維持治療によって心臓死までの期間を延長できることがある。遷延性意識障害と混同してはならない。

2 高次脳機能障害

　高次脳機能とは，運動機能や感覚機能との対比で用いられる用語である。言語，記憶，思考，理解，判断，見当識，計算などの脳内で行われる情報処理に基づく機能全般をさし，これらが障害された状態を**高次脳機能障害**という。失語症や失行，失認のほか，さまざまな認知機能障害があらわれる。

---

plus	脳死と臓器移植

　正しく脳死と診断された患者は確実に心臓死にいたり，その経過は不可逆的である。しかし，わが国では脳死を人の死とすることについて異論も多く，見解がまとまらなかった。1997（平成9）年に施行された臓器の移植に関する法律（臓器移植法）で，臓器移植治療との関連において脳死を「人の死」と認め，脳死者からの臓器摘出が可能となった。ところが，国内における脳死者からの臓器提供数は少なく，海外に移植提供先を求めるケースが多く，とくに小児において問題となってきた。

　2009（平成21）年に「改正臓器移植法」が成立し，本人の生前の拒否の意思表示がない限り家族の同意で脳死判定・臓器提供が可能になり，また年齢制限もなくなったため，15歳未満の脳死者からの臓器提供も可能となった。また，親族優先提供規定も盛り込まれた。

　1997年の施行時には「臓器移植治療との関連において」脳死は「人の死」とされたが，改正案ではその前提は条文からは削除された。1997年から法改正までの10年間以上で脳死者からの臓器移植治療が行われたのは86例であったが，改正法施行後は1年足らずの間で，臓器提供例が40例をこえており，2023年10月の時点で1,000例にのぼっている。

　現在，脳死を判定するには，厳密な基準が設けられている（◎表）。ただ，小児の脳死判定に関しては，虐待などによって脳死状態になってしまった場合の見分けや対応，さらには判定自体の困難さなどから，実施できる施設が限られているのが実情である。

◎表　法的脳死判定基準

●法的脳死判定前の確認事項 1）臓器提供の意思表示カードを持つこと 2）脳死判定対象者が18歳未満では虐待の疑いがないこと 3）知的障害などを有さない者であること 4）臓器提供を拒否する意思がないこと 5）小児は年齢が生後12週以上であること 6）その他 ●脳死判定対象となるための前提条件 1）器質的脳障害によって深昏睡（JCS 300，GCS 3）および無呼吸*の患者 2）原疾患が確実に診断されている患者 3）治療をつくしても回復の可能性がまったくないと判断される患者	●瞳孔散大・固定の確認 1）瞳孔径：左右とも4mm以上 2）瞳孔固定：刺激に対する反応の欠如 ●脳幹反射消失の確認 対光反射，角膜反射や咽頭反射，咳反射などのすべての反射の喪失 ●脳波活動の消失の確認 いわゆる平坦脳波であること ●複数回判定とその間隔 第1回目の脳死判定後，6歳以上では6時間以上，6歳未満では24時間以上経過した時点で第2回目の脳死判定を開始する。

＊無呼吸とは自発的呼吸がない状態であり，患者はすでに人工呼吸器が装着された状態である。

（厚生労働科学研究費補助金厚生労働科学特別研究事業「臓器提供施設における院内体制整備に関する研究」「脳死判定基準のマニュアル化に関する研究班」：法的脳死判定マニュアル，平成22年度による，一部抜粋・改変）

● **表 3-5　行政的な高次脳機能障害の診断基準**

Ⅰ．主要症状等	Ⅱ．検査所見
1. 脳の器質的病変の原因となる事故による受傷や疾病の発症の事実が確認されている。 2. 現在，日常生活または社会生活に制約があり，その主たる原因が記憶障害，注意障害，遂行機能障害，社会的行動障害などの認知障害である。	MRI，CT，脳波などにより認知障害の原因と考えられる脳の器質的病変の存在が確認されているか，あるいは診断書により脳の器質的病変が存在したと確認できる。

Ⅲ．除外項目	Ⅳ．診断
1. 脳の器質的病変に基づく認知障害のうち，身体障害として認定可能である症状を有するが上記主要症状（Ⅰ-2）を欠く者は除外する。 2. 診断にあたり，受傷または発症以前から有する症状と検査所見は除外する。 3. 先天性疾患，周産期における脳損傷，発達障害，進行性疾患を原因とする者は除外する。	1. Ⅰ～Ⅲをすべて満たした場合に高次脳機能障害と診断する。 2. 高次脳機能障害の診断は脳の器質的病変の原因となった外傷や疾病の急性期症状を脱したあとにおいて行う。 3. 神経心理学的検査の所見を参考にすることができる。

（厚生労働省社会・援護局障害保健福祉部・国立障害者リハビリテーションセンター：高次脳機能障害診断基準〈http://www.rehab. go.jp/brain_fukyu/rikai/〉〈参照 2023-05-25〉による，一部改変）

　高次脳機能障害の原因となる疾患は脳血管障害が最も多く，ついで外傷性脳損傷である。高次脳機能障害が生じると日常生活や社会生活に支障をきたし，社会復帰が妨げられるため，多面的な支援が必要になる。そこで，厚生労働省は行政的に高次脳機能障害の診断基準を作成し，具体的な支援対策を推進している（●表3-5）。なお，高次脳機能障害ではないが，構音障害も便宜上この項で解説する。

　高次脳機能障害の症状は，障害部位に応じた症状があらわれる**局所症状**と，障害部位が特定の部位によらない**全般性障害**に大別される。局所症状としては，失語症，失行，失認などがある。全般性障害には，記憶障害，注意障害，遂行機能障害，社会的行動障害などがある。

1 　失語症

　人間は，コミュニケーションの手段として，言葉を話したり，文字を書いたりして自分の意思をほかの人に伝え，言葉を聞いたり，文字を読んだりしてほかの人の意思を知る。これらは，言語中枢によって行われている。この中枢や中枢側の神経線維間の連絡が障害されると，言葉を話したり，理解したりすることができなくなる。このような言語機能の障害を，**失語症** aphasia という。

　これに対して**構音障害**は，言語中枢には異常がなく，発声・発語器官に関係した障害によって正しく発語ができなくなる状態をさす。

◆ 代表的な失語症

　失語症の代表的なものに運動性失語や感覚性失語などがあり，それぞれ鑑別診断での特徴がある（●表3-6）。

● **運動性失語（ブローカ失語）**　自分の話す言葉に間違いが多く，なめらか

▶表 3-6　失語症の鑑別診断

	発語	了解	復唱	読書	書字	障害部位
運動性失語	×	○	×	×　黙読○	×	優位側の前頭葉下部（ブローカ中枢）
感覚性失語	△	×	×	×	×	優位側の側頭葉上後部（ウェルニッケ中枢）
伝導失語	△	○	×	×　黙読○	△	
超皮質性運動性失語	×	○	○	○		
超皮質性感覚性失語	△	×	○	×	△	
健忘失語	△	○	○	○	○	さまざまな部位
全失語	×	×	×	×	×	

○：良好，△：流暢だが正常ではない，×：不能
注）「超皮質性」とは，「復唱が障害されていない」状態と理解してよい。

に話すことができない状態である。書字も正しく行えない。一方，他人の言葉の理解は可能である。優位側前頭葉にある運動性言語中枢（ブローカ中枢）の障害でおこる。

● **感覚性失語（ウェルニッケ失語）**　他人の話す言葉や，書かれた言葉の意味が理解できない状態である。また，なめらかに話すわりには言葉に間違いが多い。たとえば，「めがね」を「モがね」と言ったり，「デンワ」と言ったりするもので，このような失語を**錯語**という。また，失語が高度になると意味不明で支離滅裂になり，このような失語を**ジャルゴン失語**とよび，音読や言葉の復唱もできない。書字はできるが，なにを書いたのか意味不明である。優位側側頭葉にある感覚性言語中枢（ウェルニッケ中枢）の障害でおこる。

● **全失語**　運動性失語と感覚性失語の合併した状態で，意思の疎通は不可能になる。

● **健忘性失語**　失名詞失語ともいわれる。話したい語が言えず，とくに適切な名詞が出てこない。そのため，非常に遠まわしに，くどくどと説明する状態となる。言語の理解や自発言語，復唱は障害されていない。

◆ 失語症の検査と治療

● **検査**　失語症の検査としては，標準失語症検査 standard language test for aphasia（SLTA），ウェスタン失語症検査 Western Aphasia Battery（WAB）〔日本語版〕などがある。

　標準失語症検査は日本高次脳機能障害学会による検査法で，わが国で頻用されている。聞（聴）く，話す，読む，書く，計算の5つの検査項目カテゴリーごとに，多段階で定量的に結果を出すことで細かい評価ができる。ウェスタン失語症検査〔日本語版〕は，検査結果から失語症の分類がしやすく，また，失語症以外の評価項目をもつため，言語機能のみの障害評価の精度を上げられる。

● **治療**　失語症の治療は，リハビリテーションの**言語聴覚療法**を中心とし

て行われる。治療の目的は，患者のコミュニケーション能力の向上と社会参加の促進を目ざすことにある。なお，言語聴覚療法は失語症のほか，摂食・嚥下機能障害や構音障害，高次脳機能障害も対象としている。言語聴覚療法のリハビリテーションは，次の3期に分けられる。

(1)急性期：心理的にも神経学的にも混乱している時期。全身状態に注意しながら，訓練をはじめる時期。

(2)回復期：全身状態が安定し，本格的に訓練を行う時期。多くの場合，リハビリテーションの専門病院で行う。

(3)維持期：在宅での地域リハビリテーションを利用しながら，日常生活でのコミュニケーションの向上と社会参加を促す時期。

◆ 構音障害

　構音障害 dysarthria は**構語障害**ともいい，言語の発声（発語）に必要な舌・口唇・口蓋・喉頭・声帯などの器官の筋（発語筋）や，それを支配する神経系❶に異常があって，正しく発語ができない状態をいう。また小脳など，運動の協調をつかさどる中枢が障害された場合にも生じる。

　言葉の表現・理解能力に問題がある場合は失語症であり，発語能力に問題がある場合は構音障害であるので，原因を見きわめる必要がある。構音障害は高次脳機能障害ではないが，便宜上ここで解説する。

● **症状**　口唇・舌・軟口蓋・咽喉などの発語にかかわる筋の運動麻痺や失調などの障害でおこる。口唇周囲の筋の麻痺では，「パ」行などの音がうまく言えなくなる。口蓋が麻痺すると「カ」行や「ガ」行が，舌が麻痺すると「ラ」行などの音がうまく言えなくなる。

● **原因**　構音障害の原因には次のようなものがある。

(1)発語筋そのものの障害によるもの：重症筋無力症・多発性筋炎などが原因でおこる。

(2)球麻痺によるもの：筋萎縮性側索硬化症などでみられ，発語筋の麻痺と萎縮をきたす。

(3)仮性（偽性）球麻痺によるもの：脳血管障害などによる両側の大脳半球の障害や，延髄より上位の障害ではほかの症状に加えて構音障害も著明となる。

(4)小脳失調によるもの：発語が断綴性（とぎれとぎれ）になり，重症になると爆発性の発語になる。

2 失行と失認

◆ 失行

　運動麻痺・運動失調・不随意運動といった運動機能障害（● 61ページ）がなく，動作や行為の内容を十分わかっているのにもかかわらず，思ったように実行できない状態を**失行** apraxia という。以下のような種類がある。

　1 **構成失行**　空間的形態処理が障害される。簡単な絵の模写ができない。

━ NOTE

❶大脳皮質運動野から橋・延髄にある神経核までの神経線維束，橋・延髄にある神経核により支配される。

2 **観念性失行**　複数の対象物に対する複数の運動の系列行為が障害される。たとえば，紙を折って封筒に入れる，ポットに水を入れて湯をわかす，などができない。

3 **観念運動性失行**　口頭命令による動作や模倣（もほう）ができないが，日常生活上の自発的動作はできる。じゃんけんのチョキの手つきのまねはできないが，自発的にはできる。

4 **着衣失行**　衣服をうまく着られない。

5 **肢節運動失行**　日常の動作が拙劣になる。

失行の原因は，優位側頭頂葉を中心とした障害であることが多いが，構成失行や着衣失行は非優位側の障害でもみられる。

◆ **失認**

失認（しつにん）agnosia とは，さまざまな感覚を通じて情報を得ても，その内容や意味がわからないことをいう。**身体失認**や**視覚性失認，聴覚失認，視空間失認**などがある（◯表3-7）。たとえば，視覚性失認の**物体失認**とは，物を見ても，なにを見ているのかがわからないといった場合である。この場合，ハーモニカを見ても，なにであるかが認識できないが，音を出して聞かせるとハーモニカと認識できる状態である。また，視空間失認の1つである半側空間無視は，大脳の病変の反対側の空間の認識ができない状態である（◯図3-2）。このほか，身体失認の1つである病態失認では片麻痺があるのにこれを否認するなどの状態となる。失認をひきおこす脳の障害部位は頭頂葉，側頭葉，後頭葉などさまざまである。

◯**表3-7　おもな失認**

種類		症状
身体失認	自己身体部位失認	身体各部の名称などが言えない。
	半側身体失認	身体半側を無視し，麻痺がなくても使おうとしない。
	病態失認	片麻痺があるのに，否認する。
視覚性失認	物体失認	物は見えているが，なにかわからない。
	相貌失認	顔を見ても人を特定できない，表情などが理解できない。
	色彩失認	色は認識できるのに，色の名前を言えない。
聴覚失認	環境音失認	非言語音を聞いてもなにの音かわからない。
	感覚性失音楽	音楽を聞いてもメロディー・リズムを認識できない。
視空間失認	半側空間無視	視野の半側にある対象を無視する。
	地誌失認	地図で都市の場所を示せない。
その他の失認	手指失認	自分の手指がなに指かわからない。
	左右失認	自分の左右がわからない。

注）障害部位・障害側については必ずしもすべて確定しているわけではない。

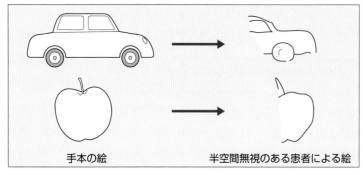

| 手本の絵 | 半空間無視のある患者による絵 |

手本の絵を見ながら患者に同じ絵を描かせると，半分まできてとぎれてしまう。

◗**図 3-2　半側空間無視**

3　全般性障害

　高次脳機能障害の症状のうち，脳の特定の部位によらない**全般性障害**として，**記憶障害**，**注意障害**，**遂行機能障害**，**社会的行動障害**などがある。失語症，失行，失認などと違って，会話や動作からは一見すると障害が感じられにくいが，就労などといった社会生活を営む際に障害となってしまうような症状である。

　1 記憶障害　物の置き場所を忘れたり，新しいできごとを覚えていられなくなったりする。また，そのために何度も同じことを繰り返したり質問したりする状態である。

　2 注意障害　ぼんやりして，なにかをするとミスばかりし，また，2つのことを同時にしようとすると混乱する，作業を長く続けられない状態である。

　3 遂行機能障害　みずから計画をたててものごとを実行することができない，いきあたりばったりの行動をする，人に指示してもらわないとなにもできない状態である。

　4 社会的行動障害　自身の行動を十分に制御できなくなる，状況をうまく判断できず不適切な言動をとる，感情のコントロールができず，欲求がおさえられない，なにかに依存したり固執したりする状態である。

4　認知機能障害

　高次脳機能障害の原因としては，脳卒中などの脳血管障害や外傷性脳損傷などが多いが，アルツハイマー病などの徐々に症状が悪化していく進行性の疾患でも同様の症状をきたす。この場合は，高次脳機能障害とは区別され，**認知機能障害**とよばれる。

　また，軽度の認知機能障害はあるが日常生活に支障のない状態は，**軽度認知障害** mild cognitive impairment（MCI）とよばれ，認知症の前段階とされている（◗224ページ）。認知機能障害の症状は多様であるので，MMSEとHDS-R，WAIS-Ⅳ（◗87ページ），といった神経心理学的検査を用いて総合的に評価する。

3 運動機能障害

　四肢・体幹の運動機能にみられる障害を**運動機能障害**（**運動障害**）と総称する。運動機能にかかわる部位には，神経系以外に骨・関節，筋・腱（けん）などがある（▶表3-8）。そのうち，神経系の症状として問題となるのは運動麻痺である。なお，純粋に運動機能のみの障害や，運動失調のように感覚性の要素を含む場合もここに一括する。

1 運動麻痺

　運動にかかわる神経系が障害されると，筋の随意運動ができなくなる。このような運動機能障害が，**運動麻痺**である。運動麻痺は，その障害部位によって**中枢性麻痺**と**末梢性麻痺**に分類される。また麻痺の性質によって，**痙（けい）性麻痺**と**弛緩（しかん）性麻痺**（▶63ページ，plus）に，さらに麻痺の程度によって**完全麻痺**と**不全麻痺**にそれぞれ分類される。

◆ 中枢性麻痺

　運動神経系は，「大脳皮質運動野→錐体路（一次運動ニューロン）〈延髄下部で交叉して〉→二次運動ニューロン→支配筋」という伝達経路をつくっている。この経路のうちの上位の「大脳皮質運動野→錐体路」の障害により生じる麻痺を，**中枢性**（**運動**）**麻痺**という。中枢性麻痺では痙性麻痺がみられる。
● **種類**　中枢性麻痺は，その伝達経路中の障害部位によって，出現する症状や部位に違いがみられる。
　①**大脳皮質運動野から中脳の手前までの錐体路の障害**　障害側の対側の上下肢および顔面の麻痺がみられる。これを片麻痺という（▶図3-3-a）。大脳皮質運動野のきわめて限局した部位の障害では，上肢あるいは下肢の一肢のみの**単麻痺**がみられる（▶図3-4-a）。
　②**中脳から延髄までの錐体路の障害**　障害側の対側の上下肢の麻痺と，

▶表3-8　障害部位別にみた運動障害の特徴

障害部位	一次ニューロン	二次ニューロン	神経筋接合部	筋
筋緊張	亢進（痙性麻痺）	減弱または消失（弛緩性麻痺）	減弱または消失（弛緩性麻痺）	減弱または消失（弛緩性麻痺）
腱反射	亢進	減弱または消失	正常	減弱または消失
病的反射	あり	なし	なし	なし
筋萎縮	通常なし（廃用性萎縮はあり）	あり	なし	あり
線維束性収縮	なし	あり	なし	なし
代表的疾患	脳梗塞，脳内出血	脊髄性筋萎縮症	重症筋無力症	筋ジストロフィー，多発性筋炎
	筋萎縮性側索硬化症*			

＊筋萎縮性側索硬化症は，一次・二次ニューロンがともに変性・脱落する疾患である。

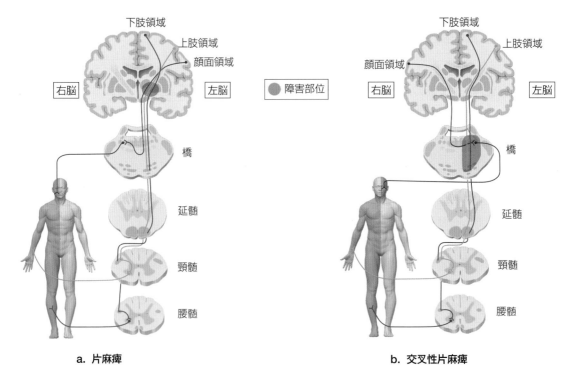

a. 片麻痺　　　　　　　　　　　b. 交叉性片麻痺

▷**図 3-3　片麻痺と交叉性片麻痺**

障害と同側の顔面や眼球運動の麻痺といった脳神経麻痺がみられる。これを
交叉性片麻痺という（▷図 3-3-b）。

　③ **胸・腰髄の高さでの障害**　両側下肢の麻痺がみられる。これを**対麻痺**
という（▷図 3-4-b）。

　④ **頸髄の高さでの障害**　両側上下肢の麻痺がみられる。これを**四肢麻痺**
という（▷図 3-4-c）。

　片麻痺は脳内出血・脳梗塞・脳腫瘍などの脳の病変でみられ，対麻痺は脊
髄の血管障害や腫瘍，外傷などでみられる。

◆ 末梢性麻痺

　脊髄前角から出る二次運動ニューロンである脊髄神経が障害されると，**末
梢性麻痺**を生じる。障害された脊髄神経の支配領域には，弛緩性麻痺がみら
れる。さらに，脊髄神経には感覚神経線維も並走しているので，支配領域の
感覚障害もあわせてみられることもある。脊髄の血管障害や腫瘍，ギラン-
バレー症候群などのニューロパチー（▷185 ページ）でみられる。

◆ 痙縮と筋強剛

　骨格筋は無意識，つまり不随意に，たえず緊張して四肢や体幹部の位置を
保っており，これを**筋緊張**という。しかし，運動障害がおこると筋緊張が亢
進したり，低下したりする。診察時には，手足を受動的（他動的）に動かして，
そのとき受ける抵抗から筋緊張をみる。筋緊張が低下するものとして，小脳

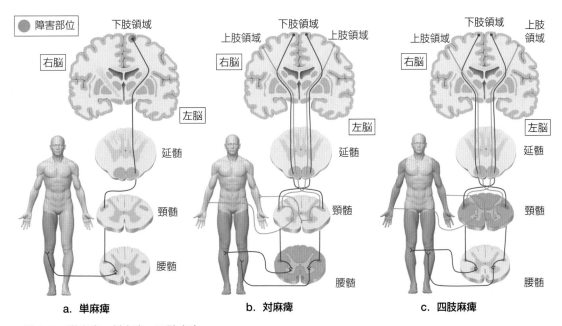

○図 3-4　単麻痺・対麻痺・四肢麻痺

障害がある。筋緊張が亢進したときの所見としては，痙縮（けいしゅく）と筋強剛（きょうごう）（筋固縮）がある。

● 痙縮　関節をゆっくりと屈曲あるいは伸展させるとあまり抵抗なく動くが，早く屈曲あるいは伸展させると抵抗が大きく，あるところで急に抵抗が弱まる現象をいう。この現象は折りたたみナイフ現象ともよばれる。痙縮は筋緊張が亢進した状態で，錐体路障害によって出現する。

● 筋強剛（筋固縮）　手足を受動的に屈曲・伸展させたときに始めから終わりまでつねに抵抗を感じる状態で，パーキンソン病（● 211 ページ）などの錐体外路障害であらわれる。

2 運動失調

　個々の筋に麻痺などの異常がなくても，これらの筋群の協調を制御する機能が障害されると，運動や動作がうまく行われない状態となる。これを**運動失調** ataxia という。

　協調を制御するには，運動調整機能を含めて次のような機能が必要である。

plus	痙性麻痺と弛緩性麻痺

　筋の緊張が亢進して，痙縮を伴った運動麻痺を痙性麻痺という。純粋に錐体路のみに限局した障害では弛緩性麻痺になるが，錐体路と錐体外路は近接しているため，同時に障害を受けることが多く，痙性麻痺となる。一方，筋の緊張が失われた麻痺を弛緩性麻痺といい，脊髄前角細胞からの運動ニューロンが障害されると生じる。

（1）小脳が中枢となり行う，複数の筋群の協調運動を制御する機能。

（2）位置覚などの深部感覚による，自分の手や足がどのような位置にあって，どのような状態なのかを感知し伝える機能。

（3）前庭神経による，自分のからだの平衡状態を知る機能。

（4）大脳皮質の運動野や感覚野などによる，（1）〜（3）のそれぞれを最終的に統合する機能。

● **分類**　運動失調は，どの部位が障害されるかによって，小脳性，脊髄性，迷路性（前庭性）および大脳性に分けられる。

　①**小脳性運動失調**　小脳の障害でおこる。両足を左右に開いて歩行し，一見酔った状態の歩き方に似ているため，酩酊歩行あるいは，よろめき歩行とよぶ。閉眼しても運動失調の増強はない。障害された部位によって特徴がある。小脳虫部（◐ 27ページ）の障害では体幹に強い運動失調がみられ，静止時にも動揺がみられる。小脳半球の障害では障害側に倒れやすく，運動時に障害側の上下肢に失調があらわれる。小脳の腫瘍・血管障害や，脊髄小脳変性症，多発性硬化症などでおこる。

　②**脊髄性運動失調**　脊髄後索の障害で，深部感覚がそこなわれるためにおこる。両足を広く開き，下肢を必要以上に高く上げ，下ろすときには，踵を強く地面に打ちつけるようにして歩行する。また，閉眼時に運動失調が増強する**ロンベルグ** Romberg **徴候❶**が生じるため，暗がりではよけいにうまく歩けなくなる。亜急性連合性脊髄変性症・脊髄癆の際などにみられる。

　③**迷路性（前庭性）運動失調**　迷路❷の障害でおこる。歩行は小脳性運動失調時の酩酊歩行に似ている。起立，座位，歩行時の平衡障害であり，臥位ではみられない。病巣側への姿勢の傾きやめまい，眼振が同時にみられる。迷路の疾患や，血行障害などの際にみられる。

　④**大脳性運動失調**　大脳と小脳の連絡路の障害でおこる。小脳性運動失調に似た症状を示し，前頭葉の病変の際などにおこる。病巣部位と反対側に失調があらわれる。頭頂葉の障害でもみられることがある。

3　不随意運動

　不随意運動とは，意思によって制御できない運動が，意思と関係なくおこる状態のことである。

● **種類**　不随意運動には振戦，舞踏運動，バリズム ballism，アテトーゼ様運動，ジストニア dystonia，ミオクローヌスなどがある。

　パーキンソン病の振戦，舞踏運動，バリズム，アテトーゼ様運動，ジストニアは，大脳基底核（◐ 25ページ）の障害による錐体外路系の症状である。

　①**振戦**　最も多い不随意運動で，拮抗筋が互いに不随意に収縮を繰り返す，律動的な振動運動をいい，上下肢や顔面・頭部にみられる。静止時にみられる**静止時振戦**や，運動時におこる運動時振戦，目標に近づくほど増強する振戦（**企図振戦**）がある。静止時振戦はパーキンソン病患者の手指にみられ，企図振戦は小脳疾患などでみられる。

　②**舞踏（様）運動**　顔面や四肢に強くみられる，あたかも踊っているよう

NOTE

❶ロンベルグ徴候
　脊髄性運動失調では，立位を保持する際に，閉眼すると動揺が激しくなる現象がみられる。これは，視覚の補助を失うためである。これをロンベルグ徴候陽性という。

❷迷路
　前庭・半規管・蝸牛を合わせて迷路という。平衡感覚は前庭と半規管が受け持っている。

な不随意運動で，急に始まり，速い，複雑な動きを示す。たとえば，じっとしていることができず，たえず手足を動かしたり，舌を出したり，顔をゆがめたりする。精神的緊張時や随意運動中に増強する。ハンチントン病などでみられる。

[3] **バリズム**　舞踏運動の一種であるが，運動はもっと速く，粗大，持続性で，体幹に近い部分の四肢に強くおこり，上下肢を投げ出すような激しい運動である。多くは一側性で，これを片側バリズムといい，対側の視床下核（ルイ体）の障害による。

[4] **アテトーゼ様運動**　緩慢で不規則な異常運動で，手指や足趾に過度の屈曲・伸展・捻転（ねんてん）を生じ，たえずゆっくりとくねるような不随意運動である。先天性のことが多いが，脳性麻痺や脳血管障害の後遺症などでもみられる。

[5] **ジストニア**　筋緊張の異常亢進によって，異常姿勢をとり，緩徐な不随意運動がみられる。先天性と後天性の原因による。

[6] **ミオクローヌス**　からだの一部が一瞬ピクっと動く，短時間の筋の不随意収縮で，大脳皮質，皮質下，脊髄，心因性などが起因部位となり，さまざまな原因で出現する。てんかん発作の1つとしても見られる。

4　痙攣

痙攣（けいれん）とは，発作性におこる，四肢や体幹の筋群の不随意的収縮をいう。原因は中枢神経から筋までさまざまである[1]。

大脳皮質や皮質下の異常による痙攣発作 convulsion は，脳の神経細胞の異常な電気的興奮によっておこるてんかん（◐ 232 ページ）の発作の1つの症候で，脳波検査ではその発作を異常波としてとらえることができる。

てんかん以外の原因で生じる痙攣として，顔面痙攣や有痛性痙攣があげられる。顔面痙攣は，片側の顔面がピクピクする痙攣で，片側顔面攣縮 hemifacial spasm ともいう。これは顔面神経が脳幹を出た部位で，長期にわたって血管に接触し圧迫されることが原因でおこるものである。てんかんの痙攣発作とは異なるため，混同しないよう注意を要する。有痛性痙攣 cramp は，こむら返りともいい，おもに腓腹部の筋（ふくらはぎ）におこる激しい痛みを伴った攣縮で，健常者でも筋の疲労時にきたすことがある。マグネシウムなどの電解質異常などが原因といわれている。

5　筋萎縮

筋萎縮とは，筋がその容積を減じてしまった状態をいう。原因によって，神経原性，筋原性，および廃用性の3つに分けられる。神経原性および筋原性筋萎縮は，ニューロンや筋組織自体に萎縮の原因があるため，本来の筋萎縮であり，一次性筋萎縮といえる。一方，廃用性筋萎縮は，疾患により長期にわたり筋を使用しないためにおこる，二次性の筋萎縮である。両者は分けて考える必要がある。

[1] **神経原性筋萎縮**　二次運動ニューロンが障害されたときにみとめられる。原因として，筋萎縮性側索硬化症や，多発ニューロパチーなどの末梢神

NOTE
[1] 痙攣は英語表記では convulsion, spasm, cramp のように原因に応じて異なった用語が用いられる。

経障害があげられる。神経原性筋萎縮では遠位筋から障害されることが多く，線維束性収縮がみられる。筋萎縮とともに腱反射は消失または低下し，筋緊張は低下する。末梢神経障害による場合は，感覚障害を伴うことも多い。

　②**筋原性筋萎縮**　脊髄神経を含む末梢神経には異常がなく，筋自体に原因がある場合にみられる萎縮をいう。一般的には，近位筋に萎縮や筋力低下が強くあらわれる。筋ジストロフィーのような遺伝性筋疾患や，多発性筋炎・皮膚筋炎などの炎症性筋疾患などでおこる。

　③**廃用性筋萎縮**　筋を長期間使用しなかったことによっておこる。脳卒中の後遺症で片麻痺が生じたときなどにみられる。

● **検査**　筋萎縮の鑑別には，遺伝的背景，筋萎縮の分布，筋の線維束性収縮の有無，筋電図検査，筋生検による病理組織学的検査，血清クレアチンキナーゼの測定などが必要である。

4　感覚機能障害

　感覚は，体性感覚と内臓感覚，特殊感覚に大別されることは，第2章で述べた（● 41ページ）。ここでは，温度覚・痛覚，触覚などの体性感覚と，関節覚（位置覚と受動運動感覚）と振動覚などの深部感覚，そして嗅覚や視覚，味覚や聴覚などの特殊感覚の障害について説明する。それぞれ，感覚受容器や神経伝達経路の障害などによって，さまざまな**感覚機能障害（感覚障害）**がおきる。

1　体性感覚の障害

　一次感覚ニューロンが後根で障害された場合には，皮膚分節（デルマトーム）に沿った感覚障害がみられる。一方，視床から大脳皮質にいたる経路が障害されると，対側の半身の広い範囲に感覚障害がみられる。障害部位により，感覚障害の身体分布には違いがあらわれる（●表3-9）。

● **感覚障害の種類**　感覚障害には，それぞれの感覚が弱まったり消失したりする**感覚鈍麻・感覚消失**と，強調されて感じる**感覚過敏**，そして刺激がないのに感じる**異常感覚**，与えられた刺激とは異なった感じを生じる**錯感覚**などがある。自覚的な感覚として，痛み・しびれ・圧迫感などさまざまなものがあるが，患者によっては，運動麻痺の状態を「しびれる」と表現する場合

●表 3-9　障害部位による感覚障害の身体分布

障害部位	頭頂葉感覚野	視床	脳幹部	脊髄	後根神経	神経叢より末梢*
症状発現部位	障害と反対側	障害と反対側（視床痛を伴うことがある）	障害側の顔面と，障害の反対側の頸部以下	両側	障害側	障害側
分布状況	機能局在に対応した身体の一部の感覚障害	半身の広範囲にみられることが多い	比較的広範囲にみられる	障害脊髄高位以下	皮膚分節に対応	末梢神経の支配領域に一致

＊神経叢を形成しない部位では皮膚分節に一致する。

もあるので，注意が必要である。

● **特殊な感覚障害** 上に述べた以外に，下記の特殊な感覚障害がある。

　1 **視床痛** 対側半身からのさまざまな感覚情報は，集約されて視床に伝えられるので，視床が障害されると，対側半身の感覚障害がみられる。さらに，耐えがたい激しい自発的な痛みを感じることがあり，これを**視床痛**thalamic pain という。

　2 **解離性感覚障害(感覚解離)** たとえば，身体の一部で温度覚・痛覚が障害されているのに，触覚と深部感覚は正常に保たれているような場合をいう。脊髄空洞症などでみられる。脊髄の中心管の周囲に生じる病変によって中心管のそばを通る温度覚・痛覚の神経線維は障害されるが，離れた部位の後索を通る触覚と深部感覚の神経線維は障害されないためにおこる(● 184ページ)。脳幹部の障害で解離性感覚障害を示す病態としては**ワレンベルグ**Wallenberg **症候群❶**がある。

　3 **脊髄半側障害時の症候群** **ブラウン=セカール** Brown-Séquard **症候群**ともいう。病変部以下の同側の運動麻痺・深部感覚障害と，対側の温度覚・痛覚の障害をみるもので，脊髄の半側が障害されたときにみられる。同側病変レベルの全感覚脱失を伴う(● 183ページ，図 5-36)。

2 特殊感覚の障害

　12 対の脳神経のなかには，さまざまな感覚をつかさどるものがある。嗅覚(嗅神経)・視覚(視神経)・味覚(顔面神経，舌咽および迷走神経)・聴覚(内耳神経)などである。ここでは視神経を取り上げ，視覚における視野の障害について述べる。

● **視野障害** 視覚の伝達経路は，「網膜の視細胞→〈視神経・視交叉・視索を経由して脳内へ〉→視覚の中継核である外側膝状体→〈内包・視放線〉→後頭葉の視覚野」である(●図 3-5-a)。このうち，視交叉で特殊な線維交叉(半交叉)をするため，障害される部位によってさまざまな範囲の**視野欠損**を呈する。たとえば，下垂体腺腫(● 157ページ)にみられる **両耳側半盲**(● 369ページ，図 6-23)や，一側の後頭葉の広範な障害でみられる対側の**同名半盲**などがある。また，両側の後頭葉が広範囲に障害されると，**皮質盲**となる。

　視野検査では左右の眼を別々に測定して評価する。両眼とも視野は卵円型をしているが，実際は両眼の情報を合成して立体的に物を認識している。そのため，障害される視覚の伝達経路ごとに，異なる視野欠損があらわれる(●図 3-5-b〜d)。

5 自律性のある機能の障害

　意思に左右されず自律して反射性に調整される機能は，無意識的，つまり不随意的に行われる。生命維持に直結する心臓の収縮や呼吸の調節，消化管の運動など，多くの機能が自律的に維持されており，これには自律神経系が関与している。ここでは，代表的な自律性のある機能のしくみの障害による

NOTE

❶ワレンベルグ症候群
　延髄の背側が障害されると，病変側の顔面と，対側の頸部以下に温度覚・痛覚障害がみられるが，触覚と深部知覚は保たれる。また病変部の小脳症状とホルネル症候群，および嚥下障害，嗄声(しわがれ声)などがみられる。ワレンベルグ症候群は，椎骨動脈や後下小脳動脈の血栓症などでしばしばみられる。

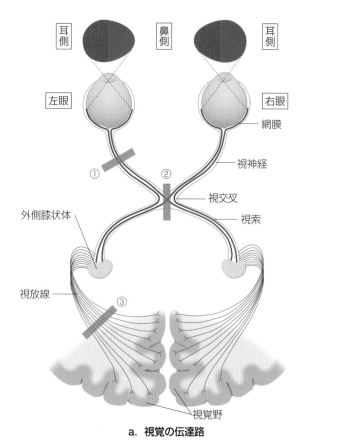

左眼　　　　　右眼

b. 患眼のみの視野障害
(a)の①が障害されたとき。

c. 両耳側半盲
(a)の②が障害されると，
両眼の耳側の視野が欠損する。

d. 同名半盲
(a)の③が障害されると，両眼とも
障害と反対側の視野が欠損する。
ただし，中心視力は保たれており，
これを黄斑回避という。

a. 視覚の伝達路

耳側　鼻側　耳側

左眼　右眼　網膜

視神経

視交叉

外側膝状体　視索

視放線

視覚野

◑図3-5　視野障害
右半分の青色の光情報は，左眼の耳側および右眼の鼻側の網膜に投影されて，青い視神経を経由して左後頭葉へ向かい，
視覚の伝達を行う。伝導路の障害を受ける部位によって，さまざまな種類の視野障害がおこる。

症状や障害部位について述べる。

　なお，一連の機能のなかには，随意的に調整できる場合もあるが，便宜的
にここで解説する。

1 対光反射の障害と瞳孔不同

● **対光反射のしくみと障害**　眼球に光をあてたとき，反射的に瞳孔が縮小
する反応を**対光反射**という。対光反射は，網膜の視細胞で受けた光刺激によ
る興奮が，視神経を介して中脳の動眼神経副核へ伝えられ，動眼神経内の副
交感神経線維を通じて，両側の瞳孔の収縮をおこす現象である（◑図3-6）。
光をあてた側の瞳孔の反射を**直接対光反射**，反対側の瞳孔の反射を**間接対光
反射**という。

　動眼神経や中脳が障害されると，視覚障害がない場合でも，対光反射の減
退や消失を伴うことがある。

● **瞳孔不同と瞳孔径の異常**　正常な人では瞳孔の大きさは左右で等しいが，
左右差が0.5mm以上あるときを**瞳孔不同**という。また，瞳孔の大きさが，
5mm以上に拡大したときを**散瞳**，2mm以下になったときを**縮瞳**という。

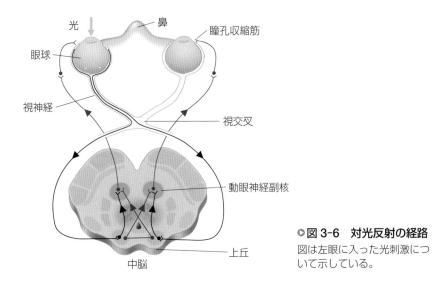

◉図3-6　対光反射の経路
図は左眼に入った光刺激について示している。

瞳孔不同は，動眼神経麻痺による瞳孔収縮障害によることが多い。

2　嚥下障害

● **嚥下のしくみ**　嚥下運動は，口腔に入れられた食物塊や液体が，咽頭，食道，噴門を経て胃に送られるまでの一連の運動からなり，次の3段階に分けられる。

　①**第1期（口腔期）**　食物塊や液体が口腔から咽頭腔に送られるまでをいう。舌骨舌筋・顎舌骨筋・オトガイ筋や口唇などによる随意運動の時期である。

　②**第2期（咽頭期）**　食物塊や液体が咽頭腔から食道の入り口にいたるまでの，いわゆる嚥下反射のおこる時期である。嚥下反射の感覚神経線維は三叉神経，舌咽神経，迷走神経であり，それぞれ咽頭，喉頭，食道に分布している。運動神経線維はそれぞれ舌下神経・舌咽神経の分枝，迷走神経の咽頭枝，食道枝である。

　嚥下反射の中枢（嚥下中枢）は延髄にある。この段階がうまく機能しないと，気管に食物塊や液体が流れ込み，誤嚥がおきてしまうことになる。

　③**第3期（食道期）**　食物塊や液体を食道口から胃まで輸送する時期で，反射的に食道壁の筋層が収縮と弛緩を繰り返し，胃に食物塊を送る。上部食道括約筋が収縮して咽頭への逆流を防ぎ，下部食道括約筋が収縮して胃から胃酸を含む胃内容物の食道への逆流を防いでいる。

● **嚥下障害の原因**　嚥下運動の障害は，延髄付近の病変による嚥下中枢の障害や，嚥下反射に関係する脳神経や筋群の障害などでみられ，嚥下運動の各期でみられる。球麻痺や仮性球麻痺の代表的な症候である（◉63ページ，column）。

　嚥下障害の原因となる疾患には，延髄付近の血管障害や腫瘍，筋萎縮性側索硬化症，破傷風，重症筋無力症などがある。また，加齢によっても嚥下機能が低下するため，高齢者は嚥下時の誤嚥や，胃からの逆流による誤嚥など

をおこしやすい。

3 排泄障害

◆ 排尿障害

● **排尿のしくみ**　交感神経である下腹神経が，内尿道括約筋を収縮させて膀胱から尿道への出口をふさぎ，排尿筋を弛緩させて膀胱内に尿をためさせる。ある程度尿がたまると膀胱壁が伸展され，その刺激が排尿中枢や大脳に達して尿意をおこし，排尿へといたる。**排尿反射**では，副交感神経である骨盤内臓神経が内尿道括約筋をゆるめ，排尿筋を収縮させて排尿させる。その際，尿道には，随意的に収縮させられる外尿道括約筋があるので，これを意識的に収縮させることによって，トイレまで排尿をがまんすることができる。

　排尿反射の中枢（排尿中枢）は脊髄の腰髄と仙髄にあり，その上位中枢は前頭葉内側面や視床下部，脳幹網様体にある（◯図3-7）。排尿障害はさまざまな原因で生じるが，神経機能が原因でおこるものを**神経因性膀胱**という（◯plus）。原因となる疾患は，脊髄癆・脊髄損傷・脊髄腫瘍・二分脊椎などの脊髄疾患のほか，脳梗塞や脳出血などの脳血管障害，多発性硬化症，パーキンソン病，正常圧水頭症といった脳疾患などがある。

● **排尿障害の種類**　排尿障害には，尿閉や，尿失禁，頻尿などがある。

　1 **尿閉**　膀胱内にたまった尿を排泄できない状態を**尿閉**という。膀胱収縮が不能な場合や，尿意をまったく感じられない場合，機械的に尿路が閉鎖された場合などにみられる。

　2 **尿失禁**　自分の意思とは関係なく尿がもれてしまうことをいい，次のような種類がある。

　①**腹圧性尿失禁**　重い物を持ち上げたり，咳やくしゃみをして急に腹圧が高まって尿がもれる。

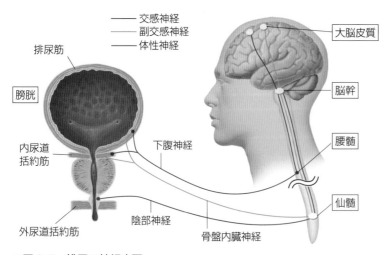

◯**図3-7　排尿の神経支配**

②**切迫性尿失禁**　急に尿意を催し（尿意切迫），がまんできずにもれる。過活動膀胱でみられる。

③**溢流性尿失禁**　膀胱に尿がたまっているのに出せない原因があって，膀胱内圧が尿道より高くなって少しずつもれる。

④**機能性尿失禁**　排尿機能は正常であるが，歩行障害でトイレまでの時間を要したり，認知症のためにトイレに行けないでいるうちにもれる。

③ **頻尿**　尿意が頻繁に生じ，排尿回数が増加することをいう。大脳の障害で排尿中枢への抑制ができなくなり，膀胱内に少量の尿がたまっただけで排尿反射が誘発されて生じる場合などがある。

◆ 排便障害

● **排便のしくみ**　便塊によって直腸壁が伸展されると，その求心性刺激が排便反射の中枢（排便中枢）に伝わり，排便行動に向かわせる。中枢からの遠心性伝達には副交感神経性の骨盤内臓神経が関与しており，S状結腸と直腸が長さを縮めるように収縮し，内・外肛門括約筋を弛緩させて排便が行われる。外肛門括約筋は随意的に収縮させられるので，トイレまで排便をがまんすることができる。

排便反射の中枢は仙髄にあり，その上位中枢は嗅脳・間脳とされている。

● **排便障害の種類**　排便障害には便秘と便失禁がある。

① **便秘**　上部仙髄や，それより上位の障害では便秘となる。直腸に便がたまったという刺激が中枢に届かなくなり，運動ニューロンの障害で随意的に腹圧を高めることができなくなる。内肛門括約筋は痙性麻痺となる。

② **便失禁**　下部仙髄や，より末梢の障害では，肛門括約筋が弛緩し，便が断続的に不随意に排出される。

4　呼吸障害

● **呼吸のしくみ**　呼吸運動は随意運動でもあるが，呼吸中枢による自律調節も行われている。自律調節は，動脈血中の二酸化炭素分圧（$Paco_2$）などが情報として呼吸中枢に入り，呼吸中枢からの遠心性刺激が横隔神経・肋間神

plus	神経因性膀胱

排尿運動に関与する神経系の異常でみられる排尿障害を，神経因性膀胱という。仙髄より上位の脊髄や脳に障害があると，排尿筋の収縮の抑制ができず，少量の尿がたまっただけで排尿がおこってしまう。これを過活動膀胱といい，頻尿や切迫性尿失禁をきたす。一方，仙髄の排尿中枢や末梢の骨盤内臓神経の障害では，膀胱壁の伸展による尿の充満感覚という感覚刺激が上位中枢に届かないため，尿意をもよおしにくく，さらに副交感神経の障害で排尿筋の収縮も不十分となる。その結果，排尿の開始が困難となり，膀胱に多量の尿がたまり，少量ずつ尿が排出され，いわゆる溢流性尿失禁をきたす。このように，障害されるレベルによって，神経因性膀胱の症状も異なってくる。

経を通じて各呼吸筋に伝えられることによって行われる。呼吸中枢は，延髄
および橋にある。

●**呼吸障害の種類**　脳の呼吸中枢が障害されたことによる**中枢性呼吸障害**
と，中枢以外の呼吸にかかわる部位が障害されたことによる**末梢性呼吸障害**
に分けられる。

　1 **中枢性呼吸障害**　呼吸の型によって分類される（○図3-8）。呼吸中枢付
近の出血や腫瘍のほか，脳ヘルニアのときなどにみられる。

　①**呼吸数の減少**　頭蓋内圧亢進時にみられる。

　②**チェーン-ストークス Cheyne-Stokes 呼吸**　段階的な過呼吸と無呼吸を
周期的に繰り返すもので，両側の大脳皮質下の障害や間脳の障害でみられる。
脳ヘルニアでは間脳期にみられる（○75ページ）。

　③**中枢性過呼吸**　1分間に24回以上の頻呼吸を特徴とし，中脳下部から
橋上部の障害時にみられる。脳ヘルニアでは中脳期にみられ，中枢性神経原
性過換気ともいう。

　④**失調性呼吸**　呼吸の深さも回数もまったく不規則となり，ときどき無呼
吸もまじる。脳ヘルニアの延髄期でみられる。

　2 **末梢性呼吸障害**　横隔神経や各呼吸筋の障害でおこる。重症筋無力症，
ギラン-バレー症候群，筋萎縮性側索硬化症などでみられる。

5 自律神経障害

　自律神経系は交感神経系と副交感神経系からなり，両者の作用のバランス
によって機能が調整されている（○34ページ）。そのため，自律神経に障害を
きたすと，起立性低血圧，脈拍の異常，心機能の異常，瞳孔異常，便秘や下
痢，排尿障害，発汗異常，呼吸や嚥下の障害，勃起障害などの異常がおこる。

　自律神経障害の中で血圧に関するものに，次に述べる起立不耐がある。

◆ 起立不耐

　横になっている状態から立ちあがると下半身に血液が移動するが，健常者
の場合は交感神経からノルアドレナリンが分泌されて血管収縮がおこり，血
圧が維持される。立ち上がったときに交感神経が反応せず，心臓にもどる血

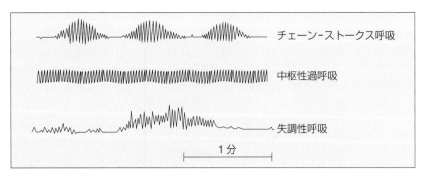

○**図3-8　中枢性呼吸障害の呼吸型**

液量が著明に減少してしまい，めまいや失神といった症状があらわれるものを**起立不耐** orthostatic intolerance（OI）という。頭痛や集中力の低下，疲労感，睡眠障害，うつ状態などを伴うこともある。

　起立不耐は**起立性調節障害** orthostatic dysregulation（**OD**）ともいわれ，思春期におこりやすく，不登校の原因になることもある。長期間の無重力の宇宙空間の滞在から地球に帰還した際にも生じる。起立直後性低血圧や体位性頻脈症候群，神経調節性失神などのタイプに分けられる。

　① **起立直後性低血圧** instantaneous orthostatic hypotension（INOH）　起立直後に一過性に血圧が大きく低下するために，立ちくらみと全身倦怠感をきたし，回復までに 25 秒以上を要するものである。

　② **体位性頻脈症候群** postural orthostatic tachycardia syndrome（POTS）　起立時に立ちくらみと全身倦怠感をきたすとともに，心拍数が急上昇するものである。頻脈になるのは，下半身への血液移動に対して，交感神経が過剰に興奮するためといわれている。

　③ **神経調節性失神** neurally-mediated syncope（NMS）　起立中に突然血圧が低下して失神するのが神経調節性失神である。体位性頻脈症候群と同様に，過剰に頻脈になったために心拍出量が著明に減少し，これに副交感神経が反射的に過剰反応するため，血圧が低下するといわれている。

6 頭蓋内圧亢進と脳ヘルニア

1 頭蓋内圧亢進（IICP）

　頭蓋内圧亢進 increased intracranial pressure（IICP）は，脳・神経疾患で臨床的に最も重要な病態の 1 つである。緊急の対応・処置が必要となることが多く，脳神経外科手術も頭蓋内圧亢進の緩和を目的に行われることが非常に多い。

◆ 頭蓋内圧亢進の病態生理

　頭蓋骨におさまっている脳は，かたい頭蓋骨でしっかりと保護されており，脳や血液，脳脊髄液（髄液），その他の組織を合わせた頭蓋内容の総容量は一定である。このときの頭蓋腔内の圧力を，**頭蓋内圧** intracranial pressure（**ICP**）という。頭蓋内圧の同義語として**脳圧**も用いられる。

　頭蓋内圧❶は，腰椎穿刺によって水平側臥位で測定した脳脊髄液圧であらわすことができ，成人では通常 70〜180 mmH₂O 前後である。

　脳はクモ膜下腔の脳脊髄液に「つかった」状態で頭蓋骨の中におさめられていて，脳槽などのクモ膜下腔を血管が走行している。そこで，たとえば頭蓋内に血腫（●166 ページ）が生じたとする。初期は脳が血腫に軽度圧迫されても，血液，脳脊髄液，その他の組織などの脳以外の容積が減少することで頭蓋内圧の上昇は抑制される。しかしそれには限界があり，ある程度血腫が増大していくと，圧力の逃げ場がなくなり，脳への圧迫が増加するだけでは

NOTE
❶頭蓋内圧は患者の体位によって異なる。頭蓋内を満たす脳脊髄液は，脳だけでなく脊髄を取り囲むクモ膜の中も循環しているため，水平側臥位で行う腰椎穿刺の圧は頭蓋内圧に等しくなる。
　腰椎穿刺以外で頭蓋内圧を測る方法として，脳室カテーテルや脳実質内あるいは硬膜下腔に留置した，ICP センサーによる測定法がある。

なく，頭蓋骨の中全体の圧力が増大してしまう。このような状態が，頭蓋内圧亢進である。臨床的には，頭蓋内圧が 200 mmH$_2$O 以上の場合を，頭蓋内圧亢進があるという。

　脳腫瘍や脳内血腫などを**頭蓋内占拠性病変**とよぶ。これらによって頭蓋内圧亢進状態が続くと，圧迫された脳の中で血流障害が生じて，脳の機能障害として局所症状がおこる。さらに，頭蓋内圧亢進状態を緩和できなければ，頭蓋腔のわずかなすきまから脳がはみ出していくことになる。これが**脳ヘルニア**である。いったん脳ヘルニアがおきてしまうと，致死的となる。頭蓋内圧亢進状態は，早期に迅速に対処することがきわめて重要である。

◆ 頭蓋内圧亢進でみられる症状

● **慢性頭蓋内圧亢進**　良性の脳腫瘍のときなどのように，頭蓋内圧亢進状態が，ある期間ゆっくりと進行しながら続くと，慢性頭蓋内圧亢進症状が生じる。この症状には，**慢性頭蓋内圧亢進の三徴**とよばれる，頭痛・嘔吐・うっ血乳頭などがある。

　1 **頭痛**　頭蓋内圧は夜間から朝にかけて高くなるので，当初は夜間と早朝，頭を下げる，力むときなどに頭痛がおこるが，しだいに持続性になる。

　2 **嘔吐**　食事とは無関係におこり，嘔吐のあとでは頭痛が軽減することもある。吐きけ・嘔吐は，頭蓋内圧亢進によって第四脳室底の迷走神経核が刺激されるためおこると考えられている。小児では，噴出するように勢いよく嘔吐し，これを**噴出性嘔吐**という。

　3 **うっ血乳頭**　眼底検査でみとめられる症状で，網膜の視神経乳頭がはれぼったく隆起して，辺縁との境界が不鮮明になる。進行すると視神経萎縮がおこり，不可逆的な視力障害をきたす。

● **急性頭蓋内圧亢進**　頭蓋内出血の場合のように急激に発生する頭蓋内圧亢進状態では，意識障害が重要な症候となる。また，頭痛・嘔吐や，収縮期血圧の上昇と徐脈などもみられる。この急性頭蓋内圧亢進時に血圧上昇と徐脈をきたすことを**クッシング** Cushing **現象❶**という。また，呼吸障害や瞳孔異常（縮瞳，瞳孔不同，対光反射消失など）も，脳ヘルニアへの進展とともにみとめられる。

◆ 頭蓋内圧亢進の治療

　頭蓋内圧亢進に悪影響を及ぼさないように，呼吸器・循環器系の管理が重要である。すなわち，気道の確保と低酸素に対する酸素投与，低換気によるPaco$_2$ の上昇の是正などを行う。ただし，過剰な過換気管理はすすめられない。

　薬物治療としては，高浸透圧利尿薬や副腎皮質ステロイド薬の投与が行われる。副腎皮質ステロイド薬は，周囲の脳の浮腫が強い悪性脳腫瘍に有効である。重症頭部外傷では，低体温療法が行われる場合もある。

　外科的治療には，血腫あるいは腫瘍の摘出術のほか，減圧開頭術（外減圧術），脳室ドレナージなどがある（● 101 ページ）。

（● 101 ページ）

□ NOTE

❶ **クッシング現象**

　以下の機序で生じる。まず，頭蓋内圧が上昇すると脳灌流圧（血圧−頭蓋内圧）が低下して脳血流が低下する。これに対して，脳血流を維持しようとして，交感神経系が反応して血圧が上昇する。血圧の上昇を頸動脈洞などにある圧受容体が感知すると，副交感神経系の刺激で徐脈になる。

2 脳ヘルニア

◆ 病態生理

　頭蓋内圧亢進状態が進行・増悪して，病変によって内部の圧力がさらに高まると，脳の一部がわずかなすきまから押し出されてしまい，脳ヘルニアへと移行する。脳ヘルニアの初期では，前述の頭蓋内圧亢進に対する方策を講じれば救命の可能性も残されているが，その時期を過ぎると，ほとんどが致命的となる。そのため，いかに早く徴候を把握して脳ヘルニアへの移行を回避できるかが，脳・神経疾患治療の際の最大のポイントである。

◆ 脳ヘルニアの分類と症状

　頭蓋腔内は，小脳テントや大脳鎌によっていくつかの腔部に分けられている（◯図3-9）。内圧亢進を生じている腔部から，隣接する腔部へ脳の一部が押し出され，はみ出ることによって，脳ヘルニアとなる。脳ヘルニアはヘルニアの生じる部位によって分類され，ここでは小脳テント，大後頭孔，大脳鎌で生じたものをとりあげる。

　1 **テント切痕ヘルニア**　小脳テントの上方の病変による脳ヘルニアである。脳組織が垂直方向に偏位する**中心型ヘルニア**と，片側性病変により，側頭葉底面内側の鉤回が片側性にテント切痕から内下方に押し出される**鉤ヘルニア**がある。

　①**中心型ヘルニア**　中心型ヘルニアは，テント切痕から離れた部位にある大脳の病変によっておこり，脳が垂直方向に偏位する。ヘルニアによる障害が間脳から下（尾側）にむかって延髄まで比較的ゆっくりと進んでいくことから，以下の4つの時期に分けられるとされている。

（1）間脳期：両側とも瞳孔縮小（縮瞳）を示すが，注意してみれば対光反射はある。意識レベルはJCS Ⅰから徐々にⅡに悪化していく。**人形の目現象**❶doll's eye phenomenonは保たれ，呼吸はチェーン–ストークス呼吸がみられてくる。もともと麻痺のなかった上下肢にも痙性麻痺が出現して，

NOTE

❶人形の目現象
　頭位を他動的に急速に左右あるいは上下に回転させると，眼球はその場にとどまるように頭部の動きとは逆方向に動く。これを頭位変換眼球反射という。フランス人形の頭部を左右上下に動かしたときにも同様な動きをするところから，人形の目現象ともよばれる。ただし，覚醒しているときにははっきりとした反射を示さない。
　テント切痕ヘルニアの中脳–上部橋期が進展すると，この現象が消失する。意識障害のある場合に検査として行われるが，頭蓋内圧亢進があるときは上下への回転は危険なので行わない。

---

plus	**脳浮腫**

　脳浮腫は，脳の細胞内と細胞間隙，あるいはその両者に異常な量の水分の貯留・増加をきたす病態である。脳腫瘍や脳内出血・脳梗塞などの場合に，病巣の周囲に生じる。

　脳浮腫には脳の血管壁の血液脳関門の破綻で生じる血管原性脳浮腫と，血流の低下などによる低酸素状態で生じる細胞障害性脳浮腫とがある。前者は，頭部外傷・脳腫瘍・脳血管障害などで広くみられ，白質で多くみられる。後者は，脳の虚血時などにみられ，灰白質に多くみられる。

　なお，水頭症では脳室周囲にCTで低吸収域がみられるが，これは間質性浮腫という。間質性浮腫は細胞間隙に脳脊髄液が増加したことでおこる。

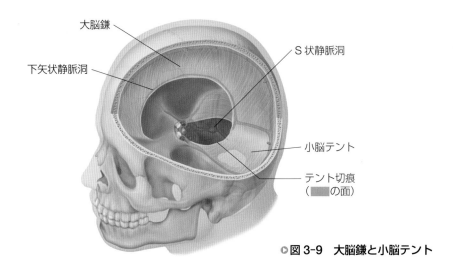

大脳鎌

下矢状静脈洞

S状静脈洞

小脳テント

テント切痕
（　　の面）

◉**図3-9　大脳鎌と小脳テント**

　両側のバビンスキー反射（◉84ページ）が陽性になり，疼痛刺激に対して除皮質硬直を示してくる。この時期の諸症状は，緊急に頭蓋内圧を改善させなければならないことを意味している。

（2）中脳-上部橋期：瞳孔は中等大に拡大し，対光反射と人形の目現象は消失する。呼吸は中枢性過呼吸を示す。意識レベルはJCS 200から300に低下していき，両側で除脳硬直へと進行してくる。

（3）下部橋期-上部延髄期：意識レベルはJCS 300となり，筋緊張は弛緩性で，呼吸は中枢性過呼吸から，むしろ正常パターンに類似した呼吸になる。

（4）延髄期：呼吸は不規則で，血圧が低下し，脈拍が不規則となり，最終的には呼吸は停止する。

　②**鉤ヘルニア**　占拠性病変が側頭葉内に発生して，側頭葉内側の鉤回が正中方向に押し出されることにより中脳が圧迫されて機能障害が引きおこされ，さらに加わる循環障害で橋・延髄に障害が及んでいく（◉図3-10）。中心型ヘルニアのような間脳期がなく，3つの時期に分けられるが，病状の進行が早いため，実際は時期の区別が困難なことが多い。

（1）早期動眼神経期：病変側の瞳孔が大きい瞳孔不同をきたし，対光反射が緩慢になるが，意識障害は軽微で呼吸障害はない。

（2）晩期動眼神経期：中脳の圧迫が生じると病変側の瞳孔は著明に散大し，対光反射は消失する。JCS Ⅱレベルに意識障害が進み，緊急の頭蓋内圧の減圧治療が必要なことを表している。数時間のうちにJCS Ⅲまで意識障害が急速に進行し，人形の目現象が消失する。また，片麻痺も片側から両側へと進み，除脳硬直肢位が出現する。

（3）中脳-上部橋期：対側の瞳孔も散大しはじめ，中枢性過呼吸を示してくる。救命することが困難な段階である。

　②**大後頭孔ヘルニア**　大後頭孔ヘルニアは，テント下部の後頭蓋窩の占拠性病変によって，大後頭孔の延髄とのすきまに小脳扁桃が入り込むもので

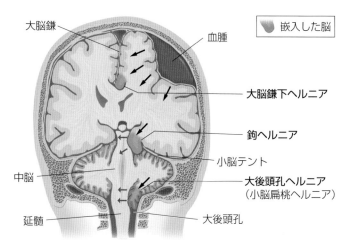

大脳鎌

血腫

嵌入した脳

大脳鎌下ヘルニア

鉤ヘルニア

小脳テント

大後頭孔ヘルニア
（小脳扁桃ヘルニア）

中脳

延髄

大後頭孔

○**図 3-10　脳ヘルニア**

ある。延髄が圧迫されて急激な障害を受け，意識障害，呼吸・循環障害，四肢麻痺などが急速に進行する（○図 3-10）。**小脳扁桃ヘルニア**ともいう。

　③ **大脳鎌下ヘルニア**　大脳鎌下ヘルニアは，大脳鎌の下に帯状回の一部が入り込むことでおこる（○図 3-10）。大脳鎌下ヘルニアがおこると，前大脳動脈や内大脳静脈が圧迫されて，循環障害をきたす。**帯状回ヘルニア**ともいう。

7　髄膜刺激症状

　髄膜刺激症状とは，頭蓋内の出血や，髄膜炎などの感染症に伴う炎症性変化によって，髄膜が刺激されてあらわれる症状の総称で，おもに頭痛や嘔吐がみられる。そのほか，項部・背部・四肢の筋緊張が高まり，筋緊張に抗して無理に動かそうとすると痛みを伴い，**項部硬直**や**ケルニッヒ** Kernig **徴候**，**ブルジンスキー** Brudzinski **徴候**がみられることがある（○ 396 ページ，図 6-25）。

　① **項部硬直**　患者を仰臥させ，項部の力を抜いて十分にリラックスした状態とする。そのうえで，検者が患者の後頭部に手をあてて頭部を持ち上げて頸部を前屈させた場合，検者は手に抵抗を感じたり，患者が痛みを強く感じたりする状態をいう。健康な人では顎が前胸部につく。

　② **ケルニッヒ徴候**　仰臥位で，股関節と膝関節を 90 度屈曲させ，そこから受動的に下腿を挙上し，膝を伸展させたとき，まっすぐに伸展できなければ陽性である。髄膜刺激による膝の屈筋の攣縮によるものである。

　③ **ブルジンスキー徴候**　項部硬直を調べる際と同様に頸部を屈曲させると，膝関節・股関節が同時に屈曲をおこることをいう。

　診察で髄膜刺激症状の所見の有無を調べることは重要であるが，クモ膜下出血の診断がついた段階では，疼痛を伴う診察は控えるなどの配慮が必要である。

8 頭痛

　頭痛は，脳・神経疾患の症状のなかで最も一般的にみられる症状である。慢性的に繰り返す頭痛や，アイスクリームを急いで食べたときに感じる急な頭痛もある。また，クモ膜下出血をおこしたときの突然の激しい頭痛もある。痛み自体がつらいことに加え，脳の重大な障害のサインではないかという不安もあって，頭痛を主訴に医療機関を訪れる患者は多く，その鑑別は重要である。

　頭蓋内の脳実質には痛覚受容器がないため，脳自身が痛むことはない。そのため，頭蓋内疾患による頭痛として感じるのは髄膜や一部の血管壁などでの痛みである。また，頭蓋外では筋膜や皮膚・皮下組織などに痛覚受容器があり，異常があると頭痛として感じられる。

　頭痛は，病変などを伴わない**一次性頭痛**と，頭蓋内や眼・耳などの関連領域の病変に伴ってみられる**二次性頭痛**，有痛性脳神経ニューロパチーなどのその他の頭痛の3つに大別される（◖表3-10）。

1 一次性頭痛

　一次性頭痛は**機能性頭痛**ともよばれ，とくに原因となる病変がなく頭痛があらわれる場合をいう。

● **片頭痛**　女性に多く，20～40歳代に頻発する。前兆を伴うものと伴わないものがあり，代表的な前兆は，数分以上にわたりギザギザと光るものが見える閃輝暗点である。ほかにも，視野欠損・片麻痺などがある。痛みは，片側性で拍動性のことが多く，数時間から3日間続く。吐きけ・嘔吐や，光・

◖**表 3-10　頭痛の分類**

一次性頭痛
・片頭痛
・緊張型頭痛
・三叉神経・自律神経性頭痛（TACs）
・その他の一次性頭痛疾患
二次性頭痛
・頭頸部外傷・傷害による頭痛
・頭頸部血管障害による頭痛
・非血管性頭蓋内疾患による頭痛
・物質またはその離脱による頭痛
・感染症による頭痛
・ホメオスタシス障害による頭痛
・頭蓋骨，頸，眼，耳，鼻，副鼻腔，歯，口あるいはその他の顔面・頸部の構成組織の障害による頭痛または顔面痛
・精神疾患による頭痛
有痛性脳神経ニューロパチー，ほかの顔面痛およびその他の頭痛
・脳神経の有痛性病変およびその他の顔面痛
・その他の頭痛性疾患

（日本頭痛学会・国際頭痛分類委員会訳：国際頭痛分類，第3版. 医学書院，2018 より作成）

音過敏などを伴う。

　機序は不明であるが，頭蓋内外の血管の収縮・拡張❶の関与や，それによる三叉神経の刺激と血管周囲の炎症の相互作用などが考えられている。治療では，中等症以上の発作にはトリプタン製剤❷が第一選択とされる。発作の予防には，カルシウム拮抗薬であるロメリジン塩酸塩や，抗てんかん薬のバルプロ酸ナトリウムが用いられる。

● **緊張型頭痛**　一次性頭痛のなかでは最も頻度が高い。痛みは鈍く，非拍動性で，頭全体が圧迫されるような痛みである。吐きけや嘔吐を伴うことは少ない。頭痛の頻度によって，**希発反復性緊張型頭痛，頻発緊張型頭痛，慢性緊張型頭痛**などに分類される。緊張型頭痛は両側におこることが多く，前兆はなく，片頭痛が併存することもある。身体的ストレスや精神的ストレスで生じると考えられている。身体的ストレスは，うつ向き姿勢や長時間にわたる机上での事務作業などで後頸部筋群が収縮することでおこる。

　治療は，筋収縮にはチザニジン塩酸塩などの軽い筋弛緩薬，精神的ストレスには抗不安薬や抗うつ薬を用いる。急性期の治療では，非ステロイド系消炎鎮痛薬（NSAIDs）を用いるが，内服を頻繁に繰り返すと**薬物濫用頭痛**をきたすため，とくに医療従事者は注意を要する。

● **三叉神経・自律神経性頭痛（TACs）**　**群発頭痛，発作性片側頭痛，短時間持続性片側神経痛様頭痛発作**などがある。群発頭痛は男性に多く，激しく，刺すような痛みが，片側の眼の周囲に生じる。発作の長さは15～180分で，これが数週間から数か月間群発するというサイクルが，1か月以上の間隔を空けて繰り返す。同側の流涙や眼の充血などを伴う。家族性はない。発作時の治療には，酸素吸入とトリプタン製剤のスマトリプタンの皮下注射の効果が高いとされる。予防には，カルシウム拮抗薬のベラパミル塩酸塩やエルゴタミン酒石酸塩を含む合剤などが使用される。

● **その他の一次性頭痛**　一次性運動時頭痛や，一次性咳嗽性頭痛，睡眠時頭痛など，上記以外の一次性頭痛が分類されている。

2　二次性頭痛

　二次性頭痛は**症候性頭痛**ともよばれ，疾患や病態が原因で引きおこされた頭痛をいう。疾患や病態によって，①頭頸部の外傷による場合，②脳内出血・クモ膜下出血・脳梗塞などの血管障害による場合，③脳腫瘍や頭蓋内疾患でおこる頭蓋内圧亢進や髄膜刺激症状による場合，④薬剤などに起因する場合，⑤感染症やホメオスタシス障害による場合，⑦頭蓋骨や眼・耳鼻・歯科領域などの病変に由来する場合，⑧精神疾患による場合などに分けられる。

　頭痛以外の症状や所見の有無に注意して，原因となる疾患を診察する必要がある。一次性頭痛が，ふだんから繰り返しみられることが多い。徐々に増大する脳腫瘍などが原因である場合は頭痛が突発することはないが，脳血管障害では急激な発症とともに二次性頭痛が突発することが多く，注意が必要である。

□NOTE
❶頭蓋内血管の収縮・拡張にはセロトニンが重要な役割をもっていると考えられている。
❷**トリプタン製剤**
　トリプタンはセロトニンの受容体に作用して頭痛の発現を抑える。

9 めまい

めまい(眩暈)とは目がまわるようなくらくらとした感覚の総称である。患者が「ぐるぐるまわるような」「床が傾くような」といった訴え方をする回転性めまい vertigo と,「ふわふわとした」「ふらつくような」といった訴え方をする浮動性めまい dizziness に分類される。

回転性めまいの原因は,内耳からのびる前庭神経およびその神経核がおかされる,末梢性障害によることが多い。例として良性発作性頭位めまい症やメニエール病といった耳疾患などがあげられる。

一方,浮動性めまいの原因は,前庭神経核より上位の神経がおかされる中枢性障害によることが多く,小脳や脳幹部の脳梗塞や出血,椎骨脳底動脈循環不全症,前庭神経鞘腫,多発性硬化症などがあげられる。

ただし,中枢性障害を受けた場合であっても患者が回転性めまいを訴えることは少なくない。そのため,めまいの原因については,頭痛やほかの神経症状の有無などを参考にして,総合的に判断しなければならない。

---

work 復習と課題

❶ 神経系の障害で症状がおきるメカニズムについて述べなさい。

❷ 意識障害が生命の危機を意味する病態であることについて述べなさい。

❸ 意識障害の分類・評価法について述べなさい。

❹ 高次脳機能の意味とそれに含まれる機能の障害について述べなさい。

❺ 失語症と構音障害の違いを述べなさい。

❻ 失行と失認について,それぞれを示す具体的な例をあげなさい。

❼ 運動麻痺を中枢性麻痺と末梢性麻痺に分け,障害される部位について説明しなさい。

❽ 不随意運動をあらわす運動と,それらを引きおこす疾患を述べなさい。

❾ 筋萎縮を原因別に述べなさい。

❿ 視覚の伝達経路と両耳側半盲で障害される視野について述べなさい。また,この半盲の患者の歩行時の注意点について述べなさい。

⓫ 排尿のしくみと排尿障害について述べなさい。

⓬ 呼吸障害を分類し,それらがおこる場合を述べなさい。

⓭ 慢性と急性の場合の頭蓋内圧亢進で示す特徴的な徴候をあげなさい。

⓮ 脳ヘルニアをおこす病態生理について述べなさい。

⓯ 髄膜刺激症状とされる症状を3つあげなさい。

⓰ 一次性頭痛と二次性頭痛の分類の仕方について述べなさい。

⓱ めまいについて種類と訴え方の違いを述べなさい。

第 **4** 章

検査・診断と治療・処置

A　診断と診察の流れ

　病歴の聴取，診察，検査，診断と，それに続く治療という流れは，脳・神経疾患であってもほかの領域の疾患の場合と共通である。

● **問診**　診察の第一歩は問診による病歴の聴取であるが，問診前から，患者の様子をよく観察することが重要となる。入室時の歩行の様子から麻痺や運動失調が，会話から失語症や構音障害などが判断できる。病気によっては，これだけでほぼ診断がつくこともある。また，いつから，からだのどこが，どのようにぐあいがわるいのか，時間の経過に伴って状態がどのように変化しているかなどを，患者自身だけでなく，同居している家族や身近にいる知人などから聴取することも必要である。既往歴や家族歴，社会歴・職業歴などの聴取も大切である。

　次に，血圧・脈拍・体温を基本情報として，一般の診察により全身状態を把握したうえで，神経学的診察を行い，問題となる病変部位を推測する。そして，画像検査へと進む。ただし，脳卒中や頭部外傷などの救急診療の場合は，呼吸・循環の安定化などの救命処置を優先させる。神経学的診察も手ぎわよく行い，迅速に画像検査を施行して治療方針が決定できるようにする。

B　検査

　脳・神経疾患の診察・検査には，①診察室で医師が患者に対面して行う**神経学的診察**，②コンピュータ断層撮影(CT)や磁気共鳴画像(MRI)，脳血管撮影などの**画像検査**，③脳波検査や筋電図検査などの**電気生理学的検査**，④**脳脊髄液（髄液）検査**などがある。

　頭蓋骨や脊椎に囲まれていて触診ができない脳・神経系疾患は，これらの診察と検査で診断を行う。

1　神経学的診察

　神経学的診察とは，すべての脳・神経系領域の所見を系統的にとることであり，その目的は障害された神経系を見いだし，病変部位を知ることである。神経学的診察は診断に必要なだけではなく，その後の所見の変化を客観的に知るためにも重要である。ハンマー，ライト，握力計，筆(または脱脂綿)，針，音叉，巻き尺，舌圧子，検眼鏡，コンパスなどの器具を用いて行う。

　意識状態，運動系，感覚系，脳神経系，高次脳機能などの所見のとり方の概略を次に述べる。

1　意識状態

　意識状態の評価には，ジャパン-コーマ-スケール(JCS，3-3-9度方式)や

グラスゴー-コーマ-スケール（GCS）などを用いる（▶ 51 ページ，表 3-1，52 ページ，表 3-2）。意識の質的変化の評価も重要である。状態を具体的に観察者の言葉で併記しておくと，患者の変化があとでよくわかる。

2 運動系

静止時の姿勢や四肢の状態，筋の萎縮 や不随意収縮の視診に始まり，筋力，筋緊張，不随意運動，運動失調などに分けて検査する。

● **筋力**　筋力は，**徒手筋力テスト**[1]manual muscle testing（MMT）に従い，上肢・下肢の各筋について検査する（▶表 4-1）。簡単に片側の筋力低下を調べる方法として，上肢では**バレー** Barré **検査**などがある（▶図 4-1）。下肢では，ミンガッツィーニ Mingazzini 試験や，**片足立ち** one foot standing **検査**などを行うとよい。筋力低下がある場合は，中枢性麻痺か末梢性麻痺かを鑑別する（▶ 61 ページ）。

● **筋緊張**　前腕や下腿に他動的な力を加えて，肘や膝関節を屈曲伸展させて，筋緊張をみる。筋緊張の異常には亢進と低下があり，亢進には，痙 縮 や筋 強 剛（筋固縮）がある（▶ 62 ページ）。

─NOTE
[1]徒手筋力検査法ともよばれる。

▶**表 4-1　徒手筋力テスト（MMT）**

5：強い抵抗を加えても，なおそれと重力に打ち勝って正常可動域いっぱいに動く。
4：いくらか抵抗を加えても，なお重力に打ち勝って正常可動域いっぱいに動く。
3：抵抗を加えなければ，重力に打ち勝って正常可動域いっぱいに動く。
2：重力を除いた状態なら，正常可動域いっぱいに動く。
1：関節の運動はみとめられないが，筋の収縮がわずかにみられる。
0：筋の収縮もまったくみとめられない。

注）数字は評価値。さらに細かく段階をつけるために，5 に「−」，4，3，2 に「＋」か「−」，1 に「＋」を付け加えることができる。

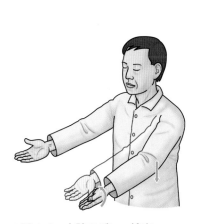

▶**図 4-1　上肢のバレー検査**

軽度の運動麻痺を調べる方法である。両上肢を前方に伸展・挙上させ，閉眼させて，その位置を保たせる。障害がある側では，肘の屈曲，前腕の回内，上肢全体の下降がみられる。

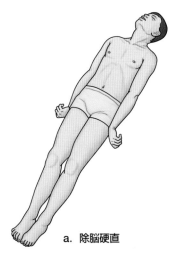

a. 除脳硬直

刺激によって，上・下肢は強く伸展して全身がそり返り，上肢は強い回内を伴う。

b. 除皮質硬直

除脳硬直と似るが，上肢は屈曲し，下肢は伸展する。

▶**図 4-2　除脳硬直と除皮質硬直**

● **不随意運動**　不随意運動がみられたら記載する。どのような運動かを具体的に記録しておくことが大切である。

● **運動失調**　歩行の状況や，ロンベルグ徴候（◎64ページ），眩暈（めまい）の有無などを検査し，小脳性，脊髄性，迷路性（前庭性），大脳性のどの運動失調かを鑑別する。小脳症状は，指鼻試験，反復拮抗運動不能❶の検査などを行うとわかる（◎218ページ，図5-48）。

● **除脳硬直と除皮質硬直**　**除脳硬直**も**除皮質硬直**も，脳ヘルニアなど重篤な脳障害がおこったときなどにみられる特徴的な肢位である（◎図4-2）。除脳硬直は中脳・橋の障害でみられ，除皮質硬直は大脳基底核や間脳など両側大脳半球の広範な障害でみられる。

NOTE
❶反復拮抗運動不能
　2つの運動を組み合わせて行ったときに，連続してなめらかに運動ができないこと。上肢の検査には，肘関節を屈曲させて，前腕の回内・回外を連続して速く行わせる手回内・回外検査がある。

3 反射系

　反射は，神経が障害された早期からその変化があらわれるので，診断上有用である。また，乳幼児・意識障害患者の場合にも，客観的な症候として評価できる情報をもたらすので，有力な検査である。

● **腱反射**　ハンマーを用いて検査する。下顎反射・上腕二頭筋反射・上腕三頭筋反射・膝蓋腱反射・アキレス腱反射などがあり，左右差の有無が重要な所見である。反射の亢進は反射の中枢がある脊髄レベルより上の部位の障害でおこり，反射弓の障害による場合は減弱または消失する。

● **表在反射**　表在反射は皮膚や粘膜を針・綿などで刺激するとおこる反射である。腹壁反射・挙睾筋反射・肛門反射・足底反射などの**皮膚反射**と，角膜反射・咽頭反射などの**粘膜反射**がある。反射の消失は錐体路障害の重要な徴候である。

● **病的反射**　病的反射は正常な人ではあらわれず，その出現の多くは錐体路障害を意味する。上肢では，ホフマンHoffman反射やワルテンベルグWartenberg反射などの手指屈筋反射などがある。下肢では，**バビンスキーBabinski反射**などがある（◎図4-3）。

● **足クローヌス**　足クローヌスfoot clonus（足間代）とは，膝関節を屈曲させたうえで，足底を持って急に足関節を背屈させると，足がガクガクと律動的に底屈と背屈を繰り返す現象のことをいう。病的反射と同様に錐体路障害の際にみられる。

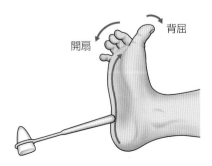
開扇　背屈

◎**図4-3　バビンスキー反射**
足底の外側を，先の鈍な棒などで踵から足趾に向かってこすり上げると，正常な人では母趾が底屈する（足底反射）が，錐体路障害があると母趾が背屈し，他趾が開扇する（バビンスキー反射陽性）。

4　感覚系

　温度覚, 痛覚, 触覚, 関節覚や振動覚といった深部感覚などの感覚ごとに神経伝達経路が異なるので, それぞれについて調べる。

　温度覚の検査には, 10℃くらいの冷水や40〜45℃くらいの温水を用いる。痛覚の検査には安全ピン, つまようじなど, 触覚には筆, 振動覚には音叉などを用いる。関節覚には位置覚と受動運動感覚があり, 後者は足趾や手指をつまみ, 上下に動かして検査する。これらの所見をほかの神経学的所見と照らし合わせて, 障害部位の判定に用いる。

5　脳神経系

● **嗅神経**　一般診療ではタバコや香水など刺激の弱い香料を用いて, 嗅覚の脱失・過敏・錯誤などを調べる。耳鼻科では静脈性嗅力検査や基準嗅力検査, においスティック検査が行われる。静脈性嗅力検査では, アリナミン注射液を静脈に注射するアリナミンテストが行われ, 基準嗅力検査ではT&Tオルファクトメーターを用いた検査が行われる。

● **視神経**　視力障害・視野欠損, 眼底異常の有無について調べる。視力測定には石原視力表を用いる。著しく視力が低下しているときは, 眼前30 cmで指の数がわかるか(**手動弁**), さらに低下しているときは, 光を眼にあてて明暗がわかるか(**光覚弁**)をみる。

　簡単な視野測定は対座法で行うが, 眼科ではゴールドマン視野計が用いられる。眼底検査でうっ血乳頭(● 74ページ)の有無も調べる。

● **動眼神経・滑車神経・外転神経**　これらの神経は, 眼球運動に関与している。眼球運動の制限の有無や運動の協調性を調べる(●図4-4)。眼球運動の評価は眼科ではヘスHessチャートが用いられる。動眼神経の評価として, 瞳孔の大きさや対光反射, 眼瞼下垂❶の有無も観察する。

● **三叉神経**　三叉神経の3つの枝の領域のおのおのについて, 左右の顔面

─ NOTE
❶上眼瞼を上げるはたらきをもつ上眼瞼挙筋は動眼神経によって支配されるため, 動眼神経麻痺がおこると, 眼瞼が下垂する。

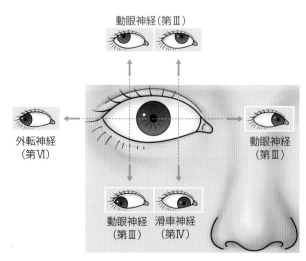

● **図4-4　眼球運動の方向とその支配神経**
正対時の被検者の右眼の様子を示す。

の感覚を比較する。角膜反射や咀嚼筋の麻痺の有無も調べる。

●**顔面神経** 顔が非対称でないか，前額部のしわが寄るか，笑ったときの口角の動きの左右差がないかをみる。また，舌前2/3の味覚を左右について比較する。

●**内耳神経** 蝸牛神経における聴覚と，前庭神経における平衡覚の機能を調べる。蝸牛神経の検査には，聴力検査や音叉を用いるリンネ Rinne 試験や，ウェーバー Weber 試験などがある。耳鼻科では標準純音聴力検査が行われる。前庭神経の平衡覚検査には，回転試験や温度試験などの神経耳科学的検査がある。

●**舌咽神経・迷走神経** 発声時の軟口蓋や口蓋垂の偏位，咽頭後壁の健側挙上（カーテン徴候），咽頭反射の有無で評価する。舌の後ろ1/3の味覚にも関与するが，実際には検査は行いにくい。

●**副神経** 上部僧帽筋と胸鎖乳突筋の試験で，筋力の左右差などを調べる。

●**舌下神経** 舌を突き出させて左右の偏位を見たり，舌の萎縮・線維束性収縮の有無について調べる。

6 高次脳機能

　高次脳機能障害の症状には，失語症，失行，失認，記憶障害のほか，注意障害，遂行機能障害，社会的行動障害などの認知機能障害がある。

●**失語症** 自発言語，言語の了解，復唱，読み書き，呼称などの能力を検査する。詳細な検査法には，**標準失語症検査** standard language test for aphasia （SLTA）と**ウェスタン失語症検査** Western Aphasia Battery（WAB）がある。

●**失行** 日常で用いる物品を正しく使えるかをみたり，自身の簡単な運動や動作ができるかをみる。詳細な検査法には，**標準高次動作性検査** standard performance test for apraxia（SPTA）がある。

●**失認** 身体失認や視覚性失認，聴覚失認，視空間失認の有無をみるために，身体の各部の名前を言わせたり，物を見せたり聞かせたりして名前を言わせたり，絵をスケッチさせたりして評価する。詳細な検査には，**標準高次視知覚検査** visual perception test for agnosia（VPTA）がある。

●**記憶障害** 物品をいくつか見せ，いったん隠したあと，なにがあったかを答えてもらう，などの方法で検査する。直前にとった食事のメニューを聞くこともある。詳細な検査には，**ウェクスラー記憶検査改訂版** Wechsler Memory Scale-Revised（WMS-R），**三宅式記銘力検査**，**ベントン視覚記銘検査**，

---

plus	眼球運動の神経支配

　外眼筋を支配する脳神経には，動眼神経・滑車神経・外転神経がある。外眼筋のうち，動眼神経が支配するのは上直筋・下直筋・内直筋・下斜筋，滑車神経が支配するのは上斜筋，そして外転神経が支配するのが外直筋である。それぞれの筋が収縮することで眼球運動がおこる。

リバーミード行動記憶検査 Rivermead Behavioural Memory Test（RBMT）などがある。

● **認知機能障害**　認知症をスクリーニングして評価する検査には，質問法と観察法がある。

　質問法には，**ミニメンタルステート検査** mini-mental state examination（**MMSE**）と**改訂長谷川式簡易知能評価スケール** Hasegawa dementia scale-revised（**HDS-R**）があり，患者に質問しながら行う。

　観察法には，**FAST**（functional assessment staging of Alzheimer's disease）がある。これは，日常生活の行動をふだんから観察している家族などからの情報による，アルツハイマー型認知症の評価法である。認知症の本格的な精査には，ウェクスラー成人知能検査 Wechsler adult intelligence scale 第4版（WAIS-IV）を用いる。

　これら以外にも詳細な検査法があり，リハビリテーション職者や臨床心理士によって行われる。

2　画像診断

　脳・神経系における補助的検査には，画像検査をはじめとする各種の検査がある。画像診断では，脳の形態や機能の情報を得て，神経学的診察による診断のたすけとする。

　CT および MRI 画像については，正常図の代表的なものを巻末資料にまとめた（◉ 425ページ）。

1　頭部単純 X 線撮影

　頭部単純 X 線撮影は，頭蓋骨の骨折などといった骨性病変の把握などの際に必要な検査である。また，脳外科手術の術前・術後検査として，頭蓋骨の情報や副鼻腔などの骨性構造の把握，開頭位置の確認，およびクリップ・ドレーンの位置確認などを行う際にも行われる。

　撮影の方向は，その目的に合わせたものを選択する。

2　コンピュータ断層撮影（CT）

◆ 検査の目的

　コンピュータ断層撮影 computed tomography（**CT**）は，脳・神経領域では最も有用な画像検査法の1つである。原理は，管球（X 線線源）と X 線検出器を検査部位に対応して回転させ，部位の形態を断面として観察するものである。

　現在では，X 線検出器素子を64列ないしは128列に並べることで，1回転で撮像できる断面の厚みを増やした**多列検出器型 CT❶** multidetector-row CT（**MDCT**）によって，撮影時間の短縮化がはかられている。からだのまわりを，位置をずらしながら連続的に回転させて撮影する方法が主流で，これ

□ NOTE
❶マルチスライス CT ともいう

をヘリカルスキャンという。

◆ 検査時の注意

仰臥位で施行する。検査中に頭部の動きがあると画像が乱れるので，軽く頭部をベルトで固定する。不穏・せん妄のある患者などには，鎮静薬を使用することがある。

◆ 診断

CT画像では，頭部の断面が，空気・水・脳脊髄液は黒く，骨は白く，脳実質は中間の灰色として描出される。白い部分を**高吸収域**，黒い部分を**低吸収域**，灰色の部分を**等吸収域** iso-density area という。急性期の出血性病変などは白く，脳梗塞や脳浮腫などは黒く描かれる（● 426ページ，巻末資料）。

脳白質と同じ灰色（等吸収域）を示す腫瘍性あるいは血管性病変などでは，脳実質と区別しにくいことが多い。しかし，ヨード（ヨウ素）造影剤を静脈内に投与する**造影CT**（増強CT）を行うことで病変部が白く描かれることが多い。これを**増強効果**という。これは，病変部の血液脳関門の異常によって，造影剤が腫瘍内に流出するためである。造影CTは，脳膿瘍や髄膜の炎症性疾患などに対しても行われる。

◆ 検査の副作用

ヨード造影剤を使用する際には，その副作用に注意が必要である。ヨード造影剤は水溶性で，非イオン性のものを使用する。副作用は，吐きけ・嘔吐，発疹，顔面浮腫，喉頭浮腫，呼吸困難，血圧低下，ショック，心停止などさまざまである。気管支喘息の患者には原則禁忌である。

重い副作用の頻度は高くないが，検査中は十分な観察が必要である。患者の急な状態変化に対応できる薬剤や，器材などを備えた救急カートをCT室に常備しておく必要がある。

また，ヨード造影剤は腎臓から排泄されるので，腎機能として血清クレアチニン値（Cr）と推算糸球体濾過量（eGFR）を必ず評価して，造影剤の減量が必要か考慮しなければならない。メトホルミン塩酸塩などのビグアナイド系糖尿病治療薬を内服していると，造影剤の使用によって乳酸アシドーシスをきたす危険性がある❶。問診によってこれらの薬剤の使用の有無を必ず確認し，服用している場合はあらかじめ投与を一時的に中止し，造影剤を投与後48時間は再開しないなどの注意が必要である。

◆ CTの応用技術

● **3次元CT（3D-CT）**　ヘリカルCT撮影で，血管や腫瘍を立体画像として撮影する方法を**3次元CT**という。また，ヨード造影剤を使用して血管を立体的に撮像する方法を，**3D-CT血管撮影**（3D-CTA）という。脳動脈瘤などの血管病変の精査を行う場合などに有用である。

静脈相を撮像した場合は**CT静脈造影**といい，脳静脈血栓症の診断や，病

NOTE

❶嫌気的条件下で乳酸の産生が増加したり，代謝の低下によって血中に乳酸が蓄積したりして，代謝性アシドーシスをきたした状態を乳酸アシドーシスという。ビグアナイド系糖尿病薬は乳酸を用いた糖新生を抑制するため，副作用として乳酸アシドーシスをおこすことがある。

変部位と静脈の位置関係の把握などができる。3D-CTA の画質の向上によって，後述する脳血管撮影検査の代用になる場面も増えつつある。

● **CT 脳槽撮影**　腰椎穿刺によって髄腔内注入用の低濃度ヨード造影剤❶をクモ膜下腔に注入する。造影剤は時間とともに，脊髄腔から脳のクモ膜下腔内や脳室内に広がっていく。これを CT で追跡し，脳脊髄液の循環動態やクモ膜下腔・脳槽の様子を調べることができる。クモ膜下出血後の続発性の正常圧水頭症の診断・評価などを目的として行われる。

● **灌流 CT（CTP）**　灌流 CT（CTP）は，ヨード造影剤の急速静脈内注射とともに同一部位を連続撮像し，脳血流量などを可視化する撮影方法で，主幹動脈❷の閉塞などの診断に有用である。

3　磁気共鳴画像（MRI）

◆ 検査の目的

磁気共鳴画像 magnetic resonance imaging（**MRI**）は CT と同様に，任意の断面で物体の形態を観察するために行う（◉ 425 ページ，巻末資料）。T1 強調画像，T2 強調画像，FLAIR 画像❸，拡散強調画像，T2 スター（T2*）画像などの撮影法がある。T1 強調画像では，造影剤のガドリニウム（Gd）を静脈内に注射すると，血液脳関門の障害された部位で増強効果が得られる。これを造影 MRI という。

ガドリニウム造影剤でもヨード造影剤と同様の副作用をきたすことがあり，CT 検査と同様に使用の際には十分な観察が必要である。気管支喘息の患者には使用は原則禁忌である。また腎機能障害がある場合は，腎性全身性線維症❹という重い副作用をきたす危険性があり，検査前の腎機能の評価が必須である。

◆ CT との違い

CT と比較した場合の MRI の長所として，以下があげられる。
（1）X 線被曝がない。
（2）骨によるアーチファクト❺がないので，脳幹部や脊髄などの骨に囲まれた狭い部分の描出にもすぐれている。
（3）コントラスト分解能にすぐれている。
（4）発症直後の脳梗塞であっても，早期に病変を描き出せる。

逆に短所として，CT よりも検査時間が長い，閉所恐怖症がある場合や安静を保てない場合に施行できない，検査中の音が大きい，磁気に関する禁忌事項があるなどがあげられる。

◆ 検査方法

仰臥位で施行する。長い時間静止臥床する必要があるため，不穏やせん妄のある患者や幼児などは，鎮静薬の使用が必要となることがある❻。

◆ 禁忌

　強い磁場の中に入るので，心臓ペースメーカや脳動脈瘤クリップなどの金属が体内にある場合は禁忌である❶。また，検査室に入る前に患者が身につけている金属類は外す必要がある。検査室内に立ち入る可能性がある医療従事者も同様である。通常の酸素ボンベもけっして持ち込んではならない。誤って持ち込んだために，強磁場によって飛んだボンベが入室者を直撃して死亡した事例が報告されている。MRIによる検査の際には，検査前の入念なチェック体制が重要である。

　妊婦に対するMRIについては，妊娠初期の胎児には影響がないという報告がある。ただし，造影剤のガドリニウムの使用にはリスクが明らかにあるとされているため，用いるべきではない。

◆ MRIの各撮像法の特徴

● **MR血管撮影（MRA）**　**MR血管撮影** MR angiography（**MRA**）は，組織に存在するプロトン（水素イオン）と，血流で新たに運ばれてくるプロトンの状態の差を利用して血管を描出する撮影法である。造影剤が不要であり，脳動脈瘤や，血管の狭窄や閉塞といった血管病変の診断に有用である。脳ドック❷でも行われている（◉図4-5，38ページ，図2-20）。

● **拡散強調画像（DWI）**　**拡散強調画像** diffusion-weighted image（**DWI**）は，細胞内外の水分量の変化をとらえて，細胞性浮腫を高信号域として画像化できるため，急性期の脳梗塞の診断に用いられる。発症2〜6時間後の脳梗塞巣はCTでは検出できないため，とくに有用である（◉143ページ，図5-17-b）。

● **T2スター（T2*）強調画像**　脳出血を描出する撮像法で，慢性期の微小な脳出血を描出するのに有用である。

● **その他のMRI画像**　錐体路などの白質線維の走行を示すMR神経路描出（**MRトラクトグラフィー**）や，脱酸素化ヘモグロビンの増減で脳の機能を可視化した**機能的MRI**（**fMRI**❸），パーキンソン病などの評価に用いられる神経メラニンMRI，血管壁の血栓の性質を示す頸動脈プラークMRIなどがある。

NOTE

❶磁性体の脳動脈瘤クリップでは，MRIでクリップがずれたことによる死亡事故の報告があるため，材質の確認ができなければMRIを行うことはできない。ただし，チタン製などの非磁性体の脳動脈瘤クリップは，MRIを行うことが可能である。

　心臓ペースメーカや植込み型除細動器（ICD），心臓再同期療法（CRT）機器といった皮下に埋め込まれた心臓のデバイスでも，MRI対応型であればMRIを行うことが可能であるが，必ず検査前に機器のモード変更を行い，非常時に対応できる医師の立ち合いなどが必要なため，学会の認定施設でないと実施することはできない。

❷脳ドック

　脳の健康診断である。MRIによって非侵襲的に，脳腫瘍や脳血管の狭窄や脳動脈瘤の有無がわかるので，広く普及してきている。

NOTE

❸ functional MRI の略である。

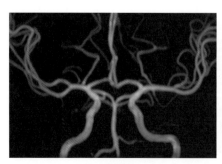

a. 正常例

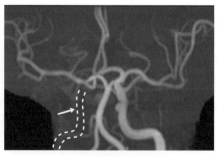

b. 右内頸動脈閉塞例

◉**図4-5　脳血管のMRA画像**

（b）では，（a）と比較して右内頸動脈が閉塞しているため，描出されていない（矢印部）ことがわかる。

4 脳血管撮影

◆ 検査の目的と適応

　脳血管撮影は，おもに以下を目的として行われる。

①脳の血管性病変の評価　脳動脈瘤や，脳動静脈奇形，もやもや病，脳血管狭窄，脳血管閉塞の病変の診断に用いられる。また，脳腫瘍，とくに血管に富んだ腫瘍の栄養血管の発達度などの診断も可能である。

②脳血管内治療　脳血管撮影の手技を活用した治療である。脳動脈瘤に対するコイル塞栓術（◉ 129 ページ，図 5-9）や，脳動静脈奇形や脳腫瘍の塞栓術，頸動脈狭窄症に対するステント留置術（◉ 148 ページ，図 5-20），さらには脳梗塞の際の機械的血栓回収療法などがある（◉ 146 ページ）。

● **検査の適応**　脳血管撮影は，カテーテルを血管内に留置し，ヨード造影剤も使用することから，侵襲性のある検査（治療）である。そのため，適応を十分に考慮しなければならない。一方，MRA は侵襲性がないので，脳血管疾患のスクリーニングや経過観察などにも適している。3D-CT 血管撮影は，ヨード造影剤を使用するという点では MRA よりも侵襲的であるが，MRI と同様に外来で行えるという利点がある。それぞれの目的に合わせて，脳血管撮影，3D-CT 血管撮影，MRA を適切に使い分ける。

◆ 検査の方法

　鼠径部（そけい）などから経皮的に大腿動脈を穿刺して，血管内にカテーテルを挿入する**セルディンガー** Seldinger **法**が用いられることが多い。

　検査は通常，静脈麻酔下に行われる。鼠径部で大腿動脈を穿刺して，穿刺針を通してガイドワイヤーを動脈内に進めたあと，ガイドワイヤーに沿ってシースという弁つきの管を皮膚から動脈内に留置する（◉図 4-6）。ガイドワイヤーを抜去したあと，シースからカテーテルを挿入して，検査や治療を行う。X 線透視装置で観察しながら，カテーテルを腹部大動脈，大動脈弓へと進め，さらに総頸動脈から内頸動脈，外頸動脈，あるいは椎骨動脈などの造影する血管まで進める。

　目的とする血管にカテーテルの先端が到達したら，ヨード造影剤を注入して撮影する。部位により**頸動脈撮影** carotid angiography（CAG），**椎骨動脈撮影** vertebral angiography（VAG）などとよばれる。撮像は**デジタル-サブトラクション血管撮影❶**digital subtraction angiography（**DSA**）で行われる。このほかに，肘部を穿刺して上腕動脈から行う方法もある。

◆ 検査の合併症

　以下の予想される合併症を熟知したうえで，検査中は撮影ごとにバイタルサインや意識レベル，麻痺の有無などの患者の状態を観察する必要がある。

● **脳梗塞**　カテーテル操作時や造影剤注入時などに，血管壁の血栓が遊離したりカテーテル内で凝固した血液や混入した空気などが脳血管の末梢に流

□ NOTE
❶デジタル-サブトラクション血管撮影
　撮影と同時に画像がデジタル処理され，頭蓋骨などを消去して，血管だけが描写される撮像法である。

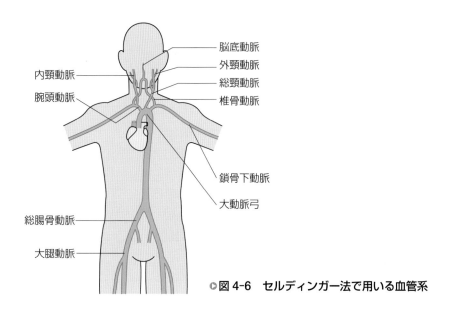

内頸動脈
腕頭動脈

脳底動脈
外頸動脈
総頸動脈
椎骨動脈

鎖骨下動脈
大動脈弓

総腸骨動脈
大腿動脈

▸図4-6 セルディンガー法で用いる血管系

れたりすると、脳梗塞を合併して片麻痺や意識障害などをきたすことがある。その場合はただちに検査を中止し、必要な処置を行う。

● **ヨウ素過敏症** ヨード造影剤❶を使用するので、検査前にヨウ素アレルギーの既往歴がないことを確認する。ヨウ素過敏症による副作用は、吐きけや発疹程度から、重篤な循環不全に陥る場合までさまざまである。

● **頭痛・顔面痛** 造影剤注入時に、急な血管拡張や造影剤の刺激などによって頭痛や顔面痛を訴えることがある。ただし、一過性のことが多い。

● **皮下血腫** 検査が終了すると、動脈の穿刺部を十分に用手的に圧迫して止血する。その後は丸めたガーゼなどをあて、その上からテーピングによる圧迫を行う。圧迫は決められた時間施行する。その間、大腿からの挿入であれば、穿刺側の下肢を屈曲させないようにして、穿刺部の血腫の形成を予防する。とくに、抗血小板薬や抗凝固薬を内服しているとより危険性が高いので、十分な観察が必要である。

止血をより確実にするため、穿刺部の血管壁をコラーゲンとポリマーではさみ込む器具や血管外壁に止血剤を留置するエクソシール®、圧迫止血時の特殊な止血パッドを使用することもある。

● **下肢動脈閉塞症** 穿刺部末梢の下肢動脈が閉塞することがある。両側の足背動脈の拍動が触れる部分に、あらかじめ油性ペンなどでマーキングをしておき、検査後は穿刺側で拍動が消失していないかを確認したり、下肢の色調を観察する。

● **肺塞栓症** 検査後に穿刺部を圧迫したり、下肢を屈曲させないなどの運動制限をすると、下肢の静脈内に血栓が形成されることがある。さらに、この血栓が遊離して血流に乗って心臓から肺まで流れると、肺の血管を閉塞して、肺塞栓症にいたることもある。重篤な肺塞栓症の場合、患者はチアノーゼをきたすことや、致死的経過をとることがある。

肺塞栓症は、安静解除をして、ベッドから起きて歩行しはじめたときにお

NOTE
❶脳血管造影で使用するヨウ素の濃度は、300 mg/mL あるいは 320 mg/mL である。これよりも濃度の高い造影剤を誤って使用すると重大な副作用をきたす。
同じ製品名でもヨウ素の濃度が異なる複数の規格があり、そもそも血管内に投与する適応のない製品もあるため、注意しなければならない（▸89ページ）。

こりやすいので，歩行の際はパルスオキシメーターを指に装着して，動脈血酸素飽和度（SpO$_2$）が低下しないかを観察する。下肢に血栓が形成される危険性を下げるためには，穿刺部の圧迫時間を短くしたり，間欠的空気圧迫装置を用いたりして，下肢静脈内の血液のうっ滞を減らす対策が必要である。

5 SPECTとPET

　CTやMRIがおもに脳の形態学的・解剖学的検査であるのに対して，SPECTやPETは脳の機能的な面をとらえられる点に大きな特長がある。

● **SPECT**　特定の組織に結合する性質をもつ物質にガンマ（γ）線を出す放射性同位元素を組み込んだトレーサー（追跡子）物質を投与し，目的とする組織に取り込ませる。そこから出るγ線を測定し，二次元画像としてその濃度分布を撮像し，各種の診断や評価に用いるのがSPECT single-photon emission CTである。SPECTとCTを組み合わせたSPECT-CTは，病変部位がより正確にわかり，診断精度の向上に寄与している。

　脳・神経系におけるSPECT検査としては，脳血流SPECTがある。これは，トレーサー物質である^{99m}Tc-ECDや^{123}I-IMP，^{99m}Tc-HMPAOを用いて，脳血流の評価をするものである。脳血管の狭窄や脳梗塞において血流低下の分布を見たり，アルツハイマー病・レビー小体型認知症・前頭側頭型認知症それぞれに特徴的な脳部位の血流低下から認知症の鑑別診断などに用いられる。検査時に血管拡張薬のアセタゾラミドを負荷すると，脳血流の反応性もわかることから，頭蓋内と頭蓋外の血管のバイパス術の適応や治療効果の評価にも行われる。

　パーキンソン病では心筋の交感神経の密度が低下していることから，^{123}I-MIBGを用いた心筋交感神経シンチグラフィーで集積の低下がみられ，補助診断に用いられている。さらに，パーキンソン病やレビー小体型認知症では，黒質線条体のドパミン神経細胞が変性してドパミントランスポーター❶の密度が低下しているので，^{123}I-イオフルパンを使用したダットスキャン®が評価に用いられている。

● **PET**　**陽電子放射断層撮影** positron emmission tomography の略称で，ポジトロン（陽電子）を出す酸素や^{18}F-FDGなどのトレーサーを細胞に取り込ませて，その物質の摂取率を画像化したものである。代謝についての評価や腫瘍性病変の識別が行われる。

　撮影法には，PETとCTあるいはMRIを組み合わせたPET-CTとPET-MRIもあり，病巣部位がより正確にわかり，診断精度が向上している。また頭蓋内では，^{15}O$_2$で標識した酸素・二酸化炭素・一酸化炭素を用いて脳血流量（CBF）・脳血液量（CBV）・脳酸素摂取率（OEF）・脳酸素消費量（CMRO$_2$）が測定でき，脳虚血の評価に有用である。

　アミノ酸の一種であるメチオニンを^{11}Cで標識して用いるメチオニンPETは，脳腫瘍の存在範囲や悪性度の診断に非常に有用であるが，保険適用ではない。しかし，悪性神経膠腫などの病変範囲を正確に診断したり，治療中に出現した病変が，腫瘍の再発であるのか，放射線壊死であるのかを鑑

□ NOTE

❶**ドパミントランスポーター**
　ドパミン神経細胞の神経終末に存在し，ドパミンの再取り込みにより細胞内のドパミン量を調整する。ドパミン神経細胞が変性すると，ドパミントランスポーターの数が減少する。

別することなどに利用されている。脳内に蓄積したアミロイドβを可視化するアミロイド**PET**イメージングは，アルツハイマー病の補助診断として行われる。

6　脳槽シンチグラフィー

　脳槽での脳脊髄液（髄液）循環を調べる目的で行う。腰椎穿刺を行って脳脊髄液中に^{111}In-DTPA❶を注入すると，脳脊髄液の流れに乗って拡散する。これを追跡すると脳脊髄液の循環がわかる。

　正常圧水頭症の評価や，脳脊髄液減少症における脳脊髄液漏出部位の検出，脳脊髄液鼻漏（びろう）（髄液鼻漏）や耳漏（じろう）（髄液耳漏）の検出に用いられる。

□ **NOTE**
❶ジエチレントリアミン五酢酸（DTPA）をインジウムの放射性同位体である^{111}In で標識したものである。

7　頸動脈エコー検査（頸動脈血管超音波検査）

　超音波による頸動脈の画像診断法の1つである。糖尿病や高血圧・脂質異常症などで頸動脈に動脈硬化性変化が生じると，動脈壁に粥腫（じゅくしゅ）（プラーク）が生じ，内腔が狭窄してくる。頸動脈エコー検査では，内膜と中膜の厚み❷を調べることで，血管全体の動脈硬化の程度を判定する。粥腫はその存在部位と厚み，かたさ（低，中，高のどの超音波輝度か），潰瘍形成の有無，可動性の有無を調べ，狭窄度も測定する。

　頸動脈狭窄は，脳梗塞の危険因子であり，抗血小板薬などによる内科的治療を行うが，高度の狭窄の場合は，頸動脈内膜剝離（はくり）術あるいはステント留置術を行う場合があり，その適応の判断のための非侵襲的な補助的検査となる。

□ **NOTE**
❷内膜中膜複合体厚 intima-media thickness（IMT）とよばれる。

3　電気生理学的検査

　脳・神経や筋肉のはたらきを，電位の変化で可視化するのが電気生理学的検査である。自然の状態で電位を検出したり，刺激に対する電位の変化を検出したりして評価する。ここでは，代表的なものを紹介する。

1　誘発電位と運動誘発電位

　感覚神経線維系に人為的に刺激を加えると，神経伝導経路に乗って脊髄，脳幹，大脳皮質へと刺激が伝わる。脳や脊髄に出現する電位的変化を，**誘発電位**という。

　1回の刺激で生じる電位変化はきわめて微弱であるが，多数回の刺激を繰り返し加算することによって，電位変化を分離・抽出することができる。刺激からの時間経過で誘発電位の起源となる部位がわかるので，伝導経路上の障害部位を知ることができ，病変の局在診断に有用である。

● **神経モニタリング**　誘発電位には，**体性感覚誘発電位** somatosensory evoked potential（SEP），**聴覚誘発電位** auditory evoked potential（AEP），**視覚誘発電位** visual evoked potential（VEP）などがある。また，脳表あるいは頭皮から運動野を電気刺激することによって，上・下肢の筋肉から筋電図を記録する方法を**運動誘発電位** motor evoked potential（MEP）という。手術中に MEP

を行い，神経モニタリングをすることで，運動麻痺が生じていないかを確認しながら手術を進められる。

　前庭神経鞘腫（しょうしゅ）の手術などでは，腫瘍を摘出する過程で顔面神経と聴力にかかわる蝸牛神経に不可逆的な障害をきたすことを未然に防ぐ必要がある。そのために，顔面神経を直接電気刺激して顔面の筋電図を検出する**顔面神経刺激誘発筋電図**や，術中持続モニタリングなどが行われる。蝸牛神経では，上記の聴覚誘発電位（AEP）や術中モニタリング dorsal cochlear nuclei action potential（DNAP）などが行われる。

2 脳波検査

　脳波検査 electroencephalography（EEG）は，頭皮上から脳の神経細胞の電位変化を測定するもので，集団としての脳組織の機能を把握することができる。電位変化は，波形として記録され，評価に用いられる。波形は波の速さ・振幅・形の要素をもち，これらの特徴から各種の病態を判断する。てんかんの診断や意識障害の評価など，さまざまな目的で行われる。

　病的波形として，てんかんでは**棘波**（きょくは）spike wave と**棘徐波**（きょくじょは）（▶●237 ページ，図 5-54）がある。検査では，過呼吸や光刺激などの発作波誘発法を併用することもある。

　てんかんの診断を目的とした脳波検査として，脳波と患者の様子をベッドサイドで持続的にビデオ記録する方法がある。また，あらかじめ手術で脳表や脳内に電極を留置しておき，このビデオ脳波モニタリングを行い，発作時にどの領域からてんかん棘波が出現するのかを解析する場合もある。これらは，てんかんの外科的治療の適応を決めるのに有用である。

　●**脳死判定**　脳死時には**平坦脳波** electrocerebral inactivity（ECI）となるので，その判定時に脳波検査は必ず行われる。

3 筋電図検査

　筋電図検査 electromyography（EMG）は，筋肉の収縮に伴う電気的活動の変化を誘導・記録するもので，検査する筋肉の中に針電極を刺入するため**針筋電図**という。筋肉の安静時と収縮時の活動電位の波形から正常か異常かを判定する。

　筋ジストロフィーや多発性筋炎などの筋疾患・神経筋接合部疾患，ギランーバレー症候群などの末梢神経障害，筋萎縮性側索硬化症などの診断に用いられる。また，重症筋無力症に対する検査として，電気刺激を繰り返して体表から筋電図を観察する連続刺激試験（▶ 205 ページ）というものもある。

4 神経伝導検査

　神経伝導検査とは，運動ニューロンあるいは感覚ニューロンに体表から電気刺激を加えて，誘発された電位を記録し，伝導速度や振幅などを測定する検査である。神経に障害があると，伝導速度の低下や，神経の活動電位の低下などがみられる。

ギラン-バレー症候群における脱髄型と軸索型の評価・鑑別や，慢性炎症性脱髄性多発神経炎，手根管症候群などの末梢神経障害，筋萎縮性側索硬化症などの診断に用いられる。上肢の検査では正中神経あるいは尺骨神経を用い，下肢の検査では後脛骨神経，腓腹神経，腓骨神経を用いる。

4 脳脊髄液検査・生検

1 脳脊髄液（髄液）検査

◆ 検査の目的

脳脊髄液（髄液）検査は各種の髄膜炎や，クモ膜下出血の確定診断のときに行うことが多いが，多発性硬化症や急性散在性脳脊髄炎などの脱髄・変性疾患の診断の際などにも行う。脳脊髄液圧を測定し，採取した脳脊髄液の性状の観察や，生化学的検査・細菌学的検査などを行う（◎表4-2）。側臥位における脳脊髄液圧は，頭蓋内圧を反映している。特殊な目的で行われる検査として，クエッケンシュテット Queckenstedt 試験❶がある。

◆ 検査の方法

腰椎穿刺によって脳脊髄液を採取する。腰椎穿刺は側臥位で行う（◎図4-7）。穿刺はヤコビー Jacoby 線を参考に，第3-4腰椎間や第4-5腰椎間で行い，専用の腰椎穿刺針を使用する。

◆ 検査の副作用

脳脊髄液検査は比較的侵襲の大きい検査である。副作用には次のようなものがある。
● 頭痛　腰椎穿刺後に，低髄液圧による頭痛が生じることがある。これは針の硬膜刺入部から脳脊髄液が硬膜外腔などにもれることなどが原因となる。起座位で増強し，臥床すると軽減する。細い穿刺針を使用したり，検査後

◎表4-2　疾患別にみた脳脊髄液の性状

疾患	外観	圧 (mmH$_2$O)	細胞数 (個/mm³)	タンパク質 (mg/dL)	糖 (mg/dL)
正常	水様透明	70～180	5以下	15～45	50～75
細菌性髄膜炎	混濁	上昇	増加	増加	減少
ウイルス性髄膜炎	透明	上昇	増加	やや増加	正常
結核性髄膜炎	透明～混濁	上昇	増加	増加	減少
ギラン-バレー症候群	透明	正常	正常[※1]	増加[※1]	正常
クモ膜下出血	血性[※2]	上昇	増加	増加	–

※1：タンパク細胞解離（◎189ページ）
※2：徐々にキサントクロミーに変化する。

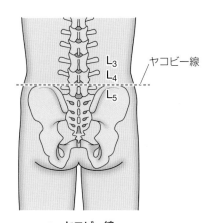

a. ヤコビー線

腸骨稜上縁を結ぶ線

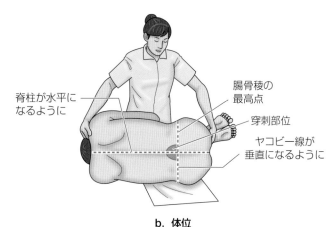

脊柱が水平になるように

腸骨稜の最高点

穿刺部位

ヤコビー線が垂直になるように

b. 体位

被検者は両足を両手でかかえるようにして，丸まった姿勢をとる。ヤコビー線を参考に，第3-4腰椎間，あるいは第4-5腰椎間から穿刺する。

◯**図4-7　腰椎穿刺**

2～3時間の仰臥位による安静を保つことで予防に努める。

● **感染**　検査手技そのものが髄膜炎の原因となることがあるので，厳重な清潔操作が必要である。

● **下肢の痛み・出血**　刺入した穿刺針が神経根を刺激して下肢に痛みが走ることがあるが，一過性である。また，採取したものに血液がまじっているときは，硬膜の静脈叢〔そう〕などからの出血が考えられるため，穿刺部位をかえて再施行する。

◆ **検査の禁忌**

　頭蓋内に脳腫瘍などの占拠性病変などがあり，頭蓋内圧亢進が強いときは，脳ヘルニア，とくに大後頭孔ヘルニアを誘発するおそれがあるので，腰椎穿刺は禁忌である。そのような病態が疑われるときは，必ず頭部CT検査などで確認してから施行する。

　また，穿刺部付近に感染巣があるときや，穿刺部付近の脊髄に出血性病変のあるときのほか，抗血小板薬や抗凝固薬を使用しているときなども髄液検査は禁忌である。

plus	**血性髄液とキサントクロミー**

　クモ膜下出血をきたして髄液に血液がまじると，赤血球が徐々にこわれて溶血していく。このとき髄液は，血液がまじることに加え，赤血球内からでてきた酸素化ヘモグロビンの赤色によって，均一に赤くなる。これを血性髄液という。また，赤血球からでてきたヘモグロビンは，黄褐色のビリルビンに代謝される。これにより髄液が黄褐色を呈するものをキサントクロミーとよぶ。キサントクロミーは平均3週間で消失するといわれている。

2　筋生検

　筋生検は，神経・筋疾患の検査のなかで筋電図と並ぶ最も重要な検査であり，最終的な診断が確定できることが多い。局所麻酔下に皮膚を切開し，目的とする筋肉を露出させたあとに，小さい筋肉片を採取し，新鮮凍結固定などの必要な処理を行い，組織化学染色や免疫組織化学染色などを行って診断する。

　筋生検は，筋ジストロフィーや多発性筋炎・皮膚筋炎などの鑑別診断に用いられる。

3　末梢神経生検

　末梢神経生検とは，局所麻酔下に皮膚を切開して，目的とする末梢神経を露出させて採取し，病理学的検査によって末梢性神経疾患の鑑別を行うものである。生検する神経は腓腹神経が一般的で，アミロイドニューロパチーにおけるアミロイドの沈着や，神経サルコイドーシスにおけるサルコイド結節，慢性炎症性脱髄性多発ニューロパチーにおける脱髄の所見などが得られる。

C　治療・処置

　脳・神経疾患の治療は，薬物療法に代表される**内科的治療**と，手術などの**外科的治療**に大別される。外科的治療には，皮膚を切開せずに血管の中からカテーテルで治療する血管内治療も含まれており，急速に進歩している分野でもある。

　また，腫瘍に対する放射線治療も行われるが，ほかの臓器と異なり腫瘍以外の疾患に対しても放射線治療が行われるという特徴がある。

1　内科的治療

1　脳神経内科的疾患などに対する薬物療法

　第２章で学んだように，脳・神経系には血液脳関門が存在するため，投与した薬物の分子量が大きい場合には脳内へ到達しないことが多い（● 18ページ）。そのため，脳内を治療しようとする場合は，血液脳関門をいかに通過させるかということが問題となる。

● **脳神経内科的疾患に対する薬物療法**　薬物療法の対象となる脳神経内科的疾患として代表的なものは，パーキンソン病などの神経変性疾患である。パーキンソン病は，黒質の線状体から分泌されるドパミンが不足することでおこるため，ドパミンを補充する薬物療法が行われる。ただし，ドパミンそのものを投与しても血液脳関門にはばまれ脳内に到達できないため，**L-ドパ**というドパミンの前駆体を投与して血液脳関門を通過させ，その後，脳内で

ドパミンに変換させるという手法が用いられる。

● **アルツハイマー型認知症に対する薬物療法**　現時点では，アルツハイマー型認知症の進行を止めたり，改善させたりする薬はない。そのため基本的には，認知症の周辺症状である意欲低下や易怒性を改善させ，認知機能と日常生活をできるだけ維持することを目的として，薬物療法が行われる。コリンエステラーゼ阻害薬のドネペジル塩酸塩や，*N*-メチル-*D*-アスパラギン酸(NMDA)受容体阻害薬であるメマンチン塩酸塩が用いられる。

● **片頭痛に対する薬物療法**　以前はエルゴタミン酒石酸塩の合剤が使用されており，その後はさまざまなトリプタン製剤が使い分けられていたが，近年は急速に変化している。近年，新規の片頭痛薬として抗CGRP抗体薬のガルカネズマブ(エムガルティ®)やフレマネズマブ(アジョビ®)や，抗CGRP受容体拮抗薬のエレヌマブ(アイモビーグ®)といった注射薬が登場している。また，次世代のトリプタン製剤としてラスミジタンコハク酸塩(レイボー®)が登場し，血管収縮の副作用がないため脳血管障害のある患者にも利用ができるようになった。

2　虚血性脳血管障害に対する薬物療法

　脳梗塞に代表される虚血性脳血管障害は，脳を栄養する血管が狭窄することでおこる。虚血性脳血管障害に対する薬物療法は，詰まった血管を再開通させる超急性期治療と急性期治療，そして，再発予防を目的とする慢性期治療に分けられる。血流がとまると脳が障害されるため，できるだけ早く治療が行われることが重要となる。

◆ 超急性期治療

　脳梗塞発症から4.5時間以内の超急性期に投与できる薬物に，**遺伝子組換え組織プラスミノゲンアクチベーター** recombinant tissue plasminogen activator (**rt-PA**)❶がある。血管に詰まった血栓を溶解して血流を再開させる治療であるが，投与できる時間が制限されており，重症すぎても軽症すぎても使用できないため，脳梗塞患者のうち実際に使用できるのは10%以下であるとされている[1]。

◆ 急性期治療

　rt-PAの使用可能時間を経過したあとの症例や，rt-PA適応外の症例においては，脳梗塞の進行予防のために抗血小板薬が投与される。非心原性脳梗塞であるラクナ梗塞とアテローム血栓性脳梗塞に対してはアルガトロバン水和物やオザグレルナトリウムの点滴，あるいはアスピリンやクロピドグレル硫酸塩，プラスグレル塩酸塩，シロスタゾールなどの内服が行われる。心原性脳梗塞に対しては，ヘパリンナトリウムなどの抗凝固薬が用いられる。

　脳梗塞後に発生して組織に障害を与えるフリーラジカル(● 145ページ，

□ **NOTE**

❶**遺伝子組換え組織プラスミノゲンアクチベーター(rt-PA)**

　血管内の血栓を溶解する機構の一因子として，もともと生体内に存在している物質として組織プラスミノゲンアクチベーター(t-PA)がある。このt-PAを遺伝子組換え技術を用いて製剤化したものが，rt-PAである。臨床現場では，製剤化されたものであってもそのままt-PAとよぶことも多い。

1) 中川原譲二：rt-PA血栓溶解療法の現状. 脳と循環19(3)：213-217，2014.

NOTE)を除去するため，エダラボンが用いられることもある。

◆ 慢性期治療

慢性期には，脳梗塞の再発を予防する目的として，抗血小板薬が継続して投与される。また，心原性脳塞栓症の場合は，DOAC❶とよばれる抗凝固薬や，ワルファリンカリウムを内服する。DOAC には，ダビガトランエテキシラートメタンスルホン酸塩，リバーロキサバン，アピキサバン，エドキサバントシル酸塩水和物がある。

3　脳腫瘍に対する薬物療法

血液脳関門が存在するため，脳腫瘍に有効な薬物療法は非常に限られている。

◆ 神経膠腫に対する薬物療法

WHO 脳腫瘍分類 2021 においてグレードⅢ以上に分類される神経膠腫（グリオーマ）に対しては，アルキル化剤であるテモゾロミドが用いられる。テモゾロミドは放射線治療との併用により生存期間を延長させる効果が証明されており，全世界的に用いられている。副作用として吐きけや骨髄抑制などがあり，投与中は制吐剤の投与や定期的な血液検査が必要となる。

神経膠腫のなかでも乏突起神経膠腫（オリゴデンドログリオーマ）に対しては，テモゾロミドではなくニムスチン塩酸塩，ビンクリスチン硫酸塩，プロカルバジン塩酸塩を使用する PAV 療法が用いられることも多い。

また，悪性神経膠腫に対しては，血管新生因子（VEGF）阻害薬のベバシズマブの使用が認められている。悪性腫瘍には血管新生が生じているが，ベバシズマブは血管新生因子を阻害することで血管の新生を抑制し，腫瘍への栄養を制限することで増殖を抑制する。2 週間に一度，点滴で投与する。悪性神経膠腫に対しては国内外でさまざまな臨床試験も行われており，今後も薬物療法は変化していく可能性がある。

◆ 下垂体腺腫に対する薬物療法

下垂体腺腫が発生する下垂体前葉は神経組織ではないため，血液脳関門が

NOTE

❶ DOAC
　直接経口抗凝固薬 direct oral anticoagulant の略称である。慢性心房細動のある患者で，脳梗塞発症リスクが高いと判断された場合に，予防的に投与されることもある。

plus	**抗凝固薬を内服している患者の手術**

抗凝固薬は出血を助長するリスクがあるため，内服している患者が手術を受ける際は事前に中止する必要がある。手術の侵襲度によって各抗凝固薬の中止期間が施設ごとに設定されていることが多いが，緊急手術などの場合には拮抗薬を投与しなくてはならない。抗血小板薬に対する拮抗薬はない。

ワルファリンカリウムはビタミン K により拮抗されるため，納豆などのビタミン K を含む食事の制限が必要になり，また，定期的な血液検査によって投与量を調整する必要もあるため，最近では使用頻度が減少している。

存在しない。そのため，神経膠腫とは異なる薬物治療が行われる。とくにプロラクチン産生腫瘍に対してはカベルゴリンの有効性が非常に高く，治療の第一選択となっている。

　そのほかの成長ホルモン産生腫瘍に対しては，手術による摘出で治癒できなかった場合に薬物療法がおこなわれ，ソマトスタチン類似体のオクトレオチド酢酸塩やランレオチド酢酸塩，パシレオチドパモ酸塩が投与される。

◆ 悪性リンパ腫に対する薬物治療

　脳に原発した悪性リンパ腫の治療は，血液内科で行われることが多い。大量メトトレキサート療法(HD-MTX)が標準治療であるが，放射線療法と併用すると白質脳症❶という副作用が発症するリスクが高まる。そのため，最近ではプロカルバジン，ビンクリスチン，リツキシマブを併用するR-MPV療法や，新薬のチラブルチニブ塩酸塩❷も用いられるようになってきている。

4 てんかんに対する薬物療法

　てんかんの治療は抗てんかん薬による薬物療法が主体であり，てんかんの種類に応じて第一選択となる薬物が異なる。ラコサミド，レベチラセタム，ラモトリギン，ペランパネル水和物などの，副作用や薬物相互作用の発生が少ない第二世代薬が用いられることが増えてきているが，発作型によっては第一世代のバルプロ酸ナトリウムが第一選択として推奨されるものもある。

2 外科的治療法

1 穿頭術

　頭皮を5cm程度切開し，頭蓋骨に10～12mm大の穴を空ける処置のことを**穿頭術**という。通常は局所麻酔で施行が可能である。以前は穿頭器とよばれる手でまわすドリルを用いて行われていたが，ごくまれに硬膜まで貫通してしまう危険性があり，最近は安全機能のついた機械式ドリルで行われることが多くなった。

　穿頭術を伴う外科的治療には，おもに次のようなものがある。

▎穿頭洗浄ドレナージ術

　穿頭して硬膜に小切開をおき，慢性硬膜下血腫などの液状化している血腫をドレナージする治療である(◉図4-8-a)。皮下ドレナージや硬膜外ドレナージ，硬膜下ドレナージなどがある。

▎穿頭脳室ドレナージ術

　急性水頭症のように，脳室内出血などにより脳脊髄液の循環が阻害され，脳室が拡大し，頭蓋内圧が亢進した場合に緊急で行われることが多い。脳室に貯留した脳脊髄液をドレナージにより排出することで頭蓋内圧を下げることで，脳ヘルニアの危険性を回避できる(◉図4-8-b)。脳室ドレナージと脳槽ドレナージがあり，通常，非優位側の大脳半球の側脳室前角を穿刺して行

□ NOTE

❶白質脳症
　大脳の白質が障害され，歩行障害や構音障害，認知症，活動性の低下などの症状が出現する病態である。MRIのT2強調画像にて，白質にびまん性に高吸収域が出現するのが画像上の特徴である。

❷チラブルチニブ塩酸塩
　中枢神経系に原発する悪性リンパ腫では，ブルトン型チロシンキナーゼ(BTK)のはたらきにより，腫瘍細胞の増殖が促進される。チラブルチニブ塩酸塩はこのBTKの阻害薬である。2020年3月に承認された。

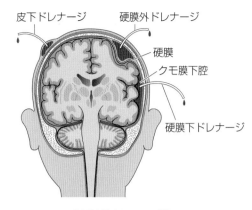

a. 穿頭洗浄ドレナージ術
慢性硬膜下血腫の手術などに対して行われる。
頭蓋内や皮下にたまった血液を排出する。

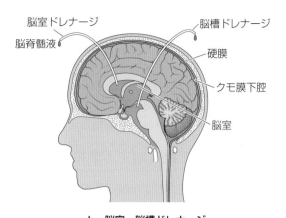

b. 脳室・脳槽ドレナージ
脳室や脳槽に過剰にたまった脳脊髄液を排出する。

◐ 図4-8　穿頭術によるドレナージ

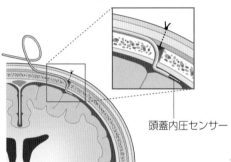

頭蓋内圧センサー

◐ 図4-9　頭蓋内圧センサー留置術

われる。

　短時間で施行可能といった利点がある反面，ドレーン挿入時の脳内出血やドレーンの長期留置による感染といった合併症も存在する。

　正常圧水頭症のような慢性的な水頭症に対する脳室-腹腔短絡術（V-Pシャント術）の際にも行われる（◐ 111ページ）。

頭蓋内圧センサー留置術

　重症頭部外傷などの患者で頭蓋内圧を測定するため，穿頭後に硬膜外または硬膜下に，**頭蓋内圧センサー** intracranial pressure sensor（**ICPセンサー**）を留置する。これにより集中治療室での持続的なモニタリングが可能となる（◐図4-9）。

神経内視鏡手術

　近年では，脳出血の外科的治療として，穿頭部から内視鏡を挿入する神経内視鏡手術が用いられるようになってきている。開頭術を行わないため，低侵襲な手術とされている（◐ 109ページ）。

脳深部刺激療法

　脳深部刺激療法 deep brain stimulation（**DBS**）は，穿頭部から電極を脳内に挿入し，脳を持続的に刺激することで，異常興奮した神経核の活動を抑制す

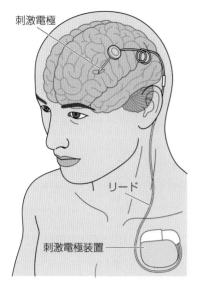

刺激電極

リード

刺激電極装置

◎図 4-10　脳深部刺激療法(DBS)

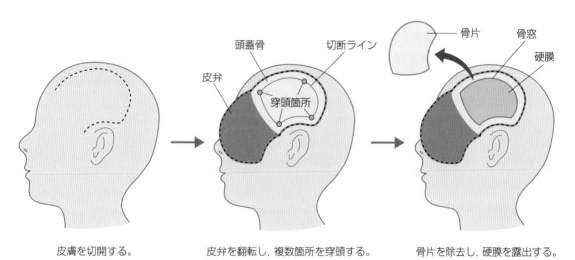

頭蓋骨　　　切断ライン

皮弁

穿頭箇所

骨片　　　骨窓

硬膜

皮膚を切開する。　　　　　　　皮弁を翻転し, 複数箇所を穿頭する。　　　骨片を除去し, 硬膜を露出する。

◎図 4-11　開頭術(左前頭側頭開頭)

る治療である(◎図 4-10)。通常は視床, 視床下核, 淡蒼球が刺激のターゲットとなり, パーキンソン病などでおこる不随意運動に対する治療として行われる。脳に対するペースメーカー治療といえるが, 電極や電池を体内に留置するため術後に MRI が撮影できなくなるといった問題も存在する。

2　開頭術

　開頭術は脳神経外科で行われる最も基本的な外科治療である。頭蓋骨を切り取って窓を開け, 硬膜を切開して脳表から脳病変に対応する手技である(◎図 4-11)。頭蓋骨が切り取られた部分は骨窓とよばれ, 骨窓を開ける部位に応じて, 前頭開頭, 前頭側頭開頭, 側頭開頭, 頭頂開頭, 後頭開頭, 後頭下開頭のようによばれる。

　通常の手順として, まず開頭部を取り囲むように皮膚を切開し, 皮弁を翻

転する。次に，露出した頭蓋骨の複数箇所に穿頭を行い，その間をカッティングバーとよばれる電気ノコギリのような器械で切断し，頭蓋骨を摘出する。頭蓋骨の下に露出した硬膜を切開し，脳表へ到達したあとは，硬膜内操作へと移行する。予定手術の場合は，基本的に部分剃毛で行われることが多い❶。

硬膜内操作は，手術用顕微鏡（マイクロスコープ）を用いて術野を拡大しながら行われるが，最近は外視鏡（エクソスコープ）を顕微鏡のかわりに使用する施設も増えてきている。

硬膜内操作の終了後は，硬膜を縫合閉鎖し，髄液漏対策として組織接着剤（フィブリン糊❷）を塗布する。その後，骨片をチタン製のプレートで固定❸し，創部を糸で縫合もしくは医療用のステープラーで閉鎖して終了となる。

開頭術による代表的な治療法を以下に概説する。

◆ 減圧開頭術

脳は，頭蓋骨という一定の容積をもつ閉鎖空間の中に存在する臓器である。そのため，脳浮腫が生じて脳の体積が増えると，浮腫を生じた部分のみならず，脳全体にかかる圧力が亢進し，最悪の場合脳ヘルニアから死にいたる（◉ 75ページ）。これを避けるべく，患側の頭蓋骨を大きく除去し，硬膜も大きく切開して浮腫部分の圧を外部に逃す方法が減圧開頭術である。硬膜の切開部は，大腿筋膜や骨膜，人工硬膜などで補塡される。

重症頭部外傷や脳卒中患者で脳浮腫が強く生じ，血腫などの原因除去だけでは頭蓋内圧のコントロールが困難な場合に用いられる。浮腫の強い約2週間，減圧開頭した状態で頭蓋内圧のコントロールを行い，浮腫の改善後に頭蓋骨を戻す頭蓋形成術を行う。

◆ 脳動脈瘤クリッピング術

未破裂，もしくは破裂した脳動脈瘤の頸部にクリップをかけることで，瘤内への血流を遮断して破裂や再破裂を予防する方法が脳動脈瘤クリッピング術である（◉ 126ページ）。脳動脈瘤は通常，脳のしわの間に存在しているため，脳動脈瘤クリッピング術では脳内を操作する必要はない。

◆ 開頭血腫除去術

開頭血腫除去術は，頭部外傷や脳出血に対する外科治療である（◉ 131，167ページ）。

● **頭部外傷における開頭血腫除去術**　急性硬膜外血腫や硬膜下血腫，外傷性脳内血腫に対して行われることが多い。血腫の直上に開頭を行い，脳を圧迫している硬膜外・硬膜下血腫を除去する。脳浮腫の強い症例では頭蓋骨を戻さずに減圧開頭術を併用する。

なお，急性硬膜下血腫の場合は，脳ヘルニアが生じており，超緊急で頭蓋内圧を低下させる必要がある症例も存在する。そのような場合には，開頭から血腫除去までの時間を短縮するために，まず穿頭を行い，そこから血腫をできるだけ排出する**極小開頭・血腫洗浄術** hematoma irrigation with trephination

NOTE

❶近年の開頭術では，創部が毛髪内に隠れるように設定することがほとんどであるため，術後の整容面での問題は減少してきている。ただし，創部周囲の感覚低下や違和感，軽度の皮膚陥凹などが生じる可能性はある。

❷フィブリン糊（生体糊）は血漿分画製剤の一部であり，血液から作成される製剤である。他人の血液から作成されるものと，採血された自己血から作成されるものがある。輸血と異なり加熱・滅菌が可能である。

❸頭蓋骨を固定するためのチタンプレートはMRIに対応しており，体内に入れたままでもMRI撮影が可能である。そのため，骨癒合が完成したあとに除去する手術は不要である。

therapy（**HITT**）を先に行うこともある。

●**脳出血における開頭血腫除去術**　被殻出血，皮質下出血，小脳出血など
に対して用いられる。

1 **被殻出血**　前頭部から側頭部におよぶ開頭を行い，シルビウス裂を顕
微鏡下に開放後，島皮質❶に小切開をおき，直下に存在する血腫を除去する。
開頭手術の場合は内視鏡手術に比べると術野が広くなるので，吸引管に加え
て鑷子やバイポーラといった手術道具を挿入できる。そのため，血腫がかた
くても容易に除去でき，止血も確実に行えるといった利点がある。また，脳
腫脹が強い場合，そのまま減圧開頭術に移行できる。

一方で，皮膚切開，開頭，顕微鏡下でのシルビウス裂開放など，血腫に到
達するまでに行う手技が多いので，内視鏡手術より時間がかかるという問題
もある。被殻出血に対しては，状況に応じて開頭血腫除去術と内視鏡下血腫
除去術を使い分けることが重要となる。

2 **皮質下出血**　皮質下出血では，血腫が脳表に近いため到達が容易であ
ること，また，穿頭下での内視鏡手術では操作範囲が狭く血腫の除去が不十
分なことがあるなどの理由から，開頭血腫除去術が行われることが多い。

3 **小脳出血**　血腫が大きく，小脳正中部に存在し，後頭骨の減圧開頭も
必要となる場合は，腹臥位での開頭血腫除去術が用いられる事が多い❷。

◆ 脳動静脈奇形摘出術

脳動静脈奇形からの出血を予防するために，ナイダス（異常血管部分）を摘
出する手術である（●図 4-12）。

脳動静脈奇形は流入血管 feeder，ナイダス，導出静脈 drainer から構成さ
れており，手術ではまず流入血管を閉塞させ，ナイダスの圧を下げることが
最優先となる❸。栄養血管をすべて閉塞し，導出静脈の色が動脈の赤色から
静脈の青色に変化したのち，ナイダスを一塊として摘出する。手術中に血管
撮影を行なって，残存したナイダスがないかを確認することが重要である。

術後は，脳動静脈奇形に流入していた大量の動脈血が周囲の血管へ流れ込
むため，正常灌流圧突破 normal perfusion pressure breakthrough（NPPB）とよ
ばれる現象がおこることがある。正常灌流圧突破がおこると，周囲の脳への

> **NOTE**
> ❶**島皮質**
> シルビウス裂の奥に存在
> する領域で，被殻に近い位
> 置に存在する。

> **NOTE**
> ❷左右の小脳半球に偏在す
> る比較的小さい小脳出血の
> 場合は，仰臥位または半側
> 臥位での内視鏡下血腫除去
> 術が選択されることが多い。

> **NOTE**
> ❸手順を間違えると手術中
> に大量出血を生じ，大きな
> 合併症を生じる可能性が高
> くなる。血管の閉塞には，
> クリップの使用や，液体塞
> 栓物質による血管内塞栓術
> が用いられる。

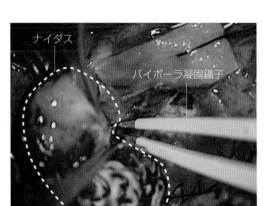

ナイダス　バイポーラ凝固鑷子

**●図 4-12　脳動静脈奇形摘出
術**
流入動脈をバイポーラ凝固鑷子
で焼灼し，ナイダスを脳から摘
出する。

MOVIE

血流が上昇し，痙攣発作や脳出血を生じうる。そのため，脳動静脈奇形摘出術後は，1週間程度は血圧を低く保つことが重要である。また，大きな脳動静脈奇形を摘出した際は，術後最低でも一晩は麻酔を覚醒させずに，集中治療室管理のもと，深鎮静で厳密な血圧管理を行うことが推奨される。

◆ バイパス手術

バイパス手術とは，血管の狭窄や閉塞を原因とした脳の血流低下領域に対して，外科的に血流を増やす手術であり，血行再建術ともよばれる。狭窄や閉塞した部分を再開通するのではなく，病変の遠位側に新しく血流の迂回路を作成する手術である。

代表的なものに浅側頭動脈-中大脳動脈吻合術がある（● 149ページ）。

◆ 脳腫瘍摘出術

脳腫瘍の摘出方法は，髄膜腫や聴神経腫瘍などの脳実質外腫瘍と，神経膠腫や転移性脳腫瘍といった脳実質内腫瘍とで大きく異なる。

1 髄膜腫　脳実質外腫瘍である髄膜腫は，基本的に良性腫瘍である（● 156ページ）。放射線治療の効果も示されていることから，神経や血管に強く癒着している部分は無理に摘出しないという，**安全な最大限切除** maximum safe resection が原則となる。髄膜腫は一般的にかたい腫瘍であるため，超音波破砕吸引器（CUSA®）を用いて細かく砕きながら摘出していく（●図4-13）。この際に，腫瘍への血流が遮断されていることが摘出を容易にするカギとなる❶。腫瘍の摘出の程度はシンプソングレードで評価するのが一般的であり，付着硬膜ごと摘出するグレード1から部分摘出のグレード4まで分類される。グレードの上昇は再発率とよく相関することが知られている。

2 聴神経腫瘍　脳実質外腫瘍である聴神経腫瘍の摘出術では，腫瘍の近くを走行している顔面神経を温存することが最も重要である。そのため，術中に神経機能を確認するための顔面神経モニタリングが必須となる。また，

□NOTE
❶髄膜腫摘出手術の原則は4Dsの法則とよばれる。4Dsは，腫瘍への血流遮断 devascularization，腫瘍の付着部硬膜からの切り離し detachment，内減圧 debulking，周囲組織からの剝離 dissection の頭文字である。

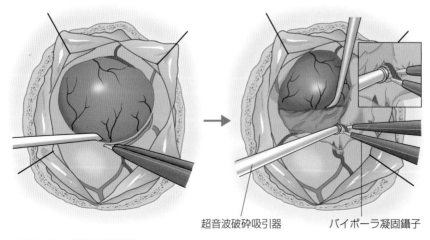

超音波破砕吸引器　　バイポーラ凝固鑷子

●図4-13　脳腫瘍摘出術

有効聴力が残っている腫瘍の場合は，聴力の温存を目的として聴性脳幹反射 auditory brainstem response（ABR）という聴力モニタリングを行いながら摘出を進める。聴力をつかさどる蝸牛神経は顔面神経より脆弱なため手術操作の影響を受けやすく，聴力の温存は顔面神経の温存より一般的に困難である。

　③ 神経膠腫　神経膠腫は脳実質を構成する神経膠細胞から発生するため，脳実質内腫瘍である。神経膠腫の場合は，MRI で造影される部分に加え，FLAIR 画像で白く写る周囲の部分まで摘出することで再発率が下がるとされている。そのため，手術により新たな症状を出現させない範囲での，最大限の摘出が推奨されている。手術ではナビゲーションシステムや術中 CT/MRI，神経モニタリングなどが用いられ，とくに，言語中枢などの重要な機能をもつ部位の近くに腫瘍が存在する場合は，患者を麻酔から一旦覚醒させて，その部位の機能を電気刺激で確認しながら腫瘍の摘出を進めるといった**覚醒下手術**が用いられることもある。

　悪性神経膠腫の場合は，術前にアミノレブリン酸塩酸塩という発光物質を内服させ，手術中に赤く光らせた腫瘍を蛍光顕微鏡で確認することで摘出度を上げるという試みも行われている。

　神経膠腫の場合は，手術により腫瘍をほぼ全摘出できたと考えられたとしても，周囲脳組織へ浸潤した腫瘍細胞が残存している。そのため手術の最後に，摘出腔に抗がん薬のカルムスチンを含有したタブレットを敷きつめることで対処する❶。

◆ てんかんに対する外科治療

　薬物治療による発作のコントロールが困難な難治性てんかんに対しては，外科手術が行われることがある。開頭術のあと，てんかんの焦点（◯ 233 ページ）となっている部分を切除する**焦点切除術**や，てんかん波の波及を防ぐために脳梁を離断する**脳梁離断術**などが行われる。てんかん波の消失を確認するには術中脳波測定を行うことが望ましいため，それが可能なてんかん手術専門施設で行うことが多い。

◆ 片側顔面痙攣や三叉神経痛に対する外科治療

　片側顔面痙攣または三叉神経痛が，神経血管圧迫症候群による症状と判断された場合，手術により神経を圧迫している血管を移動させるか，間にクッションを挿入して除圧することで症状を改善する。機能的脳神経外科とよばれている分野である。

　微小血管減圧術 microvascular decompression（MVD）とよばれる方法は，耳の後ろに 5 cm 程度の皮膚切開をおき，2.5 cm 程度の小開頭で施行できる手術である（◯図 4-14）。根治的な治療であるため，その後の薬物療法が不要になるという利点もある。その一方で，手術箇所と内耳神経が近接しているため，手術合併症として聴力障害がおこりうるという欠点もある。そのため，術中の ABR モニタリングが必須となる。

　三叉神経痛の場合は手術直後から痛みの消失がみとめられることが多いが，

⌐NOTE
❶血液脳関門が存在するため，経口投与もしくは経静脈投与した抗がん薬は腫瘍に到達しにくい。そのため，腫瘍摘出の際にカルムスチンを直接添付するという方法が開発された。

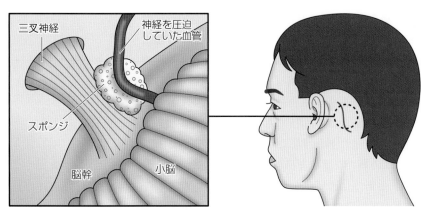

○**図 4-14 微小血管減圧術（MVD）**
三叉神経と，神経を圧迫していた血管の間にクッションとしてスポンジを挿入することで，除圧を行う。

顔面痙攣の場合は半年から 1 年程度痙攣が残存することもある。

3 血管内治療

　血管内治療 endovascular treatment（EVT）は，病巣を血管の中からカテーテルで治療する方法である。頭皮の切開や開頭術が不要なため低侵襲であり，患者の負担が少ないことが最大の利点である。近年ではさまざまな治療機器の開発が進んでおり，今後も適応となる疾患は増えていくと考えられる。
　代表的な血管内治療方法としてコイル塞栓術や機械的血栓回収療法がある。

▌コイル塞栓術

　コイル塞栓術は，脳動脈瘤の内部にプラチナ製のコイルを詰めることで血液の流入を減らし，破裂を予防する手技である。
　一般的には，動脈瘤の根元である頸部が狭く，胴体（ドーム）が広い動脈瘤に適している。頸部が広い場合はコイルが瘤の外に逸脱するというリスクがある（○ 129 ページ，図 5-9）。
　2020 年には WEB®という新しいデバイスが承認され，従来の血管内治療では再発率が高いとされていた血管分岐部に生じた動脈瘤に対するステント治療が可能となった。デバイスの進歩に伴い，今後も血管内治療の適応は拡大してゆくものと思われる。

▌機械的血栓回収療法

　脳の主幹動脈である，内頸動脈，中大脳動脈，脳底動脈などの太い動脈が心臓からの血栓などで急性に閉塞した際に，カテーテルで血栓を吸引して除去し，血流を再開させる治療法である（○ 146 ページ）。
　rt-PA による血栓溶解にて再開通が得られない症例や，発症から 4.5 時間以上が経過して rt-PA 適応外となった症例などで用いられる。2010（平成22）年に最初の血栓回収機器が保険適用されて以来，吸引カテーテルやステントリトリーバーなどのさまざまな器械が登場しており，手技も確立している。現在では，発症から 24 時間以内までが機械的血栓回収療法の適応とさ

れている。

▊ 頸動脈ステント留置術

頸動脈ステント留置術 carotid artery stenting（**CAS**）は，頸動脈狭窄に対する脳血管内治療法である。カテーテルを鼠径部から大腿動脈に刺入して，頸動脈に到達させ狭窄部をバルーンにより広げ，**ステント** stent という網目状のステンレス製金属を血管内に留置して，頸動脈を拡張させる治療である（● 148ページ，図5-20）。局所麻酔下で施行でき，外科治療である頸動脈内膜剝離術（CEA，● 117ページ）よりも侵襲が少ないが，根治的な治療ではない。

欧米での研究により，心疾患や肺疾患の既往，反対側の頸動脈の狭窄，放射線治療後といった，CEA の施行にリスクがある患者に対しては，CAS であっても CEA に劣らない脳卒中予防効果があることが証明された。

▊ そのほかの血管内塞栓術

脳動静脈奇形や硬膜動静脈瘻といった，動脈と静脈が直接吻合する疾患はシャント疾患とよばれる。これらの疾患に対しては，シャント部位を閉塞させるため，液体塞栓物質を用いた血管内塞栓術が用いられることが多い。

マイクロカテーテルを経動脈的もしくは経静脈的にシャント部位まで誘導し，シアノアクリレート系薬剤 *n*-butyl-2-cyanoacrylate（NBCA）や，Onyx® といった液体塞栓物質を用いてシャント部位を閉塞する。

脳動静脈奇形に対しては，開頭による摘出術を行う前の補助治療として使用され，流入動脈からナイダスまでを塞栓する。硬膜動静脈瘻に対しては根治的治療として使用される。症例にもよるが，血管内手術のなかでは高度な技術を必要とされる手術である。

4 　神経内視鏡手術

ほかの臓器と同様，脳・神経疾患に対しても内視鏡を用いた低侵襲手術が用いられるようになってきている。内視鏡には硬性鏡と軟性鏡の2種類があり，疾患ごとに使い分けられる。光学機器の性能向上や手術手技の確立，機器の発展などもあり，適応疾患は拡大傾向にある。

◆ 血腫除去術

被殻出血や脳室内出血などにおもに使用される（●図4-15）。出血側の前頭部，とくにコッヘルズポイント❶Kocher's point とよばれる部分の近くに穿頭し，前頭葉の脳表面から血腫もしくは脳室内に向けてシースという透明な筒を挿入する。このシースの中に硬性鏡を通し，血腫を近くから拡大して見ながら吸引管で除去する。血腫到達までの時間が早いため，すみやかな頭蓋内圧のコントロールが可能となる。

ただし，血腫がかたい場合は吸引管だけで除去ができない場合があることと，止血にやや技術的な困難さがあることなどが問題である。開頭血腫除去術との使い分けが重要である。

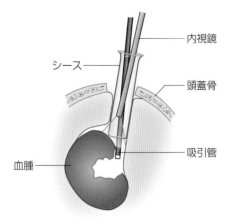

シース

内視鏡

頭蓋骨

吸引管

血腫

◎図4-15　内視鏡的血腫除去術

◆ 経蝶形骨洞手術

　経蝶形骨洞手術 transsphenoidal surgery（TSS）は，下垂体腺腫を代表とする頭蓋底部の腫瘍に対して，鼻腔から硬性鏡を挿入し，トルコ鞍底の骨を削除し，腫瘍へと到達する手術法である（◐ 157ページ，図5-26）。内視鏡の画質が向上したことや，手術用の道具が充実してきたことなどから，下垂体腺腫だけでなく髄膜腫や頭蓋咽頭腫などの摘出術にも用いられるようになっている。頭蓋底部の骨をやや大きく開窓する場合は，**拡大経蝶形骨洞手術**とよばれる。

　頭部の切開や開頭が不要なため，開頭術と比べると患者への負担は非常に少ない手術である。その反面，髄液鼻漏による髄膜炎のリスクがある。とくに拡大経蝶形骨洞手術では，術後の硬膜の閉鎖と，鼻粘膜などを用いた頭蓋底部の再建が非常に重要である。

◆ 内視鏡的第三脳室底開窓術

　内視鏡的第三脳室底開窓術 endoscopic third ventriculostomy（ETV）は，第三脳室や側脳室が拡大する非交通性水頭症（◐ 172ページ）に対して行われる内視鏡手術である。非交通性水頭症では，中脳水道などの脳脊髄液の通路が閉塞したことで脳脊髄液が循環できず，脳室に貯留してしまい頭蓋内圧が亢進する。手術により閉塞を改善することで，頭蓋内圧をコントロールする。

　具体的には，血腫除去術と同様に右のコッヘルズポイントに穿頭して脳室前角にシースを挿入したのち，軟性鏡をモンロー孔経由で第三脳室内まで進める。その後，鑷子やバルーンで第三脳室底部に開窓術を施し，第三脳室と脳底部脳槽との間を脳脊髄液が移動できるようにする。これにより，中脳水道が閉塞していても髄液が脳槽へ流出できるようになるため，髄液の循環が改善する。

5 そのほかの外科治療

　頸動脈内膜剝離術や，水頭症に対するシャント手術がある。頸椎症や腰椎症に対する外科治療は『系統看護学講座　運動器』などを参照のこと。

◆ 頸動脈内膜剝離術

　頸動脈内膜剝離術 carotid endarterectomy（**CEA**）は，頸部内頸動脈狭窄症に対する外科治療である。頸動脈の狭窄部を露出し，血流を遮断したあとに血管壁を切開し，動脈を狭窄させているプラーク❶を含む内膜を摘出する。根治治療であるため，適応がある場合は外科治療の第一選択となる。

　欧米で行われた大規模臨床試験で，内科的治療よりも CEA のほうが脳卒中の再発予防効果が高いことが証明されて以来，広く行われるようになった。

◆ 脳室-腹腔短絡術（V-P シャント術），　腰椎-腹腔短絡術（L-P シャント術）

　水頭症のなかでも，おもに交通性水頭症（ 172 ページ）の治療として用いられる手術である。交通性水頭症のおもな原因は脳脊髄液の吸収障害であるため，脳室内に余分に貯留した脳脊髄液をチューブで頭蓋外に誘導し，腹腔内へ流出させて腹膜から血液内へと吸収させることで，循環を保つ。この方法を**脳室-腹腔短絡術** ventricular-peritoneal shunt（**V-P シャント術**）という（ 図 4-16）。脳脊髄液を腰椎から排出させる場合は，**腰椎-腹腔短絡術** lumbo-peritoneal shunt（**L-P シャント術**）とよぶ。

　いずれの場合も，感染やシャントチューブの閉塞といった合併症を生じる可能性があり，そのような場合にはシャント再建術を行わなくてはならない。また，立位や座位などで頭部を腹部より高い位置に上げた場合には，重力の影響で髄液が過剰にシャントチューブから排出されてしまうオーバードレナージがおこり，脳脊髄液減少症を生じる可能性がある。オーバードレナージでは，立位や座位をとると頭痛が生じ，臥位に戻ると改善するという特徴がある。

　最近では，シャントチューブの途中に圧可変式バルブや過流出防止バルブを挿入することが多い。これにより，頭蓋内圧が低い場合や流量が速くなった場合に髄液の排出を調節することが可能となり，脳脊髄液減少症の予防に有用である。

NOTE

❶プラーク
　動脈内皮への脂質の沈着やマクロファージの集積によりおこる肥厚性病変のこと。

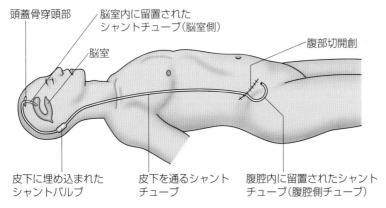

頭蓋骨穿頭部　　脳室内に留置された
　　　　　　　　シャントチューブ（脳室側）

脳室

腹部切開創

皮下に埋め込まれた
シャントバルブ

皮下を通るシャント
チューブ

腹腔内に留置されたシャント
チューブ（腹腔側チューブ）

● 図 4-16　脳室-腹腔シャント術（V-P シャント術）

3 放射線治療

　脳・神経疾患で用いられる放射線治療の目的は，①腫瘍に対する治療と，②血管奇形や三叉神経痛に対する治療の2つに大別される。また，他臓器における放射線治療と異なる点として，病変部の近傍に視神経のような放射線障害を生じやすい組織が存在しているということがあげられる。そのため，病変部のみに高線量を照射する放射線治療が頻用されるという特徴がある。

1 脳腫瘍に対する放射線治療

　神経膠腫や転移性脳腫瘍といった悪性脳腫瘍に対する治療と，髄膜腫や聴神経腫瘍，下垂体腺腫などの良性脳腫瘍に対する治療に大別される。脳の放射線治療では，患者に一生涯で照射できる放射線量が決まっているため，何度も施行ができないという点が重要となる。

● **拡大局所照射**　神経膠腫のような脳実質内腫瘍に対しては，脳実質に浸潤している部分も治療する必要がある。そのため，検査画像で示された病変に加え，周囲の脳も含めて放射線を照射する**拡大局所照射**が用いられる。神経膠腫の場合は1回2Gy❶を30回で分割照射し，計60Gy照射するのが標準的である。

● **全脳照射**　10個以上の転移性脳腫瘍をみとめる場合には，脳全体に照射する**全脳照射**（WBRT）が用いられる。ただし，照射後数年で脳萎縮が進行し，高次脳機能障害が生じることがあるため，できる限り避けるべきである。最近ではこの合併症を避けるために，**強度変調放射線治療**（IMRT）という三次元的放射線治療を行える機器が新たに開発されており，海馬への照射を避けた全脳照射（HA-WBRT）が行われるようになってきている。

● **定位放射線治療**　良性腫瘍や，10個以下で3cm以下の大きさの転移性脳腫瘍に対しては，定位放射線治療がおもに行われる。これはガンマナイフ®やサイバーナイフ®とよばれる治療機器を用いて，腫瘍に対してのみ高線量の照射を行い，周囲組織への被曝線量を減らす特殊な放射線治療である（◉図4-17）。

　2.5〜3cmまでの髄膜腫，聴神経腫瘍，下垂体腺腫に対しては単回照射（SRS）で治療を行い，それ以上の大きさであったり，形が複雑なものに対しては複数回の分割照射（SRT）による治療が行われる。

　良性腫瘍の場合，数か月から数年かけて腫瘍を縮小させるという治療になるが，治療開始後数か月から1年くらいのあいだに，一時的な腫瘍の増大をみとめることが知られている。

2 脳動静脈奇形や三叉神経痛に対する放射線治療

　脳動静脈奇形に対しては，ガンマナイフ®やサイバーナイフ®による定位放射線治療が行われ，異常血管に高線量の放射線を照射することによって血管に炎症を生じさせ，ゆっくりと閉塞させる。脳の深部などの手術摘出がむ

NOTE

❶ Gy（グレイ）

　放射線にさらされた物体が，その単位質量あたりに吸収する線量を示したものがGyである。たとえば放射線によって物質1kgあたり2ジュールのエネルギーを与えられたとき，その吸収線量が2Gyとなる。

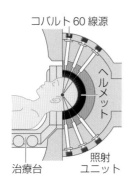

コバルト 60 線源

ヘルメット

治療台

照射
ユニット

a. ガンマナイフ®

ヘルメット型のヘッドに配置された約 200
個のコバルト 60 の線源から γ 線を発生さ
せ，病変部の 1 点に収束させて照射するこ
とで病巣を破壊する。

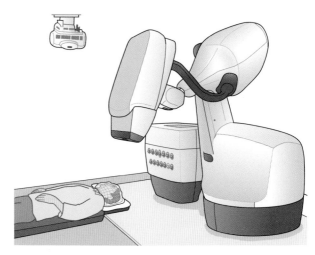

b. サイバーナイフ®

ロボットアームにより X 線発生装置を動かすことで，さまざま
な方向から病変に X 線を照射することができる。

○**図 4-17　定位放射線治療に用いられる機器**

ずかしい部位に病変が存在する場合には，よい適応となる。ただし，診断画
像上で病変の消失が確認できるまでに 3 年程度の時間が必要であり，治療で
きる大きさも 2.5~3 cm 程度までの小さいものに限定される。

　三叉神経痛に対しては，2015（平成 27）年にガンマナイフ®が，2021（令和
3）年にサイバーナイフ®が治療の保険適用となった。どちらにおいても，腫
瘍に用いる場合よりも高線量である 80Gy を 1 回照射する。これにより三叉
神経の組織を破壊してニューロモデュレーション❶（神経機能調節）を生じさ
せ，痛みを取り除く。薬部療法が無効な症例や微小血管減圧術が困難な症例
に対して施行されるが，効果の発現まで数か月必要となることが多い。

🖉 **work** 復習と課題

❶ 脳・神経疾患の神経学的検査に含まれる項目と，そのおもな役割について述べ
　なさい。

❷ 脳血管撮影の目的を 3 つ述べなさい。

❸ セルディンガー法について述べなさい。

❹ CT 画像の高吸収域と低吸収域で示される病変をあげなさい。

❺ MRI と CT 画像との違い，それぞれの利点について述べなさい。

❻ 脳血管障害の診断における MR 血管撮影（MRA）の有用性について述べなさい。

❼ 脳梗塞に代表される虚血性脳血管障害に対する超急性期の薬物治療について，
　薬物名と治療上の注意点を述べなさい。

❼ 開頭手術と比較した際の血管内手術の利点について述べなさい。

❽ 頸動脈ステント留置術（CAS）と頸動脈内膜剝離術（CEA）の手術方法の概要を
　述べなさい。

❾ 放射線治療の対象となる脳・神経疾患にはどのようなものがあるか述べなさい。

第 5 章

疾患の理解

A 本章で学ぶ脳・神経疾患

　脳・神経系は，**中枢神経系**である脳および脊髄と，**末梢神経系**に分けられる。したがって，脳・神経系の疾患も，大きく中枢神経系の疾患と末梢神経系の疾患に分けてとらえることができる。また，脳・神経系の機能は，ニューロンだけではなく，脳・脊髄を保護している膜や，血管などによっても維持されている。

　脳・神経疾患は，これらによって維持されている脳の機能や末梢への神経伝達のしくみが障害されることで生じる。障害の原因は，出血や腫瘍といった物理的な圧迫によるもののほか，感染症などによる炎症，ニューロンの変性など多岐にわたる（❍図5-1）。原因とともに，障害された部位とそれに伴う脳・神経系の機能の障害をとらえることで，あらわれる症状を理解しやすくなる。

　また，脳・神経系の疾患は，外科的な治療が主となるものと，内科的な薬物療法が主となるものがあり，前者は脳神経外科で，後者は脳神経内科❶で扱われる。本章で扱う疾患のうち，クモ膜下出血や脳出血といった脳疾患の多くが脳神経外科で扱う疾患であり，それ以外の疾患はおもに脳神経内科で扱う疾患である。

NOTE

❶薬物療法などを主体として脳・神経疾患を治療する科は，かつては神経内科という科名でよばれることが多かった。しかし近年では，神経学会のはたらきかけなどにより，一般の人々が診療内容をより理解しやすいように脳神経内科という科名が使われることが多くなってきている。

1 脳神経外科で扱う中枢神経系の疾患

1 脳疾患

　本章で脳疾患としてとりあげるのは，脳血管障害，脳腫瘍，頭部外傷，脳脊髄液（髄液）の異常といった，おもに外科的な治療を行う疾患である。頭痛・てんかん・認知症も脳におこる疾患であるが，脳神経内科での薬物治療が主体となるため，後述する。

◆ 脳血管障害

　脳血管に病変が生じ，脳機能が障害されるものを**脳血管障害**とよび，脳卒中をきたす脳の疾患全般をさす。脳血管の病変は，血管からの出血によるもの（クモ膜下出血など）と，血管の狭窄・閉塞によるもの（脳梗塞）がある。

◆ 脳腫瘍

　脳に発生する腫瘍は，さまざまな視点から分類される。良性腫瘍か悪性腫瘍か，また，頭蓋内組織から発生した原発性腫瘍か他臓器から転移した転移性腫瘍かといった分類のほか，脳腫瘍の存在する部位により，脳実質内腫瘍と脳実質外腫瘍にも分類される。

　脳実質内に発生する腫瘍には，グリオーマ，悪性リンパ腫，転移性脳腫瘍などがある。脳の実質外に発生する腫瘍としては髄膜腫がその代表である。

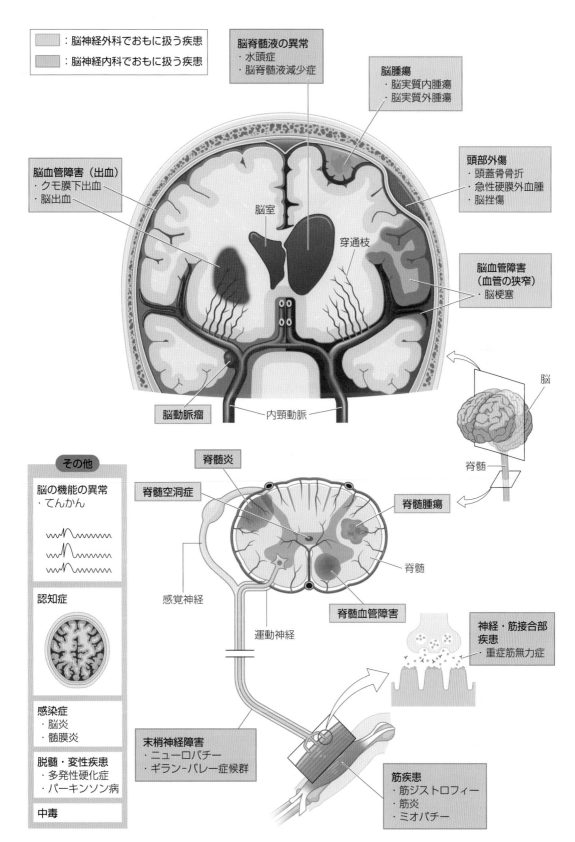

脳神経外科でおもに扱う疾患

脳神経内科でおもに扱う疾患

脳脊髄液の異常
・水頭症
・脳脊髄液減少症

脳腫瘍
・脳実質内腫瘍
・脳実質外腫瘍

頭部外傷
・頭蓋骨骨折
・急性硬膜外血腫
・脳挫傷

脳血管障害（出血）
・クモ膜下出血
・脳出血

脳室

穿通枝

脳血管障害（血管の狭窄）
・脳梗塞

脳動脈瘤　　内頸動脈

脳

脊髄

その他

脳の機能の異常
・てんかん

認知症

感染症
・脳炎
・髄膜炎

脱髄・変性疾患
・多発性硬化症
・パーキンソン病

中毒

脊髄炎

脊髄空洞症

脊髄腫瘍

感覚神経

運動神経

脊髄

脊髄血管障害

神経・筋接合部疾患
・重症筋無力症

末梢神経障害
・ニューロパチー
・ギラン-バレー症候群

筋疾患
・筋ジストロフィー
・筋炎
・ミオパチー

○**図 5-1　脳・神経疾患の概要**

そのほか，脳神経の髄鞘から発生して増大する神経鞘腫や，下垂体に発生してホルモン分泌の異常をおこすこともある下垂体腺腫などもある。

◆ 頭部外傷

外力による頭部の損傷を総称して**頭部外傷**といい，外傷により頭部の組織の損傷や出血，出血による血腫が生じる。病名は解剖学的部位に応じてつけられ，頭皮では，頭皮下血腫や頭皮挫創，頭蓋骨では頭蓋骨骨折，硬膜では急性硬膜外血腫と急性硬膜下血腫，クモ膜下腔では外傷性クモ膜下出血がおこる。脳実質が受傷した場合は，脳挫傷と外傷性脳出血がおこる。

◆ 脳脊髄液（髄液）の異常

脳脊髄液の産生や循環が障害されると，脳脊髄液が過剰に脳室にたまる水頭症や，脳脊髄液が減少する脳脊髄液減少症がおこる。

2 脊髄疾患

脳でみられる血管障害，脳腫瘍，外傷は，脊髄にも同様にみられる。上下に長く，また断面積の小さい脊髄に神経組織が密集しているため，脊髄疾患は病変が小さくても症状は重く，障害される範囲が広いものとなる。

2 おもに脳神経内科で扱う疾患

頭痛や，神経・筋が障害される疾患，てんかんや認知症といった脳機能の障害，さらには感染症や中毒といった外的要因による脳・神経疾患は，一部，外科的な処置の対象になることもあるが，おもに脳神経内科で扱う疾患である。

1 頭痛

頭痛は痛みの原因により分類され，病変が特定できない一次性頭痛と，疾患により生じる二次性頭痛に分類される。脳実質には痛みを感じる神経はないため，脳の血管や筋肉，頭皮の末梢神経に生じた痛みである。

2 神経や筋肉が障害される疾患

◆ 末梢神経障害

糖尿病やアルコール，感染，物理的な障害，脱髄などにより，末梢神経の機能がおかされるのが**末梢神経障害**である。障害された神経の機能に応じて，感覚や運動機能の異常，神経痛などが生じる。ニューロパチーや顔面神経麻痺などがある。

◆ 筋肉や神経筋接合部の疾患

　筋肉そのものが障害され，筋力が低下したり筋肉が萎縮したりする疾患が**筋疾患（ミオパチー）**である。遺伝性のものや炎症性のものなどがある。筋疾患は末梢神経疾患と合わせて神経筋疾患として，脳神経内科で診療が行われる。

　また，末梢神経から筋肉への情報伝達が行われる神経筋接合部が障害されると，**神経筋接合部疾患**となる。代表的なものに重症筋無力症がある。

3　脱髄・変性疾患

　中枢神経系の**脱髄疾患**では，なんらかの原因により中枢神経の髄鞘が障害され，軸索における伝導速度が落ちたり，活動電位が伝わらなくなったりする。代表的なものに多発性硬化症がある。

　また，ニューロンが徐々に失われ，それに伴って神経機能も失われていく疾患が**変性疾患**である。中脳にある黒質のニューロンが減少するパーキンソン病や，運動神経が減少することで全身の骨格筋が障害される筋萎縮性側索硬化症（ALS）などがある。

4　脳機能の異常を示す疾患

　脳の機能に異常があらわれる疾患の代表的なものに，てんかんと認知症がある。

◆ てんかん

　脳のニューロンに突然電気的な興奮が発生し，痙攣などの発作を繰り返すものが**てんかん**である。薬物治療により発作をコントロールする。

◆ 認知症

　一度正常に発達した知能が，なんらかの後天的な原因により低下して認知機能障害がおこるのが**認知症**である。アルツハイマー病やレビー小体型認知症などの根本的治療ができないものが多いが，治療可能な認知症もある。

4　外的要因によりおこる脳・神経系疾患

　脳や髄膜にウイルスや細菌などの感染が生じると炎症がおこり，脳炎や髄膜炎，脳膿瘍などをきたすことがある。また，化学物質や薬物による中毒では，神経系の機能が障害されることが多い。そのほか，内科的疾患が原因となり神経症状が生じる疾患として，神経ベーチェット病や甲状腺機能低下症などがある。

B 脳疾患

　脳疾患には，脳梗塞やクモ膜下出血などの脳血管障害のほか，脳腫瘍，頭部外傷，脳脊髄液の異常などさまざまなものがある。ここでは，発症頻度が高い疾患に加え，頭痛についても解説する。

1 脳血管障害

● **疾患概念**　脳血管障害とは一般的に**脳卒中**とよばれる疾患であり，脳血管が破れて発症するクモ膜下出血や脳出血などの**出血性脳血管障害**と，脳血管が詰まることでおこる**虚血性脳血管障害**に分けられる。虚血性脳血管障害は，一過性脳虚血発作（TIA，● 152 ページ）と，脳梗塞（● 137 ページ）に分類される。

● **統計**　脳血管障害は 2021（令和 3）年の日本人の死因の第 4 位になっており，自然死である老衰を除くと，疾患としては第 3 位である。昭和 50 年代には脳出血の患者が多く死因の第 1 位であったが，その後の食生活の欧米化に伴い，脳梗塞が増えたことと，治療法の進歩により死亡する患者は減少してきている。

　しかしその一方で，介護保険制度上の要介護 4 もしくは 5 といった重度の介護を要する原因疾患においては脳卒中が 1 位となっており，生命にかかわらなくとも，障害をもつために通常の日常生活を送れない患者が多数存在している（● 7 ページ）。したがって，脳血管障害においては発症後の治療とリハビリテーションだけでなく，そもそもの発症を予防することが重要となってくる。

● **臨床診断・評価法**　脳血管障害の診断は発症形式，症状によって行われ，画像検査により確定診断となる。症状で簡便に脳血管障害を診断するものとしては **FAST** がある（●図 5-2）。

　脳血管障害の重症度判定として用いられる評価法に，**NIHSS**[1]（National Institute of Health stroke scale）がある（●表 5-1）。これは運動麻痺や言語障害だけでなく，意識障害や視野障害，感覚障害，半側空間無視といった脳血管障害の主要症状の 11 項目を点数化したもので，点数が大きいほど症状が重く，重症な脳血管障害と判定される。0〜40 点で評価され，1〜5 点は軽症，6〜14 点が軽症から中等症，15〜24 点が重症，25 点以上は最重症と定義される。

　NIHSS は脳血管障害患者でしばしば見られる症状の変動や進行，回復過程を数値化して評価できるため非常に有用で，世界的に用いられている。欠点として，評価項目が多いため正確な評価を行うためには訓練が必要である

　NOTE
❶ NIHSS は予後予測にも有用との報告もある。佐藤らの報告では脳梗塞患者において，自宅退院可能となるカットオフ値は前方循環で 8 点以下，後方循環で 5 点以下と報告している[1]。

---

1 ）S. Sato et al.：Baseline NIH Stroke Scale Score predicting outcome in anterior and posterior circulation strokes. *Neurology*, 70（24 Part2）：2371-2377, 2008.

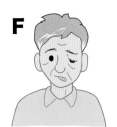
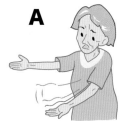
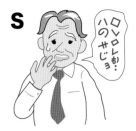
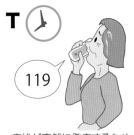

顔が曲がる(face)	腕が落ちる(arm)	言葉が出ない，ろれつが まわらない(speech)	症状が突然に発症するため， すぐに受診する(time)

◖**図 5-2　FAST**
FAST は脳血管障害の簡易的な診断方法である。顔が曲がる(face)，片方の腕が落ちる(arm)，言葉が出ない，ろれつがまわらない(speech)，これらの症状が突然発症する(time)，の頭文字をとってつけられたもので，脳血管障害の主要な特徴をまとめたものである。FAST は簡便で汎用性が高いが，感覚障害や視野障害などの評価はないため，すべての患者をスクリーニングできるわけではない点に注意が必要である。

こと，評価者により点数のばらつきが生じうることなどがある。これらの問題を解消すべく，さまざまな評価訓練法が開発・利用されている。

　脳血管障害の慢性期の障害程度を評価する方法としては脳卒中障害重症度分類 modified rankin scale(mRS)が用いられている(◖表 5-2)。mRS はまったく症状が無い状態の 0 点から，死亡となる 6 点までの障害度を点数化したもので，0〜2 点が日常生活でほぼ自立できている状態と判定される。脳血管障害の治療効果や予後判定として，発症から 90 日後に評価されることが多い。

1　クモ膜下出血(SAH)

● **疾患概念**　**クモ膜下出血** subarachnoid hemorrhage(SAH)とは，脳を包むクモ膜の下に存在するクモ膜下腔に出血する病態の総称である。クモ膜下腔は脳表面，脳槽そして脊髄表面と中枢神経全体をおおっている広い空間であるため，一度出血が生じると広範囲にびまん性に広がり，頭蓋内圧の上昇をきたしやすい。脳血管障害のなかでは最も重症の疾患と位置づけられている。発症後 28 日以内の死亡率は 3 割に達し，脳血管障害のなかでは最も高い。
● **原因**　頭蓋内の主幹動脈に発生した動脈瘤の破裂が原因として最も多く，約 80％を占める。それ以外では，脳動静脈奇形の破裂が約 10％であり，頭部外傷なども原因となる。

　ここでは脳動脈瘤破裂によるクモ膜下出血について解説する。
● **症状**　最も多い症状は，突然発症する頭痛であり，患者は「ハンマーで後頭部を突然なぐられたような痛み」と表現することも多い。クモ膜下出血による頭痛は瞬間的に生じる激しい痛みであり，だんだんと痛くなってくるようなほかの頭痛とは大きく異なる。

　そのほかの症状として，頭蓋内圧亢進による吐きけ・嘔吐や意識障害を合併することが多い。その一方で，脳出血や脳梗塞でみとめられるような運動麻痺や言語障害といった局所症状は少ない。

●表 5-1 NIHSS

	項目	解説
1a	意識水準	□0：完全覚醒　　□1：簡単な刺激で覚醒 □2：繰り返し刺激，強い刺激で覚醒　　□3：完全に無反応
1b	意識障害—質問 （今月の月名，年齢）	□0：両方正解　　□1：片方正解　　□2：両方不正解
1c	意識障害—従命 （開閉眼，手を握る・開く）	□0：両方可　　□1：片方可　　□2：両方不可
2	最良の注視	□0：正常　　□1：部分的注視麻痺　　□2：完全注視麻痺
3	視野	□0：視野欠損なし　　□1：部分的半盲 □2：完全半盲　　□3：両側性半盲
4	顔面麻痺	□0：正常　　　　□1：軽度の麻痺 □2：部分的麻痺　　□3：完全麻痺
5	上肢の運動(a. 右)(b. 左) ＊仰臥位のときは 45 度 □9：切断，関節癒合	□0：90 度＊を 10 秒間保持可能（下垂なし） □1：90 度＊を保持できるが，10 秒以内に下垂 □2：90 度＊の挙上または保持ができない □3：重力に抗して動かない □4：まったく動きがみられない
6	下肢の運動(a. 右)(b. 左) 仰臥位のときは 45 度 □9：切断，関節癒合	□0：30 度を 5 秒間保持できる（下垂なし） □1：30 度を保持できるが，5 秒以内に下垂 □2：重力に抗して動きがみられる □3：重力に抗して動かない □4：まったく動きがみられない
7	運動失調 □9：切断，関節癒合	□0：なし　　　　□1：1 肢　　　　□2：2 肢
8	感覚	□0：障害なし　　□1：軽度から中等度　　□2：重度から完全
9	最良の言語	□0：失語なし　　□1：軽度から中等度 □2：重度の失語　　□3：無言，全失語
10	構音障害 □9：挿管，身体的障壁	□0：正常　　□1：軽度から中等度　　□2：重度
11	消去現象と注意障害	□0：異常なし □1：視覚，触覚，聴覚，視空間，または自己身体に対する不注意，あるいは 　　1 つの感覚様式で 2 点同時刺激に対する消去現象 □2：重度の半側不注意あるいは 2 つ以上の感覚様式に対する半側不注意

リストの順に評価し，合計点数により重症度を評価する。点数が高いほど重症度が高い。

◆ 脳動脈瘤の種類，発生要因，破裂のリスク

クモ膜下出血の原因となる動脈瘤には，以下のような種類がある。

▌嚢状動脈瘤

クモ膜下出血の原因として最も多いのが**嚢状動脈瘤**の破裂である。血管の分岐部に発生し，しだいに増大していき，一部が破裂する。動脈は外膜，中膜，内膜の 3 層構造からなるが，血管分岐部の中膜が薄くなる中膜欠損がおこり，そこに血流のストレスが加わることで嚢状動脈瘤が発生すると言われている（●図 5-3）。嚢動脈瘤の好発部位は，前交通動脈（35％），内頸動脈（30％），中大脳動脈（20％）の順であり，多くは内頸動脈系に発生する（● 37

◖表 5-2　脳卒中障害重症度分類(mRS)

	modified Rankin Scale	参考にすべき点
0	まったく症候がない	自覚症状および他覚徴候がともにない状態である。
1	症候はあっても明らかな障害はない：日常の勤めや活動は行える。	自覚症状および他覚徴候はあるが，発症以前から行っていた仕事や活動に制限はない状態である。
2	軽度の障害：発症以前の活動がすべて行えるわけではないが，自分の身のまわりのことは介助なしに行える。	発症以前から行っていた仕事や活動に制限はあるが，日常生活は自立している状態である。
3	中等度の障害：なんらかの介助を必要とするが，歩行は介助なしに行える。	買い物や公共交通機関を利用した外出などには介助*1を必要とするが，通常歩行*2，食事，身だしなみの維持，トイレなどには介助*1を必要としない状態である。
4	中等度から重度の障害：歩行や身体的要求には介助が必要である。	通常歩行*2，食事，身だしなみの維持，トイレなどには介助*1を必要とするが，持続的な介護は必要としない状態である。
5	重度の障害：寝たきり，失禁状態，つねに介護と見まもりを必要とする。	つねに誰かの介助*1を必要とする状態である。
6	死亡	

＊1　介助とは，手だすけ，言葉による指示および見まもりを意味する。
＊2　歩行はおもに平地での歩行について判定する。なお，歩行のための補助具(杖，歩行器)の使用は介助には含めない。
(日本脳卒中学会　脳卒中ガイドライン委員会編：脳卒中治療ガイドライン 2021［改訂 2023］. 協和企画，2023 をもとに作成)

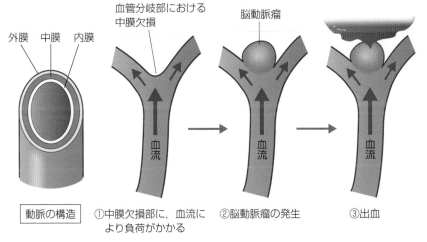

◖図 5-3　脳動脈瘤の発生機序

ページ)。

　発生要因は遺伝性(家族性)，後天性とさまざまであり，1つの因子によるものではないと考えられている。遺伝性要因として最も有名なものは常染色体顕性多嚢胞腎症 autosomal dominant polycystic kidney disease(ADPKD)である。ADPKD 患者では約 10％に脳動脈瘤を合併するとされており，これは健康な成人人口における合併率の約 2 倍である。また，後天性要因としては高血

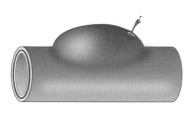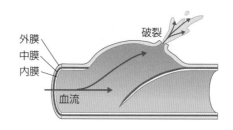

外膜
中膜
内膜
破裂
血流

▶図5-4　解離性動脈瘤

圧症，喫煙，多量飲酒があげられる。

▍紡錘状動脈瘤

　血管の分岐部ではなく，本幹自体が膨隆する動脈瘤である。破裂してクモ膜下出血をおこすことはほとんどないが，その一方で動脈瘤壁から正常な脳血管が分枝していることも多く，治療は困難となることが多い。

▍解離性動脈瘤

　動脈の内膜に存在する内弾性板という線維が断裂して，血液が内膜外へ流入することで血管壁が脆弱化し，膨隆すると**解離性動脈瘤**となる（▶図5-4）。椎骨動脈に生じやすい。しだいに増大していく囊状動脈瘤とは異なり，突然動脈瘤が発生するのが特徴である。病理解剖例からの報告では成人の約10％で椎骨動脈解離を生じているといわれており，まれな病態ではない。

　動脈が解離した場合，必ずしもクモ膜下出血が生じるというわけではなく，逆に閉塞して脳梗塞がおこることや，症状が出ないまま自然に治癒する場合も多い。

▍そのほかの動脈瘤

　頭部外傷をきっかけに動脈壁に傷がついて膨隆してくる**外傷性動脈瘤**や，動脈壁への感染をきっかけに動脈瘤が発生する**感染性動脈瘤**などがある。とくに感染性動脈瘤に関しては，感染性心内膜炎との関連が有名である。感染性心内膜炎によって生じた心臓弁の疣贅❶が血流に乗って脳にいたり，脳血管の比較的末梢部に動脈瘤を形成するという特徴がある。未治療の場合は破裂率が高く，ときとして致死的にもなりうる。

◆ クモ膜下出血の診断および重症度判定

●**診断**　頭部CT検査でクモ膜下腔，とくに脳槽に出血がみとめられればクモ膜下出血であることが確定する。脳出血と異なり出血がびまん性に広がるのが特徴であり，CT画像上の形からヒトデ型や，五角形を意味するペンタゴンなどと言われる（▶図5-5）。

　微量の出血の場合はCTでは検出できないこともあり，病歴からクモ膜下出血を疑う場合には，MRI撮影を行う。MRIでは，FLAIRやT2＊画像で少量のクモ膜下出血を検出できることも多い。また，MRIに続いてMRAを行えば，動脈瘤の有無も確認できる。

　なんらかの理由でMRIが撮影できない場合は，腰椎穿刺による診断を行

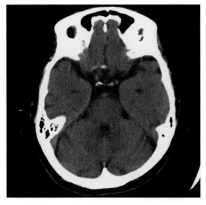

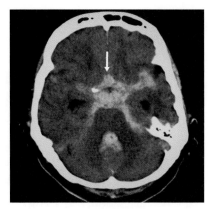

a. 正常　　　　　　　　　　b. クモ膜下出血

◎**図 5-5　クモ膜下出血の CT 画像**
(b)では，出血が脳槽部にびまん性に広がっている。

◎**表 5-3　WFNS グレード**

Grade	GCS	局所神経症状 （失語あるい は運動麻痺）
I	15	－
II	14〜13	－
III	14〜13	＋
IV	12〜7	＋あるいは－
V	6〜3	＋あるいは－

◎**表 5-4　ハント-ヘスグレード**

重症度	基準徴候
I	無症状か，最小限の頭痛および軽度の項部硬直をみるもの
II	中等度から重篤な頭痛・項部硬直を示すが，脳神経麻痺以外の神経学的失調はみられないもの
III	傾眠状態，錯乱状態，または軽度の巣症状を示すもの
IV	昏迷状態で，中等度から重篤な片麻痺があり，早期除脳硬直および自律神経障害を伴うこともあるもの
V	深昏睡状態で除脳硬直を示し，瀕死の様相を示すもの

注）重篤な全身疾患や著明な脳血管攣縮があれば，重症度を一段階上げる。

う。腰椎穿刺により脳脊髄液を採取し，血性脳脊髄液やキサントクロミー（◎97 ページ）が確認されれば診断が確定される。ただし，クモ膜下出血の急性期に，痛みを伴う腰椎穿刺を行うことは動脈瘤の再破裂をまねく危険性があるため，画像検査で診断がつかなかった場合の最終手段とすべきである。

　クモ膜下出血の診断が確定した場合，続いて行うべき検査は原因検索である。上述のように，原因のほとんどは脳動脈瘤破裂であるため，カテーテルによる脳血管撮影もしくは 3 次元 CT 血管撮影(3D-CTA)を行い，動脈瘤の位置，形，大きさなどを評価して治療へつなげる。

● **重症度判定**　クモ膜下出血は脳血管障害であるが，脳梗塞や脳出血の症状のような麻痺や言語障害といった局所症状が少ないことも多く，重症度診断に NIHSS はあまり用いられない。その代わりに，脳神経外科学会世界連合(WFNS)による **WFNS グレード**(◎表 5-3)や，**ハント-ヘスグレード**が用いられる(◎表 5-4)。グレードが上がるにつれて，より重症のクモ膜下出血と判定され，予後とも相関する。

　最重症のグレード V の場合は積極的な治療はせず，経過をみながら回復のきざしがみとめられた場合のみ治療に向かうという施設も存在する。

◆ クモ膜下出血の治療

　クモ膜下出血の治療は3段階に分けられる。最初の治療は，発症から72時間以内に行うことの多い破裂脳動脈瘤の治療であり，これは再破裂を予防する手術となる。次に，発症から14日以内に生じることが多い脳血管攣縮に対する治療が行われ，その後，1～2か月以内におこりうる正常圧水頭症に対する治療が行われる。

　なお，病院に搬送される患者や自力で来院する患者のほとんどは，破裂した脳動脈瘤が血餅などにより一時的に止血されている状態である。クモ膜下出血発症後に出血がとまらない場合は，病院に到着する前に死亡することが多い。

　以下，それぞれの治療について解説する。

▌破裂脳動脈瘤に対する治療

　出血後一時的に止血された動脈瘤は，未治療のまま放置するととくに24時間以内に再破裂するリスクが高く，それにより脳への損傷がさらに加わってしまう。そのため，外科的治療により再破裂を予防する治療が必要となる。

　治療の種類としては，クリッピング術やトラッピング術などの**開頭術**と，コイル塞栓術に代表される**血管内治療**の2種類がある（◐図5-6）。

● **開頭術**　開頭して血管外部からの操作を行い，脳動脈瘤の再破裂を防ぐ。

　1 脳動脈瘤クリッピング術　動脈瘤の頸部をチタン性のクリップ❶により閉鎖する手術である（◐図5-6-a, 5-7）。開頭後，脳のしわを分け，動脈瘤を露出したのち，チタン性のクリップによりクリッピング操作を行う。クリッピング後に，ドップラー血流計やインドシアニングリーン（ICG）を用いたビデオアンギオグラフィーにより，瘤内の血流が遮断されたこと，また，正常血管の血流が保たれていることを確認する。

▭ NOTE
❶脳動脈瘤に使用されるクリップは現在ほとんどがチタン製であり，体内に存在していてもMRI検査が行える。

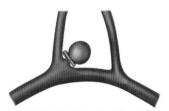

a. 脳動脈瘤頸部クリッピング術

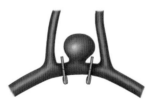

b. トラッピング術

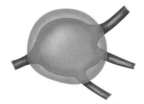

c. 被包（ラッピング）術

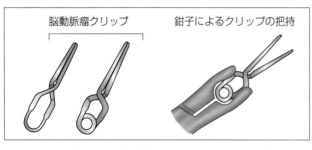

脳動脈瘤クリップ　　　鉗子によるクリップの把持

コイル

d. コイル塞栓術

◐ **図5-6　脳動脈瘤の手術方法とクリップ**

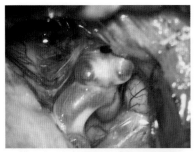

①シルビウス裂を開放し動脈瘤を露出する。

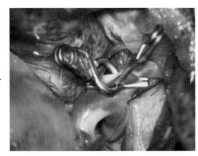

②クリッピングにより血流を遮断する。

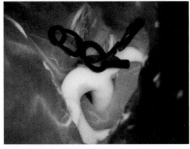

③ICGを用いたビデオアンギオグラフィーにより血流を確認する。

●**図 5-7　脳動脈瘤クリッピング術**

MOVIE

　クリッピング術の場合，開頭して血管の外側から治療を行うため，侵襲性の高さの問題があるが，正常な血管内膜を寄せて動脈瘤の入口を閉じる治療であるため根治的であり，再発率が低いという利点がある。

　神経機能が保たれているかどうかを術中に確認する方法として，神経モニタリング❶が用いられる。神経モニタリングでは，全身麻酔がかかっていても運動・感覚神経機能が温存されていることが確認できるため，手術の安全性向上に寄与している。

　②　**トラッピング術**　解離性動脈瘤のように血管自体が膨隆して破裂した場合は，トラッピング術が行われることがある。トラッピング術では破裂部位の近位側と遠位側を閉鎖して再出血を予防する。遠位側の血流が遮断されることで脳梗塞を生じるリスクが高いと判断された場合は，バイパス術も併用される（●図 5-6-b, 5-8）。

　●　**血管内治療**　カテーテルを操作して動脈瘤内にコイルを詰めるなど，血管内から行う治療である。血管内治療は開頭が不要であり，低侵襲であるという大きな利点がある。その一方で，治療後も動脈瘤の頸部は開いたままであるため，再発のリスクが高いという欠点もある。

　①　**コイル塞栓術**　カテーテルを鼠径部もしくは腕の動脈から挿入し，脳動脈瘤内に到達させ，血管の中からコイルを挿入・充塡することで，瘤内部への血流を遮断する手術である（●図 5-6-d, 5-9-a）。近年，ステントという金属メッシュのパイプを母血管❷に留置することでコイルの逸脱を防止する処置が可能となり，治療できる動脈瘤が増えた（●図 5-9-b）。ただし，破裂動脈瘤にはステントを用いたコイル塞栓術は適応がない。

□ NOTE

❶**神経モニタリング**
　感覚機能を調べる体性感覚誘発電位 somatosensory evoked potential（SEP）や，運動機能を調べる運動誘発電位 motor evoked potential（MEP）が代表的である。

□ NOTE

❷**母血管**
　動脈瘤が発生している部分の，正常血管のこと。

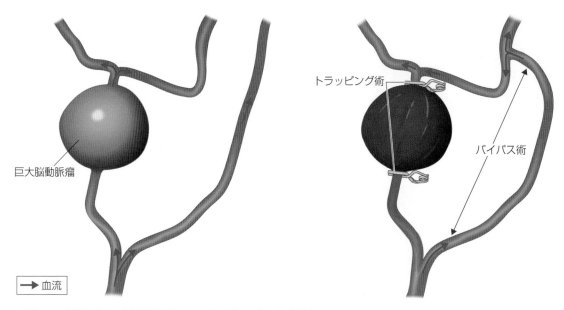

トラッピング術

バイパス術

巨大脳動脈瘤

→ 血流

▶図 5-8　脳動脈瘤の外科手術（トラッピング＋バイパス術）

　解離性動脈瘤を血管内治療で治療する場合には，コイルにより血管自体を閉塞してしまう手技が用いられ，この場合は**母血管閉塞術** parent artery occlusion（PAO）とよばれる。

　②**ステントによる治療**　2015（平成 27）年に保険適用された血流改変ステント flow diverter stent（FD）による治療では，動脈瘤内にコイルを挿入せず，母血管に網目の細かいステントを留置することで動脈瘤の入り口をふさぐという治療が可能となった（●図 5-9-c）。頸部が大きい動脈瘤や，巨大な動脈瘤に対しても対応可能であるが，血管内に金属量の多いステントを留置することになるため，あらかじめ抗血小板薬を 2 種類内服する必要がある。また，破裂動脈瘤には適応がない。

脳血管攣縮に対する治療

　脳血管攣縮とは，クモ膜下出血発症後 4〜14 日くらいの間に生じる一時的な脳血管の狭窄と，それに伴う血流低下状態をさす。クモ膜下出血をおこした患者のうち約 1/3 が発症すると言われており，血管狭窄が高度になると脳梗塞を発症する。

　脳動脈瘤に対する手術が問題なく終わり，意識状態も改善して良好な経過をたどっていても，脳血管攣縮がおこり，発症後 1 週間くらいで突然麻痺や言語障害が出現し，そのまま後遺症として残ってしまうという症例もある。そのため，脳血管攣縮が解消するまでの約 2 週間は，ICU や脳卒中集中治療室 stroke care unit（SCU）といった集中治療室で管理し，神経所見の変化や体液量管理を厳密に行い，発症の早期発見や進行防止に努めることが望ましい。

　脳血管攣縮が生じるメカニズムは完全に解明されていないが，クモ膜下腔や脳槽内に広がった出血が脳脊髄液によって分解され，洗い流されるまでの

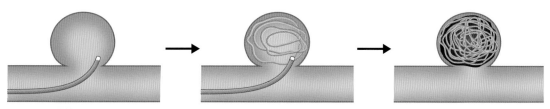

a. コイル塞栓術
コイルにより動脈瘤を塞栓する。

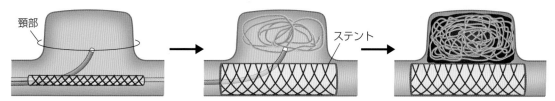

頸部　　　　　　　　　　　　　　　　　ステント

b. ステント併用コイル塞栓術
動脈瘤の頸部（ネック）が大きい場合，ステントで入り口をふさぐことでコイルが瘤外に出ることを防ぐ。

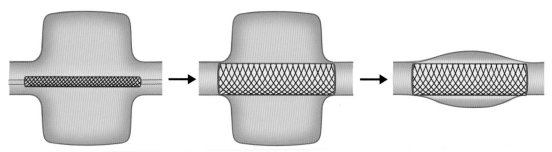

c. 血流改変ステント（フローダイバーター）による治療
網目の細かいステントを留置することで動脈瘤内への血流を減らし，動脈瘤を血栓化・縮小させる。

◎図 5-9　コイル塞栓術

間に，周囲血管に血管収縮物質を放出するためといわれている。従って，脳血管攣縮への対応は，まず手術によりクモ膜下腔に広がった血腫をできる限り除去し，術後もドレーンを入れて血液が混在した脳脊髄液を体外に排出させ，発症を予防することから始まる。

　脳血管攣縮を発症してしまい，麻痺などの局所症状があらわれた場合は，

plus	**脳動脈瘤に対する治療法の選択**

　脳動脈瘤の治療においてクリッピング術とコイル塞栓術のどちらを選択するかは，患者の状態や動脈瘤の位置，また，施設や術者によって異なる。大まかに分けると，患者が若年で，中大脳動脈瘤のように脳の表面に近い動脈瘤の場合は，再発率の低さと手術の容易さからクリッピング術で治療されることが多い。逆に，患者が高齢で，脳底動脈瘤などの深部に位置する動脈瘤の場合は，カテーテルによる動脈瘤への到達難易度が低いことからコイル塞栓術が用いられることが多い。

攣縮により狭窄している血管の近くまでカテーテルを誘導し，血管拡張物質を注入したり，バルーンで拡張したりして狭窄を改善させる血管内治療が行われる。

　また最近では，血管収縮物質であるエンドセリンの受容体と拮抗する，クラゾセンタンナトリウムという新しい薬剤が登場し，脳血管攣縮の治療法が大きくかわりつつある。

▌ 正常圧水頭症に対する治療

　クモ膜下出血患者の約 1 割に正常圧水頭症（◉ 172 ページ）が発症する。出血により脳脊髄液に血液が混在することで，クモ膜顆粒での吸収障害が生じることが原因とされている。

　水頭症はゆっくりと進行するため，クモ膜下出血発症から 1〜2 か月以降に症状があらわれてくることが多い。症状に関しては特発性正常圧水頭症と同様であり，歩行障害，失禁，認知機能障害が三徴である。治療は特発性正常圧水頭症に準じ，V-P シャント術や L-P シャント術などのシャント術が行われる。

◆ クモ膜下出血の転帰

　クモ膜下出血の転帰を大まかに分けると，病院にたどり着く前に死亡してしまう例を含め，発症後に約半数が死亡する。病院到着後に治療を行っても，患者の 1/3 が死亡し，1/3 に後遺症が残り，1/3 が社会復帰するという割合である。

　このように，治療法の進歩にもかかわらずクモ膜下出血は脳血管障害のなかで最も重症で致命的な疾患であり，転帰不良の割合が高い。これはひとえに，最初の脳動脈瘤破裂によって脳に高度の不可逆的な障害が生じてしまい，転帰が最初の時点で規定されてしまっているためである。そのためわが国では，予防的治療が多く行われている。

◆ 未破裂脳動脈瘤に対する予防的治療

　脳ドックなどの普及により，破裂する前の状態の脳動脈瘤（**未破裂脳動脈瘤**）が見つかることがある。とくにわが国では費用面や設備の数などから

---

column　脳卒中集中治療室（SCU）

　SCU は脳卒中専用の ICU を意味し，脳卒中急性期の病態が不安定な時期に，高度な集中治療を行う病室である。脳血管障害では，超急性期の限られた時間に高度医療を行う必要もあり，時間とのたたかいとなる。そのため，SCU をもつ施設が増えている。

　SCU では，発症早期から 24 時間体制で集中的に治療が行われる。治療にあたるのは，脳血管障害の専門的な知識をもつ，医師，看護師，リハビリテーションスタッフなどから成る専門チームである。早期からのリハビリテーション体制が組まれていることも特長である。

◉表5-5　**手術適応となる未破裂脳動脈瘤**

1)大きさ 5～7 mm 以上
2)5 mm 未満であっても
①症候性の動脈瘤
②前交通動脈瘤および内頸動脈-後交通動脈分岐部動脈瘤
③胴体(ドーム)と頸部(ネック)の比が大きい,不整形,ブレブを有するなどの形態的な特徴をもつ動脈瘤
3)経過観察中に拡大傾向のある動脈瘤

(日本脳卒中学会：脳卒中治療ガイドライン 2021〔改訂 2023〕. pp.197-200, 協和企画, 2023 による, 一部改変)

MRI 撮影を受けやすく,諸外国と比べて未破裂脳動脈瘤が発見される率が高いといわれている。成人の 3～5％が脳動脈瘤を有しているという報告もある。

　動脈瘤が破裂してクモ膜下出血を発症すると転帰不良となることが多いため,予防的治療として未破裂の段階でクリッピング術やコイル塞栓術を行うことも考慮される。しかし,未破裂脳動脈瘤の年間破裂率は 0.95％[1]と決して高くないため,全員にリスクのある外科手術を行うべきではない。発見された時点での年齢や,動脈瘤の大きさ,部位や形などといったさまざまな要素を考慮し,破裂のリスクが高そうな動脈瘤に外科治療を推奨するべきである。

　日本脳卒中学会による「脳卒中治療ガイドライン 2021〔改訂 2023〕」では,治療を考慮してもよい脳動脈瘤の条件が示されている(◉表5-5)。ただし,手術自体にリスクが存在するため,決定にあたっては患者から十分なインフォームドコンセントを得る必要がある旨も言及されている。

2　脳出血(ICH)

●**疾患概念**　脳実質内の出血を**脳出血(脳内出血)** intracerebral hemorrhage (ICH)とよぶ。出血の部位と大きさによってさまざまな局所症状が生じる。出血が大きい場合は頭蓋内圧の上昇を伴い,脳ヘルニア(◉ 75 ページ)を呈する場合もある。

●**原因**　最も多い原因は高血圧であり,約 70％である。脳動脈瘤や脳動静脈奇形(AVM),もやもや病などの血管異常が原因でおこるものも約 10％ある。そのほかには,白血病などの出血性疾患や,脳腫瘍などが原因となる。近年では高齢化にともない,脳アミロイド血管症(CAA)が原因の脳出血も増加している。

　高血圧を原因とする高血圧性脳出血では,穿通枝とよばれる細い血管に,高血圧による慢性的な血圧負荷がかかることで血管壊死が生じ,その部分が微小動脈瘤となり,破裂して出血するとされている。つまり,正常な血管が突然破れて出血するわけではなく,慢性的な高血圧により脳血管に組織学的

1) Tominari, S, et al. : Prediction model for 3-year rupture risk of unruptured cerebral aneurysms in Japanese patients. *Annals of Neurology*, 77(6):1050-1059, 2015.

な変化が生じてしまうことが原因である❶。なお，脳出血を生じる穿通枝の直径は100〜300 μmと非常に細いため，通常のMRA検査などでは血管に生じた微小動脈瘤は検出できない。

　脳アミロイド血管症は，脳の細動脈にアミロイドβという異常タンパク質が沈着し，血管が脆弱化して出血を誘発する病気である。アルツハイマー型認知症との関連が強く，高血圧などの基礎疾患がない高齢女性に多い。

● **脳出血の好発部位および症状**　脳出血は約40%が被殻，約30%が視床でおこり，大脳基底核に好発する（◯図5-10）。これは，大脳基底核に出血源の主体となる穿通枝が多く存在するためである。それ以外の好発部位は，皮質下が約10%，小脳と脳幹がそれぞれ約5%ずつである。脳アミロイド血管症はほとんどが皮質下出血である。

　大脳基底核での出血の場合は，出血が錐体路の存在する内包後脚までおよぶかどうかで，麻痺の有無や程度がかわってくる。また，左側の被殻出血では，麻痺の症状が軽い場合でも失語が出現することがある（◯表5-6）。視床出血の場合には，脊髄視床路（感覚路）の障害により，反対側の感覚障害が出現することも多い。

　小脳出血では運動失調症状と吐きけが生じ，脳幹出血では意識障害と眼球運動障害，四肢麻痺などの症状が典型的である。

　脳出血の症状は局所症状が中心であるため，クモ膜下出血の場合と異なりNIHSSが定量的な評価として有用である。

● **脳出血の診断**　脳出血の診断には頭部CTが有用である。発症してからまもない状態でもCTで診断が可能であり，血腫量を計測できる（◯図5-11）。血腫量は手術適応を決めるうえで重要である。

　近年の高齢化とともに増えてきている**微小脳出血** microbleeds は，CTで検出できないことが多く，MRIのT2＊強調画像やSWI画像❷が有用である（◯図5-12）。

● **脳出血の治療**　脳出血の急性期治療は，①出血拡大の予防，②脳ヘルニアの予防・改善，③脳浮腫の治療に集約される。

　脳出血は発症後6時間以内に拡大することが多く，これを予防するために

◻NOTE
❶高血圧性脳出血をおこす穿通枝として，レンズ核線条体動脈（LSA）や視床膝状体動脈（TGA）などがある。

◻NOTE
❷T2＊強調画像やSWI画像では，出血病変が周囲の組織よりも暗く強調して描写される。

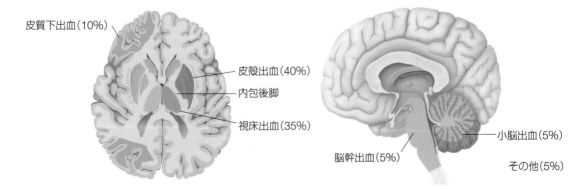

◯**図5-10　脳出血の好発部位**

皮質下出血（10%）
皮殻出血（40%）
内包後脚
視床出血（35%）
脳幹出血（5%）
小脳出血（5%）
その他（5%）

表 5-6 脳出血部位の特徴

	被殻出血	視床出血	橋出血	小脳出血
発症時意識障害	なし*	なし*	あり	なし
運動障害	片麻痺	片麻痺**	四肢麻痺	運動失調
感覚障害	対側**	対側	両側あるいは対側	なし
眼症状	 (病巣が右の場合) ・病側への偏位	 ・内下方偏位(鼻先凝視) ・縮瞳，対光反射なし	 ・正中位固定 ・著しい縮瞳(ただし注意深く観察すれば対光反射は保たれている)	 (病巣が右の場合) ・健側への偏位 ・縮瞳，対光反射あり ・外転神経麻痺
その他の症状	・ときに嘔吐 ・失語(優位半球)	・ときに嘔吐	・呼吸障害	・嘔吐 ・めまい

*発症時には意識障害がないことが多いが，進行に伴い意識障害に陥ることがある。
**内包障害時におこる。

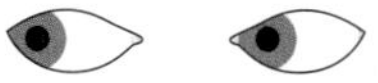

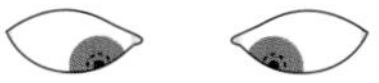

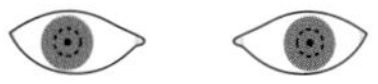

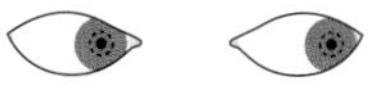

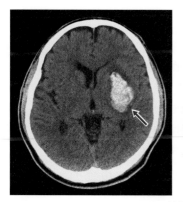

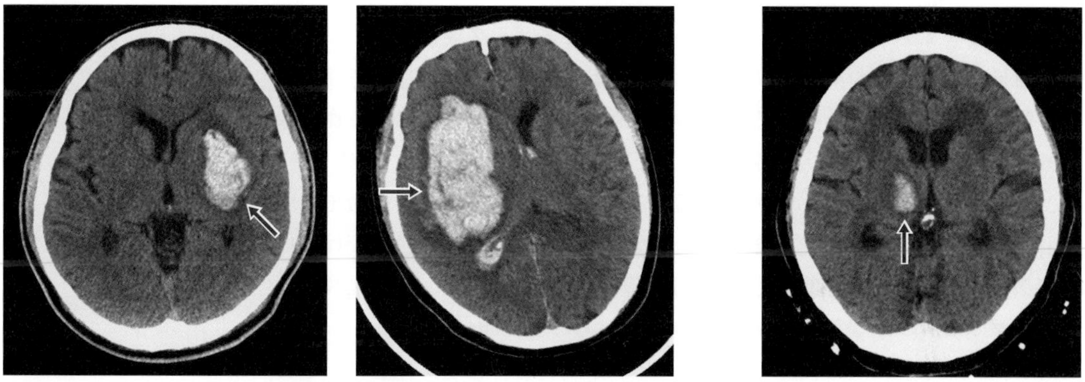

a. 被殻出血　b. 視床出血

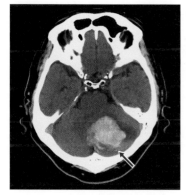

c. 小脳出血　d. 脳幹出血　e. 皮質下出血

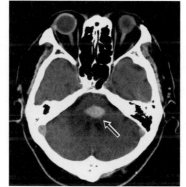

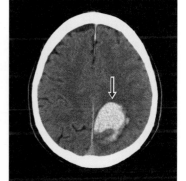

図 5-11 脳出血の CT 画像

矢印部が血腫である。血腫量の計測には 1/2abc ルールがよく用いられる。血腫の最大径(縦×横)と厚み(スライス数×スライス厚)を掛け合わせて 2 で割ることで，おおよその値が計測できる。

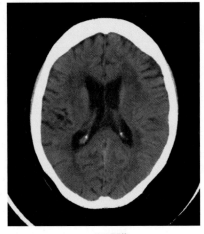 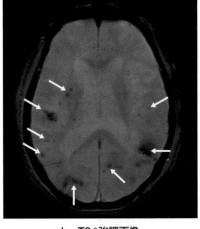

| a. CT画像 | b. T2*強調画像 |

◗図5-12　微小脳出血

MRIのT2*強調画像では，CTでは不明瞭な微小脳出血が検出される（→）。

収縮期血圧をすみやかに140〜180 mmHg以下に下げる必要がある。最初から出血量が多い場合や，出血が拡大して脳ヘルニアが生じ，生命の危険にいたる場合には，外科的治療を考慮する。手術の方法には開頭術による血腫除去術と内視鏡による血腫除去術があり，適宜使い分けて対応する（◗108，113ページ）。なお，これらの手術は頭蓋内圧を下げることによる救命を目的とした手術であり，麻痺や言語障害の改善といった機能回復が目的ではない。

　脳出血の発症後，1週間程度は脳浮腫の管理も必要である。浸透圧利尿薬であるグリセロールやD-マンニトールを用いることが多い。

　その後，亜急性期から慢性期にはリハビリテーションによる機能回復を目ざすとともに，再発予防として降圧剤の内服により長期的に血圧管理を行う必要がある。「脳卒中治療ガイドライン2021〔改訂2023〕」では，降圧目標として130/80 mmHg以下を推奨している。

● 脳出血の転帰　過去20年間で脳出血の転帰は大きく変化していない。良好な転帰をたどり，退院時にmRSが0〜2となる割合は30％程度である。これは患者の高齢化と，治療法があまり進歩していないためと考えられている。逆に脳梗塞では，治療法の進歩により転帰が改善傾向にある。

◆ 特殊な脳出血

▎脳動静脈奇形（AVM）

● 疾患概念　脳動静脈奇形 arteriovenous malformation（**AVM**）は，脳血管の先天的な奇形であり，動脈と静脈の間に存在する毛細血管が欠損している。これにより，速く，圧をもった動脈の血流がそのまま静脈に流入する動静脈シャントとよばれる部位が存在する（◗図5-13-a, b）。動静脈シャントでは静脈圧が上昇しており出血が生じやすい。また，毛細血管欠損部にはナイダスとよばれる異常血管のかたまりが存在する。ナイダスに流入する動脈を流入

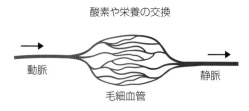

酸素や栄養の交換

動脈　　　　　　静脈

毛細血管

a. 正常血管

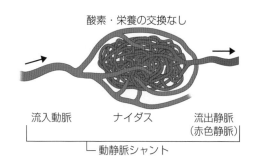

酸素・栄養の交換なし

流入動脈　　ナイダス　　流出静脈
　　　　　　　　　　　　　（赤色静脈）

└─ 動静脈シャント

b. 脳動静脈奇形の模式図

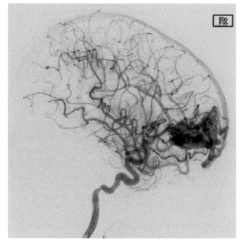

c. 脳血管撮影画像

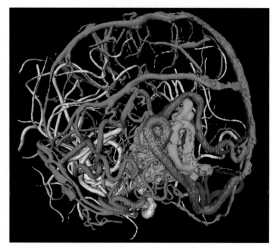

d. 3D 血管撮影による，三次元合成画像

◖図 5-13　脳動静脈奇形
異常血管のかたまりはナイダスとよばれる。ナイダス内では異常血管内を動脈血が勢いよく流れており，そのまま流出静脈に注ぐ。周囲脳組織との酸素・栄養交換は行われない。流出静脈には動脈血が流れ込んでいることから赤色静脈ともよばれる。

動脈，流出する静脈を流出静脈(赤色静脈)という。

　AVM の発見率は，10 万人あたり年間 1～1.5 人である。40 歳未満の若年者で発症することが多いが，脳ドックなどで無症状の状態で偶然発見されることもある。

● **症状**　約 50％が脳出血やクモ膜下出血の発症により発見される。そのほかでは，20～25％が痙攣発作，15％が頭痛の症状で発見される。出血を生じていない未破裂の AVM の場合，年間破裂率は 2％程度と推測されているが，一度出血したあとに未治療のまま放置すると，その後の 1 年間は 6～18％と高い確率で再出血するとされている。

● **診断**　破裂により出血した場合は，CT により血腫の存在が確認できる。血腫の周囲に一部石灰化を伴ったナイダスが確認される場合も多い。未破裂の場合，診断には脳血管撮影(アンギオグラフィー)や 3D 血管撮影が必要となり，撮影により動静脈シャントおよびナイダスが確認されれば，脳動静脈奇形の診断は確定する(◖図 5-13-c, d)。

　治療を見すえた場合はさらに，大きさ，ナイダスの部位，血管構築の複雑

○表 5-7　スペッツラー–マーチン分類

特徴		点数
大きさ	小(＜ 3 cm)	1
	中(3～6 cm)	2
	大(＞ 6 cm)	3
周囲脳の機能的重要性	重要でない	0
	重要である	1
導出静脈の型	表在性のみ	0
	深在性	1

3 項目の合計点が重篤度(グレード)となる。

さなどにより**スペッツラー–マーチン** Spetzler-Martin **分類**[1](S-M 分類)を行う(○表 5-7)。一般的に S-M 分類のグレード 1, 2 は治療リスク低, 3 は治療リスク中等度, 4, 5 は高難度と判断される。

● **治療**　奇形部の摘出または閉塞を目的として外科的治療が行われ, ナイダスの摘出術(▶ 105 ページ), 液体塞栓物質を用いた血管内治療による塞栓術(▶ 109 ページ), 放射線治療の 3 種類が用いられる。「脳卒中治療ガイドライン 2021〔改訂 2023〕」によると, S-M 分類のグレード 1, 2 の場合は手術摘出, 3 は血管内塞栓術と手術摘出の併用, 4, 5 は経過観察が推奨されている。

　血管内塞栓術だけではすべての流入動脈を遮断することはできないため, 血管内塞栓術単独での治癒率は低い。そのため, 摘出術もしくは放射線治療の補助療法として用いられることが多い。おもに太い血管や深部に存在する血管など, 手術での確保がむずかしい血管を塞栓して血流量を減らすことで, 摘出が容易となる。

　また, 大きさが 3 cm 以下, 体積 10 mL 以下の比較的小さい病変に対しては, ガンマナイフ®やサイバーナイフ®による定位放射線治療(▶ 116 ページ)が効果的とされており, 低侵襲な治療でもあることから, 高齢者や手術困難例にはよい適応となる。ただし, 定位放射線治療は血管に炎症をおこすこと

□ NOTE

[1]スペッツラー–マーチン分類

　クモ膜下出血の WFNS グレードのような患者の重症度を示す分類ではなく, あくまで治療の難易度をあらわす分類であることに注意が必要である。そのため, S-M グレード 5 であってもまったく症状のない患者も存在する。

plus	**未破裂脳動静脈奇形に対する治療選択**

　2014 年に, 未破裂脳動静脈奇形を内科治療群と外科治療群に分けて, 治療後の経過をみた研究報告が発表された。追跡期間は平均 33 か月であり, そのあいだに死亡もしくは脳卒中を発症した症例は, 内科治療群で 10.1％, 外科治療群で 30.7％であった。これにより, 未破裂脳動静脈奇形に対する内科治療の優位性が証明されたとされ, この報告以降, 外科治療は減少傾向にある。

　ただし, 低い手術リスクで治癒を望める脳動静脈奇形も多く存在するため, 上記データをすべての病変にあてはめるべきではないとの意見も多い。そのため, 現在では未破裂脳動静脈奇形の治療には個別の対応が求められている。

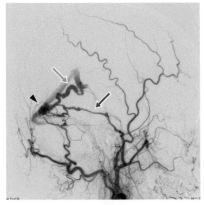

a. 血管撮影画像

中硬膜動脈(→)を流れる血流が硬膜に存在する動静脈瘻(▶)を介して，脳静脈(→)へと逆流している。

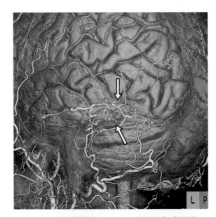

b. 3D血管撮影による3次元合成画像

矢印部(⇢)が動静脈シャントである。

◉図5-14 硬膜動静脈瘻

でゆっくりナイダスを閉塞させていく方法のため，ナイダスが消失するという治療効果が得られるまでに最低3年程度の時間が必要となる。

▍ 硬膜動静脈瘻(dAVF)

● **疾患概念** 硬膜動静脈瘻 dural arteriovenous malformation(dAVF)は，硬膜に脳動静脈奇形のような動静脈シャントが生じる疾患である(◉図5-14)。硬膜には脳の静脈が集まる静脈洞が存在するため，動静脈シャントが存在すると硬膜の動脈血流が静脈へ逆流する。これにより静脈灌流障害がおこり出血する。年間発見率は10万人あたり0.3人と脳動静脈奇形より少ない。

● **原因** 不明なことも多いが，外傷や脳外科手術後などに生じることがある。

● **症状** 年間1.7〜1.8％程度で脳出血が発症すると報告されている。脳静脈への逆流所見をみとめる場合は，発症率が年間8％に上昇するともいわれている。脳出血以外の症状では耳鳴が多い。血管拍動音という，脈に同期したシューシューという音が特徴である。海綿静脈洞部に発生した場合は，眼の静脈灌流障害が生じて眼球充血や眼痛，眼球運動障害などの眼症状が出現する。

● **診断** 血管撮影が必須である。静脈灌流のパターンによるコニャールCognard分類やボーデンBorden分類があり，治療戦略をたてるうえで利用されている。

● **治療** 脳出血を呈した症例，脳静脈への逆流が著明な症例，耳鳴が強く日常生活に支障を呈する症例などには治療を考慮する。上記分類をもとに経動脈的もしくは経静脈的に，血管内治療であるカテーテル治療を行う。

3 脳梗塞

脳のニューロンは，血流とそれによる酸素の供給が途絶えると，数分しか

生きていることができない。脳の血管が閉塞し，その血管が栄養している
ニューロンに栄養や酸素が供給されなくなることで，灌流されている領域の
脳が壊死する病態を**脳梗塞** cerebral infarction という。

● **病態・発生機序による分類**　血管が閉塞する病態は，原因により大きく
3つに分けられ，脳血栓，脳塞栓，血流不全によるものがある。

　脳血栓症では，高血圧などにより血管が傷ついたり，動脈内壁にコレステ
ロールや血小板が徐々に沈着することで，**アテローム**（**粥腫**，**プラーク**）が
形成される。アテロームにより動脈内腔が徐々に狭小化する**アテローム硬化**
がおこると，血管が狭窄をきたし，だんだんと閉塞する（◯図5-15）。

　これに対して，**脳塞栓症**は，心臓内や血管内で形成された血のかたまりで
ある血栓などが，血流に乗ってより末梢の細い血管を閉塞することでおこる。
血栓のほかに腫瘍塊や脂肪滴が原因となることもあり，これらを**塞栓**
embolus あるいは**栓子** thrombus という。塞栓にはこのほか，悪性腫瘍に伴う
凝固亢進状態（トルソー Trousseau 症候群❶）によるものや，非細菌性心内膜
炎に起因するものなどが知られている。

　もう1つの原因である，血流不全によるものは血行力学的機序により生じ
る。これは，血管の主幹部に狭窄や閉塞病変がもともとあり，すでに血流が
低下した部位において側副血行路❷により血流が維持されている状態のとき
に，血圧低下がおきることで，脳梗塞がおこるものである。もともと脳の動
脈が狭窄している部位や，脳動脈の灌流域の境界部，あるいは脳血管の血圧
に対する自動調節能が障害されている部位でおこりやすい。これらの部分で
灌流圧が低下すると，その末梢の領域で血流が低下し，脳梗塞となる。

NOTE
❶**トルソー症候群**
　がんなどの悪性腫瘍に合
併する凝固能亢進状態と，
それに伴い生じる血栓性静
脈炎をさす。
❷**側副血行路**
　血管が徐々に詰まってい
く際に，血液循環を維持す
るために自然に出現する別
の血流路。

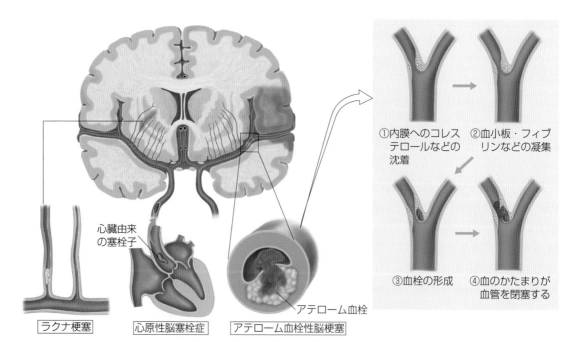

①内膜へのコレス　②血小板・フィブ
　テロールなどの　　リンなどの凝集
　沈着

③血栓の形成　　　④血のかたまりが
　　　　　　　　　　血管を閉塞する

心臓由来
の塞栓子

アテローム血栓

ラクナ梗塞　　　心原性脳塞栓症　　　アテローム血栓性脳梗塞

◯**図5-15　脳梗塞の種類**

◆ 臨床病型による分類

臨床病型では，症状のおこり方から脳梗塞はアテローム血栓性脳梗塞，ラクナ梗塞，塞栓症による脳梗塞などに分類される（●図 5-15）。このような分類を行う理由は，これが治療や予後に大きな意味をもつためである。

アテローム血栓性脳梗塞

アテロームは，脂質異常症などにより血中のコレステロールが血管の内側に蓄積し，その上に血のかたまりがつくことによって形成される。アテローム血栓性脳梗塞は，脳を灌流する比較的太い動脈の起始部や分岐部にアテロームが形成されることで，閉塞をきたすものである。MRA では主幹脳動脈に 50％以上の狭窄をみとめることが多い。症状はよくなったりわるくなったりを繰り返す。血管は徐々に狭窄し，最終的には閉塞する。

動脈壁のアテロームの一部がはがれて血流に乗り，末梢の血管をせきとめることで脳梗塞がおこることもある。この場合は動脈原性脳塞栓症とよばれ，このタイプの塞栓症を artery to artery embolism という。

ラクナ梗塞

大脳白質や大脳基底核を栄養する，脳のごく細い血管の閉塞による脳梗塞をラクナ梗塞という。細い脳動脈がおかされることが多く，通常 15 mm 以下の小さい病変が大脳基底核や白質に生じる。病変が小さいためラクナ梗塞では症状は軽いことが多い。

分枝粥腫型梗塞（BAD）

病変の径が 15 mm 以上の，比較的大型の穿通枝閉塞による脳梗塞は**分枝粥腫型梗塞** branch atheromatous disease（BAD）といわれる。BAD では大脳基底核や橋を栄養する血管において，大きな動脈から穿通枝に分岐する部位で微小なアテローム性病変が生じ，時間とともに多数の穿通枝が閉塞する（●図 5-16）。アテローム血栓症とラクナ梗塞の中間的な病態として知られている。

BAD の場合，はじめは病変が小さく症状も軽度であっても，発症後に進行性に症状が悪化しやすく，予後もわるいことが多いので，注意が必要である。また，通常のアテローム血栓性脳梗塞とラクナ梗塞に準じた単剤での治療では進行をとめることができないことが多いため，抗血小板薬，抗凝固薬，脳保護薬などが併用されることがある。

脳塞栓症

血栓などにより脳梗塞がおこる。

1 **心原性脳塞栓症**　心臓で形成された血栓が血流に乗って頸動脈などを通り，下流にある口径の細い脳の血管を閉塞することでおこる。昼間におこりやすい。血栓の形成は，心房細動などの不整脈，弁膜症，心筋梗塞のあとなどに，心臓内の血流に乱れやうっ滞が生じることでおこることが多い。心原性脳塞栓症では比較的太い血管が閉塞し，大脳皮質領域を含んだ広範な梗塞を生じることが多い。そのため症状が重症化しやすい。

2 **その他の脳塞栓症**　深部静脈血栓症により生じた血栓が，卵円孔開存

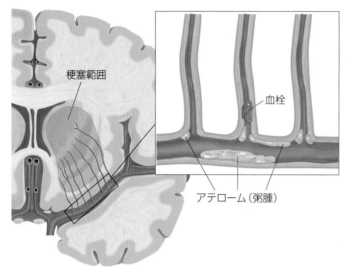

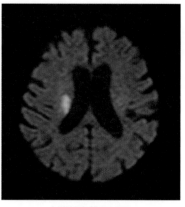

大脳基底部のMRI

a. 中大脳動脈からの分岐部に生じた梗塞

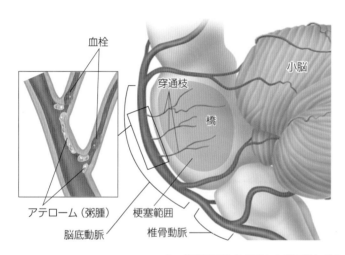

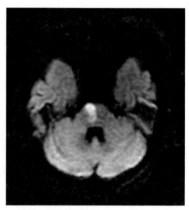

橋のMRI

b. 脳底動脈から分岐した穿通枝に生じた梗塞

○図5-16　分枝粥腫型梗塞（BAD）
血管の分岐部（a）や，大きな動脈から穿通枝に分岐する部位（b）でアテローム性病変が生じると，時間とともに多数の穿通枝が閉塞し，梗塞の領域も広がっていく。MRIの拡散強調画像は，大脳基底核部および橋でみられたBADの症例である。高信号で示される梗塞部位は，はじめは小さくても，進行性に病変が拡大し，症状が悪化しやすい。

により左心系に流れることで脳梗塞がおきた場合は，**奇異性脳塞栓症**といわれる。このほか，まれな塞栓源として感染性心内膜炎に伴う心内血栓の形成や，空気，脂肪塊なども原因になる。

■ 出血性脳梗塞

　閉塞した血管がなんらかの理由により再開通して，血流が戻った場合に出血をおこしたものは，**出血性脳梗塞**とよばれる。太い血管が閉塞した場合，脆弱になった血管に再開通により大量の血流が流れ込むことで，血管が破綻し，出血を伴う。少量の出血では臨床症状に大きな影響は出ないが，大きな出血がおこった場合は脳浮腫が拡大したり，出血が脳室までもれ出すこと

で症状が重症化する。

● **脳梗塞の頻度**　病型別にみた脳梗塞の頻度は，ラクナ梗塞が約30%を占め，アテローム血栓性脳梗塞と心原性脳塞栓症がそれぞれ30%弱程度とされている[1]。年齢別にみると，60歳代以下の若年群ではラクナ梗塞，70歳代ではアテローム血栓性脳梗塞，80歳以上では心原性脳塞栓症が最も多い。脳梗塞の最大の危険因子は高血圧であり，そのほかの危険因子として糖尿病，脂質異常症，喫煙，過剰な飲酒などがあげられる。

◆ 症状

脳梗塞の症状の程度は，脳梗塞をおこした脳の部位や，梗塞巣の大きさによって異なる。おもな臨床症状は局所の神経症状であり，突然発症することが多い（○表5-8）。一般に夜間や安静時におこりやすいが，塞栓症などは日中の活動時におきることも多い。

脳梗塞は生じる場所によっては症状がはっきりしないこともある。無症状の人の頭部をCTやMRIなどで撮影したときに，偶然脳梗塞が見つかることがあり，これを**無症候性脳梗塞**とよぶ。

○**表5-8　脳血栓症と脳塞栓症の相違点**

	脳塞栓症	脳血栓症		
		アテローム血栓性脳梗塞	ラクナ梗塞	BAD
好発年齢	若年〜高年	壮年・高年	壮年・高年	壮年・高年
おもな基礎疾患と危険因子	心房細動などの不整脈，弁膜症，心筋梗塞後など	糖尿病，高血圧，脂質異常症，喫煙，大量飲酒	高血圧	糖尿病，高血圧，脂質異常症，喫煙
閉塞する血管	比較的大きな動脈	比較的大きな動脈	穿通枝	複数の穿通枝
発症	日中活動時	安静時，睡眠時	安静時，睡眠時	夜間に多い
発症様式	突発性	階段状，進行性	緩徐，突発両方ともありうる	発症後数日にわたって，梗塞巣が拡大し，片麻痺などの神経症状が悪化する
意識障害	あることが多く，程度はさまざま	ときにあり，程度は軽い	ないことが多い	ないことが多い
超急性期治療	4.5時間以内	適応がある症例は血栓溶解療法（rt-PA静注）		
	4.5〜8時間以内	血栓溶解療法（ウロキナーゼ），血栓回収デバイス	―	血管内治療などを行う場合もある
合併症・背景因子	心不全	虚血心疾患，下肢動脈閉塞症	とくになし	男性・糖尿病
内科的治療	抗凝固薬	抗血小板薬	抗血小板薬	抗血小板薬・抗凝固薬
外科的治療	血栓回収療法	内膜剝離術，ステント留置術	なし	なし

1）小林祥泰：脳卒中データバンク2021. 中山書店，2021.

　脳梗塞発症後，その周囲には脳浮腫が生じる。浮腫は発症後1〜2週間で最も強くなり，脳梗塞自体は広がっていなくても，一時的に症状が悪化する場合がある。高度の浮腫が生じた場合には，脳ヘルニア（◯75ページ）をおこす場合もある。

▌脳血栓症の症状

　脳血栓症，とくにアテローム血栓性脳梗塞では血管が徐々に閉塞していくため，階段状・進行性に症状が悪化していくことが特徴である。artery to artery embolism は，突発発症が特徴であるが，心原性の脳梗塞症ほどには病巣が大きくなく，意識障害もないか軽度である。ラクナ梗塞は病変が小さいので，一般に症状も軽いことが多いが，BAD のように軽い症状で発症し，その後まもなく症状が悪化することもある。

　脳血栓症の病変部位は，大脳皮質よりも深部白質や内包といった脳の深部の領域が多い。そのため，舌や咽頭筋を支配する運動神経線維がおかされ，構音障害や嚥下障害を引きおこすことがある。突然からだの片側に運動症状が生じたり，ろれつがまわらない，あるいはその両方の症状が組み合わさった症状が出現した場合には，脳血栓症による脳梗塞の可能性が高い。

　四肢の運動神経線維が通過している部位に梗塞がおこると，病変と反対側の上下肢，もしくは顔面下部の運動麻痺（片麻痺）がおきる（◯63ページ）。視床などの感覚神経が走行する部位に梗塞がおきると，感覚障害やしびれなどを生じる。慢性期には，視床痛といって焼けるような痛み（自発痛）を生じることもある。一般には頭痛などの症状はみられない。

　運動麻痺や感覚障害は，四肢の近位（体幹に近い部位）より，遠位（体幹より遠い部位）におきやすいのが特徴である。

▌脳塞栓症の症状

　心原性の脳塞栓症は症状が日中に突発し，太い動脈がおかされやすいため重症化しやすい。一方で，閉塞した血管が再開通し，急激に症状が改善する場合もある。

　脳塞栓症では大脳皮質にも病変がおきやすく，大脳皮質の障害による症状が出現する。たとえば，優位半球の感覚性言語野（ウェルニッケ中枢）が障害されれば感覚性失語（ウェルニッケ失語）を，優位半球のブローカ中枢に障害がおきれば運動性失語（ブローカ失語）がおこる。また，後頭葉など，視覚にかかわる皮質が障害されれば反対側の同名半盲を呈し，前頭葉や頭頂葉が障害されれば失行，聴覚・視覚・触覚の連合野が障害されれば失認をきたす。

　ほかにも，中大脳動脈などの主幹動脈が閉塞すると，広い範囲の脳領域がおかされ，これらの症状が同時におきることもある。小脳やそこからの連絡線維がおかされると，歩行時のふらつきや，手足がスムーズに協調して動かせなくなるなどの運動失調症状がみられる。

　脳梗塞では一般に意識障害はみられないが，脳塞栓症などで内頸動脈系全体の脳梗塞が突然おこった場合などは，梗塞巣が大きいため，意識障害をきたすことがある。

◆ 検査

　CT・MRI などで頭部の画像を撮影し，梗塞巣の検出を行う。後述するように，治療開始までの時間が短いほど治療の選択肢が増えるので，できるだけ早い時点での診断が望まれる。

　頭部 CT では，低吸収域が出現するまでの時間が発症の 12～24 時間後と遅くなるが，脳出血との鑑別においては価値が高い。急性の脳梗塞病変の場合は CT の低吸収域は淡く周囲との境界が不明瞭であったり，脳溝が消失して見えたりする場合が多い。一方で，発症から数日がたった病変の場合は，周囲との境界が明瞭な，はっきりした低吸収域を呈するという特徴がある（◖図 5-17-a）。

　頭部 MRI 拡散強調画像では，梗塞巣は発症から数分以内に明瞭な高信号域を呈し，発症のきわめて早期から急性期の病変を検出することが可能である（◖図 5-17-b）。この高信号域がみられるのは脳梗塞が発症してから約 10日以内であり，脳梗塞が急性期であるかどうかを判断するうえで役にたつ。頭部 MRI の T2 強調画像では，発症の 3～数時間後から高信号域を呈する（◖図 5-17-c）。

　脳血流 SPECT や灌流 MRI では血流の分布を見ることができ，とくに虚血領域の広がりを判別しやすい。

　塞栓の原因となる血栓は，心臓もしくは大動脈弓の血管のいずれかで形成されることが多い。そこで，心エコー・経食道心エコーなどを行い，原因となりうるような心内血栓などがないか検出する。また，MR 血管撮影

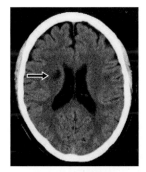

a. CT 画像

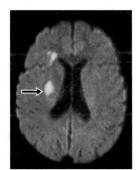

b. MRI　拡散強調画像

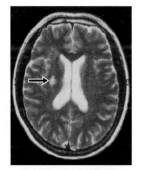

c. MRI T2 強調画像

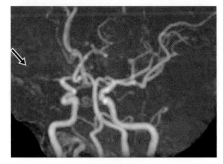

d. MRA(1)

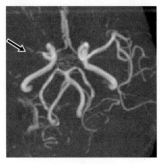

e. MRA(2)

◖**図 5-17　脳梗塞の CT，MRI，MRA 画像**
(a)の CT 画像では，側脳室の近傍（放線冠）に低吸収域をみとめる。(b)，(c)では同部位が高信号域として白く写っている。(d)，(e)の MRA 画像では，血管の閉塞により血流が途絶えているため，右の中大脳動脈が描出されていない。

(MRA)では，血管の描出を行うことができるため，主幹動脈の狭窄といった梗塞の原因になりうるような血管病変がないかも調べることができる(▶図5-17-d, e)。

さらに，頸動脈の超音波検査を行うと，しばしば内頸動脈と外頸動脈の分岐部においてプラークを描出することができる。このプラークが低信号を呈するときは，硬化巣の表面に，形成されて間もない血のかたまりが存在することを意味し，これがはがれてより細い脳動脈を閉塞してしまう危険があるので，注意が必要である。

◆治療

脳梗塞が疑われる場合は入院加療が原則となり，内科的治療や外科的治療が行われる。

内科的治療

脳梗塞の病変の中心部のニューロンは血流の供給が途絶えて壊死にいたるが，その周囲には，血流がある程度保たれる**ペナンブラ**とよばれる部分がある。この部位のニューロンは，機能不全の状態になっているものの壊死にはいたっていないため，血流が再開すれば機能が回復する可能性をもつ。虚血ペナンブラの血流を早期に回復させることにより，梗塞病変の範囲をできるだけ小さくすることができる。

そのため，超急性期～急性期における脳梗塞の内科的治療では，梗塞病変の周辺の組織をいかに壊死から救うかが重要なポイントとなる。これに対し，慢性期の内科的治療では，脳梗塞再発の予防がメインとなる。

超急性期の治療

血圧管理を含む全身管理を行うのと同時に，頭部MRIの撮影が可能な施設では，拡散強調画像をできるだけ早い段階で撮影し，早期治療を行う。とりわけ発症3～4.5時間以内の超急性期は，治療による再灌流が可能になる重要な時期とされている。この時間内でできるだけ早期に脳梗塞の診断をつけ，血栓溶解療法などの治療を行うことが，予後を改善するうえでも重要である。脳梗塞の発症後4.5時間以内では，**遺伝子組換え組織プラスミノゲンアクチベーター** recombinant tissue plasminogen activator(rt-PA，▶99ページ)(アルテプラーゼ)を用いた**血栓溶解療法**❶の適応がある。血栓溶解療法では，rt-PAの静注により血管を閉塞している血栓をとかし，血管を再開通させることで，脳血流を早期に回復することができる。

血流が途絶えた時間が4.5時間をこえると，再灌流によって救える脳組織が少なくなるうえ，出血をおこす可能性が高まるため，原則的にrt-PAの投与は行わない。また投与時間以外にも，既往歴，臨床所見，血液所見，画像所見から適応外となることもあるため，慎重に適応を考慮する必要がある。たとえば，脳梗塞に加えて出血のある患者や，消化管出血・頭蓋内出血などの合併症の既往がある患者，rt-PA投与により出血の合併症がおこる可能性が高い患者には，投与を見合わせる。

rt-PA静注が適応外の場合，経動脈的に血管の閉塞部位近くまでカテー

NOTE

❶血栓溶解療法

血栓は，血小板が凝集してできる血小板血栓に，血液中にあるフィブリノゲンが重合してからまることにより，安定したフィブリン血栓が形成されることでできる。rt-PAは，フィブリンに特異的に結合することで，血栓を溶解する酵素の前駆体であるプラスミノゲンを活性化してプラスミンへと変換し，血栓を溶解させる作用をもつ。

テルを挿入し，局所的にウロキナーゼを動脈注射（動注）して血栓溶解を行う治療が行われることがある。また，血栓回収デバイスを用いたカテーテルにより血栓を回収する，**急性期血行再建術**が行われることもある。

　一般に脳梗塞発症時には血圧が上昇していることが多いが，血圧を下げることで虚血巣が拡大して梗塞が悪化する可能性があるため，原則として血圧を下げる治療は行わない。ただし，収縮期血圧 220 mmHg，拡張期圧 120 mmHg 以上の高度の高血圧が持続する場合や，血栓溶解療法を予定している場合は，慎重に降圧をはかる。治療中はファウラー位とし，頭を挙上しないように指導する場合もある。

　脳梗塞の病変部位ではフリーラジカル❶などの物質が発生し，虚血が続くとそれが増加して脳梗塞病変を悪化させることがあるため，フリーラジカルを分解することで抗酸化作用をもつエダラボンなどの脳保護薬が用いられることもある。

▌急性期の治療

　発症 4.5 時間を過ぎると rt-PA の適応はなくなる。そのため，超急性期を過ぎた急性期では，血栓を溶解するよりも，血栓の増加を防ぎ，脳梗塞を悪化させないための治療が行われる。たとえば，発症後 4.5〜8 時間の場合は，血管内に血栓回収デバイスを挿入して，血栓を回収する治療を行うことがある（◎ 108 ページ）。また，血栓性の機序の脳梗塞の場合，発症後 48 時間以内であれば抗凝固薬の一種の選択的トロンビン阻害薬であるアルガトロバン水和物が用いられることがある。発症から 5 日以内であれば，トロンボキサン合成酵素阻害薬であり抗凝固作用のあるオザグレルナトリウムの投与も行われることがある。ただし，これらの薬剤は脳塞栓症に用いることはできない。脳梗塞の再発は発症早期の 48 時間以内が多いため，アスピリンを投与したり，非心原性脳梗塞患者でリスクの高い症例においては，アスピリンもしくはクロピドグレル硫酸塩に加えてシロスタゾールを使うなど，抗血症板薬を 2 剤以上併用することもある。

　超急性期における治療と同様に，エダラボンの投与も行われる。脳塞栓や悪性腫瘍に伴うトルソー症候群（◎ 138 ページ）では，新たな脳梗塞ができないようにヘパリンナトリウムの投与が行われる。

　脳梗塞の発症から約 1 週間が経過すると，病変の周囲の脳実質に水分がたまり脳浮腫の状態となる。脳浮腫がおこると周囲の神経組織が圧迫され，神経症状の悪化をまねき，さらには脳ヘルニアを誘発する原因ともなりうる。脳浮腫の治療には，グリセロールなどが投与される。

▌慢性期の治療

　慢性期の治療は，おもに脳梗塞の再発を予防する目的で行われる。治療は脳梗塞の生じた機序によって異なる。

● **アテローム血栓性脳梗塞**　抗血小板療法が中心となり，アスピリン，チクロピジン塩酸塩，クロピドグレル硫酸塩，シロスタゾールなどの抗血小板薬の投与が行われる。抗血小板薬の副作用として出血傾向があり，脳出血や消化管出血などがおきることがあるので，注意が必要である。ラクナ梗塞の

❶**フリーラジカル**
　対をなしていない電子（不対電子）をもつ原子や分子をフリーラジカルという。反応性が高いため周りの分子と反応しやすく，細胞膜の脂質を酸化させることなどにより，細胞を傷害する。

場合は，血圧のコントロールが基本となるが，抗血小板薬を使用することもある。

● **心原性脳塞栓症**　心臓内での血栓の形成を予防するため，弁膜症による心房細動ではワルファリンカリウムなどを用いた抗凝固療法が行われる。ワルファリンカリウムはプロトロンビン時間国際標準比（PT-INR）が2.0〜3.0の範囲で調整するが，年齢に応じても調整が必要になる。弁膜症が原因でない心原性脳塞栓症では，直接経口抗凝固薬❶（DOAC）のダビガトランエテキシラートメタンスルホン酸塩，リバーロキサバン，アピキサバン，エドキサバントシル酸塩水和物が用いられ，ついでワルファリンカリウムも考慮される。DOACは体重，腎機能に応じた量の調整が必要である。

● **血行力学的な原因による脳梗塞**　起立性低血圧によるものは昇圧薬が考慮され，血管狭窄などが原因になっている場合には，外科療法が考慮される場合もある。

● **合併症の予防と治療**　脳梗塞の患者では誤嚥性肺炎や尿感染などの合併症がおこりやすいため，予防と治療に取り組む必要がある。機能回復を促進するため，早期からリハビリテーションの計画を立案することが重要で，歩行訓練や摂食・嚥下訓練，言語機能のリハビリテーションが行われる。とくに，発症後2〜3か月以内は最も機能回復が進む時期であるため，この時期のリハビリテーションは非常に重要である。身体を動かすことが困難な場合は，深部静脈血栓症や肺塞栓症の予防も重要である。

　脳梗塞の危険因子である，高血圧，脂質異常症，糖尿病，不整脈を治療することも慢性期における再発予防の上で重要となる。そのほか，肥満，喫煙や経口避妊薬，睡眠時無呼吸症候群などもリスクを上昇させる。

■ 外科的治療

● **機械的血栓回収療法**　心臓からの塞栓子などで脳の主幹動脈が急性閉塞した際に，カテーテルで血栓を吸引除去し，血流を再開させる治療法である（◉図 5-18）。

　機械的血栓回収療法による血流再開が有効となる症例には，大前提としてペナンブラが存在する必要がある。閉塞した血管の通る領域の多くが脳梗塞となってしまい，ペナンブラがほとんど存在しない症例に対しては，機械的血栓回収療法による血流再開は適応がないどころか，出血性脳梗塞を生じる可能性が増すため禁忌である。

NOTE
❶ **直接経口抗凝固薬**
　かつては新規経口抗凝固薬 novel oral anticoagulant（NOAC）ともよばれていたが，近年は直接経口抗凝固薬 direct oral anticoagulant（DOAC）とよばれる。

---

column　**無症候性頸動脈狭窄症に対する手術適応**

　近年では脳ドックにより，症状があらわれていない無症候性の頸動脈狭窄症が発見されることも増えてきている。このような症例に対し，以前は60％以上の狭窄があればCEAの施行を考慮してもよいとされていた。しかし現在では内科的治療が進歩したため，80％以上の高度狭窄または経時的な狭窄進行，MRIによりプラークが不安定であると評価された場合に限って行われるようになってきている。

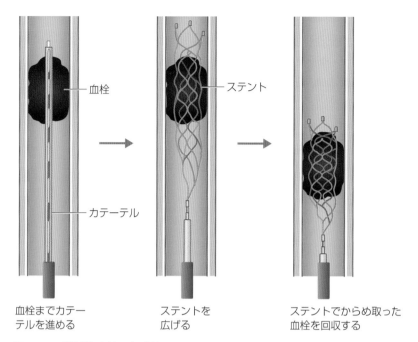

血栓

ステント

カテーテル

血栓までカテー
テルを進める

ステントを
広げる

ステントでからめ取った
血栓を回収する

▷**図 5-18　機械的血栓回収療法**

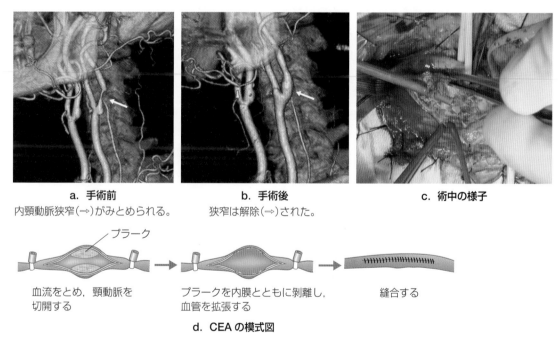

a. 手術前
内頸動脈狭窄(⇒)がみとめられる。

b. 手術後
狭窄は解除(⇒)された。

c. 術中の様子

プラーク

血流をとめ，頸動脈を
切開する

プラークを内膜とともに剥離し，
血管を拡張する

縫合する

d. CEA の模式図

▷**図 5-19　頸動脈内膜剥離術(CEA)**

MOVIE

　診断時の画像と症状からペナンブラの有無を判断し，ペナンブラが残って
いる症例に対してのみ機械的血栓回収療法を施行すべきである。
● **頸動脈内膜剥離術**　**頸動脈内膜剥離術** carotid endarterectomy(**CEA**)は，頸
部内頸動脈狭窄症に対する外科治療である(▷図 5-19-a〜c)。狭窄部を露出し

て，血流遮断後に血管壁を切開し，プラークを含み肥厚した内膜を摘出し，その後，残った外膜と中膜を縫合し，血流を再開する（○図5-19-d）。

脳梗塞や一過性脳虚血発作（TIA），一過性黒内障などの，頸動脈狭窄による症状があらわれている病変のうち，狭窄率が50%以上の頸動脈狭窄症に対して，再発予防を目的として行われる。

CEAはプラークを含む内膜を摘出するという根治的な治療であり，頸動脈狭窄症の第一選択と位置付けられる。ただし，全身麻酔が必要であるため，心臓疾患などの合併症がある場合には，局所麻酔で施行可能な頸動脈ステント留置術を考慮する。

● 頸動脈ステント留置術　**頸動脈ステント留置術** carotid artery stenting（**CAS**）は，頸部内頸動脈狭窄症に対するもう1つの外科治療である。鼠径部から刺入したカテーテルを狭窄した頸動脈へ到達させ，そこに金属でできた網目状のパイプであるステントを留置することで，血管を内部から拡張させる方法である（○図5-20）。カテーテルによる血管内治療のため頸部の切開が不要であり，侵襲が少なく，局所麻酔で施行できることが最大の利点である。

頸動脈狭窄症に対しては，通常はCEAによる治療が第一に行われるが，①頸動脈の狭窄部位が高位でありCEAが困難な場合，②対側の頸動脈が閉塞している場合，③心疾患あるいは重篤な呼吸器疾患があるために全身麻酔が困難な場合などはCASの適応となる。ただし，プラークを含む内膜を除去するCEAと異なり，血管狭窄部を内部から押し広げる治療のため，根治性ではCEAに劣るとする意見もある。

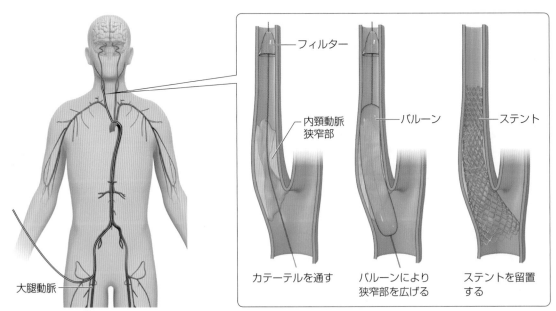

○図5-20　頸動脈ステント留置術（CAS）
カテーテルを鼠径部から大腿動脈に刺入し，狭窄した頸動脈をバルーンにより広げ，ステントを留置する。術中にはがれた血栓などは，ステントの末梢にあるフィルターにより回収される。

MOVIE

　CEA も CAS も血管拡張させると言う意味では同様の治療であり，それぞれの利点・欠点を考慮しながら相補的に使い分けることが重要である。なお，いずれの手術であっても，施行する目的は症状の改善ではなく，脳梗塞の再発予防である。そのため，手術合併症の発生が 6% 未満となるよう高い安全性が要求されると同時に，内科的の治療より優先されるものではない。

● **血管バイパス術**　頸部内頸動脈の狭窄が進行して慢性期に閉塞した場合は，CEA や CAS による再開通は施行できないため，血管の迂回路を作成するバイパス術を考慮することとなる。また，頭蓋内で中大脳動脈のような太い血管が閉塞し，脳血流が低下した場合などもバイパス術を考慮する❶。この場合，頭蓋外血管と頭蓋内血管をつなぐことから，**頭蓋外-頭蓋内** extracranial-intracranial **バイパス術（EC-IC バイパス術）**とよばれる。

　EC-IC バイパス術の代表的なものとして，頭皮の血管である浅側頭動脈（STA）と閉塞部末梢の中大脳動脈（MCA）を吻合する**浅側頭動脈-中大脳動脈吻合術（STA-MCA 吻合術）**がある。直径 1.5 mm 程度の浅側頭動脈を頭皮から剝離し，開頭して露出した直径 1〜2 mm の中大脳動脈と顕微鏡下に吻合する（▶図 5-21）。

NOTE
❶欧米では，脳梗塞予防として内科的治療の方がすぐれているという意見もあり，バイパス術はあまり行われなくなっている。しかしわが国では，バイパス術のほうが予防効果にすぐれるという研究結果が出ている。また，もやもや病の患者が欧米より非常に多く，脳神経外科医のバイパス術に対する技術的習熟度が高いため，バイパス術を積極的に行っている施設が多い。

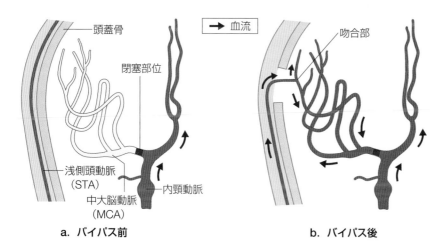

a. バイパス前　　　　　　　　b. バイパス後

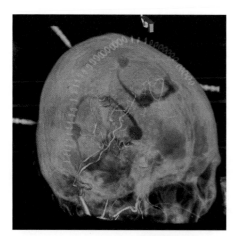

c. バイパス術中の血管撮影所見
浅側頭動脈から中大脳動脈への血流が確認できる

▶図 5-21　バイパス術（浅側頭動脈-中大脳動脈吻合術）

浅側頭動脈-中大脳動脈吻合術は全身麻酔下の開頭術という点で侵襲性の高い手術であり，適切な患者選択と術後の管理が重要である。抗血小板薬による内科的治療の効果が不十分な症例に対しては，全身麻酔のリスク評価を十分に行い，術後の過灌流症候群❶などを含む周術期管理ができる施設であれば行ってもよい。

4 もやもや病

● **疾患概念**　もやもや病は，両側内頸動脈の終末部，すなわち，前大脳動脈と中大脳動脈の分岐部が，ゆっくりと狭窄していく病気である。その一方で，細かい血管が数多く新生し，脳の中へ入っていく。脳血管撮影において，この新生細動脈が煙のようにもやもやと見えることから「もやもや病」と名づけられた（◉図5-22）。わが国で発見された病気であり，国際的にもmoyamoya diseaseとよばれている。閉塞する部分がウィリス動脈輪の一部であるため，**ウィリス動脈輪閉塞症**ともよばれている。

わが国を含めた東アジア人に多く，欧米人に少ないという人種差が特徴である。わが国では年間で10万人あたり約0.35人の発症，つまり1年で約400人の新規患者が発生しており，男女比では1：2と女性に多い。厚生労働省による難病指定を受けている。

● **原因**　不明である。近年の研究により，特定の遺伝子多型❷をもつ場合に発症しやすい傾向があることがわかってきているが，必ずしも発症するわけではない。家族性の発症も10〜20％にみとめられている。

● **症状**　虚血発症と出血発症がある。内頸動脈の狭窄に対して細動脈，つまりもやもや血管の新生がまに合わない場合，TIAなどの脳虚血症状がおこることがあり，これを虚血発症という。20歳以下の若年で発症する場合は，ほとんどが虚血発症である。典型的には，泣いたあとや笛を吹いたあと，熱いものを息を吹いて冷ましたあとなどの過換気状態で，脳血管が一時的に収縮して脱力発作や意識減弱発作が生じる。これらの脳虚血症状はTIAで

NOTE

❶**過灌流症候群**
　狭窄していた血管が治療により広がり，脳血流量が急に増加することで生じる。症状は意識障害や頭痛，局所症状などである。

NOTE

❷遺伝子を構成しているDNA配列には個人差があり，同一領域であっても複数の配列パターンが存在することがある。これを遺伝子多型という。もやもや病は*RNF213*遺伝子 p.R4810K多型を有する場合に発症しやすくなる。

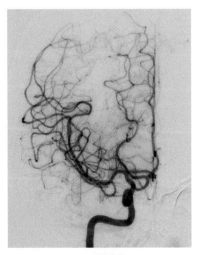
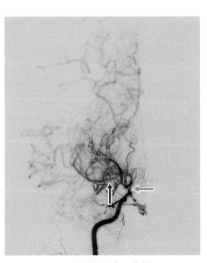

a. 正常血管　　　　b. もやもや病の血管

◉**図5-22　もやもや病の脳血管撮影画像**
もやもや病では内頸動脈終末部での狭小化（→）と，もやもや血管の発達（→）をみとめる。

あるが，突然脳梗塞を発症する例もある。

　出血発症では，新生した細動脈に負荷がかかることで突然出血する。成人の場合は，虚血発症と出血発症が同程度である。出血発症の場合は，被殻や尾状核などの大脳基底核や，視床や脳室内といった脳の深部におけるもやもや血管からの出血がほとんどである。ときとして致死的な出血を呈することもあり，もやもや病でmRSが3点以上の予後不良となるのは，多くが出血発症例である。

● **診断**　頭部MRAや血管撮影で内頸動脈終末部の狭窄・閉塞が確認され，その代償としてもやもや血管の存在が確認されることが前提である。そのうえで，自己免疫疾患や髄膜炎，脳腫瘍などといった，そのほかの原因疾患の除外が必要となる。なお，2015年の診断基準からは，片側病変でももやもや病と診断されることとなった。

　症状があり外科手術を考慮する場合には，SPECTなどの脳血流検査を行い，血流低下の範囲・程度を評価しておく必要がある。

● **治療**　虚血症状を呈する例には，バイパス術を考慮する。バイパス術には直接バイパス術と間接バイパス術の2種類がある。この両者を行う手術を**複合バイパス術**とよぶ。

　直接バイパス術は，血管を直接吻合するため即効性があるが，血流を送る範囲が比較的狭いことと，とくに小児例で技術的難易度がやや高くなるという欠点がある。

　間接バイパス術は，脳表に浅側頭動脈や側頭筋を接着させるというシンプルな術式である。手技的に容易であるため，小児例には広く用いられている。ただし，バイパスが完成して脳血流が増加するまでに数か月から半年と時間がかかるため，そのあいだに虚血発作や脳梗塞を発症するリスクがある。成人例では間接バイパス術のみでは血流増加が不十分となることが多く，直接バイパス術を併用した複合バイパス術を行うことが推奨されている。

　出血発症ではまず，脳出血の急性期治療を行う（● 132ページ）。頭蓋内圧上昇や脳ヘルニアを呈する場合は，緊急で血腫除去術を行うこともある。慢性期となり，出血による障害が軽度な場合には，再出血の予防を目的として直接バイパス術を考慮することもある。

---

column　**もやもや病による高次脳機能障害**

　小児期に発症したもやもや病患者のうち，10〜20％が思春期以降に高次脳機能障害の影響により社会的適応が困難になることが明らかになっている。これは，両側前頭葉に慢性的な血流低下が生じることによる脳機能発達障害が原因と考えられている。もやもや病の小児患者にバイパス術を行い，脳血流を増加させることが高次脳機能の維持につながる可能性があり，現在研究が行われている。

5 一過性脳虚血発作（TIA）

　一過性脳虚血発作 transient ischemic attack（**TIA**）は，脳の一部の血液の流れが一過性にわるくなることで，片麻痺や言語障害などの神経の局所症状を一時的にきたすが，ただちに血流が改善するために脳梗塞にはいたらず，後遺症を残さずに回復するものをいう。通常は数分以内に症状がピークに達し，2〜15分以内，最長でも24時間以内に症状が軽快する。近年では，TIAの症状が消えたあとに画像検査を行うと梗塞病変がみとめられる例が多いことがわかり，この場合は脳梗塞として取り扱われるようになった。

　従来まで想定されてきたTIAの発症機序は，主として頸部内頸動脈などの主幹動脈のアテローム硬化性病変からはがれた血栓によるアテローム血栓性脳梗塞や，心臓内の血栓から遊離した微小な塞栓子が口径の小さい動脈を閉塞する心原性塞栓症と考えられてきた。しかし現在では，脳梗塞と同じようにさまざまな病態があると考えられるようになっており，日本人では，ラクナ梗塞によるTIAが多いとされている。

　TIAが注目されるのは，これが脳梗塞の前ぶれになることがあるためである。症状の持続は短時間であり来院時には消失していることが多いが，TIAをおこした患者は48時間〜2週間以内に脳梗塞をおこすことが多い。発症90日以内では10〜20％が脳梗塞にいたるとされる。したがって基本的にはTIAと急性期脳梗塞は区別せずに，どちらも**急性脳血管症候群** acute cerebrovascular syndrome（**ACVS**）として，同様の緊急対応が必要であると考えられるようになっている（◉ plus）。

●**症状**　閉塞する血管の場所にもよるが，内頸動脈系に生じた場合には一過性の手足の脱力，片麻痺，失語，感覚障害やしびれ，椎骨脳底動脈系に生じた場合には運動・感覚障害のほか，嚥下・構音障害，運動失調，めまいなどをきたすことが多い。経過とともに発作の持続時間が長くなる場合や，発作が頻回におきる場合は脳梗塞に移行することが多く，とくに注意が必要である。

---

plus	## ACVS と TIA の関係

　急性脳血管症候群（ACVS）は，急性期の一過性脳虚血発作（TIA）と虚血性脳卒中（脳梗塞）を包括する新しい臨床概念である。TIAの発症直後には虚血性脳梗塞がおこるリスクが高いことから，両者を救急疾患の一連の病態としてとらえることが重要だと考えられたことで生まれた概念である。

　ACVSの考えかたのもとでは，発症したばかりのTIAを脳梗塞の前兆ととらえるため，TIAの症状で来院した患者を帰宅させることなく，ただちに検査・原因の評価を行い，それに応じた予防的治療を開始する。

　これは，循環器の診療において不安定狭心症と急性心筋梗塞をまとめて急性冠症候群 acute coronary syndrome（ACS）という概念でとらえなおし，救急疾患として診療体制を整備したことによって，救命率が著しく向上したことに似ている。

　TIA に先行して，頸動脈などの血栓の一部がはがれ，眼動脈を経て網膜の血管を流れるために眼の中をごみのようなものが動いていくのが見えるという**飛蚊症**がおこることがある。また突然片側の眼が見えなくなり，短時間でもとに戻る**一過性黒内障**をきたす患者もいる。

●**検査**　頭部画像検査，血液・尿検査，MRA，CTA などを行う。また，塞栓や血栓の原因を調べるため，頸動脈検査・MRA により頸動脈の狭窄の有無を確かめる。また，心原性脳塞栓の可能性がある場合には，心電図により心房細動や発作性上室性期外収縮などの不整脈について調べ，心エコーにより心内血栓の有無を確かめる。

●**治療**　TIA は脳梗塞の前兆となりうるため，TIA を疑った場合は基本的に脳梗塞に準じた入院加療とする。そのため，来院時に症状が消失していてもすみやかに検査・評価を行い，脳梗塞発症予防のための治療をただちに開始する必要がある。早期の治療により予後が改善される。

　発症 48 時間以内の急性期には，輸液とアスピリンなどの抗血小板薬，あるいはヘパリンナトリウムの投与による治療を行うことが多い。高リスクの例では，アスピリンとクロピドグレル硫酸塩の 2 剤が併用されることもある。急性期以降は，脳梗塞の再発予防に準じた治療を行う。

　血栓性の機序が疑われる場合には，アスピリン，シロスタゾール，クロピドグレル硫酸塩などの抗血小板薬を用いる。心原性の機序が考えられる症例や，高度の頸動脈狭窄をみとめる症例では，ワルファリンカリウムの投与が行われる。頸動脈などに高度の狭窄をみとめる場合には，頸動脈内膜剝離術（CEA）や頸動脈ステント留置術（CAS）などの血管内治療が行われることがある。高血圧，脂質異常症，糖尿病などの危険因子の治療や，禁煙なども必要となる。

6　脳静脈血栓症

　脳静脈血栓症は，脳静脈に血栓ができ，脳の静脈洞が閉塞して静脈還流が障害されるため，頭蓋内圧亢進と脳虚血あるいは出血を呈する病態である。脳内の静脈には吻合が豊富にあるため，一部の静脈の閉塞だけでは通常は臨床症状をきたさないが，頭蓋の正中部の上矢状静脈洞のほか，横静脈洞，海綿静脈洞といった大きな静脈（洞）が閉塞すると脳静脈血栓症がおこる。静脈洞に血栓が生じた場合を**脳静脈洞血栓症**ということもある。

　副鼻腔炎・中耳炎・髄膜炎などの頭蓋周囲の感染，妊娠・出産，経口避妊薬投与，外傷・手術後，悪性腫瘍などにより血液凝固能が亢進することなどがリスク因子となる。進行すると静脈性の脳梗塞や，浮腫や血管の破綻による頭蓋内出血などをきたす。年間発症率は 10 万人あたり 0.3～1.5 人と推定されている。

●**症状**　持続性の慢性頭痛や発熱から症状が始まることが多い。その後，頭蓋内圧亢進症状をきたし，頭痛・意識障害・片麻痺・痙攣発作などが数日から 10 日で亜急性に進行し，そのまま死にいたることもある。症状は閉塞する静脈により異なる。上矢状静脈洞血栓症では，頭痛や嘔吐，うっ血乳頭，

上眼瞼浮腫，両下肢の強い不全片麻痺をおこすことがある。海綿静脈洞血栓症では，眼球突出，結膜の充血，外眼筋の麻痺などをきたす。横静脈洞血栓症では，頭蓋内圧亢進，除脳硬直，乳様突起部の浮腫・痙攣などを呈する。脳表在静脈閉塞では，頭痛・意識障害・痙攣・片麻痺・感覚障害・失語などがみられる。

●**検査**　頭部 MRI では，脳実質の出血や浮腫をみとめる。CT や MRI を用いた静脈造影では，灌流領域に一致した静脈洞の閉塞をみとめる。また，血管撮影では，静脈洞の閉塞した部位に非造影所見をみとめ，脳表の静脈が異常に拡張してみえる，コルクスクリュー様静脈という所見がみられることがある。血液検査では，ダイマーの上昇，凝固機能の異常をみとめる。上矢状静脈洞の場合に造影 CT を行うと，静脈内の血栓により静脈洞が造影されないため，造影箇所が三角形に抜ける空洞デルタ徴候がみられる。

●**治療**　急性期はヘパリンナトリウムが第一選択として用いられるほか，血栓溶解療法などが試みられることもある。脳浮腫に対しては D-マンニトールやグリセロールなどを含む頭蓋内圧降下・浸透圧利尿薬が投与される。脳ヘルニアを生じている場合は，外減圧術が行われることがある。その後，慢性期にはワルファリンカリウムなどの経口抗凝固薬に変更される。痙攣をきたした症例では抗てんかん薬の投与が行われ，感染が原因になっている症例では抗菌薬の投与が行われる。血栓が高度の場合，死亡することもある。

7　高血圧性脳症

　脳血管はある範囲内で血圧が変動しても，比較的一定の血流が流れるように調節されている。しかし収縮期血圧 180 mmHg，拡張期血圧 110 mmHg 以上の急激な血圧上昇がおきると，脳循環の自動調節能が障害される。この障害によって脳の動脈が攣縮をおこしたり，血管透過性が亢進する。このような状態を**高血圧性脳症**という。症状は可逆性で，血圧の正常化により消失するため，**可逆性脳血管攣縮症候群**ともいわれる。

　ただし，放置すると脳浮腫や微小出血，梗塞や浮腫がおこり，これによりさまざまな神経症状を呈する。脳だけでなく心臓，大動脈，網膜などの急性臓器障害が伴うこともある。高血圧脳症の患者には，本態性高血圧，腎疾患，妊娠高血圧症候群，褐色細胞腫，原発性アルドステロン症などの基礎疾患がある場合が多い。

●**症状**　180/110 mmHg 以上の血圧で生じることが多い。頭痛，吐きけ・嘔吐，視力障害や，不安，興奮，錯乱などの精神症状がおこり，重症になると意識障害，痙攣発作などをきたす。出血や梗塞をおこさなければ，脳梗塞の項で述べたような神経の局所症状はおこらない。

●**検査**　脳梗塞や脳出血などといった，ほかの脳血管障害との鑑別が重要である。頭部 CT・MRI では，両側性に広範な脳浮腫と，それによる脳溝の消失をみとめる。脳浮腫は脳の後方にある頭頂葉や，後頭葉の白質におきやすい。また，眼底では網膜動脈の狭窄や，乳頭浮腫・出血などの高血圧性の変化をみとめる。

● **治療**　降圧療法によりすみやかに適切な降圧を行う。降圧が行われない
場合, 脳出血や脳梗塞, クモ膜下出血といった重篤な状態や, 死にいたる場
合もある。ただし, 血圧を下げすぎないように注意が必要である。脳浮腫に
対してはグリセロール, D-マンニトールなどを含む製剤が投与される。脳
出血, 脳梗塞, クモ膜下出血などのほかの疾患が先にあって, 二次的に血圧
が上昇している場合もあるので, これらの疾患との鑑別が重要である。

2　脳腫瘍

　頭蓋内に発生する腫瘍を総じて脳腫瘍 brain tumor とよぶ。脳腫瘍は, 頭
蓋内組織から発生する**原発性脳腫瘍**と, 他臓器から転移してくる**転移性脳腫
瘍**に大別される。原発性脳腫瘍は**良性脳腫瘍**と**悪性脳腫瘍**に分別される。転
移性脳腫瘍はすべて悪性脳腫瘍である。

　原発性脳腫瘍は約70％が良性脳腫瘍であり, 約30％が悪性脳腫瘍に分類
される(◖図 5-23)。ただしこれは病理組織学的な分類であり, 臨床的な悪性
度とは必ずしも一致しない。つまり, 病理組織学的には良性でも, 再発や頭
蓋内転移を繰り返して命を落とすというような, 臨床的に悪性の経過をたど
る症例が存在する。この点が, ポリープなどの他臓器の良性腫瘍❶と大きく
異なる点である。良性脳腫瘍の発生原因はさまざまである(◖表 5-9)。

> **NOTE**
> ❶一般的な良性腫瘍は発育
> 速度が遅く, 膨張性に増殖
> し, 他臓器に転移しない。
> したがって, 腫瘍の発生し
> た部位をすべて切除すれば,
> 再発や転移をおこすことは
> なく, 基本的に生命に影響
> を与えることはない。

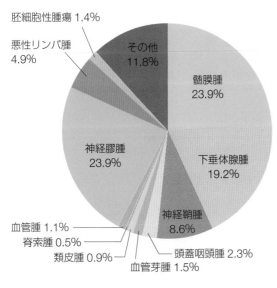

◖**図 5-23　原発性脳腫瘍の
種類と頻度**
(脳腫瘍全国統計委員会：Report
of brain tumor registry of Japan
(2005-2008), 14th edition. *Neu-
rologia medico-chirurgica*, 57
(Suppl), 2017 をもとに作成)

◖**表 5-9　良性脳腫瘍の発生原因**

脳をおおう膜から発生するもの	髄膜腫
末梢神経から発生するもの	神経鞘腫
脳以外の組織から発生するもの	下垂体腺腫
胎児遺残組織から発生するもの	頭蓋咽頭腫など
その他	一部の神経膠腫

　なお，脳実質を構成する細胞のうち腫瘍化するのはアストロサイトとオリゴデンドロサイトであり，ミクログリアとニューロンは腫瘍化しない。

a 良性脳腫瘍

1 髄膜腫

● **疾患概念**　**髄膜腫**は原発性良性脳腫瘍のなかで最も頻度の高いものである。脳をおおっているクモ膜と硬膜の間に存在する髄膜皮細胞から発生するといわれており，髄膜皮細胞の存在する部分であればどこでも発生しうる。臨床的には硬膜から発生していると考えてよい。脳の外から発生することから**脳実質外腫瘍**ともよばれる。男女比は1：2と女性に多く，女性ホルモンが増大に関与すると言われている。

● **症状**　増大した腫瘍が周囲組織を圧迫することで症状があらわれる。症状は発生する部位によって異なり，たとえば円蓋部髄膜腫が運動野や言語野の直上に発生した場合には，圧迫により対側の運動麻痺や言語障害を生じる。また，鞍結節部髄膜腫や前床突起部髄膜腫のように，視神経近傍に発生した場合は視力や視野障害などの視神経障害を生じる。てんかん発作で発見される症例もある。

● **診断**　頭部 MRI で均一に造影される腫瘤としてみとめられる（◉図5-24）。また，硬膜尾徴候 dural tail sign とよばれる所見が特徴的で，腫瘍の発生部位近くの硬膜が肥厚してほかの部位より厚く造影される（◉図5-24-a, c）。

● **治療**　手術による摘出が第一選択である（◉ 106ページ）。術後の残存病変や，3 cm 以下もしくは10 cm³ 以下の手術困難な小病変に対しては，ガンマナイフ®，サイバーナイフ®などの定位放射線治療も効果的である（◉ 112ページ）。ただし，薬物療法で有効なものはない。

　手術摘出の程度はシンプソングレードで評価する。摘出の度合いに応じて，根治的な摘出であるグレード1から，部分摘出であるグレード4までに分類され，それが術後の再発率とも相関している。注意すべき点として，グレード1の摘出を行っても5年間で数%の再発率がありうること，また逆にグ

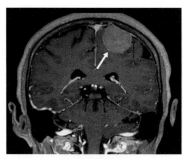

a. 円蓋部髄膜腫

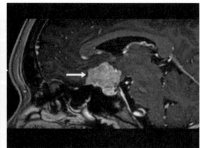

b. 鞍結節部髄膜腫

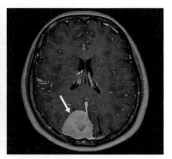

c. 傍矢状部髄膜腫

◉図5-24　**髄膜腫の画像（MRI）**
髄膜腫は造影剤で比較的均一に造影される（⇨）。（→）が硬膜尾徴候である。

レード 4 の部分摘出であっても 100％再発するわけではないことがあげられる。すなわち，症状を悪化させてまでグレード 1 の摘出にこだわる必要はなく，無理をせず，安全な最大限の摘出を行うことが髄膜腫手術の基本となる。

● **無症状で発見された髄膜腫の治療方針**　髄膜腫は全例が増大しつづけるわけではない。したがって，脳ドックなどで偶然発見された髄膜腫に関しては経過観察が第一選択となる。治療が考慮されるのは，増大傾向をみとめる場合や，60 歳未満で MRI の T2 強調画像で腫瘍が脳より白く見えるもの，脳浮腫のあるもの，3 cm 以上の大きさのもの，視神経近傍に存在するものなどである。

2　下垂体腺腫

● **疾患概念**　下垂体は前葉と後葉からなる内分泌組織である。前葉を腺性下垂体，後葉を神経下垂体とよび，それぞれ発生源が異なる組織である。下垂体の前葉と後葉からはそれぞれ異なるホルモンが分泌される。

　下垂体腺腫はほとんどが前葉から発生し，ホルモンの異常分泌を伴う機能性下垂体腺腫と，ホルモン分泌異常を伴わない非機能性下垂体腺腫に大別される。

● **症状**　機能性腺腫では，異常分泌されるホルモンによる症状が出現する。成長ホルモン（GH）産生腫瘍の場合は先端巨大症とよばれる容貌の変容が生じ，副腎皮質刺激ホルモン（ACTH）産生腫瘍の場合はクッシング症候群とよばれる症状が出現する。これらの腫瘍では糖尿病や高血圧といった内臓疾患を合併することも多く，未治療の場合は生命予後が悪化することも知られている。また，プロラクチン産生腫瘍の場合は，女性は乳汁分泌や不妊，男性は女性化乳房などの症状が出現する。大きな腫瘍の場合は，腫瘍内に出血して急速に視力・視野障害が出現する下垂体卒中がおこることもある。

　非機能性腺腫の場合，腫瘍による視交叉圧迫症状としての両耳側半盲が典型的な症状である（● 369 ページ）。

● **診断**　画像診断だけでなく，血中ホルモンの測定による内分泌学的診断が不可欠である。機能性腺腫の場合，上記のような特徴的な身体所見があり，採血でホルモン値の上昇をみとめる場合には下垂体の MRI 検査を行う。機能性腺腫の場合，非常に小さく通常の造影 MRI では評価できないこともあるため，ダイナミック撮影という特殊な撮影をする必要がある。

　非機能性腺腫の場合は，造影 MRI により，トルコ鞍内から上部にのび，視交叉を圧迫する腫瘍がみとめられることで診断される（●図 5-25）。

● **治療**　手術による摘出，放射線治療，薬物療法がある。良性脳腫瘍のうち，薬物療法が効果を示すのは下垂体腺腫のみである。とくにプロラクチン産生腫瘍は，カベルゴリンによる薬物治療が第一選択となる。そのほかの腫瘍の場合は，基本的に手術でできる限り摘出し，残存腫瘍に対して放射線治療もしくは薬物療法を追加するという治療方針となる。

　手術は**経蝶形骨洞手術** transsphenoidal surgery（**TSS**）とよばれる方法で行われ，鼻腔から内視鏡下にトルコ鞍底に到達し，腫瘍を摘出する（●図 5-26）。

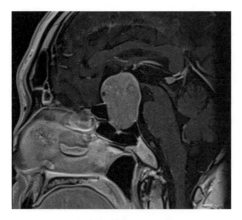

◉図 5-25　下垂体腺腫の MRI 像

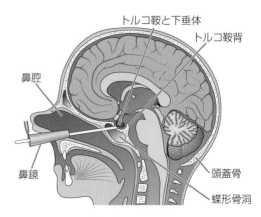

◉図 5-26　経蝶形骨洞手術

TSS は頭皮に傷がつかず，開頭も不要であるため，患者への負担が少ない低侵襲手術である。術後は抗利尿ホルモン（バソプレシン）の分泌低下による尿崩症が出現する可能性があるため，水分バランスの管理が重要である。

　永続的なホルモン分泌低下が出現した場合は，ホルモン補充療法を行う必要がある。下垂体腺腫では，小児や妊娠予定の女性といったホルモン補充の微妙な調節が必要な症例も多く，小児科や内分泌内科との連携が必須となる。

3 　神経鞘腫

● **疾患概念**　**神経鞘腫**は末梢神経の神経鞘細胞（シュワン細胞）から発生する腫瘍である。感覚ニューロンに発生しやすく，最も多く生じるのは内耳神経であり，続いて三叉神経，舌咽神経の順に多い。なお，嗅神経と視神経は中枢神経と同様にシュワン細胞をもたないため，神経鞘腫が発生することは基本的にない。

　ここでは最も頻度の多い**聴神経腫瘍（前庭神経鞘腫❶）**について述べる。

● **症状**　発生した神経の障害に加え，腫瘍が大きくなることで周囲の脳神経の圧迫症状や，脳幹圧迫症状などが出現する。緩徐に増大するため，腫瘍が大きくなるまで症状があらわれないことも多い。

　聴神経腫瘍は，聴力をつかさどる蝸牛神経よりも，平衡感覚をつかさどる前庭神経から発生することが多いが，初発症状としては前庭神経の隣を走行する蝸牛神経が圧迫されることによる，難聴や耳鳴がほとんどである。めまいやふらつきといった，前庭神経の障害による平衡感覚障害が初発症状としてあらわれることは少なく，これは対側（健側）に存在する前庭神経が機能を補うためである。

　さらに腫瘍が大きくなると，すぐそばを走行する顔面神経や三叉神経への圧迫を生じ，顔面神経麻痺や三叉神経障害といった症状があらわれてくる。脳幹への圧迫症状が生じると，ふらつきや水頭症による歩行障害なども出現する可能性がある。

● **診断**　造影 MRI にて内耳道内から小脳橋角部に，境界明瞭な腫瘤として

NOTE
❶**前庭神経鞘腫**
　ほとんどの聴神経腫瘍は，蝸牛神経ではなく前庭神経から発生する。そのため，前庭神経鞘腫ともよばれている。

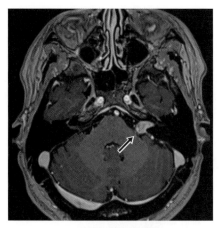
a. 小型の聴神経腫瘍

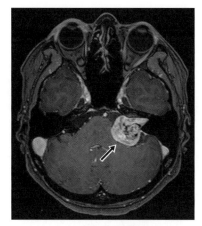
b. 大型の聴神経腫瘍

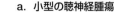
○図 5-27　聴神経腫瘍の MRI 像

造影される（○図 5-27）。髄膜腫と異なり，内部は不均一であったり，囊胞を伴っていることもある。近傍を走行する脳神経への圧迫を確認するには FIESTA❶や CISS❷といった撮影方法が有用である。

　聴力の評価には通常の純音聴力検査のみならず言語識別検査も必要なことが多い。音が聞こえるかどうかだけではなく，電話や会話に支障がないかなど，実用性についても評価する。

● **治療**　手術と放射線治療がある。薬物療法は有用ではない。

　脳幹を圧迫するような大型腫瘍は手術での摘出が第一選択である（○ 106 ページ）。術後の残存腫瘍や 2.5 cm 以下の小さな腫瘍には，ガンマナイフ®やサイバーナイフ®といった定位放射線治療も有効である（○ 112 ページ）。

　ただし，手術や放射線治療といった治療にはリスクを伴う。実用的な聴力が残っている聴神経腫瘍に対しては，治療によって聴力を喪失する可能性もあるため，治療を行うかを十分に検討する必要がある。実用的な聴力が残っているうちは経過観察するというのも有効な選択肢となりうる。

　一方で，音は聞こえるが聴力レベルに実用性がない場合は，腫瘍の根治を目ざして，腫瘍の発生した前庭神経に加え，蝸牛神経も一緒に摘出するという選択肢も出てくる。

 NOTE
❶ fast imaging employing steady state acquisition の略。
❷ constructive interference in steady state の略

4　そのほかの良性腫瘍

　髄膜腫，下垂体腺腫，神経鞘腫以外の良性腫瘍には，頭蓋咽頭腫，脊索腫，類上皮囊胞，血管芽腫などがある。頭蓋咽頭腫，脊索腫，類上皮囊胞は先天的腫瘍ともよばれており，胎生期の遺残組織から発生するといわれている。つまり，通常であれば出生時には消えてしまう組織が出生時に遺残してしまうことで，生後に増大する病気である。手術で全摘出できれば完治が期待できるが，多くが脳の深部に発生し，全摘出が困難なことが多い。

　このなかでも頭蓋咽頭腫は再発しやすい腫瘍であり，長期間の経過観察が必要となる。再発と手術を繰り返し，最終的に生命の危険性を生じる可能性

もある。病理組織学的な良性と臨床的良性に乖離のある疾患の代表といえよう。

b 悪性脳腫瘍

1 神経膠腫（グリオーマ）

● **疾患概念**　**神経膠腫**^{こうしゅ} glioma（**グリオーマ**）は，脳の支持細胞である神経膠細胞（グリア細胞）から発生する（◯図 5-28）。びまん性に周囲へ浸潤^{しんじゅん}していきながら増大する性質をもつため，悪性腫瘍に分類される。

　高次機能をつかさどるニューロンは増殖能力をもたないが，神経膠細胞には増殖能力があり，これが異常増殖したものが神経膠腫である。神経膠腫は脳実質のあらゆる部位に発生しうるが，小脳に生じることは少ない。

● **分類**　神経膠細胞は，星細胞と乏突起細胞とミクログリアに分類される。このうち，星細胞から発生した腫瘍を**星細胞腫**（**アストロサイトーマ**），乏突起細胞から発生したものを**乏突起神経膠腫**（**オリゴデンドログリオーマ**）とよぶ。

　悪性度分類には，WHO 分類が用いられる（◯表 5-10）。星細胞腫はグレード 1～4，乏突起神経膠腫はグレード 2 と 3 に分類される。一般的にグレード 3 と 4 の神経膠腫は，2 以下より悪性度が高く，**悪性神経膠腫**とよばれる。とくにグレード 4 の神経膠腫は**神経膠芽腫**（**グリオブラストーマ**）とよばれている。グレード 1 の毛様細胞性星細胞腫は小児に多く，完全切除できれば治癒が望める可能性も高く，良性腫瘍に近い神経膠腫である。

● **症状**　星細胞腫は，麻痺や言語障害といった発生部位の局所症状で発症することが多い。乏突起神経膠腫は痙攣で発症することが多い。悪性度が高

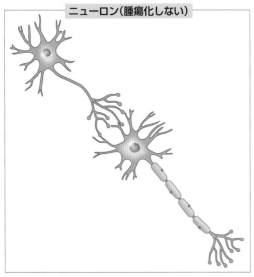

1000 億個以上

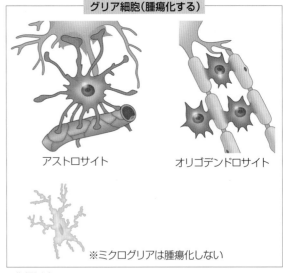

1 兆個以上

◯**図 5-28　神経膠腫の発生**

◻ 表 5-10　神経膠腫の分類（WHO 分類）

悪性度（グレード）	星細胞腫系	乏突起神経膠腫系
グレード 1	毛様細胞性星細胞腫	――
グレード 2	びまん性星細胞腫 （アストロサイトーマ）	乏突起神経膠腫 （オリゴデンドログリオーマ）
グレード 3	退形成性星細胞腫	退形成性乏突起神経膠腫
グレード 4	膠芽腫（グリオブラストーマ）	――

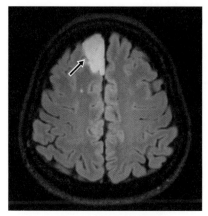
a. グレード 2 の神経膠腫

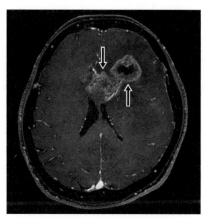
b. グレード 4 の神経膠芽腫

◻ 図 5-29　神経膠腫の MRI 画像

い腫瘍の場合，急速に増大することにより頭蓋内圧亢進症状があらわれることもある。

● **診断**　グレード 2 のびまん性星細胞腫と乏突起膠腫は造影剤を用いた MRI では造影されないことが多いが，T2 強調画像や FLAIR 画像では，脳実質より白くみえることが多い。

　グレード 3，4 の悪性神経膠腫は造影剤により白く造影されることが多く，グレード 4 の神経膠芽腫の場合は内部が黒く抜けるリング状増強効果が特徴とされる（◻ 図 5-29）。周囲の脳に強い浮腫を伴うことが多い。

　最終診断は手術検体での病理診断によるが，WHO 脳腫瘍分類 2021 では，遺伝子診断（分子病理診断）が確定診断のための必須条件となった❶。

● **治療**　手術での摘出およびその後の放射線療法と化学療法が標準治療である。治療方針は，星細胞系か乏突起細胞系かと，WHO 分類のグレードによって決定される。

　手術では，安全な最大限摘出を行うことが治療の第一段階である。グレード 1，2 の神経膠腫であれば手術のみで経過観察することもあるが，病理診断結果やリスク因子の有無に応じて放射線療法や化学療法を追加することもある。

　グレード 3，4 の場合は手術摘出の程度にかかわらず，追加治療として放射線療法と化学療法の併用を行う。これは悪性神経膠腫の場合，画像上で腫

NOTE
❶神経膠腫の診断に遺伝子診断が必須となったことで，従来の形態学的評価や免疫組織学的評価のみでの診断では確定にいたらないことが増えた。そのため，遺伝子診断をしていない腫瘍には，「特定不能の」を意味する not otherwise specific（NOS）を診断名の最後につけることとなった。

　ただし 2023 年時点では，診断名に NOS がついている場合でも，標準治療を行う際に大きな問題となることはほとんどない。

瘍とみとめられる範囲を広くこえて浸潤しているため，手術だけではすべて摘出できないためである。

　放射線治療と化学療法による治療では，**ストゥープ** Stupp **レジメン**とよばれる方法が用いられる。これは，拡大局所放射線治療（60Gy/30回）とテモゾロミド内服による化学療法を初回治療として42日間行い，その後28日サイクルでテモゾロミドの5日間内服を続けていくというものである。ただし，グレード4の神経膠芽腫においてはこの治療法を用いても5年生存率は10%程度である。

　近年では，電磁場療法（NovoTTF）やウイルス療法といった新しい治療法も出現してきており，治療成績のさらなる向上が期待されている。

２ 転移性脳腫瘍

●**疾患概念**　他部位に発生した腫瘍細胞が，脳へ転移して脳腫瘍を形成するものが**転移性脳腫瘍**である。脳への転移はがん患者全体の10〜20%でおこるといわれており，近年のがん患者の増加に伴い転移性脳腫瘍も増加傾向にある。

　転移の原因となるがんの原発巣として最も多いのは肺がんで，続いて乳がん，消化器がんの順とされている。ただ，がんの既往をもたない患者に症候性の転移性脳腫瘍が発見される頻度も5〜40%と少なくなく，転移性腫瘍の3〜15%では，詳細な全身検索を実施しても原発巣が不明であったと報告されている。がんの種類にもよるが，肺がんでは多発性病変として発見されることが多い。

●**症状**　腫瘍の場所と大きさによってさまざまであり，麻痺や言語障害などの局所症状で発症することが多い。小脳に発生した場合は，水頭症を生じて急速に意識障害が進行することもある。

　腫瘍細胞が脳脊髄液内に播種してクモ膜や軟膜といった髄膜に転移する**髄膜がん腫症**では，画像上あきらかな腫瘤を示さないにもかかわらず，水頭症や頭蓋内圧亢進症を生じ，頭痛・吐きけなどが出現する。

●**診断**　体幹部にがんの既往があり，頭部造影MRIにて多発性の造影病変をみとめた場合には転移性脳腫瘍を第一に疑う（●図5-30）。体幹部にがんの既往のない患者では，体幹部造影CTやPET，腫瘍マーカーなどで原発巣の検索を行う。

　肺小細胞がんなどの脳転移を生じやすいがん患者に対しては，定期的に頭部造影MRIを施行することが望ましく，近年では症状があらわれる前に転移性脳腫瘍が発見されることも増えてきている。

●**治療**　個別の対応が必要である。転移性脳腫瘍と診断された時点でがんのステージⅣとなるため，脳腫瘍のみを治療しても治癒は望めない。そのため，全身のがんの進行状態も考えながら，転移性脳腫瘍の治療自体を行うかどうかから検討する必要がある。

　一般的には，原発巣のコントロールが良好で，転移性脳腫瘍が全身のなかで最も患者に悪影響を与えている場合には治療を考慮する。治療は手術によ

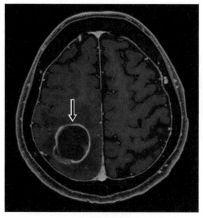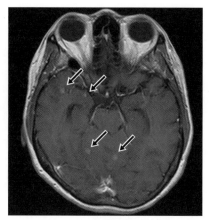

|a. 単発病変|b. 多発病変|

◎**図 5-30　転移性脳腫瘍の MRI 像**

る摘出，放射線療法，化学療法のいずれかになる。腫瘍が大きく水頭症を生じているか，もしくは脳ヘルニアを生じる可能性がある場合には，摘出を検討する。小さい少数の病変の場合はガンマナイフ®やサイバーナイフ®といった定位放射線治療による治療が可能である（◉ 112 ページ）。

　近年では分子標的薬を含めた薬物療法の進歩により，転移性脳腫瘍に対しても有効な薬物療法が増えてきている。腫瘍内科（臨床腫瘍科）とキャンサーボード❶などを行いながら，最適な治療を個別に検討することが重要である。

□**NOTE**

❶**キャンサーボード**

　がんが高度に進行している場合や，重症の併存疾患がある場合に，患者の症状・状態や治療方針などについて，医師や医療スタッフが，意見交換・共有・検討・確認を行うカンファレンスのことである。

3　頭部外傷

● **頭部外傷とは**　脳は頭蓋骨と脳脊髄液を含む髄膜からなる頑丈な構造で外力から保護されているが，外傷によって脳や血管を含む頭部に傷害を生じることがある。この病態を**頭部外傷**と総称する。

　頭部外傷の受傷機転としては，転倒，転落・墜落や，交通事故，スポーツ外傷，頻度は少ないが銃創などさまざまなものがある。また，同じ受傷機転でも，患者背景や受傷時の状況によって，重症度がかわってくる。国内の死因統計によると，1〜34 歳，65〜79 歳の死因の上位に「不慮の事故」がある。

| column | 脳がんとよばないのはなぜ？ |

　胃や大腸，肺などの臓器では悪性腫瘍をがんとよぶのに対し，脳腫瘍の場合は脳がんとはよばない。これは，固形がんの定義が，上皮組織から発生した悪性腫瘍か，骨や軟部組織をつくる非上皮性細胞から発生する肉腫とされているためである。脳の神経組織や髄膜などに生じる腫瘍は上皮性ではなく，また肉腫とも異なる。さらに，他組織のがんと異なり遠隔転移しないという特徴もある。これらのことから，脳に生じた悪性腫瘍はがんではなく悪性脳腫瘍とよばれている。

▶表 5-11　荒木らによる頭部外傷の分類

第Ⅰ型（単純型または無症状型） 脳の症状をまったく欠くもの
第Ⅱ型（脳振盪型） 意識障害が受傷後6時間以内に消失し，その他の脳の局所症状を示さないもの
第Ⅲ型（脳挫傷型） ①受傷直後から意識障害が6時間以上続くか，②意識障害の有無にかかわらず脳の局所症状のあるもの
第Ⅳ型（頭蓋内出血型） 受傷直後の意識障害および局所症状が軽微であるか，または欠如していたものが，時間がたつにつれて意識障害および局所症状が出てくるなど，それらの程度が増悪してくるもの

▶表 5-12　頭部外傷分類

頭蓋骨の損傷	・円蓋部骨折 　　線状骨折 　　陥没骨折 ・頭蓋底骨折
局所性脳損傷	・急性硬膜外血腫 ・急性硬膜下血腫 ・脳挫傷，脳内血腫
びまん性脳損傷	・びまん性脳損傷（狭義） ・クモ膜下出血 ・びまん性脳腫脹

注）それぞれ軽症，中等症，重症に分けられる。
（日本外傷学会・日本神経外傷学会：頭部外傷分類 2009.
＜ http://www.jast-hp.org/archive/bobulist.pdf ＞＜参照
2023-8-25 ＞）

これには「交通外傷」と「転倒・転落・墜落」が含まれており，その多くは頭部外傷が直接の死因であると推察される。

　頭部外傷後には，頭蓋内の外傷性変化が経時的に生じることもあり，受傷直後に症状が軽微で会話できるくらいの状態であっても，診察中に急速に意識障害が出現して重篤な状態になることもある。また，受傷から1〜3か月程度が経過したあとに発症する慢性硬膜下血腫もあるので，各タイプの外傷の特徴を十分理解する必要がある。

● **頭部外傷の分類**　さまざまな観点から頭部外傷は分類される。古くから使われている**荒木らの分類**は，臨床症状からみた分類であり，CT などによる頭蓋内の評価がない場合でも用いることができる（▶表5-11）。現在は，**ジェナレリ** Gennarelli **の分類**を基礎として，損傷部位と病態・重症度を組み合わせた頭部外傷分類がよく用いられる（▶表5-12）。これは，日本外傷学会と日本脳神経外傷学会が 2009 年に共同で作成したものである。

　また，損傷を受けた部位によって，①頭皮軟部組織損傷，②頭蓋骨骨折，③頭蓋内損傷・脳損傷にも分類される。ほかには，グラスゴー–コーマ–スケール（GCS）による意識障害の程度からみた分類では，重症（GCS 3〜8 点），中等症（GCS 9〜13 点），軽症（GCS 14〜15 点）に分類される。なお，GCS 13点を軽症とする場合もある。

　ここからは，各頭部外傷について述べていく。

1　頭皮軟部組織損傷

　頭皮軟部組織損傷としては，**頭皮下血腫**と**頭皮挫創**があげられる。頭皮下血腫はいわゆる「たんこぶ」で，打撲によって頭皮内の動脈や静脈が損傷・出血することで生じ，頭皮のはれとしてみられる。通常は自然に吸収されるのを待つ。頭皮下血腫とまぎらわしい血腫として，**帽状腱膜下血腫**がある。これは，帽状腱膜と骨膜の間の層の出血で，打撲や頭髪を引っぱられたときなどに生じ，小児に多くみられる。血腫部の頭皮を押すと広範囲にたぷたぷと波動が触れたりするが，やはり自然に吸収・消退していくのを待つ。ただ

し，乳幼児ではこれだけで重症の貧血になることがあるので，注意を要する。

　頭皮挫創は，頭皮がざっくりと裂けた傷である。頭皮は，直下の平らな頭蓋骨と打撲物にはさまれるように外力を受けるために，挫創をきたしやすい。頭皮は血流が豊富で，挫創からの出血量が多くなりやすいため，すみやかに創部を圧迫止血しておき，医療機関で縫合するなどの処置が必要である。とくに，高齢者などでは抗凝固薬や抗血小板薬を内服していると止血しにくいので，出血量に注意する。

2 頭蓋骨の損傷

　頭蓋骨の損傷には**線状骨折**，**陥没骨折**，**頭蓋底骨折**がある。

　1 線状骨折　球状の構造をしている頭蓋骨の一部に生じた，線状の骨折である。四肢の骨折では，骨折部が骨癒合するまでの間，可動性をなくすために，ギプスや手術による固定が必要であるが，頭蓋骨の線状骨折は可動性がなく，そのまま骨癒合していくので，とくに治療を要しない。ただし，後述する急性硬膜外血腫の合併には注意する必要がある（◎166ページ）。

　2 陥没骨折　打撲によってへこんだような形状となった骨折のことで，頭蓋骨がやわらかい乳幼児に生じるほか，成人でも野球の硬球が直撃したりハンマーでなぐられたりしたときなどにみられる。線状骨折と同様に急性硬膜外血腫を合併することもある。

　陥没度が大きく整容上の問題があるときや，硬膜の損傷を伴っているとき，静脈洞を圧迫しているときなどに整復手術が施行される。

　3 頭蓋底骨折　線状骨折が頭蓋底部に及んだものを**頭蓋底骨折**という。頭蓋底部には複数の脳神経が脳を出入りして骨内を走行していることから，骨折によって視力障害や眼球運動障害，聴力障害，顔面神経麻痺などの脳神経の障害をきたすことがある。副鼻腔や乳突蜂巣に及び，硬膜も損傷されていると，脳脊髄液（髄液）漏（髄液鼻漏・髄液耳漏）や頭蓋内気腫をきたすことがある。また，前頭蓋底の骨折では，少し遅れて両側の眼瞼に出血があらわれ，**眼鏡状出血（パンダの目）**を呈することがある（◎図5-31-a）。側頭骨乳様突起部の骨折では耳介後部に出血斑を呈することがあり，**バトル** Battle **徴**

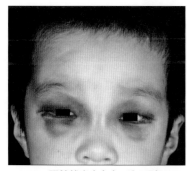

a. 眼鏡状出血（パンダの目）

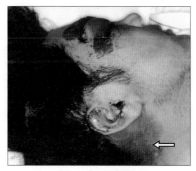

b. バトル徴候

◎**図5-31　眼鏡状出血とバトル徴候**
（写真提供：山口大学大学院　鈴木倫保氏）

候とよぶ（●図5-31-b）。重症の頭蓋底骨折では，内頸動脈が損傷されて海綿静脈洞まで裂けると内頸動脈-海綿静脈洞瘻が生じ，拍動性眼球突出となって頭蓋内の血管性雑音が聞かれることがある。

3 局所性脳損傷

　おもに直線的な加速度によって，打撃などの衝撃が頭部に加わり，限局した部位に外力が作用すると，局所的な脳損傷が生じる。これらの損傷にはCT，MRIで観察できるような急性硬膜外血腫，急性硬膜下血腫，脳挫傷，脳内血腫があげられる（●図5-32）。

　打撃を受けた直下の脳が，直上の骨側に衝突して損傷をきたした場合を**直撃損傷**という。一方，打撲部の対角線上の反対側の脳は，反動で直上の骨から引き離される方向に移動するために，脳に陰圧の力が加わり損傷がおきることもある。これを**対側損傷**とよぶ。たとえば，転倒して右後頭部を打撲して，右後頭葉と左前頭葉に脳挫傷をきたした場合，前者が直撃損傷で後者が対側損傷に相当することになる。

◆ 急性硬膜外血腫

　血腫が硬膜の外側，すなわち頭蓋骨と硬膜の間に生じたものを**急性硬膜外血腫**という。頭蓋骨骨折に伴って生じることが多い。これは，骨折する瞬間に，外力で骨のたわみやずれが生じて，骨に接している硬膜上の中硬膜動脈や静脈洞などから出血したり，骨折面の静脈から出血をきたして血腫が形成されるためである。

　血腫は，頭蓋骨と硬膜の接着をはがすように増大していくため，頭部CTでは高吸収域の凸レンズ形の血腫として描出される（●図5-32-a）。受傷機転としては，交通外傷や転落・墜落，スポーツ外傷などで，直接の強い打撲を伴うものに多い。

●**症状**　脳に損傷がなければ，血腫が小さいうちは脳を圧迫していないため，意識は清明で神経症状もみられない。しかし，血腫が増大してくると，

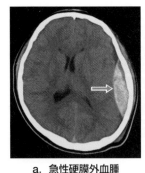 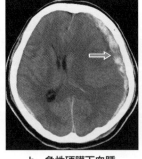 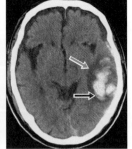

a. 急性硬膜外血腫	b. 急性硬膜下血腫	c. 脳挫傷と脳内血腫
受傷部に一致した凸レンズ形の高吸収域がみられる（→）。	受傷部と反対側に三日月形の高吸収域がみられる（→）。	受傷部に浮腫をあらわす低吸収域（→）と血腫をあらわす高吸収域（→）がみられる。

●**図5-32　各種の外傷による頭蓋内出血のCT画像**

硬膜ごしに脳が圧迫されて頭蓋内圧が亢進して，強い頭痛と嘔吐を伴って，意識障害をきたしてくる。血腫が増大して意識障害が出現するまでの期間を**意識清明期❶**という。

　さらに血腫が増大すると，瞳孔不同や片麻痺をきたし，脳ヘルニアが進行すると除脳硬直を示す。また，脳挫傷や急性硬膜下血腫などの脳損傷が合併していれば，硬膜外血腫が増大していなくても意識障害をきたしていることもある。

●**治療**　血腫が小さく，強い頭痛や嘔吐などがなく，意識も清明であれば，はじめの24時間はCTを繰り返し施行し，血腫が増大していないかを注意深く経過観察する。しかし，頭痛や嘔吐，進行性に悪化する意識障害が生じた場合や，頭部CTで血腫の厚さが1〜2cm以上に増大した場合は，緊急に開頭して血腫を除去する。血腫が小さいために手術適応がなく，経過観察とした場合は，数日以上かけて血腫は徐々に吸収・縮小していく。

●**予後**　脳実質の損傷がなければ，硬膜外血腫の増大で症状が出現したとしても，迅速な血腫除去によって脳の圧迫を解除できれば，大きな神経学的症状は残らず，おおむね予後はよい。

　血腫の増大によって脳ヘルニアが進行し，両側の瞳孔が散大してしまっても血腫が除去されないなどの状況では，予後は不良である。また，急性硬膜下血腫や脳挫傷などによる脳実質の損傷があれば，予後はその状況で決定される。

◆ 急性硬膜下血腫

　直線的な加速度による衝撃によって，脳表面が損傷して硬膜下腔に出血したり，脳に回転加速度が加わって，大脳皮質表面の動脈や架橋静脈❷が引き抜かれるように損傷するなどして，硬膜下腔に出血したものを，**急性硬膜下血腫**という。

　急性硬膜下血腫は脳の表面に沿って拡大していくため，頭部CTでは高吸収域の三日月形の血腫として描出される（●図5-32-b）。脳の損傷や血腫による脳の圧迫によって脳浮腫が強いため，脳室などの左右への偏位は大きい。

　受傷機転は，急性硬膜外血腫と同様であるが，柔道の投げ技やアメリカンフットボールのヘルメットごしの衝突といった，回転加速度の外力が大きく，必ずしも直接の打撲を伴わない場合でも出現することが，硬膜外血腫と異なる点である。高齢者の歩行中や自転車運転中の転倒も原因として多い。

●**症状**　脳挫傷を合併していると受傷直後から意識障害をみとめることが多く，痙攣や片麻痺などの脳局所症状がみられる。頭痛を訴えることも多い。意識清明期をみとめることもあるが，その期間は硬膜外血腫よりも短いことが多い。血腫の増大や脳挫傷の脳浮腫が進行すると，診察中の短時間で，瞳孔不同と片麻痺という脳ヘルニアの症状が出現することもある。

●**治療**　抗凝固薬や抗血小板薬を内服しているときは，ただちに中断・中和するなどして，血腫の増大するリスクの軽減をはかるべきとされている❸。これは，外傷性頭蓋内出血全般に共通する。

◻ NOTE

❶意識清明期
　意識清明期の長さは，受傷早期から急速に症状が悪化して短時間となるものから，数時間以上となるものまで幅がある。急性硬膜外血腫に特徴的とされるが，実際には典型例は多くはなく，急性硬膜下血腫でもみられることがある。

◻ NOTE
❷脳表と硬膜をつなぐ静脈が架橋静脈である。

◻ NOTE
❸患者が抗凝固薬を内服している場合，ワルファリンカリウムに対しては，ビタミンKの静脈内投与による拮抗や，プロトロンビン複合体製剤が使用される。ダビガトランエテキシラートメタンスルホン酸塩に対してはイダルシズマブという中和薬がある。抗血小板薬を内服している場合は，新鮮凍結血漿や血小板製剤の投与を考慮する。

　頭部CTで血腫の厚みが1 cm以上ある場合や，急速に意識障害が進行する場合には，開頭術による血腫除去が行われる。脳挫傷・脳浮腫を伴っていると，手術後も脳が強く腫脹することが多いため，減圧開頭を行うこともある。術前から，グリセロールやD-マンニトールなどの頭蓋内圧降下薬を投与し，重症の場合には，貧血の補正や循環器系の管理を行いながら，人工呼吸器による調節呼吸でPaco$_2$を調節したりする。留置した脳圧センサーで頭蓋内圧をモニターすることが，治療法の選択・決定に重要である。

　血腫除去のほかには，脳室ドレナージによる脳脊髄液の排除，低体温療法やバルビツレート療法❶を併用することもある。

●**予後**　脳挫傷と血腫が広範囲に脳を圧迫することによって脳虚血と脳腫脹をきたすため，硬膜外血腫と比較しても，予後は非常に不良である。救命できても，意識障害が遷延することや，後遺症として運動麻痺などの神経脱落症状や外傷性てんかんを残しやすい。

◆ 慢性硬膜下血腫

　軽微な頭部外傷後，1～3か月あまりの間に徐々に硬膜下腔に貯留していく血腫である。血腫は通常，膜に包まれて存在する。急性期の頭部外傷の分類には入らないが，重要である。外傷がはっきりしない場合も多い。高齢者などで脳の萎縮による硬膜下水腫がみられるときは，本症に移行する場合がある。頭痛や軽度の運動麻痺をもって発症する。高齢者では認知機能障害として発症することも多い。

　中年以降のアルコール多飲の男性に多いとされるが，幼小児にもみられる。若者のスノーボード中の転倒などによる頭部外傷のあとにみられることもある。

　治療は局所麻酔下に穿頭術を行って液状の血腫を洗浄して，ドレナージを行う。穿頭して硬膜と血腫の膜を切開すると，液体状の血腫が噴出してくる。通常，術後数日以内に症状は軽快していくことが多く，予後はよい。

◆ 脳挫傷と脳内血腫

　強い衝撃で脳が損傷した状態を**脳挫傷**といい，**脳内血腫**を形成することも多い。損傷部位は，直撃損傷として直下の脳が損傷したり，対側損傷として，たとえば後頭部を打撲して前頭葉に脳挫傷をきたしたりする。

　頭部CTでは，挫傷した脳に点状の出血による高吸収域と浮腫による低吸収域が混在し，出血がある程度融合すると脳内血腫として描出される（▶166ページ，図5-32-c）。受傷機転は，急性硬膜下血腫と同様である。

●**症状**　損傷した脳の機能局在に一致した神経症状が出現する。損傷した脳の周囲に生じる脳浮腫の増大によって，意識障害やその他の神経症状は悪化する。軽症では頭痛や軽度の意識障害など，中等症以上では片麻痺・失語症などの脳局所症状などがみられ，重度の意識障害をきたす。

●**治療**　脳挫傷や血腫で脳浮腫をきたすため，軽症例は頭蓋内圧降下薬の点滴投与を行うなどして経過観察する。急性硬膜下血腫と同様に頭蓋内圧を

NOTE

❶バルビツレート療法

　高濃度のバルビツレート（バルビツール酸誘導体）を点滴静注する治療法で，頭部外傷や脳虚血などによって生じた脳腫脹や頭蓋内圧亢進に対して用いられる。脳代謝率の低下や細胞膜の安定化，病変部の局所灌流圧の上昇などの機序により治療を行う。バルビツレートのかわりに，プロポフォールを用いることもある。

モニタリングする場合もある。

　神経症状が進行性に悪化する，脳挫傷や血腫が直径3cm以上ある，脳挫傷で広範囲の浮腫がある，CTで脳槽が消失するなどの状態になった場合は開頭あるいは減圧開頭を行い，浮腫が強いときは，機能局在で重要な部位でなければ，挫傷した脳を血腫とともに摘出する。手術後は急性硬膜下血腫と同様に頭蓋内圧降下薬の投与などを行い，頭蓋内圧のコントロールに努める。

● **予後**　予後は挫傷の部位と大きさに左右される。意識障害や運動機能障害などの局所症状や外傷性てんかんが残ることがある。意識が清明に回復しても高次脳機能障害がみられるために，社会復帰が困難になることもある。

4　びまん性脳損傷

　急激な加速・動揺・回転が生じるような外傷で脳が激しく揺さぶられ，広範囲に損傷された状態を**びまん性脳損傷**といい，びまん性脳損傷（狭義）❶，クモ膜下出血，びまん性脳腫脹に分類される。一過性の意識消失や健忘をきたす**脳振盪**（しんとう）は，びまん性脳損傷（狭義）の軽症から中等症のタイプに分類される（▶plus）。

　重症のびまん性脳損傷（狭義）の例としては，高速走行中のバイク事故で高エネルギーの衝撃を受けた場合などがあげられる。遷延する意識障害をきたし，CTで多発性の脳内の小出血をみとめたり，MRIの拡散強調画像，FLAIR画像，T2*強調画像などで深部の小病変として描出されたりする。

　クモ膜下出血は，脳表や脳底槽のクモ膜下腔に出血をみとめ，外傷性クモ膜下出血とよぶ場合もある。びまん性脳腫脹は脳全体がはれて脳槽が圧排・消失するタイプである。受傷後の血圧低下や低酸素血症によって二次性に脳腫脹をきたすものも，びまん性脳腫脹に含まれる。

● **症状**　さまざまな程度の意識障害をきたす。意識が回復しても記銘力低下や会話困難，小脳失調などがみられる。

● **治療**　頭蓋内圧降下薬で頭蓋内圧をコントロールしながら全身管理をする。重症の場合は，脳圧センサーを留置することが推奨されている。

□NOTE
❶重症のびまん性脳損傷（狭義）では，病理組織学的に白質の軸索にびまん性の損傷をみとめるため，びまん性軸索損傷 diffuse axonal injury（DAI）とよぶ場合がある。

---

plus	**スポーツ外傷**

　柔道，サッカー，ラグビーなど，人と接触する頻度の高いいわゆるコンタクトスポーツの頭部外傷では，脳振盪の症状が出現することが多い。脳振盪は，びまん性脳損傷に分類され，一過性の意識消失や健忘だけではなく，頭痛や吐きけ，めまい，ふらつき，ぼやけて見える，集中できない，イライラするといったさまざまな症状も含まれる。頭痛をはじめとする脳振盪の症状がある場合，競技だけでなく練習にも早期に復帰させてはならない。脳振盪を軽視してはいけないのは，安易に復帰して再度頭部を打撲し，著明な脳浮腫や急性硬膜下血腫をきたし，重い後遺症を負ったり死亡する例が報告されてきたからである。これをセカンドインパクト症候群という。それを防ぐために，一般向けの脳振盪を判定するガイドラインや，各スポーツにおける復帰のプログラムが作成されている。

● **予後** 重症例では遷延性の意識障害をきたす。脳挫傷と同様で，意識が回復しても集中力の低下，性格変化（攻撃的になる，易怒性など）などの高次脳機能障害が残り，社会復帰できない要因となることが多い。

5 重症頭部外傷

　GCS 8点以下の意識障害を呈している頭部外傷を**重症頭部外傷**という。受傷機転は，交通外傷や墜落事故などの高エネルギー衝撃のほか，転倒・転落があげられる。高エネルギー衝撃では，回転加速度によるびまん性脳損傷と直線的外力による局所損傷が混在する状況になりやすい。ヘルメットを装着していると，直撃損傷の衝撃は緩和できるが，回転加速度による急性硬膜下血腫やびまん性脳損傷をきたすと重症になりうる。

● **症状** 受傷当初から意識障害をきたしている場合が多いが，来院後に悪化することもある。とくに，診察中，つい先ほどまで会話できていたのに，急激に状態が悪化することもある。これを，talk and deteriorate という。高齢者の急性硬膜下血腫や脳挫傷で多くみられる。

● **治療** 治療においてもっとも重要なのは頭蓋内圧のコントロールである。頭蓋内圧をモニタリングして，コントロールが困難な場合は，減圧開頭や血腫除去術が施行される。しかし，重症の脳損傷では，重篤な凝固障害をきたすことがあるため，手術中に，出血のコントロールが不可能な状態になったり，新たな脳内出血が合併したりする。

　Dダイマー❶がこの凝固障害を反映するといわれており，Dダイマーが著明に高いときは，ピークをこえるまで減圧開頭術を控えて，穿頭術か小開頭にとどめた血腫除去などの選択肢も検討する。

● **予後** 急性硬膜外血腫だけであれば，迅速な血腫除去の施行でよい予後が期待できるが，脳の損傷がおもな病態であれば，予後は不良なことが多い。救命できても，遷延性意識障害や，強い運動麻痺や感覚障害，高次脳機能障害のために社会復帰が困難となることも多い。

□ NOTE

❶ Dダイマー

　フィブリン形成を経た後の分解産物で，凝固・線溶系のマーカーである。損傷した脳から発生した組織因子が血液を介して全身に拡散し，凝固系が亢進すると同時に線溶系も亢進して，Dダイマーが著明に上昇する。上昇から3時間でピークに達することが多いとの報告がある。

| plus | **小児の頭部外傷** |

　小児の頭部外傷では，つねに虐待の有無を念頭に診療しなければならない。とくに乳幼児では，虐待で激しく前後に揺さぶられると，脳に加わる回転加速度で架橋静脈が断裂して，急性硬膜下血腫と網膜出血が生じ，嘔吐，痙攣発作，意識障害，片麻痺をきたす。家庭内など，親しか目撃していない外傷ではとくに注意が必要である。対策として，①聞きとれる年齢であれば，はじめに親を同席させないで，どのようにして受傷したかを本人から聞きとる，②両親から別々に受傷機転を聴取して説明に食い違いがないかを確認する，③全身を視診する，などがあげられる。急性硬膜下血腫をみとめたときは，虐待で高率にみとめられる網膜出血の有無を眼科医による眼底検査で確認する。また，全身骨のX線撮影で古い骨傷がないかどうかも確認する。ただし，乳幼児は，転倒して頭部を打撲するような軽微な外傷でも，急性硬膜下血腫と網膜出血をきたすことがある。これは，乳幼児の外傷性頭蓋内血腫を3型に分類した中村の分類の第1型として知られていることから，虐待の判断には慎重な対峙が求められている。虐待が疑われた場合は，「児童虐待の防止等に関する法律」（児童虐待防止法）によって，ただちに児童相談所に通告する義務がある。

6　多発外傷

　交通外傷や墜落などでは，頭部以外の領域の外傷も伴うことが多く，これを**多発外傷**という。多発外傷の際の頭部外傷は必ずしも重症とは限らず，軽症から中等症のこともある。

　高エネルギー衝撃を伴う外傷では，全身に大きな外力が加わるため，胸部では肋骨骨折，気胸・血胸，心臓外傷（心臓破裂，心タンポナーデ）などが，腹部では内臓損傷，骨盤骨折などが合併することがある。その結果，呼吸器系では，低酸素血症や換気不全による高二酸化炭素血症がおこり，また，循環器系では，出血性ショックも含めた循環不全による低血圧などがおこることとなる。

　脳損傷を伴う頭部外傷を受けている場合，これらの要因は頭蓋内圧に悪影響を及ぼす。このように，多発外傷は，頭部外傷そのものによる一次性脳損傷に加えて，**二次性脳損傷❶**を引きおこして，転帰に大きく影響を与える。この二次性脳損傷を最小限にくいとめるために，下記のような初期診療によって，全身的な外傷に対処することが重要となる。

● **初期診療**　初期診療の段階では，意識障害があるからといって頭部を中心に診察するのではなく，全身を体系的に評価して，優先度の高いものから処置・治療に結びつけていく必要がある。そのため，「外傷初期診療ガイドライン JATEC」に従った初期診療を行うことが重要である。

　この初期診療では，まず生理学的評価が中心となる**初期検索** primary survey が行われる。初期検索の項目は A～E まであり，**バイタルサインのABC** ともよばれる。A は気道 airway の確保で，気道内の異物除去や気管内挿管の処置があげられる。B は，呼吸 breathing の維持で，人工呼吸器の装着が含まれる。C は循環 circulation で，血圧・脈拍の評価を行う。また，ベッドサイドでの迅速簡易超音波検査（FAST）で血胸や心タンポナーデをみつけたら，ただちに穿刺・ドレナージを行う。

　A～C の評価と処置ができたら，神経学的評価に進み，D の中枢神経障害 dysfunction of central nervous system の評価により意識障害を評価する**❷**。続いて E の脱衣による全身の観察と体温管理 exposure and environmental control を行う。

　その次に，**二次検索** secondary survey として画像検査を中心とする診断に進み，頭部外傷の治療方針を決定する。この診断では，CT や X 線検査など

NOTE

❶二次性脳損傷
　外傷で生じた脳損傷を一次性脳損傷といい，頭蓋内圧の亢進や血腫による周囲の脳への圧迫や脳虚血などで広がった損傷を二次性脳損傷とよぶ。頭蓋内圧のコントロールや血圧の維持，低酸素血症の是正と適切な換気などの全身管理が，二次性脳損傷を軽減することにつながる。

NOTE

❷ A～C はほぼ同時に評価することが必要で，C が最優先ともいわれている。また，D で GCS 8 点以下，瞳孔不同や片麻痺などの脳ヘルニア徴候がみられたら，「切迫する D」として，早急に画像診断に進む必要がある。

---

plus	**頭部外傷後遺症**

　頭部外傷後遺症には運動障害・感覚障害・視野障害といった局所症状や高次脳機能障害など，脳挫傷などの器質的病変に起因するものと，頭痛やめまいといった脳振盪後の症状で必ずしも器質的病変が明らかでないものがある。そのほか，脳挫傷後のてんかん発作（外傷性てんかん）や脳脊髄液減少症（◯ 173 ページ）などがある。

による解剖学的評価が中心になる。

　近年では，救急外来の初期診療室に画像診断装置を備えたハイブリッド
ERシステムが普及しつつある。このシステムでは初期診療室と画像検査室
間の移動が不要となるため，従来であれば循環状態が安定するまで実施でき
なかった頭部CT検査をその場で行うことができ，より迅速な評価・処置・
治療が可能となる。血管造影装置も備えているため，血管内治療（IVR）を行
うこともできる。

4 脳脊髄液（髄液）の異常

1 水頭症

　水頭症とは，さまざまな原因により脳脊髄液（髄液）が頭蓋腔内にたまるこ
とで脳室が異常に拡大し，これが周囲の脳を圧迫することにより症状がおき
る病態である。脳室では毎日500 mLの脳脊髄液がつくられ，脳のまわりや
脊髄の表面を通りながら，髄膜にあるクモ膜顆粒などを経て，静脈などに吸
収されていく（◐40ページ）。髄液の分泌過剰・循環障害・吸収障害などによ
りこの流れがとどこおると，脳室に髄液が過剰に貯留する。

　水頭症は交通性と非交通性の2つに分類される。脳脊髄の循環路が閉塞・
狭窄をおこしたことで，髄液の交通が障害されおきるものを**非交通性水頭症**
といい，それ以外のものを**交通性水頭症**という。非交通性水頭症の原因には，
上衣腫（じょういしゅ）などの腫瘍，アーノルド−キアリArnold-Chiari奇形，ダンディー−
ウォーカーDandy-Walker症候群といった，脳の形成異常などがある。交通
性水頭症の原因には，脈絡叢乳頭腫（みゃくらくそう）などによる髄液産生過剰のほか，クモ
膜下出血，髄膜炎のあとにおこる髄液の吸収障害などがある。

●**症状**　頭蓋内は閉鎖した空間であるため，水頭症がおこり髄液が過剰に
貯留すると，頭蓋内圧が上昇する。それに伴って頭蓋内圧亢進症状である，
頭痛，嘔吐，意識障害などの症状やうっ血乳頭などの症候があらわれる（◐
74ページ）。水頭症はすべての年齢でおきうるが，小児に多い。乳幼児期で
は頭囲が拡大したり，大泉門が膨隆したりするほか，頭皮静脈の怒張や，眼
球が下方に回転する落陽現象がみられる。

●**検査**　脳脊髄液腔が拡大し，頭部CT・MRIで脳室の容積拡大，また脳
室周囲にCT画像上の低吸収域がみられる（◐図5-33-a）。

●**治療**　外科的な治療が主体で，側脳室内にシャントチューブを入れ，過
剰な髄液を心房や腹腔に導いて，そこで吸収をはかるような**髄液シャント術**
（V-Pシャント術〔脳室-腹腔短絡術〕やV-Aシャント術〔脳室-心房短絡術〕）
などが行われる（◐図5-33-b）。神経内視鏡を用いて第三脳室解放術などを行
い，髄液循環路をつくることもある。

◆ 正常圧水頭症（NPH）

　正常圧水頭症 normal pressure hydrocephalus（NPH）は交通性水頭症の一種で，

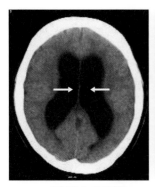

a. 水頭症の CT 画像

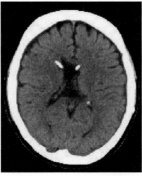

b. シャント手術後の画像

◉図 5-33　水頭症
(a)では両側脳室の拡大（矢印部）がみとめられるが，シャント手術後(b)は脳室の拡大は改善した。側脳室の中に白く写っているのは，シャントチューブである。

髄液圧が正常なまま脳脊髄液腔が拡大している状態である。クモ膜下出血などの脳血管障害や，頭部外傷，髄膜炎などに続発するものと，原因不明のものがある。原因不明のものが約 50％を占め，**特発性正常圧水頭症** idiopathic normal pressure hydrocephalus（**iNPH**）とよばれる。iNPH は 60 歳代以降での発症が最も多く，男女差はない。近年では，クモ膜顆粒からの髄液吸収障害が原因ではないかと考えられている。正常圧水頭症で髄液圧が上昇しないのは，髄液の貯留によりいったんは髄液圧が上昇するものの，圧上昇によって脳室が拡大したり，髄液の産生低下がおきるなどの代償機転がおこるためと考えられている。

● **症状**　歩行障害，認知症などの精神活動の低下，尿失禁の 3 つが主症状である。緩徐進行性の経過をとることが多い。歩行障害は，両足を開き，小股，すり足で歩くような歩行となり，一歩一歩が踏み出しにくくなる。記銘力や思考速度・注意力低下のほか，自発性が低下したり，物事への興味や集中力をなくし，物忘れも出現する。歩行障害がみられることが通常の認知症と異なる点で，診断上重要である。排尿障害は尿意切迫，尿失禁などで，膀胱の蓄尿障害をみとめる例が多い。

● **検査**　頭部 CT で脳室の拡大，脳室周囲の低吸収域（頭部 MRI では高信号域）をみとめる。脳槽シンチグラフィーでは，クモ膜顆粒からの髄液吸収障害を検出することができる。また，髄液検査では髄液圧の上昇をみとめない。腰椎穿刺で髄液を 20〜30 mL を採取するタップテストにより，歩行障害などの神経症状が改善することがある。

● **治療**　治療の主体は髄液シャント術である。V-P シャント術や V-A シャント術のほか，L-P シャント術（腰部クモ膜下腔-腹腔短絡術）が行われる。60〜70％の症例で術後になんらかの改善をみとめる。

2　脳脊髄液減少症

脳脊髄液減少症は，脳脊髄液が髄液腔から漏出することで減少し，髄液圧が低下することで頭痛やめまいなどの症状を呈する疾患で，低髄液圧症候群❶ともよばれていた。軽微な外傷を契機におきることが多く，原因としては交通やスポーツでの外傷，転倒・転落，出産などがあり，頸椎症・鞭打ち

◻NOTE
❶低髄液圧症候群
　髄液圧が低いことにより，さまざまな症状が引きおこされる症候群である。近年，病態の根幹は髄液圧の低下ではなく，髄液の漏出による減少であるという観点から脳脊髄液減少症とよばれるようになった。
　厳密には，脳脊髄液の量を計測することができないので，脳脊髄液漏出症とよばれることもある。

症・うつ病などと誤診されていた症例も多い。原因は完全には明らかにされていないが，いずれかの部位で硬膜に傷が入り，そこから髄液が漏出しつづけることなどが想定されている。

● **症状** 座位や立位になると出現する頭痛である起立性頭痛がおこる。起立性頭痛は横になると改善する。そのほか，めまい，耳鳴，倦怠感，ふらつき，視機能障害などをみとめることもある。

● **検査** 腰椎穿刺により髄液圧をはかると正常より低いことが多い。頭部MRIで側脳室の狭小化や，小脳扁桃などの脳の下方偏位をみとめることがある。髄液圧低下を反映して，静脈の拡張や髄膜の造影をみとめる。MRミエログラフィーや脳槽シンチグラムにより，髄液の漏出部位が検出できる場合がある。慢性期では正常なことが多い。

● **治療** 約2週間の安静臥床と十分な水分摂取，輸液を行う。最も有効な治療法は，画像検査などで検出した漏出部位付近の硬膜外腔に自己血を注射する**ブラッドパッチ**で，30％程度の症例に効果があるとされる。ブラッドパッチを繰り返しても症状が安定しない場合には，外科的に漏出孔の閉鎖を行うこともある。

C 頭痛

　頭痛は**一次性頭痛**と**二次性頭痛**に分類されている。一次性頭痛はほかにあきらかな基礎疾患を特定できない頭痛をさす。頭部CT，MRI画像検査などでも原因となるような病変を特定できず，頭痛の40％程度が相当する。二次性頭痛は，出血や脳腫瘍などといった原因となるほかの疾患が特定できる頭痛で，頭痛の50〜60％を占める。

　また，頭痛は経過によって**慢性頭痛**と**急性頭痛**に分けられ，それぞれ種類や対応が異なる。一次性頭痛は慢性頭痛が多いのに対して，二次性頭痛は急性頭痛のことも多い。

◆ 頭痛のおきるメカニズム

　脳自体の中には痛みを感じる神経はないとされ，髄膜あるいは脳にある血管壁が引きのばされたりするために頭痛を感じると考えられている。慢性頭痛は大きく**血管性頭痛**と**緊張型頭痛**に分けられ，痛みのおこるメカニズムが異なる。

● **血管性頭痛** 血管で痛みを感じるため，ガンガン，ズキズキといった拍動性のある痛みを訴えることが多い。片頭痛の場合，血管がなんらかの原因で収縮し，頭蓋内血管に分布する三叉神経などの神経終末が刺激され，血管作動性物質の神経ペプチド❶が放出されて血管が拡張する。この際に頭痛が生じるとされる。

● **緊張型頭痛** 頭皮や背中から頸部への筋肉が過剰に収縮し，筋肉の緊張が高まることで筋肉内の血流が悪くなり，筋肉の中に乳酸やピルビン酸など

□ NOTE
❶神経細胞からは，アミノ酸が複数結合したさまざまな神経ペプチドが放出されており，細胞の興奮活動の調節に重要な機能を担っている。

がたまることが緊張型頭痛の原因になると考えられている。拍動性はなく，頭部の周囲を締めつけるような，あるいは，ヘルメットをかぶったような，と表現される頭痛を訴える。

● **混合性頭痛**　血管性頭痛と緊張型頭痛双方のタイプの頭痛を合併する場合もしばしばあり，**混合性頭痛**とよばれる。このほか，頭の表面がびりびりするような頭痛が，頭皮の表面の末梢神経などの障害による神経痛で見られる。

1 一次性頭痛

一次性頭痛の血管性頭痛は，血管が頭痛の原因になるもので，片頭痛が代表的なものである。片頭痛と緊張型頭痛が慢性頭痛の大部分を占めるが，とりわけ筋緊張性頭痛が多い。

◆ 片頭痛

血管性頭痛であり，こめかみから眼のあたりにかけて，ズキズキと痛む強い拍動性の頭痛が特徴である。日常生活に支障をきたすことが多い。症状は片側のことが多いが，両側性のこともある。一定の頻度で発作的におこるが，一般に1回の頭痛は数時間から2〜3日続く。歩いたり階段を上り下りしたりするなど，体動により悪化する傾向がある。わが国では有病率は8％程度で，10歳代後半から40歳代の女性に多く，家族内発症が多い。頭痛時，吐きけ・嘔吐を伴い，光や音に過敏性を示す。

典型的な片頭痛では，頭痛がおきる前兆として視野のなかにチカチカと光る，ギザギザした点（**閃輝暗点**）が出現してだんだん大きくなっていき，それがおさまったころに頭痛がするという経過をとるが，これらの前兆を伴わない場合も多い。チクチク感，感覚が鈍くなるといった感覚症状や，うまく話せなくなる言語症状などの前兆症状をみとめる場合もある。

低気圧などの天候の変化が頭痛の悪化の原因となることがある。このほか，ストレスや精神的緊張，疲れ，睡眠不足，月経，空腹，アルコール，天候の変化，喫煙などからも影響を受ける。

◆ 群発頭痛

血管性頭痛の一種で，通常は片側に症状が出現する。有病率は0.07〜0.09％と，片頭痛と比較するとまれである。20〜40歳代の男性に多い。

早朝におこりやすく，眼の奥などに「目がえぐられるような」あるいは「きりで刺されるような」激しい痛みが生じる。発作中は痛みによりじっとしていることができないほどである。結膜充血や流涙，鼻閉などを伴うほか，同側の眼裂が狭小となり，縮瞳もみられることがある。

発作は1回あたり30分から数時間程度続き，1〜2か月程度の期間，毎日発作がおこるため群発頭痛とよばれている。この期間を過ぎるといったん発作はおさまるが，しばらく時間が経過すると，再び同じような頭痛が群発す

るという経過をとる。

　群発頭痛では，眼の後ろ側を通っている内頸動脈が拡張して炎症を引きおこすため，眼の奥が痛むと考えられている。飲酒がきっかけになることも多い。

◆ 筋緊張性頭痛

　頭皮や頸部の筋肉の緊張による頭痛で，頭を締めつけるような頭重感（ずじゅう）が頭全体や後頭部や頸筋に持続的におきる。慢性頭痛のなかでは最も頻度が高く，中高年に多い。肩こりのある人に多くみられる。横になるとらくになる，朝よりも夕方に頭痛の症状が強いなどの特徴がある。

　血管性頭痛と比べ，日常生活への著しい支障はない。天候の変化や睡眠不足，無理な姿勢や過度な緊張，ストレスなどが重なっておこることも多い。

2　二次性頭痛

　二次性頭痛の原因には，頭部外傷，クモ膜下出血や脳出血などの脳血管障害，脳腫瘍，髄膜炎・側頭動脈炎などの炎症，緑内障，高血圧，薬剤，睡眠時無呼吸症候群などがある。

● **外傷や出血による頭痛**　交通事故での外傷やスポーツなどで椎骨動脈の壁に亀裂が入り，解離性脳動脈瘤が生じると，うなじから後頭部にかけて急に痛みが生じる。

　クモ膜下出血と脳出血では急激な激しい頭痛がみられる。とくにクモ膜下出血時には，「バットで急に後ろからなぐられたような」と表現されるような急激で激しい頭痛を訴える。嘔吐も伴い，痙攣発作もみられることもある。いずれも出血の量が多ければ生命にかかわるため，早急な処置が必要な状態となる。

● **脳腫瘍による頭痛**　脳腫瘍は無症状のことも多いが，大きくなるとつねに痛みや頭重感が出現することがある。また，日を追うごとに徐々に強くなる頭痛や，朝方目がさめたときに強い痛みが生じ，しばらくすると軽快する起床時頭痛 morning headache を示すことがある。

● **髄膜炎による頭痛**　髄膜炎による頭痛は，発熱・嘔吐や，首の後ろがかたくなる項部硬直がみられるのが特徴である。髄膜炎の頭痛は，動きまわったり頭を振ったりすると痛みが強くなることが多い（● 395 ページ）。

● **緑内障による頭痛**　眼圧の高くなる緑内障にも頭痛が伴うことがある。側頭部が痛むことが多く，吐きけを伴うこともある。眼自体の痛みや，発作時に見え方がかわること，視力低下，視野の狭窄をみとめることもある。

● **高血圧に伴う頭痛**　高血圧のコントロールがわるいと，後頭部などに頭痛を感じることがある。収縮期血圧が 210 mmHg 以上，あるいは拡張期血圧が 120 mmHg 以上の急激な高血圧や長期間継続する高血圧では脳出血のリスクが高い。

● **薬剤濫用性頭痛**　薬剤の使用過多による頭痛である。慢性頭痛の患者が

頭痛薬を多用するようになり，かえって頭痛がひどくなるものである。

● **睡眠時無呼吸症候群に伴う頭痛**　睡眠時無呼吸症候群は，睡眠時に舌根部が重力によって沈下するため気道がふさがれ，一時的な無呼吸を繰り返す疾患である。無呼吸状態では血液が低酸素状態となるため，覚醒度があがり舌根部が挙上して閉塞が解除される。しかしまた睡眠が深くなると，舌根が沈下するため，無呼吸がおこることになる。このような睡眠時の無呼吸と覚醒度の上昇が繰り返しおき，睡眠の効率が低下すると，頭痛を引きおこす。

睡眠時無呼吸症候群の患者では，朝の起床時に頭痛がおこり，起きてからしばらくするとおさまるという特徴がある。夜間の睡眠の効率が低下するため，日中に眠けが伴いやすい。

3　頭痛の検査

一次性頭痛の場合には，診断の指標になる客観的検査所見やバイオマーカーがないため，病歴，症状の経過や診察所見が重要になる。悪性腫瘍の既往，50歳以降に発症した頭痛，頭痛のパターンの変化，姿勢によって変化する頭痛，くしゃみ・咳によって誘発される頭痛，乳頭浮腫を伴う症例は，二次性頭痛の可能性を疑って，頭部 CT・MRI などにより原因疾患の検索を行う必要がある。

4　頭痛の治療

頭痛が日常生活に支障をきたすと判断される場合には，積極的に治療を行う必要がある。

◆ 一次性頭痛の治療

血管性頭痛である片頭痛に対しては消炎鎮痛薬が用いられる。これで不十分な場合は，トリプタン製剤が用いられる。頭痛の頻度が高くトリプタン製剤の効果がない場合，カルシウム拮抗薬や β 遮断薬，抗てんかん薬などの頭痛予防の薬が処方される。近年は，抗 CGRP 抗体薬や，CGRP 受容体拮抗薬などの新しい機序の薬剤も用いられるようになった。

片頭痛の悪化因子にはストレス，精神的緊張，疲れ，睡眠不足，月経，空腹，チョコレート，チーズ，赤ワインなどの飲酒，天候の変化などが知られている。また，音，光などの刺激がきっかけで症状が悪化することがあるので，これらの因子を避ける必要がある。

筋緊張性頭痛では，消炎鎮痛薬のほか，抗不安作用・筋弛緩作用をあわせもつ精神安定剤が処方される。ストレスや睡眠不足も原因になりうるので，リラックスできるようにし，睡眠などにも気をつける。

◆ 二次性頭痛の治療

二次性頭痛についての治療は，原因に応じて行われる。その際，致命的と

なりうる危険な頭痛を鑑別することがきわめて重要である。とくに，雷が落ちたように突然おこる，超急性に発症する激しい頭痛は雷鳴性頭痛ともよばれ，ただちに医療機関に受診し，検査と緊急処置を要することが多い。

これまでにない強い頭痛が急激におこった場合だけでなく，軽度のものでも突然あらわれた頭痛，症状がだんだん悪化する頭痛は，緊急の対応を必要とする。そのほか，頭痛に伴って呂律がまわらない，意識がはっきりしない，痙攣などの症状がある場合は緊急に検査，治療を要することが多い。また，手足が動かない場合は脳出血などの可能性があり，頭痛に発熱が伴う場合は髄膜炎などの可能性があるため，同様に緊急度が高い頭痛となる。

薬剤濫用性頭痛では原因となった薬物を中止し，その後におこった頭痛は別の治療薬で対処する。

D 脊髄疾患

脊髄の疾患には脊髄血管障害や脊髄腫瘍，炎症である脊髄炎などがある。

1 脊髄血管障害

脊髄血管障害には，脊髄梗塞や脊髄動静脈奇形などがある。脊髄は前面2/3が前脊髄動脈により栄養され，後ろ1/3が後脊髄動脈により栄養されている（◉図5-34）。これらの血管が閉塞することで脊髄梗塞がおこる。

脊髄梗塞は，前脊髄動脈におこる**前脊髄動脈症候群**が多く，頸髄，胸髄と脊髄最下部の円錐に好発する。年齢は若年から高齢者までさまざまである。若年者では大動脈解離が原因であることが多く，高齢者では大動脈から分岐する脊髄動脈の動脈硬化によることが多い。後脊髄動脈が閉塞する**後脊髄動脈症候群**もあるが，頻度は少ない。

脊髄は脳に比べて側副血行路が発達しているため，脳梗塞に比べて脊髄梗塞がおこる頻度は少ない。

脊髄動静脈奇形は先天性の血管奇形で，毛細血管を経ないで動脈から静脈

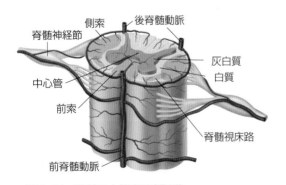

◉図5-34 脊髄の血管支配（動脈）

に短絡する血管が脊髄内に存在するものをさす。奇形により大きく蛇行した静脈が脊髄を圧迫する。また，脊髄梗塞や脊髄出血，クモ膜下出血の原因にもなる。

● **症状**　前脊髄動脈症候群は，多くの場合急性に突然の胸背部痛，下肢の激痛などで始まる。発症数時間以内に両下肢の麻痺である対麻痺，または四肢麻痺が出現することが多い。前脊髄動脈が栄養する脊髄の前角に加え，側索を走っている皮質脊髄路（錐体路）もおかされるため，両下肢の麻痺がおきる。

その後，時間とともに腱反射も亢進し，足が突っぱる状態になる痙性対麻痺に移行する。下肢のバビンスキー反射，チャドック反射も陽性になる。また，脊髄を下降する排尿の神経がおかされ，膀胱直腸障害がおきる。

さらに，脊髄の側索を上行する外側脊髄視床路もおかされるため，障害部位のレベル以下で温度覚・痛覚の低下あるいは消失をみとめる。その一方で，脊髄の後索は障害されないので，深部感覚は保たれるという特徴があり，これを**解離性感覚障害**という。

後脊髄動脈が障害された場合は，後索・後角などが障害され，障害部位のレベルにおける全感覚鈍麻や，病変レベル以下の深部感覚障害がみられる。大動脈解離が原因の場合は，胸痛や背部などに突発性の激痛を伴うことがある。

脊髄動静脈奇形では脊髄血流障害により，運動障害，感覚障害，膀胱直腸障害などをきたす。動静脈瘤が破裂してクモ膜下出血をおこし，突然の背部痛，発熱，項部硬直で発症することもある。

● **検査**　病変の描出には脊髄 MRI が有用で，梗塞部位などに T2 高信号域をみとめる。また，頭部 MRA などで椎骨動脈の評価を行う。胸腹部の大動脈の血管造影が行われることもある。髄液所見は正常だが，軽度のタンパク質上昇をみとめることや，CT・MRI で大動脈の解離や動静脈奇形がみられることがある。

● **治療**　麻痺などが重度で長時間持続する場合は予後不良であるのに対し，1〜2 日以内に改善する場合は比較的予後がよい。急性期の浮腫に対しては，グリセロールまたは D-マンニトールが投与される。脳梗塞に準じて抗血小板薬の投与や，抗凝固療法が行われることもある。脊髄動静脈奇形などで，症状が急速に進む症例や，出血を繰り返す症例では，血管内治療や摘出手術を施行する。また，大動脈解離が原因の場合も，手術が必要となることがある。

経口薬としてアスピリン，クロピドグレル硫酸塩などの抗血小板薬や，ワルファリンカリウムなどの抗凝固薬などが用いられる。リハビリテーションや褥瘡・拘縮予防，排尿障害の管理も重要である。

② 脊髄炎

脊髄の炎症性疾患を総称して**脊髄炎**といい，症状や経過によって**急性脊髄**

● 表 5-13　おもな脊髄炎の原因

特発性	自己免疫性
・特発性横断性脊髄炎	・多発性硬化症
	・視神経脊髄炎
感染性	・急性散在性脳脊髄炎
・細菌性：ライム病，化膿性脊髄炎，マイコプラズマ感染症，梅毒，結核	・血管炎・膠原病（SLE など）
	・感染後性
・真菌性：アスペルギルス，クリプトコックス，ノカルジア	・ワクチン接種後
・寄生虫：住血吸虫症	・傍腫瘍症候群
・ウイルス：サイトメガロウイルス感染症，単純ヘルペスウイルス感染症，水痘，帯状疱疹，風疹，麻疹，ポリオ，HIV 感染症，HTLV-1 感染症	**中毒・栄養障害性・物理的原因・その他**
	・亜急性連合性脊髄変性症
	・アルコール　・変形性脊椎症
	・腫瘍　・放射線　・感電　・外傷

炎と**慢性脊髄炎**に分けられる。脊髄では狭い場所に神経が集中しているため，小さな病変でも運動麻痺や感覚障害などの重い障害をおこすことがある。

　脊髄炎を原因により大きく分けると，①原因のわからない特発性のもの，②細菌や，ウイルス，真菌，寄生虫による感染性のもの，③膠原病や多発性硬化症などの自己免疫性機序によるもの，④中毒や栄養障害などによるものなどがある（●表 5-13）。

● **検査**　髄液では細胞増加，タンパク質上昇をみとめる。MRI では，病変部位の範囲と広がりおよび造影効果の有無を確認する。また血管障害あるいは圧迫性の病変を除外する必要がある。髄液のオリゴクローナルバンド❶が陽性になることもある。代表的な脊髄炎について以下に述べる。

1 急性・亜急性脊髄炎

　急性脊髄炎は数時間から 1 日の単位で症状が進むもの，**亜急性脊髄炎**は 2～6 週間で悪化するもので，病変のレベル以下の感覚障害，対麻痺，膀胱直腸障害などがみられる。多くの場合，ある横断面で脊髄全体が急速に障害される**横断性脊髄炎**のかたちをとり，障害部位に一致した症状をきたす。脳にも病変が及ぶ場合は脳脊髄炎となり，痙攣や意識障害などの脳炎の症状もきたす。

● **症状**　病変の種類や分布にもよるが，多くは高熱で発症し，発症数時間以内に，発熱，手足の感覚障害，対麻痺，膀胱直腸障害などをきたす。病変のレベルに応じて，患部が帯状に締めつけられるような感じがする場合もある。

　病変は上部から中部の胸髄におきることが多いため，このレベル以下に感覚障害と運動障害，とくに対麻痺がみられる。

● **原因**　視神経炎と横断性脊髄炎がほぼ同時に，あるいは短い期間でおこる視神経脊髄炎によるものが多い（●207 ページ）。横断性脊髄炎は急性散在性脊髄炎，膠原病などの自己免疫疾患でおこることもある。また，麻疹ウイルス，水痘-帯状疱疹ウイルス，風疹ウイルス，インフルエンザウイルスなどの感染や感染後におこることもある。そのほか，破傷風ワクチンやポリオ

NOTE

❶**オリゴクローナルバンド**

　髄液タンパク質の電気泳動を行った場合に，γグロブリン領域に濃染した数本のバンドが出現するもの。脱髄性疾患や中枢神経系の感染症などで高率にみられ，髄液内で IgG が産生されていることを意味する。

ワクチン，狂犬病ワクチンの接種が原因となることもある。

● **治療**　治療は脊髄炎の原因により異なる。感染性の脊髄炎で病原体が判明した場合には，適切な抗菌薬を用いる。また，自己免疫性，後感染性，多発性硬化症による脊髄炎には，副腎皮質ステロイド薬の経口投与あるいは点滴静注などが行われることがある。

2 慢性脊髄炎

　慢性脊髄炎は6週間以上の経過でおきる脊髄炎である。原因が不明なもののほか，梅毒によるものや亜急性連合性脊髄変性症や変形性脊椎症，HTLV-1関連脊髄症によるものなどがある。小児では多くが感染性であり，比較的予後がよいが，成人では後遺症を残す例も多い。

● **症状**　横断性脊髄炎では，障害された脊髄の部位に相当する部分に分節性の感覚障害がみられるとともに，対麻痺，膀胱直腸障害をみとめる。発熱は伴わない場合もある。

● **治療**　急性・亜急性脊髄炎と同じである。

3　亜急性連合性脊髄変性症

　ビタミン B_{12} の欠乏により，視神経障害・脊髄障害・末梢神経障害を呈する疾患である。ビタミン B_{12} が欠乏すると，神経における髄鞘の脂質の合成が障害され，脊髄の側索（錐体路）と後索（感覚経路），視神経，および末梢神経の障害がおきる。頻度はおよそ1万人に1人で，通常は40歳以上の成人でみられる。

　ビタミン B_{12} は胃の壁細胞より分泌される内因子と結合して下部回腸で吸収される。そのため，ビタミン B_{12} 欠乏の原因は，慢性萎縮性胃炎や，胃切除などによる胃細胞からの内因子の分泌不足であることが多い。そのため，胃全摘後3～6年が経過した人に好発する。また，回腸の機能不全や，極端な菜食主義などによる偏食，慢性アルコール中毒に伴う場合もある。

● **症状**　食欲不振，筋力低下，舌の異常感覚などで始まり，後索の障害による深部感覚障害と皮質脊髄路の障害による痙性対麻痺を呈する。深部感覚も障害されるため，脊髄性の歩行失調をきたすことや，錐体路の障害による痙性歩行となることがある。そのほか，末梢神経障害による手袋靴下型（○186ページ，図5-38-b）のしびれや痛みを呈することもある。

　末梢神経障害が進行すると，腱反射が低下する。さらに，視力低下・視野欠損などの視神経障害や，性格変化，幻覚・妄想，記銘力低下，うつ症状，認知症などの脳症をきたすことがある。舌乳頭萎縮を伴うハンター Hunter 舌炎や下痢，白髪をみとめることがある。

● **検査**　診断は血中のビタミン B_{12} 濃度の低下による。血液検査では大球性の貧血❶，ビタミン B_{12} の低下，LDHの上昇をみとめる。またビタミン B_{12} はメチルマロン酸の代謝経路に関係しているため，メチルマロン酸とホモシステイン❷の上昇をみとめる。内因子抗体，抗胃壁細胞抗体がみられる

NOTE

❶赤血球のサイズが大きくなる貧血。

❷メチオニンを代謝する際に，中間代謝物としてホモシステインが生じる。

ことがある。脊髄 MRI では，脊髄後索に T2 強調画像で高信号をみとめる。

● 治療　治療が早いほど予後はよい。食事性のビタミン B₁₂ 欠乏が原因の場合は，ビタミン B₁₂ の経口投与が行われる。内因子欠乏などの吸収障害が原因となっている場合は，筋肉内注射や静脈内注射によるビタミン B₁₂ の非経口投与を行う。

4 頸椎症，腰椎症

　脊柱管の狭窄や，椎間孔が狭くなることで，脊髄や脊髄神経根が圧迫される状態をいう。頸椎や腰椎の椎骨が，加齢変化や軽微な外傷の繰り返しによって骨 棘 （きょく） を形成するなどの変形をおこしたり，椎間板が変形・変性して頸椎または腰椎，もしくはその両方に椎間板ヘルニアをおこしたり，椎骨の並びにずれが生じることで脊椎分離すべり症がおこったりすることが原因となる。

5 脊髄腫瘍

　脊髄腫瘍は，脊髄内や，脊髄のクモ膜，硬膜，神経鞘，脊柱管内の軟部組織や椎体に発生した腫瘍をいう。発生部位により，大きく**硬膜外腫瘍**と**硬膜内腫瘍**に分類される。硬膜内腫瘍はさらに，脊髄内の**髄内腫瘍**と脊髄外の**硬膜内髄外腫瘍**に分類され，このうち硬膜内髄外腫瘍が最も多い（●図 5-35）。

　発生部位によって腫瘍の種類が異なり，硬膜外腫瘍では転移性腫瘍や悪性リンパ腫，多発性骨髄腫などが大部分を占める。転移性腫瘍では，肺がん，乳がん，前立腺がん，消化器がんからの転移によるものが多い。硬膜内髄外腫瘍では，神経根の髄鞘から発生する神経鞘腫や，髄膜から発生する髄膜腫が多い。髄内腫瘍では神経膠細胞から発生する神経膠腫（グリオーマ）が大部分を占め，なかでも星細胞腫や上衣腫などが多い。頻度は脳腫瘍の 1/5 〜1/10 程度で，人口 10 万人あたり 1〜2.5 人程度である。40〜60 歳代に好発する。

● 症状　良性腫瘍の場合，数か月から数年の経過で症状が進行し，悪性の場合はそれよりも早く症状が進行する。発生部位にかかわらず，発症は痛み

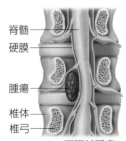
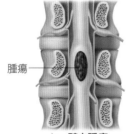
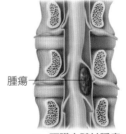

脊髄
硬膜
腫瘍
椎体
椎弓

腫瘍

腫瘍

　a. 硬膜外腫瘍　　　　b. 髄内腫瘍　　　　c. 硬膜内髄外腫瘍

●図 5-35　脊髄腫瘍

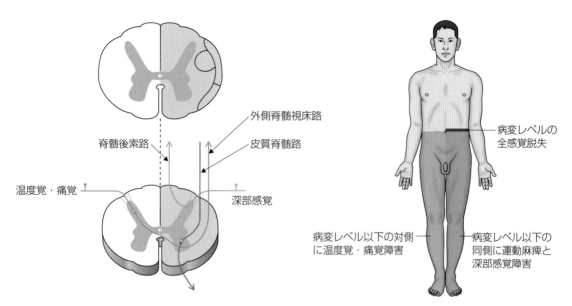

外側脊髄視床路

脊髄後索路

皮質脊髄路

温度覚・痛覚

深部感覚

病変レベルの
全感覚脱失

病変レベル以下の対側
に温度覚・痛覚障害

病変レベル以下の
同側に運動麻痺と
深部感覚障害

○図 5-36　ブラウン=セカール症候群

から始まることが多い。腫瘍が増大して脊髄の圧迫が強くなるにつれて，局所の痛みが強くなる。

　脊髄が圧迫されると，病変のレベルで全感覚の脱失がみられる。さらに，病変のレベル以下に運動麻痺，深部感覚障害，温度覚・痛覚低下，また膀胱直腸障害が出現する。脊髄の半側が障害された場合には，病変部位のレベル以下で同側の運動麻痺と深部感覚障害，反対側の温度覚・痛覚の障害が生じるという特徴的な所見がみられ，**ブラウン=セカール** Brown-Séquard **症候群**とよばれる（○図 5-36）。さらに腫瘍が大きくなり，脊髄の両側が障害されるようになると，腫瘍のあるレベル以下で両下肢に痙性麻痺と全感覚の障害があらわれるようになる。硬膜内髄内腫瘍では仙髄領域の温度覚・痛覚が保たれる，肛門周囲の感覚残存という状態をみとめることがある。

● **検査**　脊髄の CT・MRI によって，病変の広がり，腫瘍と脊髄との位置関係，脊髄への伸展圧迫の程度を調べる。ガドリニウム造影剤で腫瘍の造影をみとめる場合もある。脊椎の単純 X 線写真では，椎体の破壊や，椎弓間の距離の拡大をみとめることがある。ミエログラフィーでは，髄内腫瘍の場合は脊髄自身の腫脹像，髄外腫瘍の場合は脊髄陰影の圧排像をみとめる。

● **治療**　慢性に経過する硬膜内腫瘍では，比較的経過は緩徐である。また，転移性腫瘍を除き，脊髄腫瘍の多くは良性腫瘍であり，浸潤性でないものについては全摘がなされる。ただし星細胞腫などの場合は，周囲との境界が不明瞭な場合が多く，腫瘍のすべてを摘出することは困難であることが多い。腫瘍がすべて摘出できず残存した場合，あるいは腫瘍が悪性の場合は，放射線療法や化学療法が行われることがある。

　また，腫瘍により脊髄が圧迫され，いったん両下肢の完全麻痺などがおきると，腫瘍の摘出による減圧を行っても症状が改善しない。そのため，麻痺

症状がみられた場合には早急な除圧などのほか，副腎皮質ステロイド薬の大量投与や，放射線療法が行われることがある。

6　脊髄空洞症

　脊髄空洞症は，髄液の流れの障害のため，脊髄の中心管を中心に髄液が貯留するために空洞ができる疾患である。貯留した髄液が脊髄を内側から圧迫することで，さまざまな神経症状や全身症状をきたす。とくにC_5〜C_6の下部頸髄に好発する。空洞が広がって延髄にまで及ぶ場合は，**延髄空洞症**とよばれる。空洞は脊髄の中心管の背側に始まり，適切な治療を行わないと，多くの場合は空洞が大きくなり，症状が徐々に，あるいは間欠的に進行する。まれに進行が停止したり，停止後に改善する例もある。

　発症機序としては，先天奇形であるアーノルド-キアリ奇形や脊髄髄膜瘤に伴うものや，脊髄炎，腫瘍，脊髄血管障害，癒着性のクモ膜炎，外傷などに続発するものがある。また，発症機序が不明のものは特発性脊髄空洞症とよばれる。20〜30歳代の発症が多く，男女差はない。わが国では3,000人程度の患者がいるとされる。

●**症状**　運動，感覚，自律神経系の症状がみられる。感覚症状は，通常一側上肢，とくに手〜前腕の尺側の温度覚・痛覚障害で発症し，進行するにつれて両側の上肢と上半身の宙づり型の感覚障害を呈するようになる（●図5-37-a）。感覚症状は，空洞のある脊髄領域に対応した温度覚・痛覚障害をみとめる一方で，深部感覚が保たれる，**解離性感覚障害**という状態を呈する。これは，脊髄の中心を通り温度覚・痛覚をつかさどる脊髄視床路が障害される一方で，深部感覚をつかさどる後索には障害が及ばないためと考えられて

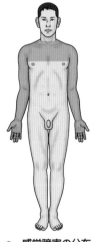

a. 感覚障害の分布

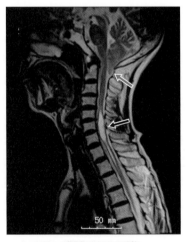

b. 脊髄のMRI画像

●**図5-37　脊髄空洞症**
(b)はアーノルド-キアリ奇形に伴う脊髄空洞症の脊髄MRIのT2強調画像。おもにC_5〜C_7レベルに空洞をみとめる（→）が，その下にも細く空洞が続いている。また，この例では小脳も下方へ偏位して一部脊柱管内に下垂している（→）。

いる。

　数年以上して空洞が大きくなると，脊髄前角の細胞もおかされる。頸髄に空洞がある例では手指筋の萎縮がみられることもある。さらに空洞が拡大すると錐体路徴候や後索の障害もみられるようになる。病変の広がりによっては，瞳孔不同，発汗障害などの**ホルネル** Horner **症候群**をみとめることもある。延髄空洞症を併発したときには球麻痺，めまいや顔面の感覚障害をきたすこともある。脊椎の側彎症（そくわん）をみとめることも多い。

● **検査**　頭部 MRI の T1 強調画像で，髄液と同じ信号強度を示す辺縁が明瞭な髄内病変が上下数節にわたり存在する（●図 5-37-b）。小脳下部（おもに虫部）が下方に偏位していることもある。

● **治療**　対症療法のほか，症状の進行予防および改善の目的で，後頭蓋窩減圧術や空洞-クモ膜下腔短絡術などが行われる。治療により臨床症状が寛解する症例もある。

E　末梢神経障害

　末梢神経障害は，末梢神経の異常による運動・感覚・自律神経系を主とする障害である（●表 5-14）。神経障害の分布によって分類され，単一の神経障害をきたす**単ニューロパチー** mononeuropathy，単ニューロパチーが多発する**多発性単ニューロパチー** mononeuropathy multiplex，複数の神経が左右対称におかされる**多発ニューロパチー** polyneuropathy がある。

　単ニューロパチーは 1 本の末梢神経が障害されるものであり，手根管症候群（しゅこん）（● 191 ページ）などが含まれる。多発性単ニューロパチーは神経障害の分布が左右対称ではなく，膠原病や血管炎などの全身障害に伴うことが多い（●図 5-38-a）。以下に，末梢神経障害のなかで最も多くみられる多発ニューロパチーの症状と治療を解説する。

● **多発ニューロパチーの症状**　末梢神経が両側性・対称性におかされ，感覚・運動・自律神経系の障害のほか，栄養障害などがさまざまに組み合わ

● **表 5-14　末梢神経障害のおもな原因**

1) 感染症：ジフテリア，ハンセン病，インフルエンザ，水痘，帯状疱疹，HIV 感染症，ライム病など
2) 免疫性ニューロパチー：ギラン-バレー症候群，慢性炎症性脱髄性多発ニューロパチー（CIDP）
3) 中毒：アルコール，ヒ素，鉛，水銀，タリウム，有機溶剤など
4) 薬剤性：抗痙攣薬，抗がん薬，抗結核薬など
5) 内分泌・代謝性疾患：糖尿病，甲状腺機能低下，アミロイドーシス，ポルフィリン症など
6) ビタミン欠乏：ビタミン B_1・B_{12} 欠乏症，葉酸欠乏症など
7) 悪性腫瘍・血液疾患に伴うもの：リンパ腫，白血病，多発性骨髄腫，クリオグロブリン血症，傍腫瘍症候群，POEMS 症候群など
8) 膠原病・血管炎に伴うもの：全身性エリテマトーデス（SLE），関節リウマチ，サルコイドーシスなど
9) 機械的要因によるもの（絞扼性ニューロパチー）：正中神経障害（手根管症候群）など
10) 妊娠などに伴うもの
11) 遺伝によるもの：シャルコー-マリー-トゥース病，家族性アミロイドニューロパチーなど
12) 原因不明のもの

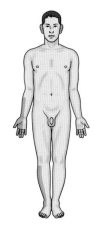 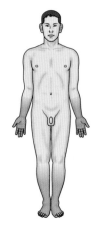

a. 多発性単ニューロパチー
複数の末梢神経がおかされるが，おかされ方が左右対称ではない。

b. 多発ニューロパチー
感覚障害があたかも手袋と靴下をつけたような分布になる。

▶図5-38 多発性単ニューロパチーと多発ニューロパチー

さった症状を呈する。一般に長い神経の末端のほうがおかされやすいため，感覚神経がおかされる場合には，四肢の遠位部がより強く障害される**手袋靴下型**の感覚障害を呈する（▶図5-38-b）。運動神経がおかされる場合には，遠位筋優位に筋力低下・筋萎縮がみられる。そのため，運動症状と感覚症状がさまざまな組み合わせでみとめられる。

　自律神経が障害された場合の症状としては，起立性低血圧やインポテンス，消化管の運動障害などがある。原因としては糖尿病が最も多いが，アルコールなど多くの原因がある（▶185ページ，表5-14）。

● **多発ニューロパチーの治療**　治療は基礎疾患に応じて行う。薬物治療としては，ビタミン B_{12} や末梢循環改善薬，副腎皮質ステロイド薬などが用いられる。しびれや痛みに対しては，鎮痛薬，抗うつ薬のほか，メキシレチン塩酸塩のような抗不整脈薬，カルバマゼピンのような抗てんかん薬，プレガバリンのような神経障害性疼痛の治療薬が対症療法として用いられる。

1 糖尿病性ニューロパチー

　糖尿病性ニューロパチー（**糖尿病性神経障害**）は糖尿病の合併症としておきる神経障害で，しびれなどの感覚障害や自律神経障害が生じる。糖尿病性腎症，糖尿病性網膜症とともに糖尿病の3大合併症の1つであり，これらの合併症のうち最も早期に発症する。罹病期間が長いほど生じやすい傾向があり，糖尿病発症後10〜20年で増加する。糖尿病患者の30〜40％にみられ，ニューロパチーのなかでは最も頻度が高い。

　発症の原因は，高血糖によって末梢神経の細胞内に取り込まれたグルコースが終末糖化産物としてニューロンに蓄積したり，アルドース還元酵素などにより，ソルビトールやフルクトースといった神経に毒性をもつ物質に変換

されるためと考えられている。また，神経を栄養する血管が血管病変を引きおこすことも原因となる。

● **症状**　一般に多発ニューロパチーを呈する。四肢の遠位に，左右対称の手袋靴下型で，強い感覚障害の分布を示し，時間の経過に伴って徐々に上の方に広がっていく。感覚障害の主体はジンジンとしたしびれや異常感覚，感覚低下をおこす**感覚ニューロパチー**である。悪化するに従い，自発痛をきたすこともある。また振動覚が低下し，腱反射は低下する。単ニューロパチーや多発性単ニューロパチーのパターンをとることもある。

　脳神経系では動眼神経麻痺による眼球運動障害，眼瞼下垂，複視などがみられることがある。しかし一般の動眼神経麻痺とは異なり内眼筋❶が保たれるため，対光反射などの瞳孔の反応は保たれることが多い。糖尿病性筋萎縮症とよばれる，大腿の萎縮をきたすこともある。

　自律神経も障害されやすく，起立性低血圧，便秘や下痢といった消化器症状，発汗障害，排尿障害，インポテンスなどもおこる。循環障害により，神経が圧迫された部位での障害もおきやすいため，尺骨神経などにおける絞扼性ニューロパチーや，正中神経の圧迫による手根管症候群(◐ 191 ページ)をきたすことがある。

● **治療**　糖尿病による神経障害は突然発症するものが多いが，多発ニューロパチーはゆるやかに発症し，慢性に経過することが多い。糖尿病性ニューロパチーは適切な血糖値のコントロールによって発症や進行を抑えることができるので，血糖のコントロールと生活習慣の改善が治療の基本となる。

　一方で，長期にわたり血糖のコントロールが不良な糖尿病例では，急激に血糖値を下げた場合に，かえって症状が悪化することがあるので注意が必要である。しびれに対しては抗不整脈薬のメキシレチン塩酸塩，抗てんかん薬のカルバマゼピン，抗うつ薬，ビタミン B_{12} などによる対症療法が中心となる。神経の代謝障害を改善させるため，アルドース還元酵素阻害薬なども用いられる。神経障害と血流障害により，下肢に潰瘍や壊死がおこることが多いので，下肢のケアも大切である。

□ NOTE
❶眼球内に存在する筋肉である，網様体と虹彩の総称。

2　アルコール性ニューロパチー

　アルコール性ニューロパチーは，アルコールの長期多飲によるニューロパチーで，慢性アルコール中毒患者に多くみられる。吸収不良や偏食によってビタミン B_1 などの栄養欠乏がおきることで生じる。左右対称性で，多発ニューロパチーのパターンをとることが多い。

　通常，運動神経よりも感覚神経がおかされやすく，四肢遠位，とくに下肢末端の不快なびりびりとした強いしびれから始まり，感覚低下，強い痛みなども生じる。皮膚を傷つけても気がつかず，潰瘍ができることもある。インポテンス，起立性低血圧，不整脈などの自律神経障害や，遠位に強い筋力低下をおこすこともある。

　ビタミン B_1・B_6・B_{12} などのビタミン欠乏による栄養性のニューロパチー

を伴うことが多く，また絞扼性ニューロパチーもおこしやすい。振戦せん妄❶をおこすこともある。糖尿病の合併も多く，糖尿病性ニューロパチーとの鑑別が重要となる。ビタミン B₁ 欠乏では，意識障害，眼球運動障害，運動失調などを伴うウェルニッケ脳症をみとめることがある。頭部 CT・MRIで大脳・小脳の萎縮をみとめることがある。

　治療として禁酒とバランスのとれた食事による栄養障害の改善や，ビタミン投与などを行う。

3　ギラン-バレー症候群

　ギラン-バレー Guillain-Barré **症候群**は，主として運動神経をおかす炎症性の多発ニューロパチーであり，亜急性に手や足に筋力低下をきたす。おもに髄鞘がおかされる脱髄型と，神経の軸索が主として障害される軸索型の2つのタイプがある（◯図5-39）。約70％の症例で先行感染があり，急性上気道炎や急性胃腸炎などの1～3週後におこることが多い。起炎菌として，カンピロバクター-ジェジュニのほかにサイトメガロウイルス，EB ウイルス，インフルエンザ菌，マイコプラズマ属などが特定できることがあるが，原因菌が特定できない症例も多い。ワクチン接種後や，COVID-19 感染後に発症した例も報告されている。

　原因は末梢神経を標的とする自己免疫疾患と考えられている。先行感染した病原菌の表面にある抗原が，末梢神経の構成成分であるガングリオシド❷

■NOTE
❶振戦せん妄
　アルコールからの離脱によって引きおこされ，せん妄の急性発作，手足やからだのふるえ，発熱，著しい発汗，幻視などをみとめる。

■NOTE
❷ガングリオシド
　髄鞘の構成成分である糖脂質。

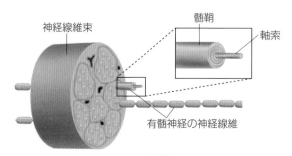

a. 正常

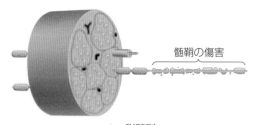

b. 脱髄型

脱髄型では，髄鞘が傷害される。傷害部では跳躍伝導が行われないため，伝導速度が遅くなったり，伝わらなくなったりする。

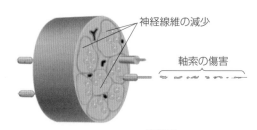

c. 軸索型

軸索型では軸索が障害されて変性し，神経線維の本数が減少する。そのため活動電位が減少する。

◯**図 5-39　ギラン-バレー症候群**

に類似しているため，病原菌に対する免疫反応として自己抗体が出現するためである。約50〜60%の症例で，末梢神経に存在する糖脂質に対する抗体（抗ガングリオシド抗体）が急性期の血清中に検出される。また，それだけでなく，リンパ球などが直接髄鞘を攻撃する細胞性免疫が関与する場合もあると考えられている。

　幼児から高齢者まであらゆる年齢層にみられ，平均年齢は40歳前後である。頻度は10万人あたり1〜2人，男女比は3:2である。

● **症状**　先行感染の1〜3週間後に，左右対称性の筋力低下をきたす。下肢の遠位部から筋力低下を生じるものが多く，通常2〜4週以内に症状が最も強くなり，その後は改善する。数週間以内に後遺症を残さず軽快することが多い。通常2〜4週以内に症状が最も強くなり，その後は改善する。

　しかし，重症例では四肢麻痺や歩行不能となり，呼吸筋に障害が及ぶことで，呼吸不全をきたす例もある。数週間以内に後遺症を残さず軽快することが多いが，回復に数か月から1年かかることもあり，10〜20%の例で後遺症が残る。補助呼吸が必要になる例では，生命予後と機能予後のいずれも不良になる。基本的には再発しないが，2〜5%で再発がみられる。

　運動神経の障害が主体だが，感覚神経もおかされることがあり，しびれなど手袋靴下型の感覚障害をきたす。四肢遠位の症状だけでなく，脳神経障害をきたすこともあり，顔面神経の障害による顔面神経麻痺や，咽頭筋がおかされることによる嚥下・構音障害などの球麻痺，眼球運動障害などがみられることがある。場合によっては，頻脈，不整脈，血圧の変動，体温の異常などの重篤な自律神経障害が生じ，致死性不整脈などが死亡の原因になることがあるので注意が必要である。重症例ほど脳神経障害，自律神経障害を伴うことが多い。自律神経症状が強い例や呼吸器管理を要する例は，脱髄型にやや多い。

　急性の外眼筋麻痺，運動失調と腱反射消失をみとめる**フィッシャー** Fisher **症候群**という亜型もある。ほかにも，純粋感覚型や純粋自律神経型のようなタイプもある。他疾患との鑑別も大切であり，後述する慢性炎症性脱髄性多発ニューロパチーの初発時の症状と類似しているため注意が必要である。

● **検査**　神経学的診察では四肢の腱反射の低下ないし消失をみとめる。脱髄型のギラン-バレー症候群では，神経伝導検査により，伝導速度の低下や，伝導ブロック❶を呈する。軸索型では伝導速度は保たれるが，運動神経を電気刺激して得られる複合筋活動電位❷の振幅が低下する。髄液検査では**タンパク細胞解離**❸という所見がみられるという特徴がある。

● **治療**　一般的には単相性で，症状のピークのあとは自然に治癒していく経過をたどるため，基本的には予後良好である。しかし，重症例で呼吸筋麻痺をきたすことや，自律神経障害を伴うことがあるので，軽症例でも入院して全身管理を行い，発症早期より免疫グロブリン大量療法(IVIg)，血漿交換療法などを行う。これらの治療により，ピーク時の症状の程度が軽くなり回復が早まるとされている。呼吸不全をきたした場合は，気管挿管や人工呼吸器管理が行われることがある。また急性期には，頻脈や高血圧などの自律

☐ NOTE

❶伝導ブロック
　神経を構成している神経線維の一部または全部に脱髄がおこるために，伝導しなくなる状態のこと。
❷運動単位電位が複数合わさったもの。

❸タンパク細胞解離
　髄液中のタンパク質が増加する場合，通常は細胞数の増加を伴う。これに対し，細胞数が増加していないのにタンパク質が増加する現象をタンパク細胞解離という。

神経障害にも注意が必要である。

4　慢性炎症性脱髄性多発ニューロパチー（CIDP）

慢性炎症性脱髄性多発ニューロパチー chronic inflammatory demyelinating polyneuropathy（CIDP）は，2か月以上にわたって進行性または再発性の経過をたどる炎症性・脱髄性の多発ニューロパチーである。筋力低下や異常感覚で発症し，左右対称性の四肢の運動・感覚障害を示す。慢性炎症性脱髄性多発神経根炎ともいう。さらに，末梢神経に散在性，あるいはびまん性の脱髄が生じ，四肢脱力と感覚障害も呈する。

発症機序は明らかではないが，自己免疫機序による脱髄が発症と進行に関与すると考えられている。また，1つの疾患ではなく，病態の異なる複数の疾患からなるとも考えられている。

有病率は人口10万人あたり1〜2人程度であり，年間の発症率は10万人あたり0.48人である。わが国では約2,000人の患者がいるとされる。発症は2〜70歳までと広い年齢層にわたるが，平均は50〜60歳である。男性にやや多く，男女比は1.6〜3.3：1である。

● **症状**　2か月以上にわたり進行する，慢性あるいは再発性に進行する四肢の脱力，感覚低下，しびれなどをみとめる。20％ほどの症例は進行がとまって軽快に向かうが，40％程度の症例では寛解・増悪を繰り返す再発寛解型となる。残りの症例では慢性に進行する慢性進行型となる。若年発症群の多くは再発寛解型を，高齢発症群の多くは慢性進行を示す。一般に再発寛解型のほうが，慢性進行型よりも予後はよいとされる。

ギラン–バレー症候群と違って感染が先行しないことが多い。

病初期には症状は非対称であることもあるが，経過とともに左右差がなくなっていく。筋力低下は遠位筋のみでなく，近位筋にもみられるのが特徴である。そのため，ボタンやジッパーがうまく扱えない，コインをつまみにくい，箸が使いづらい，洗髪の際に腕が上がらないなどの症状がみられる。手袋靴下型の感覚低下やしびれなどの異常感覚をみとめる。ギラン–バレー症候群とは異なり，脳神経麻痺，自律神経障害，呼吸筋障害をみとめることはまれである。ワクチン接種，妊娠，感染症で悪化することがある。

非典型的なCIDPとして，左右非対称の筋力低下で発症し，感覚神経がおかされず，運動神経のみがおかされる**多巣性運動ニューロパチー** multifocal motor neuropathy（**MMN**）もCIDPの亜型の1つと考えられている。MMNは運動ニューロン疾患や頸椎症による筋萎縮症と鑑別する必要があり，抗GM1 IgM抗体などの抗ガングリオシド抗体が約半数で陽性となる。

● **検査**　髄液検査でタンパク細胞解離をみとめる。CIDP，MMNともに，神経伝導検査における伝導速度の低下，伝導ブロック，時間的分散などの神経の脱髄を示唆する所見がみられる。MRIでは，脊髄神経根の肥厚や造影剤による造影効果をみとめることがある。

● **治療**　第一選択の治療は，副腎皮質ステロイド薬の投与，免疫グロブリ

ン大量療法, 血液浄化療法の3つである。経過とともに再発し, 複数回の治療が必要となることが多い。副腎皮質ステロイド薬が無効な症例では, シクロスポリンやアザチオプリン, シクロホスファミド水和物などの免疫抑制薬が用いられることもある。MMN に対しては, 免疫グロブリン大量療法は有効であるが, 血液浄化療法や副腎皮質ステロイド薬は無効とされている。そのため, 免疫抑制薬が用いられることもある。

　治療により脱髄は回復しやすいが, 軸索障害がおきた場合は回復がむずかしくなる。疼痛に対しては, プレガバリン, ガバペンチン, 三環系抗うつ薬などが用いられる。

5 単ニューロパチー

　単ニューロパチーは, 単一の神経が障害されることによっておきる神経障害で, その支配領域に感覚障害や運動障害を呈するものである。末梢神経がその走行の途中で圧迫(絞扼)されることによりおきることが多いため, その場合は**絞扼性ニューロパチー**ともよばれる。末梢神経が圧迫される場所は, 手首・肘・膝などであり, 靱帯・骨などに囲まれた狭い空間を神経が通過する部位のうち, 皮膚の近くを走行していて慢性的な圧力がかかる部位であることが多い。

● **単ニューロパチーの治療**　原因疾患の治療, 局所安静, 副腎皮質ステロイド薬の局所注射, ビタミン B$_{12}$ の投与などが行われる。絞扼部での神経の圧迫を解除するため, 手術を行うこともある。

1 正中神経障害

　手首の直下を通るトンネルになっている手根管内で, 正中神経が圧迫され, それより末梢の神経障害をきたすものを**手根管症候群**という。絞扼性ニューロパチーのなかでは最も頻度が高い。中年の女性に多く, スポーツや家事などで手をよく使う人でみられやすい。また, 糖尿病, 関節リウマチ, 甲状腺機能低下症, アミロイドーシス, 先端肥大症や, 血液透析中の患者などでもみられる。

● **症状**　感覚神経の症状として手掌から1〜3指の手指先端に, しびれや疼痛がみられる。手を使ったあとや夜間に症状が強くなり, しびれのため夜間におきてしまうこともある。進行すると運動神経にも障害が及び, 母指球筋が筋力低下・萎縮することで第1から3指の屈曲ができなくなり, **猿手**といわれる状態になる(◉図5-40-a)。

　手関節部を圧迫したりハンマーなどで叩打すると, 第1指から4指に放散痛が生じる**ティネル** Tinel **徴候**があらわれる。また, 両手の手背側をあわせて, 手関節を屈曲させると正中神経領域の皮膚にしびれが放散する**ファーレン** Phalen **徴候**もみられる。正中神経の神経伝導検査では, 手根管部での伝導時間の延長と感覚ニューロンおよび運動神経の活動電位の低下をみとめる。

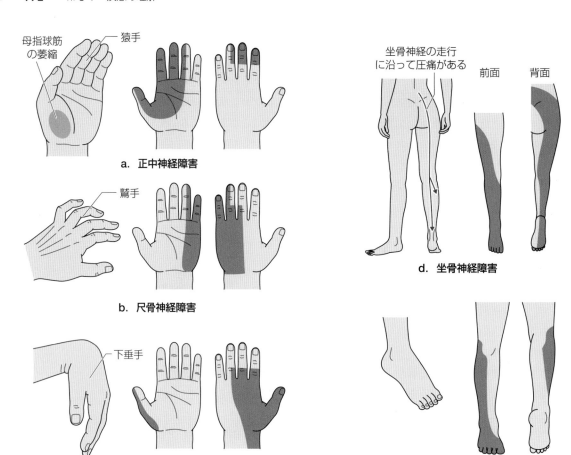

a. 正中神経障害

母指球筋
の萎縮

猿手

b. 尺骨神経障害

鷲手

c. 橈骨神経障害

下垂手

d. 坐骨神経障害

坐骨神経の走行
に沿って圧痛がある

前面　背面

e. 腓骨神経障害（下垂足）

● 図 5-40　単ニューロパチーの種類

2　尺骨神経障害

　尺骨神経は，肘の内側にある骨と靱帯に囲まれた管である尺骨管関節内の肘部管（ちゅうぶかん）という管の中を通っている。肘部管がもともと狭かったり，肘をついて長時間仕事をするなどにより，その部位で尺骨神経が機械的に圧迫されると，**尺骨神経障害（肘部管症候群）**がおこることが多い。また，手関節でギヨン管という筋膜の狭いトンネルを通過するときにも圧迫を受けやすく，ギヨン管症候群がおこる。このほか，骨折や脱臼，打撲などの外傷や，上腕骨骨折による遅発性の後遺症として生じることもある。

● **症状**　手の尺側のみに障害をみとめることが特徴で，手掌尺側や小指，薬指の尺側の感覚低下，しびれから始まり，進行すると運動神経に障害が及び，手内筋（背側骨間筋，小指外転筋など）の固有手指の筋力低下や萎縮をみとめるようになる。そのため指をまっすぐのばすことができず，指が鷲（わし）の爪のように鉤（こう）状に変形する**鷲手**という状態になる（● 図 5-40-b）。感覚神経では，小指と薬指の尺側にしびれ，感覚低下をみとめる。

3 橈骨神経障害

橈骨神経は上腕骨後方の橈骨神経溝を通過するが，この部位は皮膚の直下で骨にはさまれているため圧迫されやすい。飲酒したあとに，腕枕などをして寝入ってしまった場合などに，圧迫されて生じる。鉛中毒によりおこることもある。

橈骨神経が麻痺すると前腕および手指伸筋の麻痺をみとめ，手首関節を水平に保つことができず手首や手指を伸展できず，手首がだらっと下がってしまう**下垂手**（**垂れ手**）という状態になる（●図5-40-c）。軽度の感覚障害を手背の橈側にみとめることもある。

4 坐骨神経障害

坐骨神経は腰部から膝の裏側を通り下腿から足趾まで走り，その間に腓骨神経と脛骨神経に枝分かれして，大腿後面や下腿全般の筋肉を支配する。坐骨神経障害は，この走行のいずれかの部位が圧迫されることによりおきる。腰椎症や腰椎椎間板ヘルニアのほか，股関節の手術や骨折，殿部への筋肉内注射の際の神経損傷によって生じることもある。

症状として，殿部・大腿後面・ふくらはぎ・踵部などに放散する**坐骨神経痛**や，感覚の鈍麻を訴える（●図5-40-d）。また，運動神経が障害された場合には，大腿屈筋と膝以下の下腿筋の筋力低下をきたす。

5 腓骨神経障害

坐骨神経は，膝窩部で脛骨神経と（総）腓骨神経に分かれる。このうち，腓骨神経は膝裏から腓腹の外側の皮膚直下を走行するため，分枝後の膝窩部において圧迫を受けやすい。

腓骨神経は足を背屈する前脛骨筋を支配しているため，障害されると前脛骨筋や足趾の伸筋の筋力低下，筋萎縮をおこす。これにより，足首や足趾の背屈や外反ができなくなる**垂れ足**（**下垂足**）といわれる状態になる（●図5-40-e）。また下腿外側から足背の感覚障害もきたす。側臥位での睡眠，ギプス固定，糖尿病，血管炎などでおきやすい。

6 神経痛

神経痛は，神経の支配領域に沿って刺すような痛みや，切られたり，引き裂かれたりするような鋭い痛み，熱く焼けるような痛みである**灼熱痛**，電気が走るような強い痛みである電撃痛などが発作的に生じるなど，激烈な痛みを生じるものである。疼痛はしばしば反復性で，間欠期には症状がないことが多い。

神経痛がみられる神経として，三叉神経，舌咽神経，後頭神経，肋間神経，坐骨神経がある（●表5-15）。

▶表 5-15　さまざまな神経痛とその原因

神経痛の種類	症状	知られている原因・その他
三叉神経痛	三叉神経第 2・第 3 枝領域の電撃痛	脳底部の動脈や脳幹部付近の腫瘍による圧迫，多発性硬化症など
舌咽神経痛	一側の舌根，咽頭部，口蓋，中耳などの刺すような痛み	腫瘍，外傷，感染，血管による神経圧迫
後頭神経痛	後頭から頭頂に，または耳の後部にかけて放散する痛み	腫瘍，炎症など
肋間神経痛	肋骨に沿う胸部，腹部の激しい突発的あるいは持続的な痛み	肋骨の損傷，帯状疱疹後，肺炎，胸膜炎など
坐骨神経痛	殿部や下肢(大腿後面，下腿外側など)への放散痛	椎間板ヘルニア，変形性腰椎症，脊椎カリエス，馬尾神経腫瘍，梨状筋症候群，糖尿病，薬物，アルコール中毒

1　三叉神経痛

　三叉神経痛は，三叉神経の支配領域におこる神経痛で，間欠的，あるいは持続的な痛みが生じる。原因となる疾患が明らかでない特発性のものと，脳腫瘍による圧迫や帯状疱疹によるものなど，三叉神経の走行に沿った器質的疾患による二次性(症候性)のものがある。

　特発性の三叉神経痛では，数分の一秒から数十秒程度持続する，鋭い，刺すような，あるいはきりでもまれるような激痛が繰り返しおきる。触ると痛みを誘発する点(トリガーポイント)が，顔・舌・唇などの神経に沿って存在し，顔を洗う，触る，風が顔にあたる，咀嚼（そしゃく）運動などの刺激で神経痛がおきることもある。痛みは鼻・口周囲の三叉神経の第 2 枝あるいは 3 枝領域に生じることが多く，40 歳以上の女性に多い。特発性三叉神経痛がおこるのは，上小脳動脈などの血管が動脈硬化をおこして蛇行し，近接する三叉神経を圧迫するためと考えられている。

　症候性の三叉神経痛では，持続的な痛みを呈することが多く，感覚障害も伴う。原因には，脳幹部腫瘍，外傷，水痘−帯状疱疹ウイルスなどの感染，副鼻腔炎，多発性硬化症などがある。

● **検査・治療**　画像検査などで三叉神経を圧迫する病変がないか確認する。治療は，カルバマゼピンなどの抗てんかん薬の投与や，三叉神経ブロック❶が行われる。また，三叉神経の圧迫により神経痛が生じているものに対しては，微小血管減圧術(▶ 111 ページ)などが行われる。

2　後頭神経痛

　大後頭神経の走行に沿って，後頭から頭頂の頭皮の表面，または耳の後部にかけて，放散する，片側のピリピリ，キリキリとした痛みをみとめる。疼痛は，髪を櫛（くし）でといたときなどに誘発されることがある。原因は不明なことが多いが，消炎鎮痛薬，局所麻酔薬による神経ブロックなどが効果がある。

3 肋間神経痛

　肋間神経痛は中年以降に多く，肋骨に沿って胸部・腹部に突発的あるいは持続的な激しい痛みをきたすものである。片側性のことが多い。帯状疱疹に伴うことや，その治療後におきるものもあるが，原因が不明なものも多い。

4 舌咽神経痛

　咽頭，舌の奥，口蓋などに発作的に生じる，突き刺すような神経痛で，通常一側性である。くしゃみ，嚥下，発声，あくびなどで誘発され，持続は通常1分以内である。50歳以降の女性に多い。灼熱感などを感じることが多い。原因は，血管による神経の圧迫，扁桃周囲の悪性腫瘍や感染などである。治療は三叉神経痛に準ずる。

7 顔面神経麻痺

　顔面神経は，前頭筋，眼輪筋，口輪筋などの表情筋を支配している。顔面神経の障害により顔面筋が動かせなくなる状態を**顔面神経麻痺**という。末梢神経レベルで顔面神経が障害されるものを末梢性顔面神経麻痺，脳梗塞など中枢の病変で顔面神経麻痺がおきるものを，中枢性顔面神経麻痺とよぶ（◐図5-41）。

　ベル Bell **麻痺**とよばれる，原因不明の末梢性顔面神経麻痺が最も多い。かぜをひいたあとや，クーラーの冷たい空気があたったあとなどにみられ，ウイルスの感染が原因であることが多いとされる。顔面神経は脳幹から出たあと，側頭骨の中の顔面神経管という骨の管の中を通るため，この部分における炎症などにより神経がはれて圧迫された場合におきると考えられている。また，顔面神経麻痺は外傷，耳下腺の手術，結核性髄膜炎などに伴う脳底髄膜炎などでもおきることがある。30～40歳代に多く，大部分は一側性に生

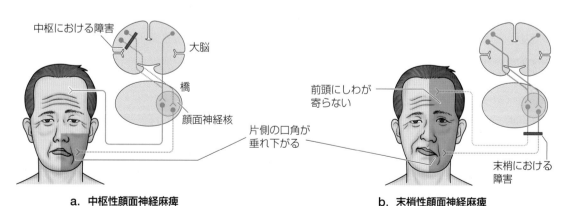

　a. 中枢性顔面神経麻痺　　　　　　　　　　　　　　b. 末梢性顔面神経麻痺

◐**図 5-41　中枢性顔面神経麻痺と末梢性顔面神経麻痺**
上部顔面筋は両側の大脳が支配しているが，下部顔面筋は主として反対側の大脳が支配している。よって(a)のような中枢性顔面神経麻痺では下部顔面筋の麻痺が主体となり，(b)のような末梢性顔面神経麻痺では麻痺側の顔面筋全体の麻痺をみとめる。

じる。サルコイドーシスやギラン-バレー症候群などでは，両側の顔面神経麻痺を伴うこともある。

● **症状**　急激に発症することが多い。顔面神経が麻痺すると眼瞼が閉じないため，眼瞼結膜がみえてしまう**兎眼**とよばれる状態となる。また，麻痺した側の口角が下がるので，水を口に含むと麻痺側からこぼれてくる。麻痺がそれほど強くない場合は，眼瞼を閉じることができても，麻痺側の睫毛が健側より長くみえる**睫毛徴候**がみられる。また，前頭筋の麻痺のため額のしわ寄せができなくなり，鼻唇溝が浅くなる。

　顔面神経の障害部位によっては，涙液分泌障害，病側の舌の前2/3での味覚消失，顔面の疼痛・しびれ，聴覚過敏などがおきることがある。顔面神経麻痺は水痘-帯状疱疹ウイルスの感染でもおきることがあり，この場合は耳介や外耳道などに皮疹を伴うことが多く，**ラムゼー=ハント** Ramsay Hunt **症候群**とよばれる。

● **治療**　原因によって治療法は異なる。最も頻度の高いベル麻痺では，閉眼不全に対する眼帯や人工涙液の点眼が用いられる。副腎皮質ステロイド薬やビタミンB_{12}製剤などが用いられることもある。一般には1～3か月で自然治癒し，後遺症を残さないが，重度の場合には麻痺が残ることもある。ラムゼー=ハント症候群は麻痺の軽快が遅く，不全麻痺を多少残すことがある。

　中等症以上では顔面筋のリハビリテーションも重要となるほか，星状神経節ブロックが用いられることもある。水痘-帯状疱疹ウイルスによるものには，アシクロビルやバラシクロビル塩酸塩などが投与される。

8　顔面痙攣

　片側顔面痙攣ともいわれ，片側の顔面・眼瞼や，口角周囲の顔面筋が不規則にぴくぴくと収縮するものである。中年の女性に多い。脳幹を出たあとの顔面神経が，脳底動脈の枝などと接触して圧迫を受けることが原因とされる。軽度の顔面神経麻痺を伴うことや，顔面神経麻痺の後遺症としておきることもある。

● **症状**　一般に眼瞼周囲のぴくつき（筋痙攣）から始まり，経過とともに眼輪筋から口輪筋に広がることが多い。進行した例では，眼を開けることができなかったり，口もとが持続的にひきつれる場合もある。痛みや感覚障害は伴わないが，精神的緊張などで増悪することが多い。夜間に筋痙攣がおきることもある。

● **検査**　頭部MRI・MRAなどにより，血管による顔面神経の圧迫の有無を確認する。

● **治療**　軽症～中等度の症例では，対症療法として抗痙攣作用をもつクロナゼパムの内服や，ボツリヌス毒素の筋肉内注射などが行われる。重症例や美容上の問題がある例では，微小血管減圧術によって，外科的に神経の圧迫を解除することもある。

F 筋疾患・神経筋接合部疾患

筋疾患 myopathy（**ミオパチー**）は，筋力が弱くなったり，筋肉が萎縮したりする疾患で，神経の障害によらず筋肉そのものに原因があるものをいう。筋ジストロフィーや先天性ミオパチーなどの遺伝性のもの，多発性筋炎・皮膚筋炎などの炎症性のもの，甲状腺機能低下症などの内分泌・代謝疾患に伴うもの，ステロイドミオパチーのように薬剤性のものなどがある。

神経筋接合部は，運動神経と効果器である筋線維との接合部（間隙）であり，ここでニューロンと筋線維の間のシナプス伝達が行われる。代表的な神経筋接合部疾患として重症筋無力症がある。

1 筋ジストロフィー（MD）

骨格筋が変性・壊死の過程を繰り返して慢性・進行性に経過し，筋肉の再生を上まわって壊死が進行するため，徐々に筋力低下をきたす遺伝性の疾患を総称して**筋ジストロフィー** muscular dystrophy（MD）という。体積の大きい近位筋の筋力低下や筋萎縮をきたしやすい。

筋ジストロフィーは 40 種類以上に分類され，**デュシェンヌ型**，**ベッカー型**，顔面肩甲上腕型，肢帯型などがある（◉表5-16）。最も多いのがデュシェンヌ型筋ジストロフィーである。

◉表5-16　筋ジストロフィーの分類

	デュシェンヌ型	ベッカー型	顔面肩甲上腕型	肢帯型
発症年齢	小児	小児〜成人	小児〜成人	小児〜成人
遺伝	X連鎖潜性	X連鎖潜性	常染色体性顕性	常染色体性顕性・潜性，X連鎖潜性などさまざまな病型がある
性別	男性	男性	男性または女性	男性または女性
初発部位	下肢帯（腰帯）	下肢帯（腰帯）	顔面・上肢帯（肩甲帯）	腰帯または肩甲帯
顔面筋の障害	±	−	＋	±
症状の左右差	−	−	＋	−
関節拘縮，骨格変形	進行に伴い出現する	進行に伴い出現する	まれ	ときにみられる
仮性肥大	みられる	みられる	まれ	ときにみられる
血清CK値	高度上昇	上昇	なし〜軽度上昇	上昇
進行	比較的速い	比較的緩徐	緩徐	中間〜不定
予後	わるい（20〜30歳前後で死亡）	比較的良好（20歳でも歩行可能）	多くは緩徐に進行し，予後良好	さまざまな疾患を含んでおり，多くは予後良好

1 デュシェンヌ型筋ジストロフィー・ベッカー型筋ジストロフィー

　筋肉の細胞膜の保持・強化をつかさどる，**ジストロフィン**というタンパク質の遺伝子の異常によりおこる。**デュシェンヌ型筋ジストロフィー**Duchenne muscular dystrophy（DMD）はジストロフィンの完全欠損，**ベッカー型筋ジストロフィー**Becker muscular dystrophy（BMD）は部分欠損によりおこる。ベッカー型はデュシェンヌ型に比べて軽症である。

　ジストロフィンが完全あるいは部分的に欠損するため，細胞膜が破綻してカルシウムイオンなどが筋細胞に流入する。これにより，細胞内でカルシウムイオン依存性のタンパク質分解酵素の活性化などがおこり，筋細胞が壊死していく。ジストロフィン遺伝子はX染色体上にあるため，男子のみに発症する。頻度は男児出生の3,000〜4,000人に1人の割合である。女性では発症しないが，保因者では後述の仮性肥大をみとめることがある。デュシェンヌ型の患者数が全体の約半数を占め，人口10万人あたり3〜5人である。

● **症状**　デュシェンヌ型筋ジストロフィーでは，生下時には異常がないが，健常者と比較し，歩行開始がやや遅れることがある。2〜5歳ごろに転びやすい，走れない，階段を昇れないなどの歩行障害で気づかれることが多いが，高AST血症や高ALT血症，高クレアチンキナーゼ（CK）血症により，発症前に発見されることも多い。

　外見上は，腓腹筋などの下腿筋が最初は肥大するが，その後に脂肪変性や線維化をおこし，結合組織におきかわるため，下腿が太くなったようにみえる**仮性肥大**という状態を呈する（◐図5-42-a）。これにより下腿筋のバランスがくずれるため尖足傾向になる。さらに，経過とともに関節拘縮，側彎をみとめるようになる。

　また，症状の進行に伴い，しゃがんだ状態から立ち上がる際に，まず膝を手について，その支えで徐々に努力しながらからだをおこしていく**ガワーズ**Gowers**徴候（登攀性起立）**がみられるようになる（◐図5-42-b）。体幹筋や骨盤

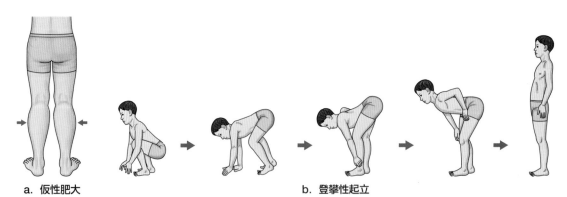

a. 仮性肥大　　　　　　　　　　　　　　b. 登攀性起立

図のような姿勢をとりながら起立する。起立終了時には身体を後ろにそらせた姿勢となる。

◐**図5-42　デュシェンヌ型筋ジストロフィー**

筋の筋力低下がおこるので，腹部を前に突き出し，骨盤を動揺させて歩く**動揺性歩行**もみられる。

5歳ごろに運動能力のピークがあり，その後緩徐に症状が進行していく。進行は早く，10歳前後で歩行困難になり，車椅子生活となることが多い。心臓もおかされ，心肥大や心不全，また心筋障害や伝導障害による不整脈などをみとめる。外眼筋は通常おかされない。一般には知能は正常だが，約1/3の患者には軽度の精神発達遅滞をみとめることがある。

多くの症例で10歳から20歳代にかけて呼吸筋障害，側彎などが進行し，心筋症も合併する。

ベッカー型筋ジストロフィーの経過はさまざまで，重症例もあるが天寿をまっとうする例もある。予後は比較的良好で，20歳でも歩行可能である。遺伝カウンセリングや発達相談なども重要となる。

● **検査** 筋肉に存在する酵素である，CK値，AST，ALT，LDHの値が，筋肉の炎症を反映して上昇する。針筋電図では，筋線維が細くなることを反映して，振幅の小さい低振幅電位などの変化をみとめる。筋CTでは筋萎縮や脂肪変性を反映する低吸収域をみとめる。MRIでは，脂肪化した筋肉が高輝度に描写される。筋生検でジストロフィン抗体によりジストロフィンの染色を行うと，ベッカー型では部分的にしか染色されず，デュシェンヌ型ではまったく染色されない。そのほか，ジストロフィン遺伝子の異常を調べることもある。

● **治療** 現在のところ根本的な治療法はなく，対症療法が主体となる。症例によっては副腎皮質ステロイド薬の投与や，遺伝子治療，再生医療も試みられている。

歩行訓練，車椅子，下肢装具，側彎の予防のための装具などのほか，呼吸不全に対しては，適切な時期に非侵襲的換気療法や人工呼吸器が使用され，呼吸リハビリテーションなども行われる。心不全に対してはアンギオテンシン変換酵素（ACE）阻害薬やβ遮断薬などが用いられる。

かつて呼吸管理が導入される以前は，多くの症例で呼吸不全や心不全，呼吸器感染症などの合併症により死亡することが多かった。しかし近年では慢性呼吸不全，心筋症などに対する集学的治療により，平均寿命は30歳をこえ，40歳以上の生存例も増えつつあり，現在最大の死因は心不全である。

2 筋強直性ジストロフィー

筋強直性ジストロフィーは，ミオトニア（**筋強直**）といわれる筋の緊張と，遠位筋の筋萎縮・筋力低下を伴う進行性の筋ジストロフィーをきたす疾患である。筋障害のみならず多臓器にわたる障害も伴うという特徴がある。常染色体顕性遺伝形式をとり，男性にやや多い。

遺伝子の異常からDM1とDM2の2つのタイプに分けられている。DM1は生下時より著明な筋力低下と多臓器症状を合併する全身疾患である。DM2はDM1と比較してやや軽症で，特徴として小児期には重い症状は示さない，ミオトニア現象は目だたず近位筋の筋力低下が目だつ，多臓器症状

はDM1に比較すると軽い，認知機能低下が目だたないなどがある。割合としてはDM1が大部分を占め，発症年齢から成人型，幼(若)年型，先天型に分けられる。

　頻度は10万人中10～12人程度で，デュシェンヌ型とベッカー型の筋ジストロフィーについで多くみられる。20～50歳で発症する例が多く，成人発症の筋ジストロフィーでは最も多い。

● **症状**　進行性の筋萎縮とミオトニアを呈する。ミオトニアは，筋が強く収縮したときに，力を抜こうとしても急に弛緩できないという症状である。たとえば，強く手を握ったときに，指をのばして手を開くことが困難になる把握ミオトニアや，筋肉をハンマーでたたくと収縮状態が長く続く叩打ミオトニアがある。ミオトニアのため，舌をたたくと筋収縮がおこりクローバー状に変形することもある。

　このほか，顔面筋が萎縮して筋力が低下するため，頬がこける斧型の無力顔貌を呈し，顔面筋の罹患のため眼瞼が下垂し，目をかたく閉じることができず，口も半開きになる。四肢では前腕・下腿など遠位筋に進行性の筋力低下と筋萎縮を呈する。また胸鎖乳突筋も細くなる傾向がある。さらに心筋障害もあり，伝導障害や不整脈などをきたす。

　骨格筋以外の症状として，全身性の臓器異常を伴うのが特徴で，知能障害，白内障，耐糖能異常や不整脈，睡眠時無呼吸症候群，呼吸障害，内分泌異常，糖尿病などをみとめる。性腺機能低下によるインポテンス，月経異常などもみられる。病識を欠くことが多く，認知症，若年発症例で精神遅滞を呈することもある。男性では前頭部の禿頭がみられる。症状は緩徐に進行し，発病後15～20年で歩行ができなくなる。死因として呼吸不全，誤嚥性肺炎，不整脈などがある。

● **検査**　ミオトニアや特有の顔貌などの臨床症状にくわえ，筋電図検査の針を刺入したときに，長く続く筋放電(ミオトニア放電)をみとめるという特徴がある。確定診断は遺伝子検査による。血液検査ではCK値は軽度上昇する程度である。房室ブロックなどの心伝障害をみとめることがある。

● **治療**　現在のところ根本的な治療はなく，対症療法が行われる。ミオトニアに対してはメキシレチン塩酸塩，フェニトイン，カルバマゼピンなどの薬剤が用いられる。心伝導障害に対してペースメーカーを用いることや，睡眠時無呼吸症候群に対して経鼻的持続陽圧呼吸療法(CPAP)を行うこともある。合併した糖尿病については通常の糖尿病の治療が行われる。重症例では人工呼吸器装着，気管切開術が必要なこともある。

2　多発性筋炎(PM)・皮膚筋炎(DM)

　多発性筋炎(多発筋炎)polymyositis(PM)は，急性あるいは慢性に全身の横紋筋に左右対称に炎症をきたし，近位筋の筋力低下をおこす疾患である。5～10歳と40～60歳の2つの好発年齢があり，女性に多い(男女比は1：2～3)。年間の発症率は100万人あたり5～10人である。高齢者では悪性腫瘍合

併例が多い。約50％の患者で，筋炎の症状に加えて，**皮膚筋炎** dermatomyositis（DM）では特徴的な皮膚病変を合併する。いずれも膠原病に含まれ，筋細胞を標的とした自己免疫疾患と考えられている。

● **病態**　多発性筋炎は細胞傷害性T細胞というリンパ球が，筋細胞を障害することで多発性筋炎がおこると考えられている。また，皮膚筋炎は，B細胞が産生した抗体が血管壁に沈着することで血管障害がおき，筋肉が障害されるためにおこると考えられている。かつては両者の病態は異なると考えられていたが，最近の研究では，両疾患はそれぞれの程度で筋炎と皮膚炎を発症する，1つのスペクトラムをなすと考えられている。ウイルス感染や悪性腫瘍の影響なども想定されている。

　上記の2つの筋炎のタイプに加えて，筋肉の壊死・再生所見が顕著だがリンパ球浸潤があまり見られないという，**壊死性筋炎**というタイプの筋炎も知られるようになった。悪性腫瘍に伴うことが多く，抗SRP❶抗体や抗HMGCR❷抗体という自己抗体をみとめることがある。全身性強皮症，全身性エリテマトーデス（SLE），関節リウマチ，シェーグレン症候群といった，ほかの膠原病を合併し，発熱，皮疹，関節炎，間質性肺炎などを特徴とする例もある。これらの例ではアミノアシルtRNA合成酵素に対する抗体をみとめることがある。

● **症状**　多発性筋炎では，四肢近位筋や頸部筋を含む体幹筋の筋力低下が亜急性にみられ，炎症のある筋肉では，筋肉を押さえると圧痛や把握痛を呈する。上肢近位筋の筋力低下のため上肢が挙上しにくくなり，下肢筋・腰帯部筋力の低下のため階段の昇降がむずかしくなり，椅子から立ち上がることが困難になる。またガワーズ徴候もみられ，歩行は左右に骨盤が揺れる動揺性歩行となる。咽頭・喉頭筋がおかされれば，嚥下困難・発声障害を呈し，呼吸障害をきたす例もある。心病変がある場合は，不整脈を呈することがある。眼筋は一般におかされない。

　皮膚筋炎では，筋症状に加え皮膚症状として両上眼瞼部の紫紅色紅斑（**ヘリオトロープ疹**）や，手指の関節伸側に落屑（らくせつ）を伴う紅斑（**ゴットロン徴候**）などが特徴的にみられる。肩や首まわり，四肢の伸側にも紅斑がみられることがある。皮膚症状は筋症状に先だってみられることが多い。また，20～40％の症例で間質性肺炎をみとめ，関節炎をみとめることもある。高齢者では悪性腫瘍合併の頻度が高いので注意が必要である。

　症状がすみやかに改善する例もあるが，残りの症例では再発・寛解を繰り返すなど慢性に経過する。悪性腫瘍や間質性肺炎を伴う例では予後がわるい。

● **検査**　CKやアルドラーゼといった，血清中の筋逸脱酵素の上昇をみとめる。また，皮膚筋炎の10～20％の症例で胃がん，肺がん，子宮頸がん，乳がん，悪性リンパ腫などの悪性腫瘍の合併がみられるため，診断がついた時点で全身の検索が必要となる。

● **治療**　副腎皮質ステロイド薬が有効であり，第一選択薬である。十分な効果を示さない例や，副腎皮質ステロイド薬が使用できない例では，免疫グロブリン大量療法を行うことや，アザチオプリン，シクロスポリン，シクロ

▣| NOTE
❶シグナル認識分子 signal recognition particle の略称。
❷HMG-CoA 還元酵素 hydroxymethylglutaryl-CoA reductase の略称。

ホスファミド水和物，タクロリムス水和物などの免疫抑制薬が用いられることもある。安静，誤嚥性肺炎の予防，リハビリテーションなども重要である。悪性腫瘍を合併する場合には，可能であれば腫瘍摘除を行う。

3　ステロイドミオパチー

ステロイドミオパチーは，副腎皮質ステロイドなどの糖質コルチコイドの過剰によっておきるミオパチーで，近位筋の筋萎縮と筋力低下をきたすものである。副腎皮質ステロイド薬の慢性投与，あるいはクッシング症候群などにより内因性のステロイドが増加した場合にみられる。ステロイドによるタンパク代謝異常が原因と推定されている。

亜急性に発症し，腰帯部筋・下肢筋の筋力低下ではじまることが多く，座位から立位をとる際にガワーズ徴候をみとめる。高齢者，栄養不良の患者，がん患者に多い。重症の場合，末梢神経障害が合併することもある。

● **検査**　血清CK値は，正常か軽度に上昇するのみであり，筋電図でも異常をみとめないことが多い。

● **治療**　クッシング症候群のような，内因性のステロイド増加が原因の場合は，原疾患の治療を行う。副腎皮質ステロイド薬の投与が原因の場合には，可能であれば薬剤の減量や投与の中止を行い，症状の改善を確かめる。減量中止を行えば2〜3か月で徐々に回復する。

多発性筋炎などで，副腎皮質ステロイド薬による治療を行っている経過中に筋力低下がみられた場合には，これが筋炎の悪化によるものか，あるいはステロイドミオパチーによるものかを判定することが治療上重要である。

4　肢帯型筋ジストロフィー

肢帯型筋ジストロフィーは，肩甲帯・腰帯にはじまり，しだいに四肢近位筋に筋力低下をみとめる進行性の筋疾患である。さまざまな疾患が含まれるが，サルコグリカンという，筋細胞膜の構造を裏打ちして強化するタンパク質の遺伝子異常によっておきるものが多く，筋膜に緊張がかかるたびに亀裂が生じ，筋線維が壊死をおこす。

常染色体性潜性遺伝，ときに顕性遺伝形式をとる。発症年齢は小児から成人までさまざまであるが，20〜30歳代で発症する例が多い。疾患のタイプによって，臨床症状も進行のスピードもさまざまだが，一般に緩徐に進行し，予後は比較的良好である。

5　顔面肩甲上腕型筋ジストロフィー

顔面肩甲上腕型筋ジストロフィーは，常染色体顕性遺伝形式をとり，顔面筋や肩甲帯，上腕の筋萎縮と筋力低下を特徴とする筋ジストロフィーである。顔面筋の筋力低下のため，閉眼が困難になり，下口唇が突出したような無表

情な**無力顔貌**を呈する。口笛を吹くことや，ストローで水を吸うことができなくなる。また，肩甲帯の筋の筋力低下のため，上肢を挙上しにくくなり，前鋸筋(ぜんきょ)の筋力低下により，肩をまわそうとしたときに肩甲骨が上方に突き出して，鳥が翼を広げたときのようにみえる(**翼状肩甲**(よくじょうけんこう))。筋萎縮は左右差をみとめることが多い。

　小児から成人で発症し，20歳までに90%が発症する。進行は緩徐である。心機能，呼吸機能はおかされず生命予後は一般によいが，進行に伴い，思春期から成人期以降に歩行不能となることも多い。第4染色体上に原因遺伝子が同定されている。CK値が正常から軽度に上昇するものが多い。

6 そのほかのミオパチー

　1 先天性ミオパチー　先天性ミオパチーは筋線維の先天的な構造異常に基づくミオパチーである。**フロッピーインファント❶**の状態で生まれる場合や，生後まもなく発症することが多い。成人になって発症するタイプもある。運動発達障害をみとめ，心合併症や関節拘縮，側彎などの合併症をみとめる例が多い。先天性ミオパチーには多くの疾患が含まれ，一般に非進行性あるいは進行がゆるやかである。しかし，歩行不能になったり，人工呼吸器による管理を要したりする重症例もある。

　2 ミトコンドリア機能異常によるミオパチー　ミトコンドリア機能異常によるエネルギー産生障害がおこると，骨格筋や心筋，脳などといった，からだのなかでもとくにエネルギー消費の多い臓器の症状をきたしやすく，おもに筋症状と中枢神経症状があらわれる。これらは**ミトコンドリア脳筋症**とよばれ，具体的には，中枢神経系障害(てんかん，感音性難聴，知能低下)，四肢の筋力低下，低身長，糖尿病などがみられる。

　主要なタイプとして，①慢性に進行する外眼筋麻痺・網膜色素変性・心伝導障害を主症状とする，**慢性進行性外眼筋麻痺** chronic progressive external ophthalmoplegia(CPEO)，②小児期に頭痛，嘔吐，一過性の半身の麻痺，半盲などの脳卒中発作を繰り返し，乳酸アシドーシスと脳卒中発作を伴う，**ミトコンドリア脳筋症・乳酸アシドーシス・脳卒中様発作症候群** mitochondrial myopathy, encephalopathy, lactic acidosis and stroke-like episodes(MELAS)，③小児期にミオクローヌスなどの不随意運動やてんかん発作，小脳失調を伴う，**赤色ぼろ線維・ミオクローヌスてんかん症候群** Myclonus epilepsy associated with ragged-red fibers(MERRF)などがあげられる。

　3 周期性四肢麻痺　周期性四肢麻痺は周期性・発作性に，四肢と体幹に弛緩性の麻痺をきたす疾患である。発作時にカリウム値が正常なもの，低下するもの，高値となるものがあり，それぞれ正カリウム・低カリウム・高カリウム性周期性四肢麻痺とよばれる。低カリウム性のものが最も多く，思春期の男性における甲状腺機能亢進症に伴うことが多い。

　4 代謝性のミオパチー　糖原病の脂質の代謝異常によるミオパチーなどがある。糖尿病では，グリコーゲン分解にかかわる酵素の先天性欠損により，

筋にグリコーゲンが蓄積し，筋細胞へのエネルギー供給が破綻して筋症状を呈する。

⑤薬剤によるミオパチー　ミオパチーをおこしやすい薬剤には副腎皮質ステロイド薬のほか，スタチン製剤，コルヒチンなどがあり，横紋筋融解症_{ゆうかい}などをおこす。

7 重症筋無力症（MG）

重症筋無力症 myasthenia gravis（MG）は，神経筋接合部の障害によって神経から筋肉への神経伝達がわるくなるために，外眼筋や顔面・四肢の筋力低下と筋の易疲労性をきたす疾患である（◉図5-43）。約80％の症例で，神経筋接合部のアセチルコリン受容体に対する抗体（**抗アセチルコリン受容体抗体**）が検出される。発症には自己免疫性の機序が考えられており，この抗体により受容体が障害されると，神経末端からアセチルコリンが放出されても刺激が十分に伝達できなくなる。疾患の名称に重症という名前がつくものの，近年の免疫療法の進歩により，予後は改善している。

20～40歳代に好発するが，発症年齢は5歳前後と成人期にピークがある。近年は高齢者の発症も多くなっている。男女比は1：1.7と女性にやや多い。頻度は10万人あたり11～12人程度で，全国で約1万5千人程度の患者がいる。甲状腺機能亢進症，橋本病，関節リウマチや全身性エリテマトーデスなどの自己免疫疾患を合併することがある。

約70％の症例に胸腺の過形成，10％の症例に胸腺腫をみとめ，ここに集まったB細胞などにより抗アセチルコリン受容体（AChR）抗体などが産生され，疾患の原因となんらかの関連があると考えられている。近年では，抗

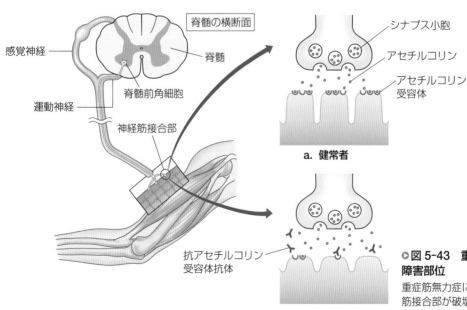

感覚神経

脊髄の横断面

脊髄

脊髄前角細胞

運動神経

神経筋接合部

シナプス小胞

アセチルコリン

アセチルコリン受容体

a. 健常者

抗アセチルコリン受容体抗体

b. 重症筋無力症患者

◉**図5-43　重症筋無力症の障害部位**
重症筋無力症においては，神経筋接合部が破壊され，神経筋接合部での刺激伝達が障害される。

AChR 抗体以外にも，抗筋特異的チロシンキナーゼ(MuSK)抗体などの，新しい病原性の自己抗体がみつかる症例が知られており，抗体のタイプにより症状・病態や治療が若干異なることもわかってきている。

● **症状**　筋力低下と易疲労性が主症状である。眼瞼下垂，複視などの眼症状などで初発することが多い。易疲労性は，筋収縮を続けると筋力が低下し，休息により症状が改善する。そのため，朝は症状がよく，夕方になると症状が強くなるという**日内変動**を特徴とする。筋無力症状は温熱により増悪し，寒冷により改善を示す。

　頸部の筋肉の筋力低下のために，首下がり❶を呈することもある。咽頭・喉頭の筋力低下があると，構音障害・嚥下障害などの球症状が出現する。症状が強くなると，全身の筋力低下や易疲労性があらわれる。顔面筋の筋力低下をみとめることもある。

　眼筋のみに症状が限局するものを**眼筋型**，構音にかかわる筋や，頸部・四肢筋・体幹などに症状がおよぶタイプを**全身型**とよぶ。初診時に眼筋型と診断された症例の約 20％は全身型に移行する。症例では呼吸筋の麻痺がみられることがある。

　急激に呼吸困難，球麻痺が進行し，呼吸管理を必要とする状態を**クリーゼ**という。クリーゼは感染，妊娠，ストレス，手術後の消耗，アミノグリコシド系抗菌薬，免疫チェックポイント阻害薬などの薬剤の投与，浸潤性胸腺腫の存在などでみられ，経過中 10〜15％の症例でみとめられる。抗 MuSK 抗体陽性例では，顔面筋や頸部の筋力低下，球症状，クリーゼをきたしやすいとされる。

● **検査**　血液検査では，80％の症例に抗 AChR 抗体をみとめ，残りの症例の 70％で抗 MuSK 抗体をみとめる。診断のため，アセチルコリンエステラーゼ阻害薬であるエドロホニウム塩化物を静脈内注射する，**エドロホニウムテスト**がよく用いられる。作用の持続時間は数分程度であるが，エドロホニウム塩酸塩により神経筋接合部におけるアセチルコリンの分解が抑制され，眼瞼下垂や脱力などの症状の改善をみとめる。また，眼瞼を氷で冷やして，眼瞼下垂の改善の有無を確認するアイスパック試験も行われる。

　末梢の運動神経を 3Hz や 5Hz 程度の低頻度の電気刺激で刺激する**連続刺激試験**も行われる。重症筋無力症では，刺激を繰り返すうちに筋肉で誘発される運動反応の振幅が低下していく，**漸減現象**(ぜんげん)(ウェイニング)がみとめられる。胸部 X 線・CT により胸腺腫，胸腺過形成の有無も確認する。筋疾患であるが，血清 CK 値の上昇はみとめない。

● **治療**　早期に治療を開始すれば良好な予後が期待できることが多い。かつてはクリーゼなどをきたす症例も多かったが，免疫療法の進歩により重症化したり死亡にいたる症例は少なくなっている。しかし，現在においても長期的な寛解はまれであり，多くの場合は長期間，場合によっては生涯にわたり，副腎皮質ステロイド薬の経口投与を継続する必要がある。

　軽症例または眼筋型の場合は，ピリドスチグミン臭化物やアンベノニウム塩化物などのコリンエステラーゼ阻害薬を用いる。コリンエステラーゼ阻害

NOTE

❶**首下がり**
　安静立位時に首が下がってしまう症状である。短時間であれば随意的に伸展して修正できることもあるが，長続きしない。

薬は，神経筋接合部におけるアセチルコリンの分解を阻害することによって症状を改善する。副作用として腹痛・下痢・流涎（りゅうぜん）などがあり，クリーゼを引きおこすこともあるので注意が必要である。

コリンエステラーゼ阻害薬はあくまで対症療法であり，基本的には免疫療法が中心になる。全身型の場合，早期に症状を改善させるため，副腎皮質ステロイド薬が経口投与される。最近では，長期の投与量をできるだけ抑えるため，メチルプレドニゾロン静脈大量投与または免疫グロブリン静注療法を単独で，あるいは組み合わせることにより，早期に即効性に症状を改善し，症状をコントロールする治療が推奨されるようになっている。その後，少量の副腎皮質ステロイド薬で症状を安定させ，必要に応じて対症療法を行っていく。

寛解期においては，可能な限り少量の経口プレドニゾロン（1日あたり5mg以下）で，日常生活に支障のない軽微な症状のみでコントロールできる状態を保っていくことが望ましいとされる。

クリーゼでは気道確保と呼吸管理が重要となる。クリーゼをおこした場合や，各種の治療にもかかわらず急激な悪化がみられる症例では，血漿交換療法や経静脈的免疫グロブリン大量療法が用いられることもある。治療困難となり，副腎皮質ステロイド薬のみでは症状の改善をみとめない症例では，タクロリムス水和物やシクロスポリンなどの免疫抑制薬が用いられることもある。このとき，糖尿病や耐糖能異常のある患者では血糖上昇をまねく可能性があるので注意が必要である。それも無効な場合は，アザチオプリン，シクロホスファミド水和物のような免疫抑制剤や補体（C5）を標的としたヒト化モノクローナル抗体であるエクリズマブが用いられることもある。

クリーゼをおこしたり重症化しやすいMuSK陽性例では，診断早期から副腎皮質ステロイド薬と免疫抑制薬を併用し，増悪時は単純血漿交換療法や免疫グロブリン静注療法を積極的に行う。胸腺腫がある場合には，胸腺を摘除する。

以上の治療により，8割程度の症例では発病前と同じ程度までに回復する。一方で，生活に制限が残り，介助を必要とする患者も1割程度にみられる。悪性度の高い胸腺腫に対しては放射線や化学療法などが行われるが，予後がわるいことが多い。

G　脱髄・変性疾患

ニューロンの神経線維は，軸索とそれを取り巻く髄鞘（ずいしょう）からなっている（○17ページ）。**脱髄疾患**では，おもに中枢神経の髄鞘がおかされ，ニューロンにおける刺激の伝達が障害されるために，さまざまな症状が出現する。これに対し，緩徐に脳のニューロンが脱落していく原因不明の疾患を**変性疾患**（**神経変性疾患**）という。いずれも神経系に特有の疾患である。

1 脱髄疾患

1 多発性硬化症・視神経脊髄炎

● **多発性硬化症**　多発性硬化症 multiple sclerosis（**MS**）は，中枢神経系と視神経の脱髄により，病変である**脱髄斑**や**脱髄巣**が多発する疾患である。中枢神経の白質のいたるところに炎症性の脱髄性病変が発生する**空間的多発性**，また，急性に再発しては寛解を繰り返すという**時間的多発性**をもつことが特徴である。末梢神経は通常おかされない。

　15〜50歳に発症し，20〜30歳の発症が最も多い。欧米の緯度の高い寒冷な地域で多いとされてきたが，わが国でもこの30年間頻度が増しており，10万人あたり14〜15人程度が発症するとされる。日本全体では約1万7千〜1万8千人の患者がいると推定されている。女性に多く，男女比は1：2〜3である。

　原因は不明であるが，遺伝的な素因にウイルス感染や環境因子などが加わることで，髄鞘に対する免疫反応がおきる自己免疫性の疾患と考えられている。病理学的には脳や脊髄の白質に数 mm から数 cm の径の脱髄巣が多発し，血管周囲からリンパ球やマクロファージなどの炎症細胞が浸潤する。炎症が終息した寛解期には，脱髄をおこした神経に再髄鞘化がおこり，神経機能は回復していく。

● **視神経脊髄炎**　視神経脊髄炎 neuromyelitis optica（**NMO**）は，視神経炎と急性の横断性脊髄炎がほぼ同時，あるいは前後してみられるもので，3椎体以上の連続性の脊髄病変をみとめることが多い。症状としては重度の視力障害，運動障害，膀胱直腸障害をきたしやすい。この視神経脊髄炎も多発性硬化症に含めるという考え方もあるが，多発性硬化症とは病態や治療への反応性が異なるため，鑑別が重要になる。

　病理学的には，病変中心部に脱髄ではなく壊死性病変や空洞形成をみとめるという特徴があり，その点で多発性硬化症と区別されるようになっている。視神経脊髄炎は橋本病やバセドウ病などの内分泌疾患や，関節リウマチ，

plus	多発性硬化症にみられる特徴的な症状

　多発性硬化症には特徴的な症状がいくつかあり，代表的なものとして有痛性強直性痙攣があげられる。これは，一側あるいは両側の下肢が痛みやしびれを伴って強直発作をおこすものであり，自動的あるいは他動的に脚を曲げる刺激によって誘発される。症状は数十秒で改善する。また，首を前屈させると，背部から下肢にかけ電撃痛のようなしびれが生じるレルミット Lhermitte 徴候がある。そのほか，入浴や運動，夏季の炎天下などによって体温が上昇すると，一時的に症状が悪化するウートホフ Uhthoff 徴候もよくみとめられる（hot bath effect ともいう）。多幸感のみられる症例や，うつ症状を呈する症例もある。

シェーグレン症候群などの膠原病を合併しやすく，病態には液性免疫の関与も強いとされる。30～40歳前後の女性に多く，多発性硬化症に比べて重症になりやすい。わが国には6,500人程度の患者がいるとされる。

● **症状**　大脳，小脳，脳幹，脊髄などの中枢神経の白質に脱髄巣が多発し，さまざまな症状を呈する。とくに，眼球のすぐ後ろの視神経に脱髄を生じる**球後視神経炎**をおこしやすく，75％の症例で視力低下や視野欠損がみられる。球後視神経炎では眼を動かすと眼の奥に痛みを感じることがある。また，脱髄により運動路に障害が生じれば，片麻痺や対麻痺，四肢麻痺がおき，感覚路に脱髄巣があれば四肢や体幹にしびれ，感覚低下などの感覚障害を生じる。小脳や脳幹の眼球運動系に病変があると，眼球運動障害による複視や運動失調，眼振や構音障害が出現する。脊髄に病変を生じると，運動麻痺やしびれ，感覚低下のほか，排尿・排便障害（神経因性膀胱）などをきたすこともある。

　典型的な経過は，再発と寛解を繰り返しながら徐々に悪化していく**再発寛解型**である（▶図5-44-a）。再発の頻度は1年に3～4回から数年に1回と，患者によって異なる。はじめは再発寛解型を示し，途中から慢性進行型の経過を示す**二次慢性進行型**も多い。これに対し，当初から明らかな再発と寛解の症状を示すことなく慢性的に進行する**一次慢性進行型**もある。生命予後は平均25～30年前後と必ずしもわるくないが，一般に再発・寛解を繰り返し

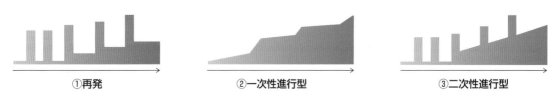

a.　**多発性硬化症の経過**

典型的な多発性硬化症では，再発と寛解を繰り返し徐々に神経症状も悪化していく（①）が，再発・寛解のエピソードが目だたないまま，徐々に悪化していく場合もある。後者は，最初から慢性進行性の経過をとる一次進行型（②）と，最初は再発・寛解の経過を呈するが，その後慢性進行型に移行する二次進行型（③）に分かれる。

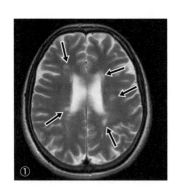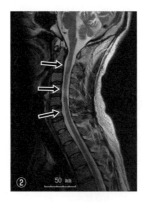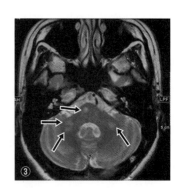

b.　**MRI画像**

①頭部MRI画像（T2強調）：側脳室の大脳白質に高信号を呈する多発性の病変をみとめる。
②脊髄（頸髄）MRI画像：多発性の病変（矢印で示したT2高信号域）をみとめる。
③脳幹のMRI画像（T2強調）：矢印で示した部分に病変をみとめる。

●**図5-44　多発性硬化症の経過と画像**

ながら神経症状が悪化していくため，急性期の治療に続いて後述の再発予防
が重要となる。

　症状の客観的評価のため，錐体路，小脳，脳幹，感覚，膀胱直腸などの中
枢神経系の機能障害を評価するための EDSS スコアなどが用いられる。

● **検査**　多発性硬化症では，大脳，小脳，脳幹，脊髄などの中枢神経の白
質に脱髄巣が多発し，T1 強調画像で低信号域，T2 強調画像で高信号域を
呈する(◯図5-44-b)。大脳では側脳室周囲や第三脳室周囲の白質にみられ，
とくに楕円状の病変が特徴的である。急性期に造影 MRI を撮影すると，活
動性の脱髄巣では造影がみとめられる。髄液検査ではリンパ球とタンパク質
の軽度増加をみとめ，さらに，脳脊髄液中の IgG の増加量を相対的に評価
する指標である IgG インデックスの値が上昇する。脳脊髄液を電気泳動す
ると，脱髄病巣の炎症を反映し，脳脊髄液内での IgG 産生の増加を示すオ
リゴクローナルバンドをみとめる。脊髄病変は一椎体以下の長さであること
が多い。

　視神経脊髄炎では，脊髄 MRI により，3 椎体をこえる長い脊髄病変をみ
とめるのが特徴である。また，血清中に，一般の多発性硬化症ではみとめら
れない，抗 AQP4 抗体という抗体が陽性になる例が多い。多発性硬化症と
異なり，オリゴクローナルバンドはみとめない。

　そのほかの有用な検査として，視覚誘発電位，体性感覚誘発電位，聴覚誘
発電位などの電気生理学的検査があげられる。これらの検査では，大脳白質，
脳幹などの視覚伝導路，聴覚伝導路，体性感覚路などの機能障害を明らかに
することができる。病巣の確認や画像でははっきりわからない潜在病変の検
出に役だつため，MRI 画像とともに補助的に用いられている。

● **治療**　急性期の治療と，疾患の活動性をおさえて再発・進行を防止する
ための治療，後遺症の治療に大きく分けられる。急性期においては，多発性
硬化症，視神経脊髄炎ともに，メチルプレドニゾロンなどの副腎皮質ステロ
イド薬を大量に点滴投与する，ステロイドパルス療法が行われる。難治性の
症例では血漿交換療法が用いられることもある。ただしこれらの治療法には
長期的な再発予防効果はないとされている。慢性期においては，再発予防と
進行抑制の治療が中心となる。

　多発性硬化症では，免疫を調節することで再発を予防するインターフェロ
ン β や，ミエリン塩基性タンパク質から発見されたペプチドであるグラチラ
マー酢酸塩が用いられる。また，疾患や障害の進行を抑えるために，疾患に
かかわる免疫機構を標的とする疾患修飾薬のフィンゴリモド塩酸塩，フマル
酸ジメチル，シポニモドフマル酸のような免疫調節薬が用いられることや，
ナタリズマブ，オファツマブのようなモノクローナル抗体が用いられること
もある。これらの薬剤は再発寛解型の多発性硬化症には効果があるが，一次
性・二次性進行型の多発性硬化症への有効性は確かめられていないものが多
かった。しかし，近年，二次性進行型の多発性硬化症にシポニモド フマル
酸，オファツマブが承認された。

　視神経脊髄炎では，急性期にステロイドパルス療法が無効の場合，血漿交

換療法が用いられることもある。少量の経口ステロイド薬や免疫抑制薬が用いられるほか，エクリズマブ，サトラリズマブ，イネビリズマブなどのモノクローナル抗体製剤の使用が承認されている。また，各種の免疫抑制薬も用いられる[❶]。

　ナタリズマブ，オファツマブ，フィンゴリモド塩酸塩については，副作用として感染症や進行性多巣性白質脳症がおきる場合がある。また，これらの薬剤は妊娠中の女性に用いることはできない。臨床症状や頭部画像をみながら経過をフォローしていく。

　対症療法として，下肢の痙縮に対しては，バクロフェンなどの抗痙縮薬や，神経筋接合部においてアセチルコリンの放出を阻害するボツリヌス毒素療法が用いられる。排尿障害に対しては抗コリン薬が用いられることがある。有痛性強直性痙攣にはカルバマゼピンやジアゼパムなどが用いられる。リハビリテーションも重要である。

NOTE
❶ 抗AQP4抗体陽性のNMOの再発予防には，インターフェロンβ，ナタリズマブ，フィンゴリモドは無効であり，かえって再発増悪や症状が悪化する場合があるので用いられない。また，膠原病を合併した症例でも，免疫調節薬を用いると症状が悪化することがあるので，注意が必要である。

2　急性散在性脳脊髄炎

　急性散在性脳脊髄炎 acute disseminated encephalomyelitis（ADEM）は，脳と脊髄の白質に脱髄巣が急激かつ多発性にあらわれる疾患である。脳・脊髄ともにおかされ，脱髄病変は血管周囲にみられることが多い。有病率は10万人に0.5人程度であり，40歳前後の女性に多い。

　水痘，麻疹，上気道感染症などの感染症罹患後や，ワクチン接種後におきることが多いが，原因がはっきりしない特発性の症例もある。ウイルス感染や予防接種によって生じた抗体が，病原体と構造の似た成分をもつ髄鞘を攻撃するようになるという，自己免疫性の機序が考えられている。また，抗体だけでなく，T細胞，B細胞が活性化し，炎症性サイトカインなども病態にかかわっている。

　半数以上の症例では後遺症なく回復するが，一部の重症例では高次機能障害などが残る。多発性硬化症とは異なり，経過観察中に新たな脱髄巣を生じることはないが，多発性硬化症に移行する症例もある。出血を伴う劇症型は，**急性出血性白質脳炎**とよばれる。

●**症状**　急性の経過で，発熱，頭痛，嘔吐などがはじまり，せん妄，意識障害，痙攣，髄膜刺激症状などの脳炎症状を呈する。このほかにも病変の部位により，麻痺，運動失調，感覚異常，脳神経障害などといったさまざまな症状をみとめる。数日以内で症状がピークに達し，1〜2か月で改善がみられる。

●**検査**　血液検査では白血球の増加，赤血球沈降速度の上昇，C反応性タンパク質（CRP），IgGの上昇などをみとめる。髄液検査ではリンパ球の増加とタンパク質の上昇がみられる。頭部MRIでは，小脳，脳幹および脊髄の白質にT2強調画像で1〜2cm以上の大きさの多巣性の高信号をみとめ，急性期の病変では造影MRIで造影をみとめる。

●**治療**　急性期にはステロイドパルス療法が行われる。ステロイドパルス療法が無効な場合，血漿交換療法，免疫グロブリン大量療法が行われること

もある。その後，副腎皮質ステロイド薬の経口投与にかえ，投与量を徐々に減らしていく。

　予後は比較的良好で，50〜80％が後遺症なく改善する。急性出血性白質脳症の場合は死亡率が高い。

2　脳・神経の変性疾患

1　パーキンソン病

　パーキンソン病 Parkinson disease（**PD**）は一般に中年以降に発症し，姿勢・歩行の異常などをおもな症状とする進行性の神経変性疾患である。多くは孤発性であるが，5％程度に家族性の症例をみとめる。発症年齢のピークは50歳代前半から60歳代である。まれに40歳以前に発症する場合があり，**若年性パーキンソン病**といわれている。頻度は人口10万人あたり100〜180人であり，わが国では約20万人の患者がいると考えられている。女性の有病率は，男性の1.5〜2倍あるとされる。

　脳幹部の黒質❶のニューロンは軸索を大脳基底核（線条体）にのばしており，末端から**ドパミン**という神経伝達物質を放出する（◯図5-45）。線条体にはドパミンに反応する**ドパミン受容体**があり，放出されたドパミンがここに結合してはたらくことにより，身体が円滑に動くようになる。また正常な線条体においては，アセチルコリンがドパミンと拮抗する役割を果たす。パーキンソン病では，黒質のニューロンの機能が低下し，ドパミンをつくらなくなるとともに，黒質のニューロンの数自体も減少するため線条体のドパミンが欠乏する。そのため，アセチルコリンのはたらきが相対的に優位になる。パーキンソン病により動作がスムーズにできず緩慢になる原因は，この2つの神経伝達物質の活動バランスがくずれるためだと考えられている。

　黒質でドパミンを産生するニューロンが減少する原因ははっきりわかって

▯NOTE
❶黒質
　錐体外路系神経路で，中脳にある。黒質のニューロンの数は年齢とともに減少していくが，パーキンソン病ではより著しく減少する。

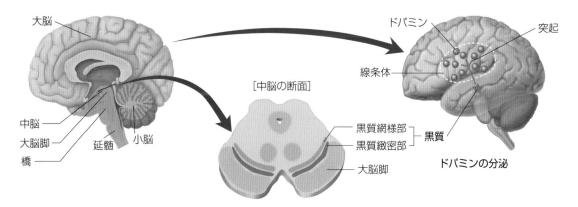

◯図5-45　パーキンソン病の病態
黒質でつくられたドパミンは，黒質からのびる突起を介して線条体に分泌される。パーキンソン病では黒質が障害されるので，ドパミンの分泌が不十分になる。

いない。病理解剖（剖検）では，脳に残存するメラニン色素含有ニューロンの内部に**レビー小体** Lewy body とよばれる封入体（細胞変性の産物）をみとめ，これがニューロンの減少となんらかの関係があると考えられている。黒質のニューロンの数が正常の20%程度以下になるとパーキンソン病を発症するとされている。

● **症状**　手などがふるえる（**振戦**），動きが少なく動作が遅くなる（**無動・寡動**），筋肉の緊張がたかまってこわばる（**筋強剛**あるいは**筋固縮**），歩行や姿勢のバランスがわるくなる（**姿勢反射異常**）などの運動症状がパーキンソン病の4大症状であり，これらの症状を呈する疾患を総称して，パーキンソン症候群（パーキンソニズム）とよぶ（● 216ページ）。

　振戦の代表的なものは，安静時（静止時）に生じる1秒間に4〜5回のふるえ（**静止時振戦**）であり，初発症状となることが多い。手指の振戦は最も早期からみられる症状であり，指先をすりあわせて丸薬をまるめる動きに似ているため，丸薬まるめ様の振戦 pill-rolling tremor ともよばれる。また手足に力をいれたり，なにかの動作をしたりするときに出現する，姿勢時・動作時振戦といわれる振戦もみられることがある。筋強剛は，患者に身体の力を抜かせて四肢を他動的に動かしたときにおこり，がくがくとした抵抗を生じる**歯車様筋強剛**や，持続的な抵抗を生じる**鉛管様筋強剛**がある。

　姿勢は前傾姿勢になり，小股で足を床にする，**すり足歩行**が特徴的である（●図5-46）。症状が進むにつれて，歩行速度が遅くなり，歩行時に腕の振りが少なくなる。歩きはじめや方向転換時に足がすくみ，一歩目が出なくなる**すくみ足**や，姿勢を立て直す機能が障害される**姿勢反射障害**もあらわれ，歩行のバランスがくずれ転倒しやすくなる。歩行しているうちに前傾姿勢となり，早足になって転倒しそうになる**突進歩行**もみられる。パーキンソン病の姿勢保持障害は進行期になってから出現することがほとんどで，これが早期に出現する場合は，むしろほかのパーキンソニズムを呈する疾患を考える必要がある。

　このほか，表情が乏しくなりまばたきも少なくなる**仮面様顔貌**がみられ，大きな声が出せず，小声になることも多い。運動麻痺はおこらないが，箸を使用するなどの細かい動作がしづらくなることや，文字を書いているうちにだんだん字が小さくなってくる小字症をみとめることもある。

　薬の効果がきれている時期には，呼びかけに対する患者の反応がわるく，

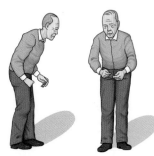

●図5-46　パーキンソン病患者の特徴的な姿勢

意識障害のようにみえる場合がある。この場合，抗パーキンソン病薬を内服して薬の効果があらわれてくると症状は改善する。

　緩徐な進行性の経過をとり，運動障害が徐々に悪化すると日常生活に障害が出るようになる。最初の症状は左右どちらか片側から始まることが多いが，2〜3年すると反対側にも出現する。発症から5〜7年が経過すると姿勢のバランスなどがわるくなり，10年程度で杖や車椅子歩行が必要になることが多い。

　近年，運動症状以外の非運動症状も注目されるようになっている。嗅覚の低下は特徴的で，パーキンソン病の発症に先行してみられることもある。立ち上がったときなどに血圧が下がる**起立性低血圧**や，発汗障害のような自律神経症状も初期からあらわれる。便秘や排尿障害をみとめることもある。また，睡眠の持続がむずかしくなり，夜中に起き上がって不穏になる**レム睡眠行動異常**がおこることがある。一方で，日中の眠けがつよい症例もあり，20〜40%程度の症例にうつ症状や認知機能低下などもみとめられる。

　症状の重症度は**ホーン−ヤール** Hoehn-Yahr **の重症度分類**を用いて評価する（◯ 386ページ，表6-6）。一般に若年発症者のほうが高齢発症者より症状の進行が速い。また運動緩慢，姿勢反射障害，歩行障害が目だつ患者では進行が速く，振戦が目だつ患者は進行が遅い傾向がある。

● **検査**　診断は運動障害などの臨床症状と，**レボドパ(L-ドパ，** L-dopa**)製剤**が著効を示すことにより行われる。また，パーキンソン症状をきたすほかの疾患と鑑別するために頭部CT・MRIが行われる。パーキンソン病の場合，頭部CT・MRI画像は正常である。このほか，ほかの疾患と区別するために心筋交感神経シンチグラフィーを撮影することもあり，パーキンソン病では自律神経障害を反映して心筋でのトレーサー物質の取り込みが低下するという所見がみられる。

● **治療**　抗パーキンソン病薬や脳深部刺激といった新しい治療法の開発により，経過は著しく改善し，平均余命は健常人とかわらないようになった。また，適切な治療を行えば治療開始後7〜10年程度は通常の生活が可能である。そのため診断後にできるだけ早く治療を開始することによってADLの低下を抑えていくことが重要となる（◯図5-47）。

　しかし，これらの治療を行っても，進行とともに薬剤の効果が弱まり，時間的にも持続しなくなる。しだいに介助が必要になり，10年をこえると歩行が困難となることが多い。

　治療は薬物療法が中心となる。大脳基底核（線条体）でのドパミンが欠乏するので，ドパミンの前駆体であるレボドパを内服投与する❶。レボドパは腸管で吸収されたのち血液脳関門（◯ 18ページ）をこえて，中枢でドパミンに変換され，脳内で減少しているドパミンを補う。パーキンソン病には最も効果の高い薬剤である。

　レボドパは投与開始から3〜4年は非常に効果があるが，その後，治療を継続するうちに薬剤の効果が減り，さらに症状の日内変動を伴う運動合併症もおこってくる。これは，疾患の進行とともにニューロンが減少していくた

▢ NOTE
❶ドパミンを直接経口投与しても，血液脳関門にはばまれ脳内に取り込まれにくい。また，多量のドパミンを投与すると，不整脈や動悸などの副作用が強い。そこで，血液脳関門をこえて脳に入ることができる，ドパミンの前駆物質のレボドパが投与される。レボドパは中枢のドパ脱炭酸酵素などにより，脳内でドパミンに変換される。消化管でドパミンに変換されることを防ぐため，消化管でのドパ脱炭酸酵素のはたらきを阻害するカルビドパ水和物や，ベンセラジド塩酸塩などとの合剤として投与されることが多い。

各症状の重症度

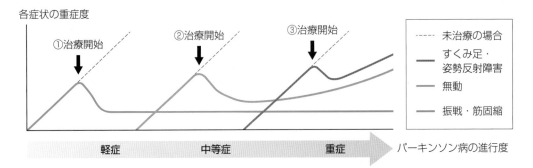

◉図5-47 パーキンソン病の薬物療法と経過
パーキンソン病の治療は薬剤療法が主体となる。①レボドパ，ドパミンアゴニストなどから治療を開始し，これに② COMT 阻害薬や③ MAO-B 阻害薬などの治療薬が加わる。治療を継続しても徐々に症状は進行するが，早期に治療を開始することでより長期間 ADL を保つことができる。
(柳澤信夫：パーキンソン病薬物療法のガイドライン．日本臨牀 55(1)：52-57，1997 による，一部改変)

めと考えられている。また，病状の進行に伴い，ニューロンはいったん放出されたドパミンを再取り込みして貯蔵する能力を失ってしまう。これにより，投与したドパミンが細胞内に取り込まれず分解されてしまうため，薬剤の効果や持続時間が減少すると考えられている。

レボドパの長期間の投与によって出現してくる運動合併症には以下のようなものがある。

①ウェアリング-オフ現象 同じ量の薬を飲んでも，薬効の減弱がおこり，持続時間が短縮し，次の服用までに効果が途切れるようになる。

②オン-オフ現象 服薬時間に関係なく突然スイッチを切ったように薬の効果が切れてしまう。

③ジスキネジア 身体各部位におこる，持続性の不随意運動で，長期の治療により生じる。

このうち最もよくみられ問題となる運動合併症は，ジスキネジアである。最も多いピークドーズジスキネジア peak dose dyskinesia とよばれるタイプでは，レボドパを服用して血中濃度が高くなった時点で，四肢や頸部を落ち着きなく動かす症状がみられる。レボドパを使いはじめた当初は目だたないが，進行とともに出現する。

運動合併症は，レボドパのような血中半減期の短い薬剤の長期投与でおきやすいとされている。より効果の持続時間の長いドパミンアゴニストや，モノアミンオキシダーゼ B（MAO-B）阻害薬，カテコール-o-メチルトランスフェラーゼ阻害薬（COMT 阻害薬）をレボドパと併用することによって，ある程度予防することが可能である。現在では，レボドパの長期治療に伴う副作用をできるだけ軽減し，より有効な治療を行うため，さまざまな抗パーキンソン病薬が併用されるようになっている。

１ ドパミンアゴニスト ドパミン受容体作動薬であり，線条体にあるドパミンの受容体に直接作用する。レボドパと比較して効果はゆるやかで，長く服用してもウェアリング-オフ現象やジスキネジアが生じにくいとされる。

運動障害により生活に支障をきたす場合，早期パーキンソン病の治療はレボドパで開始する。65歳未満の患者で運動合併症がおきやすいと考えられる症例では，ドパミンアゴニストとMAO-B阻害薬から開始し，レボドパを併用していく。65歳以上の発症例では，若年者に比較してジスキネジアがおきにくいため，臨床効果を考えてレボドパから開始することが多い。そのほか，ウェアリングオフを呈する進行期パーキンソン病の治療にドパミンアゴニストが加えられる。

　薬剤としてはプラミペキソール塩酸塩水和物，ロピニロール塩酸塩，ロチゴチンなどがある。24時間効果が持続する製剤も開発されており，1日に1回の投与で十分である。貼付できる経皮吸収型製剤も開発されている。通常の薬物療法で十分な効果が得られないオフ症状に対しては，ドパミンアゴニストの注射薬である，アポモルヒネ塩酸塩水和物も用いられる。ただし，一般にドパミンアゴニストは服用してから効果が出現するまでにレボドパよりも時間がかかり，また眠け・突発性睡眠や吐きけ，幻覚・妄想，興奮，起立性低血圧，衝動制御障害などの副作用が出やすいという欠点がある。

　②**モノアミンオキシダーゼB(MAO-B)阻害薬**　脳内でドパミンを分解する酵素であるモノアミンオキシダーゼBを阻害することによりレボドパの作用時間を延長させる。セレギリン塩酸塩やラサギリンメシル酸塩，サフィナミドメシル酸塩などがある。

　③**カテコール-*o*-メチルトランスフェラーゼ阻害薬(COMT阻害薬)**　末梢において，ドパミンを分解する酵素であるカテコール-*o*-メチルトランスフェラーゼを阻害することにより，ドパミンの作用時間を延長する。エンタカポン，オピカポンなどがある。最近では，レボドパとカルビドパ水和物とエンタカポンの合剤(スタレボ®配合錠)も用いられている。

　④**アマンタジン塩酸塩**　黒質のニューロンを刺激して，ドパミンの放出を促進することによって作用する。ジスキネジアにも効果がある。

　⑤**抗コリン薬**　古くから使われているパーキンソン病治療薬で，トリヘキシフェニジル塩酸塩などがある。ドパミンが欠乏したことで相対的に過剰になっているアセチルコリンのはたらきを抑えるために用いられる。振戦には有効だが，副作用として口渇があらわれるほか，もの忘れや幻覚・せん妄などアルツハイマー病に似た症状が出現することがあるため，とくに高齢者への使用は慎重を要する。

　上記のほか，従来，抗てんかん薬として用いられ，振戦，睡眠障害，うつ症状にも効果があるゾニサミドや，アデノシンA2A受容体拮抗薬であるイストラデフィリンなど，新しい作用機序の薬剤も用いられるようになり，ほかの抗パーキンソン病薬では効果のない症状や，薬のきいていない時間(オフ時間)の短縮などに効果が期待されている。これらの薬剤は，レボドパを含む従来の薬物療法で十分な効果が得られず，症状に日内変動があらわれる際の治療薬として用いられる。また，ドロキシドパによりすくみ足や無動が改善されたと報告されている。

　レボドパをはじめとする抗パーキンソン病薬は，一度決定した投与量を日

によって上下させないほうがよい。パーキンソン病薬の投与を急に中止すると，発熱，意識障害や，筋強剛が強くおきる**悪性症候群**をきたすことがあるので注意が必要である。

　近年では，胃瘻を増設して空腸までチューブを挿入し，レボドパとカルビドパ水和物の合剤をポンプを用いて腸に直接持続投与する方法も用いられるようになっている。経口投与とは異なり，血中濃度の変動を避けられるため，運動合併症を改善することができる。

　自律神経症状に対する薬物療法として，排尿障害については，抗コリン薬が使用されるが，認知機能悪化の副作用があるため注意が必要である。起立性低血圧については塩分摂取，臥床中の頭部挙上，弾性ストッキングの装着などのほか，ドロキシドパ，ミドドリン塩酸塩，フルドロコルチゾン酢酸エステルなどの薬物療法が用いられる。

　薬物療法のみで十分な治療効果のみられない患者に対しては，デバイスによる治療が検討される。視床下核や淡蒼球などの大脳基底核に，手術的に電極を植え込み，電気刺激を行う**脳深部刺激療法（深部電極治療）**deep brain stimulation（**DBS**）が行われることがある（● 103ページ，図4-10）。これは，とくにオフ時間の症状を改善させる必要がある症例や，ジスキネジアが強く抗パーキンソン病薬を減量する必要がある症例において有用である。ただし，認知症状のある症例では適応がなく，高齢の症例，あまりに進行した症例でも治療効果が少ない。

2　パーキンソン症候群

　パーキンソン症候群Parkinsonism（**パーキンソニズム**）とは，無動，振戦，筋強剛などのパーキンソン症状をきたす疾患の総称である。パーキンソン病自体が原因となることが最も多く，全体の7〜8割程度を占める（●表5-17）。そのほか，大脳基底核の脳梗塞や脳出血による**脳血管性パーキンソニズム**や，抗精神病薬・胃十二指腸潰瘍の治療薬などの副作用による**薬剤性パーキンソニズム**が多い。このほか，マンガン中毒，一酸化炭素中毒などの中毒性パーキンソニズムや，進行性核上性麻痺・大脳皮質基底核変性症などの神経変性疾患に伴うパーキンソニズムもある。発症初期には，通常のパーキンソン病との鑑別がむずかしいことが多い。

●表5-17　パーキンソン症候群の原因

- パーキンソン病
- 脳血管性パーキンソニズム：大脳基底核などの多発性脳梗塞
- 薬剤性パーキンソニズム：向精神薬（クロルプロマジン，ハロペリドール），抗うつ薬（イミプラミン塩酸塩），消化性潰瘍治療薬（スルピリド），降圧薬（メチルドパ水和物），制吐薬（メトクロプラミド），カルシウム拮抗薬など
- 中毒性パーキンソニズム：一酸化炭素中毒，マンガン中毒など
- 脳炎後パーキンソニズム：日本脳炎など
- 脳腫瘍によるパーキンソニズム
- 外傷性パーキンソニズム
- 変性疾患：進行性核上性麻痺，大脳皮質基底核変性症，多系統萎縮症，ハンチントン病など
- 代謝疾患：ウィルソン病など

● **症状・検査**　一般的に，パーキンソン病以外を原因とするパーキンソン症候群では，安静時振戦がパーキンソン病ほどはっきりせず，レボドパの効果が少ないという特徴がある。脳血管性パーキンソニズムでは，頭部CT・MRIで大脳基底核領域の脳梗塞をみとめ，血管性認知症（◐230ページ）を伴うことが多い。薬剤性パーキンソニズムでは，向精神病薬・抗潰瘍薬などの服用歴などが重要となる。

　診察においては，転倒などの症状が早期からみられる症例や，失行・失認などの皮質症状や錐体路症状がみられる症例の場合，パーキンソン病以外を原因とするパーキンソン症候群を考慮する必要がある。

● **治療**　レボドパを含めた各種の抗パーキンソン病薬を用いるが，パーキンソン病に比較すると効果は乏しい。脳血管性パーキンソニズムでは脳梗塞の再発予防が必要となる。薬剤性パーキンソニズムについては，原因となる薬剤を中止し，それが不可能な場合は，副作用であるパーキンソン症状をおこしにくい薬剤への変更が行われる。

3　ハンチントン病

　ハンチントン Huntington 病は**舞踏運動**といわれる不随意運動と認知症を主症状とする，慢性進行性の神経変性疾患である。常染色体顕性遺伝を示す。通常 30～50 歳に発症するが，小児から高齢者の発症もみられる。第 4 染色体短腕に原因遺伝子がある。日本での頻度は 100 万人に 0.7 人程度で，欧米の 4～8 人より少ない。

● **症状**　初期には巧緻運動の障害がみられるが，進行にするにつれて舞踏運動が出現してくる。舞踏運動は，手を曲げたりのばしたり，しかめ面をする，口をとがらせる，舌を出したり引っこめる，歩行時に踊るように腕を振るなど，一見するとなにかの目的をもったようなしぐさを不規則に繰り返す不随意運動である。

　疾患の進行に伴い，徐々に性格変化や，怒りっぽい，泣きやすい，不安などの感情の動揺や，無関心，衝動が抑えられないなどの脱抑制，転倒や歩行障害，記銘力障害や判断力の低下といった認知機能低下，実行機能障害，易疲労性，保続❶がみられるようになる。進行すると筋強剛などのパーキンソン症状やジストニアが目だつようになり，臥床状態となる。10 年以内に発動性が低下し，無言無動の状態になる。若年発症の場合，当初からパーキンソン症状が優位になることが多い。経過中にうつ症状を呈し，自殺する患者もいる。

● **検査**　頭部 CT・MRI により尾状核の萎縮，側脳室の拡大をみとめる。進行とともに大脳皮質，とりわけ前頭葉が萎縮する。

● **治療**　進行をとめる根本的な治療法はなく，対症療法が中心となる。不随意運動に対しては，ハロペリドール，チアプリド塩酸塩のようなドパミン受容体遮断作用をもつ薬剤や，テトラベナジンなどが用いられるが，副作用としてパーキンソン症状をきたすことがある。パーキンソン症状が強い症例では抗パーキンソン病薬が，うつ症状に対しては抗うつ薬が用いられる。

― **NOTE**
❶保続
　保続とは同じ行動を繰り返す症状で，認知症でもみられる。同じ言葉や行為を何度も繰り返したり，なにを聞かれても同じことを答えたりする。

10〜20年程度で，嚥下性肺炎や窒息などで死亡する。

4 脊髄小脳変性症

　小脳のニューロンが減少して萎縮がおこると，小脳の機能障害がおこり，歩行時のふらつきや，手のふるえ，ろれつがまわらないなどの**小脳性運動失調症状**を呈する。このような症状を引きおこす疾患を総称して，**脊髄小脳変性症**とよぶ。通常ゆっくりと進行していくことが多い。

　脊髄小脳変性症は単一の疾患ではなく，臨床症状や病理所見が異なる数多くの疾患が含まれ，孤発性のものや，家族性のものがある。小脳だけでなく，小脳と線維連絡がある脳幹や，脊髄にまで病変が及ぶことも多く，病変の分布によって小脳型，脊髄小脳型，脊髄型などに分類される。

　遺伝性のものが約3割，孤発性のものが約7割を占める。遺伝性のものでは常染色体顕性，常染色体潜性，X連鎖潜性の遺伝形式をとるものがあり，とくに常染色体顕性をとるものが多い。多くの遺伝子異常が同定されている。孤発性のものでは，小脳が主としておかされることで小脳症状を呈する**皮質性小脳変性症**や，変性が大脳基底核・自律神経系・錐体路におよぶ**多系統萎縮症**がある。中年以降に発症する例が多いが，若年で発症する例もある。頻度は10万人あたり4〜10人であり，全国で約3万人の患者がいるとされる。そのうち遺伝性の脊髄小脳変性症の患者は約1万人である。

●**症状**　小脳性運動失調症状が主症状である。小脳は運動に必要な複数の筋肉の活動を協調させることにより，身体を動かす際にバランスをとり，筋肉のスムーズな協調運動や筋緊張，身体の平衡保持に関与している。したがって脊髄小脳変性症により小脳が障害されると，個々の筋肉の力は落ちていないにもかかわらず，手足の協調運動や身体の平衡保持の機能が障害される。

　具体的には，ゆっくりと一方向に眼球が偏位し，それをもとの位置に急速に戻すように繰り返す**眼振**がみられることがある（●図5-48-a）。また，手指においては，指の細かい動きができなくなり，字がうまく書けなくなる。測定異常症もおこり，指を鼻の頭に触れさせる動きを繰り返す**指鼻試験**を行うと，指の先がうまく鼻のところにいかなかったり，手がふるえたりする（●

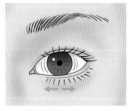

眼が細かく揺れる

a. 眼振

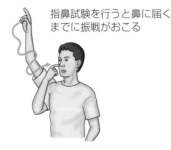

指鼻試験を行うと鼻に届く
までに振戦がおこる

b. 企図振戦

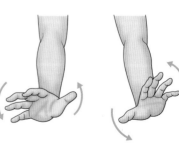

c. 反復拮抗運動不能症

●**図5-48　脊髄小脳変性症でみられる代表的な症状**

図 5-48-b）。

　さらに，筋肉の協調運動障害のため，前腕の回内と回外を交互にすばやく繰り返す運動が下手になる**反復拮抗運動不能症**もおこる（◐図5-48-c）。一側の踵を反対側の膝にあてたあと，下腿前面に沿って滑らせる**膝踵試験**を行わせると，届かなかったり行きすぎたりする。歩行のバランスもわるくなり，両足を広げてバランスをとるような歩行になり，進行とともに歩行が困難になっていく。嚥下障害・構音障害もみられ，ろれつがまわりにくくなり，話し方も緩徐で不明瞭となる。声も急に大きくなったり小さくなったりする。

　このほか，純粋に小脳症状のみをみとめるタイプと，下肢の痙性などの錐体路障害や，起立性低血圧などの自律神経障害，末梢神経障害や膀胱直腸障害を伴うタイプなどがある。認知症は伴わないことが多い。

● **診断**　頭部 CT・MRI で進行性の小脳の萎縮をみとめる（◐図 5-49-b）。純粋な小脳症状をきたす症例では，小脳のみの萎縮が特徴である。病型によっては脳幹や大脳基底核の異常もみとめる場合がある。疾患の原因遺伝子がわかっている病型では遺伝子検査を行うこともある。

　小脳性運動失調は，脊髄小脳変性症以外にも，腫瘍・脳梗塞・脳出血などの脳血管障害，多発性硬化症や小脳炎，アルコールや薬物中毒，ビタミン不足などの栄養障害，ビタミン E 欠乏症，甲状腺機能低下，腫瘍に伴う傍腫瘍症候群などでもおきることがある。そのため，これらの疾患との鑑別が重要である。

● **治療**　現在のところ治療法は確立されておらず，対症療法が中心となる。甲状腺刺激ホルモン放出ホルモン（TRH）製剤であるプロチレリン酒石酸塩水和物および，TRH 誘導体であるタルチレリン水和物などが用いられるが，効果は十分でない場合も多い。ロバチレリンという新しい TRH 受容体作動薬も試みられている。バランス訓練などのリハビリテーションも行われるが，進行性の病態であり，効果は限定的である。病型にもよるが，10 年くらいの経過で歩行が不能になり，寝たきりになることも多い。

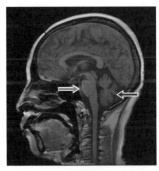
a. 健常者

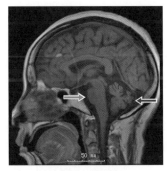
b. 脊髄小脳変性症

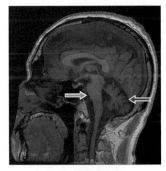
c. 多系統萎縮症

◐**図 5-49　脊髄小脳変性症，多系統萎縮症の MRI**
健常者（a）に比べて，小脳症状が主となる脊髄小脳変性症の患者（b）では，小脳（→）の萎縮はみとめるが，脳幹（→）は正常である。多系統萎縮症の患者（c）では，小脳（→）および脳幹（とくに橋；→）の萎縮をみとめる。

◆ 多系統萎縮症

　小脳系・錐体外路系・自律神経系を含む多系統において脳病理変化をみとめ，これに対応する小脳症状，パーキンソン症状，自律神経症状を呈する。脊髄小脳変性症の1つであり，孤発性の脊髄小脳変性症の60〜70％を占める。ごくまれに家族性の症例がある。発症は40〜60歳の中年以降が多く，男女比は2：1で男性に多い。10万人あたり1〜3人程度，患者は全国に約1万2千人いるとされる。

● **症状**　臨床症状は，初期には小脳症状が主体となり，遺伝性の脊髄小脳変性症とほとんど区別がつかないタイプのものが多い。進行とともに小脳性運動失調症状，パーキンソン症状，自律神経症状がさまざまな組み合わせでみられるようになる。初期からパーキンソン症状や自律神経症状が目だつタイプもある。

　小脳症状としては，構音障害，手指の振戦，眼振などの症状を呈する。自律神経症状としては，起立性低血圧，不整脈，膀胱直腸障害，尿失禁，発汗障害などのほか，男性では勃起不全などがみられる。また，声帯が外転麻痺をおこし，声門開大障害によるいびきをきたす。睡眠時無呼吸症候群を呈する例も多く，これには声帯麻痺による閉塞性の要素と，中枢性の呼吸停止による要素がある。進行とともに認知機能が低下する場合もあるが，高度の認知症にはいたらないことが多い。

● **検査**　進行性の小脳の萎縮がみとめられるとともに，脳幹，とくに橋の萎縮をみとめる点が，多系統萎縮症の特徴である（◉図5-49-c）。

　ヘッドアップティルト試験❶を行うと，自律神経症状を反映して起立性低血圧がみられる。膀胱機能検査では，神経因性膀胱の所見がみられる。また，睡眠中に脳波および呼吸の状態を同時にモニターする睡眠ポリソムノグラフィー検査が行われる。いびきのある症例では，喉頭ファイバー検査で声帯の外転制限などをみとめることがある。

● **治療**　原因は不明で，根本的治療法は現在のところない。小脳性運動失調症状に対しては，ほかの脊髄小脳変性症と同様，TRHであるプロチレリン酒石酸塩水和物，TRH誘導体であるタルチレリン水和物などの投与が試みられる。パーキンソン症状に対しては抗パーキンソン病薬が用いられるが，パーキンソン病と比較してその効果は弱い。起立性低血圧については，血管を収縮させるミドドリン塩酸塩や，代謝されると体内でノルアドレナリンにかわるドロキシドパ，循環血液量を増加させて血圧を上昇させるフルドロコルチゾン酢酸エステルなどが用いられる。

　睡眠時無呼吸症候群には，持続的気道陽圧換気 continuous positive airway pressure（CPAP）が行われることがある。また，嚥下障害の強い症例では胃瘻が増設される。経過中，排尿障害をきたすので，その管理も重要である。声帯麻痺がみられる場合や中枢性の呼吸障害が疑われる場合は，気管切開が行われることがある。リハビリテーションも残存運動機能の維持に有効である。

NOTE
❶患者に検査台の上で臥位をとらせ，検査台を起こして他動的に傾斜をつけたときの血圧を継時的に計測することで，起立性低血圧を検査する試験である。

　予後は脊髄小脳変性症のなかでも不良で，発症後平均約5年で車椅子使用，約8年で臥床状態となり，9〜10年以内で死にいたることが多い。経過中は気道や尿路の感染症を繰り返して予後不良となる。死因としては肺炎が多いが，不整脈や睡眠中の無呼吸発作，声門開大障害による気道閉塞，血圧の異常変動などによる突然死も少なくない。

5 筋萎縮性側索硬化症（ALS）

　筋萎縮性側索硬化症 amyotrophic lateral sclerosis（**ALS**）は，運動ニューロンが減少していくために，全身の骨格筋の筋力低下と筋萎縮をきたす進行性の疾患である。筋肉そのものの病気ではなく，筋肉を支配している運動神経が障害をうける疾患である。

　筋萎縮性側索硬化症では，上位・下位運動ニューロンの細胞が減少していくことにより，四肢の筋力が進行性に低下し，筋肉が萎縮する（◉図 5-50）。これに対し，視力や聴力にかかわる神経系や，感覚神経，自律神経系は保たれる。

　死亡した患者の脊髄を病理学的に調べると，グリア細胞が増殖していることが知られている。これにより，上位運動ニューロンの軸索が通っている脊髄の側索が瘢痕化し，硬化してみえるため，側索硬化症の名前がある。また，下位運動ニューロンである，脊髄前角の細胞の減少もみとめられ，さらに，

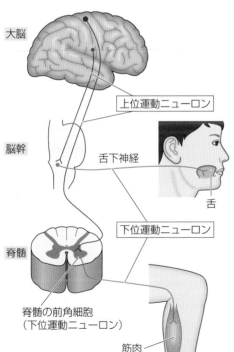
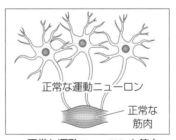

a. 正常な運動ニューロンと筋肉

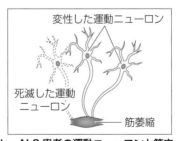

b. ALS 患者の運動ニューロンと筋肉

◉**図 5-50　筋萎縮性側索硬化症の障害部位**
筋萎縮性側索硬化症（ALS）においては，上位および下位運動ニューロンが障害される。下位運動ニューロンが障害される結果，二次的にそれに支配されている筋肉が萎縮する。

前角の細胞の中にブニナ小体や TDP43 といわれる細胞内封入体もしくは蓄積構造をみとめることがある。

　40 歳以降，とくに 60～70 歳代に発症し，男性にやや多い(1.33～1.44：1)。多くの症例は孤発性であるが，5～10％程度に家族性の症例があり，近年では多くの遺伝子異常が知られるようになった。家族性の症例のうち約 2 割では，フリーラジカルを処理する酵素である**スーパーオキシド-ジスムターゼ 1**(SOD1)の遺伝子異常をみとめる。1 年につき人口 10 万人あたり約 1.1～2.6 人が罹患するとされ，日本では 1 万人弱の患者がいると考えられている❶。生命予後は不良で，人工呼吸器を装着しない場合，個人差もあるが 1～5 年で死にいたることが多い。合併症の肺炎などで死亡する場合もある。

● **症状**　上位・下位の運動ニューロンがともに変性・脱落するため，脳から筋肉へと指令が伝わらなくなり，進行性の運動麻痺と筋力低下がおこる。下位運動ニューロンが変性・脱落すると，二次的に支配する筋肉の萎縮がおきる。これは下位運動ニューロンが筋肉に運動指令を出すとともに，筋肉を維持するためのなんらかの神経栄養因子を出していると考えられるからである(◑図 5-50-b)。そのほかには，力を入れていない筋肉が，皮膚の表面からピクピクと収縮しているのが見える**線維束性収縮**(**線維束攣縮**)もみとめられる。

　最初は一側の手または足の遠位筋の筋萎縮で発症することが多い。一方で，話しにくい，食べ物が飲み込みにくいといった，構音障害や嚥下障害症状で始まる場合もあり，球麻痺型に分類される。上肢から症状のはじまる上肢型が 50％，球麻痺症状から始まる症例が 25％，下肢から始まるタイプが 25％程度とされる。進行すると舌に萎縮がみられ，軟口蓋が麻痺するため，開鼻声(かいび)がおこり声が鼻に抜けるような発声になる。強制泣きや強制笑いがみられることもある。誤嚥もおきやすくなり，誤嚥性肺炎の原因となる。上位運動ニューロンの症状として腱反射の亢進や，バビンスキー徴候がみられることがある。

　進行とともに，構音と発声の障害が強くなるだけでなく，筋萎縮は上肢全体や反対側，下肢におよび，全身がおかされて筆談もできなくなる。最終的には四肢の筋力低下により寝たきり状態になり，眼球以外は自力では動かせなくなる。横隔膜を含む呼吸筋もおかされ呼吸不全を呈するようになり，主として呼吸筋麻痺により，数年で死にいたる。

　その一方で，眼球運動障害や感覚障害は ALS ではみられにくく，これらの症状を**陰性症状**とよぶ。眼球運動が末期まで保たれることから，コミュニケーションの手段として，透明なアクリル板に五十音や数字が書かれた文字盤を使うこともある。眼の開閉により意志を伝えることも可能である。近年ではパソコンを使い患者のコミュニケーション障害を支援する装置も用いられている。

　また，ALS でおかされるのは横紋筋のみであり，心臓や消化管の平滑筋はおかされない。自律神経系は保たれ，膀胱直腸障害もみられない。さらに，手足の自由がきかず体動が困難になるにもかかわらず，皮膚に褥瘡ができに

■NOTE
❶わが国では紀伊半島の一部に発生の高い地域がある。

くいこともこの疾患の特徴である。通常知能はおかされないが，2割程度の症例に認知症を合併する場合がある。

● **検査**　診断は病歴や筋萎縮，筋力低下，線維束性収縮の分布などの診察所見と，筋電図などの電気生理検査，画像検査などの補助検査による。また，針筋電図により安静時自発放電のような脱神経所見をみとめることで下位運動ニューロン障害を検出する。運動神経伝導検査では，筋萎縮を反映して，筋活動電位の振幅の低下をみとめるが，その一方で感覚神経伝導検査は正常である。栄養管理などのため，嚥下機能評価も重要になる。

　呼吸筋障害による呼吸機能の低下を調べるため，スパイログラフィー，血液ガス分析も行われる。頸椎症や腰椎症などでは，ALSと類似した症状をきたすことがあるので，頸椎MRIなどの検査も行い，十分鑑別を行わなくてはならない。

● **治療**　現在のところ有効な治療法はなく，対症療法が中心となる。神経伝達物質のグルタミン酸の拮抗薬であるリルゾールの投与が行われるが，生存期間の延長は2〜3か月とされる。そのほか，ビタミンB_{12}製剤の大量投与療法が試みられている。抗酸化作用のあるエダラボンも，運動ニューロンの障害を抑制して進行を遅らせる目的で適応の承認を受けている。終末期には横隔膜などの呼吸筋の筋力が低下することにより呼吸障害・呼吸不全をきたすため，マスクによる**非侵襲的陽圧呼吸** non-invasive intermittent positive pressure ventilation（**NIPPV**）による呼吸の補助が行われることが多い。

　発症から死亡，またはNIPPVが必要となるまでの期間は，20〜48か月と報告されている❶。診断時は原則として本人に病名を告知し，患者同意のもと，家族・主介護者も同席してもらう。患者の気持ちをくみながら十分な時間をとって，本人と家族に疾患の全体像を告知する。また，嚥下障害，呼吸障害による呼吸苦，拘縮による関節痛，体動できないことなど，終末期の苦痛の緩和のためにさまざまな対処法があることを説明する。

　嚥下障害がある場合には食形態に注意し，とろみをつけるなどをする。さらに進行した場合には，経鼻的経管栄養や胃瘻を造設するなどの対策を行う。長期の療養生活に対する支援，不安・焦燥に対する心理的なケアも必要である。終末期には，関節拘縮などによる疼痛や，精神的な苦痛などを軽減するために緩和ケアなどの対策をとることも重要である。

H 認知症

　いったん正常に発達した知能が，なんらかの後天的な原因によって低下し，複数の認知障害をきたすために生活上の障害をきたした状態を**認知症**という。もの忘れなどの認知機能の低下からはじまり，判断力の障害，いつもと違う状況に対応できないなどの問題解決能力の低下，計画をたててものを行えないなどの実行機能の低下がおこる。症状の中心となる記憶障害，見当識障害❷，判断力低下は，すべての認知症患者にみられる症状であり，**認知機能**

NOTE
❶ ALSでは，終末期に気管切開を行い人工呼吸器を装着することで10年以上延命しうる症例もある。ただし，ひとたび呼吸器を装着すると途中でやめることはできず，最終的には四肢が動かなくなった状態で呼吸器管理を継続することになる。そのため，適応は患者本人や家族の意志を尊重して慎重に判断しなくてはならない。

NOTE
❷ **見当識障害**
　認知症の中核症状の1つで，時間や季節がわからない，自分が今いる場所がわからないなど，時間，場所，まわりの状況を正しく認識できなくなる障害のことをさす。

障害（**中核症状**）とよばれている。一方で，暴言や介護への抵抗，被害念慮，興奮，抑うつ，不安，幻覚，妄想，せん妄，徘徊（はいかい）などの行動や心理症状は，**認知症の行動・心理症状** Behavioral and psychological symptoms of dementia（**BPSD**）あるいは**周辺症状**とよばれる。すべての認知症患者に必ずしもみられるというわけではないが，介護者を悩ませる要因であり，近年注目されるようになっている。

認知症の患者は，2012年の時点で65歳以上の人口では15%，462万人程度と推定され，2025年には600万人にも達すると考えられている。認知症の頻度は年齢が上がるにしたがって増加し，65～70歳では5～10%程度であるが，70歳以上では7～14%，80歳以上では25%以上にも達するとされる。

原因となる疾患はアルツハイマー病（アルツハイマー型認知症），血管性認知症，レビー小体型認知症が多く，血管性認知症に比べてアルツハイマー病が増加している。40～50歳代で発症する若年性の認知症もある。認知症の多くは孤発性であるが，5%程度は家族性に発症する。

認知症はいったん発症すると認知機能の低下が徐々に進行し，根本的な治療方法がないものが多い。一方で，一部の内科・外科疾患などに伴う認知症には適切に治療を行うことで改善するものもあり，**治療可能な認知症** treatable dementia とよばれる（◉ plus）。

◆ 軽度認知障害（MCI）

近年，全般的な認知機能が正常で，認知症のレベルまでには達していない，**軽度認知障害** mild cognitive impairment（**MCI**）とよばれる病態があることが知られるようになった。これは記憶や，認知機能（判断力や見当識（けんとう），実行機能など）のうち，一部の機能に問題が生じてはいるが，全般的な認知機能は正常で，日常生活に問題のない状態をさす。記銘力障害[❶]のある健忘型 MCI と，記銘力障害のない非健忘型 MCI がある。MCI は65歳以上の高齢者の15～25%でみられ，罹患率は1年当たり人口10万人中20～50人程度である。このうち5～15%が1年以内に認知症に移行していくとされる。

MCI は正常と認知症のあいだのグレーゾーンのような状態で，一部はア

─ NOTE
❶記銘力障害
　昔のことは覚えているが，発症以降の新しい記憶を獲得・蓄積することができない状態。

plus	**治療可能な認知症**

　治療可能な認知症は，認知症全体の15%にも及ぶとされている。原因には，甲状腺機能低下症のような内分泌・代謝疾患，ビタミン B_1 欠乏などのビタミン不足，正常圧水頭症，慢性硬膜下血腫，抗コリン薬などの副作用，うつ病などが含まれる。また，パーキンソン病のオフの時期，てんかんの一部，せん妄などの軽度の意識障害なども，高齢者では認知症と間違われることがしばしばあるので注意が必要である。適切な治療を行うことにより認知機能を改善することができるので，見落とさないように早期に診断し，治療しなければならない。逆に，適切な時期に治療が行われなければ，脳に不可逆的な変化が生じることもある。

ルツハイマー病の前段階であると考えられている。生活習慣の改善を行うことや，適切な治療を受けることで，MCI から認知症への進行を防いだり，発症を遅らせたりできる場合があるため，早期の発見が重要である。

1 アルツハイマー病（アルツハイマー型認知症）

アルツハイマー Alzheimer 病（アルツハイマー型認知症）は記銘力障害で始まり，徐々に進行して全般的な認知機能障害を呈する疾患である（●表 5-18）。大多数が 40〜50 歳以降に発症するが，20〜40 歳で若年発症する例もあり，**若年性認知症**とよばれる。認知症の原因となる疾患のなかでは最も多く，約半数を占める。65 歳以上の有病率は 0.6〜2.7％で，女性が男性の 1.4 倍である。孤発性のものがほとんどだが，5〜10％は家族性である❶。

□NOTE
❶アポリポタンパク質の遺伝的多型がアルツハイマー病の発症に関連するとされており，$APO_\varepsilon 4$ の遺伝子を 2 つもっている人ではアルツハイマー病の頻度が高いことが知られている。

●表 5-18　認知症の鑑別

	アルツハイマー病	血管性認知症	レビー小体型認知症	前頭側頭型認知症
年齢	初老期から高齢での発症が多いが，若年で発症する例もある	60 歳以降に多い	60〜80 歳代	40〜60 歳代
性差	女性に多い	男性に多い	男性に多い	男女差なし
症状の特徴	全般的認知症 進行期には失語，失行，失認をみとめることもある	まだら認知症 運動麻痺，歩行障害，感情失禁，排尿障害	記銘力障害，変動性の認知機能障害，幻視，繰り返す転倒，パーキンソニズム，起立性低血圧	初期には記憶障害より，人格変化や情緒障害が目だつ，言語の障害が目だつこともある
人格	晩期に崩壊	保たれる	晩期に崩壊（初期は比較的保たれる）	早期より人格が崩壊
病識	欠如	末期まで保たれる	欠如（初期にはあり）	欠如
経過	つねに進行性	動揺性で階段状に進行	つねに進行性，症状の重さが日によって変動する	つねに進行性
基礎疾患	とくになし	高血圧，糖尿病，心疾患，脂質異常症	とくになし	とくになし
頭部 CT・MRI	対称性の脳萎縮（とくに海馬）と脳室拡大 脳血流・代謝は側頭葉・頭頂葉で低下	多発性の梗塞病変 梗塞部位によって血流低下部位が異なる	アルツハイマー病と比較して海馬など内側側頭葉の脳萎縮は軽度，脳血流・代謝は後頭葉で低下	前頭葉・側頭葉の萎縮，血流・代謝低下
自覚症状，精神症状，行動異常など	自覚症状は少なく，多幸・多弁 取りつくろい反応あり 独語・徘徊・多動・妄想など	めまい・頭痛・頭重感・抑うつ・感情失禁・せん妄など	幻視，易怒性，レム睡眠行動障害など	自制力低下，立ち去り行動，脱抑制，感情鈍麻，言語表出の障害，常同行為，滞続言語
認知症全体に占める割合	50〜60％以上	20％前後	10〜20％前後	5〜10％前後

　アルツハイマー病では，**アミロイドβ**（Aβ）とよばれるタンパク質が脳の
ニューロンの外に沈着することや，タウタンパク質といわれるタンパク質が
リン酸化され，ニューロンの内部で異常に蓄積していくことが知られている。
病理学的には，アミロイドβタンパク質の蓄積でつくられた**老人斑**や，タウ
タンパク質により形成された**神経原線維変化**が脳にみとめられる。このよう
なタンパク質の異常な蓄積が，神経細胞死やニューロンの数の減少につなが
ると考えられている。最近の研究では，認知症が発症する15〜20年前から
これらのタンパク質の蓄積が始まっていることがわかっており，今後は発症
予防も重要になっていくものと思われる。

　2種類以上の認知症，多くはアルツハイマー病と血管性認知症（●230ペー
ジ）の合併したものを**混合性認知症**といい，認知症の5〜20％を占める。ま
た，脳梗塞がアルツハイマー病発症のきっかけになることや，アルツハイ
マー病を悪化させることもある。

●**症状**　新しいことが覚えられない，同じことを何度も聞き返すといった，
もの忘れなどの**記銘力障害**で始まり，進行性の経過をとる。一方，過去の記
憶については比較的保たれることが多い。初期には日常会話は正常で，人格
や礼節も保たれる。血管性認知症と比較すると，病識はないことが多く，家
族が心配して受診させることが多い。しだいに，日時や場所などを正確に答
えられなくなる見当識障害や，物盗られ妄想などが出現してくる（●図5-51-
a）。

　発症から数年が経過すると，記銘力障害，見当識障害が徐々に悪化すると
ともに，判断力・自発性が低下したり，段取りや計画がたてられなくなる**実
行機能障害**があらわれる。また，道に迷って迷子になる，徘徊するなどの問
題行動も出現してくる。さらに衣服をきちんと着られない，ボタンをかけら
れないなどの着衣失行や，便をこねる（弄便）などの症状も出現してくる。こ
の段階では1人での生活は不可能になり，見まもりが必要となってくる。さ

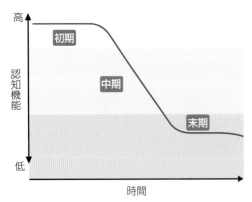

a. アルツハイマー型認知症の経過

　初期：記銘力障害，自発性の低下など
　中期：言い間違い，問題行動（徘徊・暴言）など
　末期：失語症状，運動機能低下，寝たきりなど

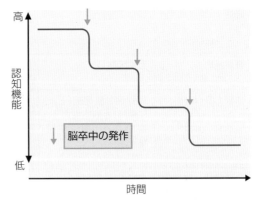

b. 血管性認知症の経過

脳卒中の発作がおこるたび，段階的に認知症の症状
が進む。

●**図5-51　アルツハイマー型認知症と血管性認知症の一般的経過**

らに，人の言っていることが理解できない，言葉がうまくでてこないなどの
失語症状や，視空間認知障害がみられることもある。

　平均的な経過では，3年程度で自立した生活が困難になり，5年で要介護，
7〜8年で介護が困難となり，施設入所が必要となることが多い。進行期に
は意思の疎通がむずかしくなる。最終的にはパーキンソニズムをきたし，尿
便失禁，寝たきりの状態，無言無動の状態になる。5〜10年程度で，肺炎な
どの合併症で死亡することが多い。初老期発症のほうが老年期発症の症例に
比べて進行が速く，知的機能低下も著しい傾向がある。また，幻覚，妄想な
どの精神症状や視空間障害，失語・失行・失認のなどの巣症状，痙攣なども
みられやすい。

● **検査**　頭部CT・MRIで脳萎縮，脳溝の拡大と脳室の拡大をみとめる。
脳萎縮では側頭葉の内側部や頭頂葉，後部帯状回の萎縮が目だつ（◐図5-52）。
側頭葉内側部の，とりわけ記憶に関連する海馬の萎縮がみられるのが特徴で
ある。頭部画像によって，脳血管性認知症や，水頭症などといったほかの認
知症と鑑別することも重要である。

　近年では，脳内に蓄積したアミロイドβタンパク質を画像化してみること
のできるアミロイドPETイメージングなどが用いられるようになってきて
いる。髄液検査ではアミロイドβタンパク質42（Aβ42）の低下，タウタン

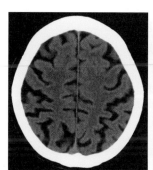
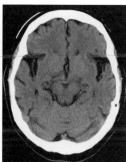

a. 初診時のCT画像

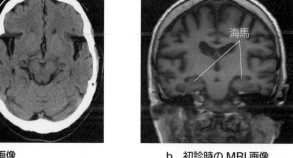

b. 初診時のMRI画像

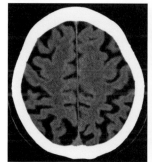
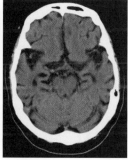

c. 4年後のCT画像

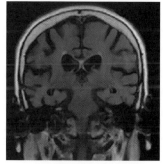

d. 4年後のMRI画像

◐**図5-52　アルツハイマー病の頭部画像**
頭部CT（a, c）を見ると，（a）から（c）への経過の間に，脳室と脳溝の拡大が明瞭になっている。また，
別の患者の頭部MRI T1強調画像冠状断（b, d）を見ると，（b）から（d）への経過の間に，海馬を含めた
側頭葉の内側や脳室・脳溝の拡大が明瞭になっている。

パク質の増加をみとめる。

　そのほか，認知症の障害の程度を検査するため，改訂長谷川式簡易知能評価スケール（HDS-R），ミニメンタルステート検査（MMSE），Montreal cognitive assessment -Japanese version（MoCA-J），ウェクスラー成人知能検査第4版（WAIS-Ⅳ），臨床的認知症尺度（CDR），FAST（functional assessment staging tool）などもよく用いられる。

● **治療**　現時点では進行をとめる治療法はない。

　アルツハイマー病では，アセチルコリンを神経伝達物質とするアセチルコリン作動性神経系の機能低下が関与していることが知られている。そこで認知機能改善のため，アセチルコリンの分解を媒介する酵素であるアセチルコリンエステラーゼのはたらきを阻害する，ドネペジル塩酸塩（アリセプト®）やガランタミン臭化水素酸塩（レミニール®）などの薬剤が用いられる。認知機能や意欲が改善し，介護負担も軽減されることもある。吐きけや食欲不振などの副作用がみられた場合は，リバスチグミンなどの貼付剤が用いられることもある。

　また，アルツハイマー病では，記憶や学習にかかわるグルタミン酸を神経伝達物質とする神経系の機能異常があることも知られている。そのため，中等度・高度の認知機能低下を呈する場合は，グルタミン酸の作用をたすけるメマンチン塩酸塩も用いられるが，傾眠，めまい，便秘，頭痛などの副作用がある。

　これらの治療により，数か月～1年間にわたり症状が改善，あるいは進行が停止するが，病気に対する根本的な治療法ではないため，長期的には認知症は進行していく。BPSD に対しては，リスペリドン，オランザピン，クエチアピンなどの非定型抗精神病薬や，抑肝散などの漢方薬の投与が検討される。

　非薬物療法も重要である。残存する機能を維持しつつ，BPSD の軽減・予防をはかり，対人交流の促進や情緒の安定を通じて，意欲の向上をはかることは，介護負担の軽減にもつながると考えられる。また，肥満，高血圧，脂質異常症，糖尿病などの生活習慣病や，喫煙が認知症の発症リスクを高めることも知られており，とくに中年期でこれらの治療を行っていくことが認知症の予防につながる。このほか，定期的な身体活動を行うことが認知症の低下と関連するとされている。

　認知症患者では自動車などの運転の能力が低下することが知られており，認知症と診断されれば免許の取り消しなどが行われる（⊙ column）。

2 レビー小体型認知症（DLB）

　レビー小体型認知症 dementia with Lewy bodies（DLB）とは，認知機能障害やパーキンソン症状を呈し，大脳と脳幹のニューロン内部に**レビー** Lewy **小体**が蓄積する認知症である（⊙ 225 ページ，表5-18）。アルツハイマー病，血管性認知症についで3番目に多い認知症で，高齢者における認知症の20％程

度を占める。レビー小体は，パーキンソン病患者の脳幹の黒質などにみとめられるが，レビー小体型認知症では黒質に加えて大脳皮質などにも広く分布する。このため，レビー小体型認知症はパーキンソン病と関連のある疾患と考えられている。また，パーキンソン病患者の30％程度は認知症を伴い，**認知症を伴うパーキンソン病** Parkinson disease with dementia（**PDD**）とよばれる。

　両者は病理学的変化の脳内進展の仕方が異なるものの，病態が共通する部分も多いことから，これらをあわせて**レビー小体病（びまん性レビー小体病）**と総称するようになっている。

　通常は初老期・老年期に発症するが，40歳前後で発病する症例もある。認知機能障害の進行については，レビー小体型認知症とアルツハイマー型認知症に違いはみられないとする報告が多いが，生命予後はアルツハイマー型認知症と比較して短い。患者の男女比は2：1で男性に多い。

● **症状**　通常型はアルツハイマー病に似た記銘力障害で初発し，転倒傾向などのパーキンソン病の症状が加わってくる。パーキンソン症状が目だち，発症から比較的早い時期に転倒を繰り返す症例もあるが，その一方で，パーキンソン症状が比較的軽く，認知症，幻覚・妄想といった精神症状が主となる症例もある。パーキンソン症状をきたす例が70％，精神症状のみで経過する例が30％程度とされる。

　幻覚は，そこにいないはずの人が見える，壁を歩く虫が見えるなどの鮮明で具体的な幻視や，パーキンソン症状を伴う点が特徴である。無関心や自発性の低下もみられる。日によって，また一日のなかでも認知症状の変動が大きく，周囲の状況がわからなくなるときと，はっきりしている時期が交互に出現する。このような症状の変動は，注意や覚醒レベルの変動によるとされている。生活障害の原因として，注意障害や遂行機能障害のほうが，記憶障害よりも重要になることがある。

　追いかけられる夢や，けんかをするなどの暴力的な夢を頻繁にみるとともに，突然起き上がって大声でどなったり，暴れたりしてしまう**レム睡眠行動**

---

column　認知症患者の自動車の運転

　近年，高齢者のドライバーによる自動車事故の割合が増加し，とりわけ認知症をもつ人の運転が大きな社会問題になっている。2002（平成14）年の道路交通法改正では，アルツハイマー型認知症，血管性認知症，前頭側頭型認知症およびレビー小体型認知症認知症などの診断を受けた患者の免許更新に制限が加わることが明記された。

　2009（平成21）年からは75歳以上の高齢ドライバー免許更新に際して，時間の見当識，手がかり再生，時計描画を含む認知機能の予備検査を受けることが義務づけられている。また2014（平成26）年の同法の改正では，医師が認知症を疑った場合や認知症と診断した場合に，都道府県公安委員会へ任意に通報することができる任意通報制度が開始された。

　さらに2017（平成29）年の改正からは，75歳以上の人が運転免許の更新を行う際に，高齢者講習に先だち認知機能検査を受けることが義務化された。ここで認知症が疑われた場合，臨時適性検査を受けることとなり，その後かかりつけ医を受診し，認知症と診断されれば，免許が取り消しまたは停止となる。

　また，一定の違反をおかした者に対しても同様の講習と認知機能検査が行われることがある。

異常をみとめることや，夜間に起き上がって不穏状態になることがある。

　自律神経障害がみられやすいのも特徴で，起立性低血圧がみられることも多く，転倒を繰り返す，失神，一過性の意識障害などがみとめられる。尿失禁，便秘，嗅覚障害，うつ症状などもみられやすい。

● **検査**　頭部 CT・MRI で脳の萎縮をみとめるが，アルツハイマー病と比較すると海馬の萎縮は同等か，比較的軽度であることが多い。血管性認知症，水頭症などとも鑑別する必要がある。脳血流 SPECT では，しばしば後頭葉の血流低下をみとめる。

　神経心理検査ではアルツハイマー病と比較して記憶の再生は比較的軽い一方，視覚認知障害が目だち，図形描画が困難になる特徴がある。

● **治療**　根本的治療法はなく，対症療法が中心となる。認知機能低下に対しては，アルツハイマー病と同様，アセチルコリンエステラーゼ阻害薬が用いられる。パーキンソン症状を伴う場合は抗パーキンソン病薬が用いられるが，幻覚やせん妄を誘発しやすいので注意が必要である。レム睡眠行動異常に対してはクロナゼパムなどの抗てんかん薬や，抑肝散などの漢方薬が用いられる。

　レビー小体型認知症患者は抗精神病薬に対する反応性が強く，パーキンソン症状が出やすい。そのため，幻覚症状や不穏に対しては，錐体外路系の副作用が少ない，クエチアピンフマル酸塩，リスペリドン，オランザピンなどの抗精神病薬が用いられる。自律神経症状に対する薬物療法はパーキンソン病に準じて行う。

3　血管性認知症

　脳梗塞，脳出血，クモ膜下出血などの，脳血管障害によって引きおこされる認知症を**血管性認知症**という。認知症の原因疾患としてはアルツハイマー病に次いで 2 番目に多く，老年期認知症の 20〜30％を占める。アルツハイマー病と合併し混合性認知症となることも少なくない。この場合必ずしも両者の境界は明瞭ではなく，脳血管障害が合併することでアルツハイマー病が悪化する。

　わが国では，大脳白質の慢性的な循環不全によってびまん性で広範な脱髄を生じ，進行性の高度の認知症を呈するビンスワンガー Binswanger 病とよばれるタイプが多い。

● **症状**　記銘力障害のほか，運動麻痺，感覚障害，排尿障害，歩行障害，転倒といった脳血管障害による症状を伴うことが特徴である。記銘力障害の程度はアルツハイマー病に比較すると軽度であることが多い（ 225 ページ，表 5-18）。ほとんどの症例で脳卒中や一過性脳虚血発作の既往があり，前頭葉機能障害によると考えられる。自発性や注意力，意欲の低下，うつ症状などをみとめる一方で，理解や人格は保たれる。

　初期にみられる，一部の認知機能のみがおかされる**まだら認知症**という状態が特徴である。また，脳血管障害に伴い急激に発症し，新しい脳梗塞がお

きるたびに段階的に悪化する（○226ページ，図5-51-b）。人格は末期まで保たれるが，ささいな刺激で泣いたり笑ったりする状態である**感情失禁**や，うつ状態がしばしばみられる。

● **検査**　頭部 MRI では梗塞や出血などの脳血管障害をみとめる。血管性認知症のタイプは，大血管の病変により全脳の循環不全や低酸素をきたすもの，ラクナ梗塞が多発するもののほか，出血性病変のあるもの，少数の病変であっても海馬や視床など認知機能にかかわりの深い部位に限局性の病変があるものや，皮質下白質に広範な病変をみとめるものなどがある。脳血流 SPECT・PET では，梗塞部位やその周辺における血流・代謝の低下をみとめる。

● **治療**　血管性認知症は，新しい病変の出現のたびに認知機能が悪化するので，早期に診断し，脳血管障害の再発を予防することが重要となる。再発予防の治療は脳梗塞に準じて行う。また糖尿病や脂質異常症などのリスクファクターに対する治療や，禁煙も重要である。高血圧の治療が必要な一方，過剰な降圧を避ける必要もある。適度な身体運動や中年期からの体重管理が推奨される。ADL の低下は認知機能の低下を進行させるため，脳血管障害の初期からリハビリテーションを行う。認知機能障害にドネペジル塩酸塩が有効である症例もある。

4 前頭側頭型認知症

前頭葉・側頭葉などに限局性の萎縮を伴い，進行性の行動異常や，特徴的な人格変化，言語の異常を特徴とする認知症である。従来**ピック** Pick **病**とよばれていた認知症も含まれるが，現在では単一の疾患ではなく多くの疾患を含んでいると考えられている。40％の症例で家族性がみられ，筋萎縮性側索硬化症のような運動ニューロン疾患を伴うこともある。発症年齢は 40～60 歳代（平均 50 歳）とほかの認知症よりやや若く，認知症の 10～20％を占めるとされる。わが国には約 1 万 2 千人の患者がいるとされる。

● **症状**　自発性低下，感情鈍麻，人格変化，情緒障害や行動の変化で発症することが多く，これを**行動障害型前頭側頭型認知症**という。初期には記銘力の低下がそれほど強くなく，人格障害，行動変化などが目だつことが特徴である（○225 ページ，表5-18）。それまできちょうめんに仕事をしていた人が休みがちになる，下着がよごれたのに気にしなくなる，自分や周囲に無関心になる，周囲への配慮ができなくなる，ふざけたり，人をこばかにしたような態度をとる，的外れな答えをするなどの変化で気づかれる。また，怒りやすくなるなどの易怒性や，人のうちに勝手に上がりこむ，万引きをするなどの脱抑制の症状もみられる。

このほかに，初期から言語障害が目だち，単語の意味がわからなくなり，呼称の障害などをみとめる**意味性失語**を伴う場合と，努力性の発語といった言語表出の障害，文法の異常を特徴とする**進行性非流暢性失語**を伴う場合がある。同じ行為を異常に繰り返す**常同行為**や，言語を常同的に繰り返す**滞続**

言語を示すこともある。脳が萎縮する部位の分布や程度により，これらの症状の違いがあらわれる。

　いずれであっても，疾患の進行とともに発動の低下や意欲の減退がおこり，いままで興味をもっていたものに関心がなくなり，寝てばかりいるようになる。末期になると全般的に認知機能が低下し，無言・無動の状態になる。

● **検査**　頭部 CT・MRI で，前頭葉・側頭葉などに限局した萎縮をみとめる。脳血流 SPECT では，前頭葉と側頭葉の血流低下をみとめる。意味性失語では側頭葉前部優位の萎縮がみとめられ，進行とともに前頭葉の萎縮もみとめる。進行性非流暢性失語では，左前頭葉後部から島皮質❶などの萎縮をみとめる。

● **治療**　原因は不明で，現在のところ治療法はない。アルツハイマー病に準じてドネペジル塩酸塩などが用いられることもあるが，効果はあまりなく，かえって症状が悪化することもあるので注意が必要である。脱抑制などの行動異常や不穏に対して，選択的セロトニン再取り込み阻害薬(SSRI)や抗精神病薬などを用いることがある。経過は病型にもよるが 2〜15 年である。

▢ **NOTE**
❶味覚・嗅覚・痛覚・内臓覚などの知覚や，情動にかかわる。
　側頭葉と頭頂葉下部を分けるシルビウス裂の奥に位置する。

I　てんかん

　てんかんは，さまざまな病因により，大脳皮質や皮質下のニューロンが無秩序に電気的に異常な興奮をおこし，痙攣や意識障害などのてんかん発作が反復しておこる，発作性の疾患である。神経疾患のなかで最も頻度が高く，1,000 人に 5〜10 人の割合でみられ，全国に約 100 万人の患者がいると考えられている。若年者と高齢者に多い。親がてんかんの場合，子どもにてんかんが発症する頻度は 4〜6％だが，遺伝性のものでも成因によって遺伝形式や遺伝の頻度が異なる。遺伝性のてんかんとして，中枢神経に発現するイオンチャネル異常によるものが知られている。

● **てんかんの種類**　てんかんにはさまざまな発作のタイプがあり，国際てんかん連盟による分類が広く用いられている。てんかんは，脳の異常活動がおきる部位により大きく 2 つに分けられる。1 つは脳の一部から発作が始まるもので，**部分てんかん**あるいは**局在関連てんかん（焦点性〈局所〉てんかん）**に分類される（◉図 5-53-a）。一方で，両側の大脳半球の広い範囲で同時に発作が始まるものは，**全般てんかん**に分類される（◉図 5-53-b）。

　てんかんの原因となりうる疾患には，周産期異常が先天的奇形，腫瘍，脳炎，代謝性疾患があるほか，外傷や薬剤の服用による副作用や離脱が原因となることや，脳梗塞・脳出血などの脳血管障害の後遺症としておきることもある（◉表 5-19）。原因が特定できないものを**特発性てんかん**といい，腫瘍や脳血管障害などとてんかんの原因が特定できるものを**症候性てんかん**という。

● **症状**　てんかん患者では，発作が反復性，慢性に繰り返される。発作が 1 回のみのものや，脳波上の異常のみで臨床症状がないものはてんかんとはいわない。焦点❷の場所によってさまざまな症状があらわれ，全般発作では意

▢ **NOTE**
❷**焦点**
　脳の神経細胞の異常な興奮がおこりはじめる場所をいう。焦点における異常な電気的興奮が，てんかん発作のもととなる。

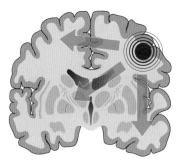

a. 部分てんかん

大脳皮質の一定部位から発生した過剰興奮により発作が引きおこされる。

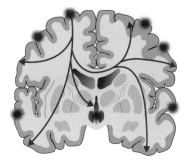

b. 全般てんかん

大脳皮質全体の興奮が亢進し発作が引きおこされる。

◯**図 5-53　部分てんかんと全般てんかん**

識障害を伴う。部分発作では，症状のはじまりは異常な電気活動がおこった脳の領域に対応する。また，巻き込まれる脳の領域が限局している**単純部分発作**では意識障害をきたさないが，多くの脳領域が巻き込まれる**複雑部分発作**では意識障害をおこす。

1　おもなてんかんの発作型

てんかんの発作は部分てんかんの発作である部分発作，全般てんかんの発作である全般発作，それ以外の発作に大きく分けられる❶（◯表 5-20）。てんかんの発作は，一般にはひきつけや全身性の痙攣をおこすイメージがあるが，このような典型的な発作をきたさないタイプの発作や，非痙攣性の発作もあるため注意が必要である。てんかんと診断するためには，通常は 2 回以上の発作の確認が必要である。失神，心因性非てんかん発作，過呼吸やパニック障害，脳血管障害（脳梗塞，脳出血，一過性脳虚血発作），急性代謝障害，中毒などでは，てんかんの発作とまぎらわしい症状をおこすことがあるので，鑑別が重要である。

☐ NOTE

❶てんかんの発作型の分類は，患者の診断や検査，抗てんかん薬の選択に不可欠である。現時点で広く用いられているものは，臨床的な実用性の高い 1981 年版のてんかん発作型分類である。てんかん発作型分類は 2010 年に改定版が発表されているが，本書では実用性の高い 1981 年の分類が理解しやすいと考え採用している。

---

column　**てんかんと痙攣**

てんかんと痙攣は混同されやすいが，両者は明確に区別する必要がある。てんかんにおける痙攣とは，過剰な筋肉の攣縮が発作の際におきる筋痙攣のことをいう。たとえば，強直間代発作，強直発作，間代発作ではひきつけの発作でこの筋痙攣をおこすことが多い。

一方で，たとえば顔面痙攣や，こむらがえりのときのように下肢の筋肉がつるなどは，意識障害のない状況で突然生じ，短時間持続する。このような疼痛を伴う筋の不随意収縮による筋痙攣は，てんかんとはまったく関係がない。

◯表5-19 てんかんのおもな原因疾患

遺伝性・出生時の要因	・先天異常（脳形成異常，遺伝子・染色体異常） ・出生時の無酸素症・感染・薬物 ・出生時の外傷・仮死状態・重症黄疸・脳梗塞
脳の感染症・炎症	・髄膜炎 ・脳炎（自己免疫性脳炎も含む） ・脳膿瘍
中毒	・一酸化炭素中毒 ・アルコール中毒 ・薬物中毒・離脱
外傷・物理的要因	・頭部外傷 ・硬膜下血腫・硬膜外血腫 ・水頭症
脳血管障害・循環障害	・脳梗塞 ・脳出血 ・無酸素ないし低酸素脳症 ・静脈洞血栓症 ・脳動静脈奇形 ・高血圧性脳症
脳症・代謝障害・栄養障害	・フェニルケトン尿症 ・ビタミン B_6 欠乏症
脳腫瘍	・原発性・転移性脳腫瘍 ・悪性リンパ腫 ・結節性硬化症 ・神経線維腫症
神経変性疾患	・歯状核赤核淡蒼球ルイ体萎縮症，アルツハイマー病など
その他	・ミトコンドリア脳筋症

◯表5-20 てんかん発作型分類（国際抗てんかん連盟，1981年）

Ⅰ．**部分発作**
　A．単純部分発作
　　1．運動徴候
　　2．体性感覚あるいは特殊感覚症状
　　3．自律神経症状あるいは徴候
　　4．精神症状
　B．複雑部分発作
　　1．単純部分発作に始まり意識減損に移行するもの
　　2．自動症で始まるもの
　　3．意識減損で始まるもの
　C．単純部分発作や複雑部分発作から始まって二次的に全般化するもの
　　1．単純部分発作が全般発作に移行するもの
　　2．複雑部分発作が全般発作に移行するもの
　　3．単純部分発作が複雑部分発作を経て全般発作に移行するもの
Ⅱ．**全般発作**
　A．欠神発作
　B．ミオクロニー発作
　C．間代発作
　D．強直発作
　E．強直間代発作
　F．脱力発作
Ⅲ．**上記分類に含まれないてんかん発作**

（Proposal for revised clinical and electroencephalographic classification of epileptic seizures. From the Commission on Classification and Terminology of the International League Against Epilepsy. *Epilepsia*, 22（4）：489-501, 1981 をもとに作成）

---

plus ✚ **小児と高齢者におけるてんかん**

　小児期のてんかんは全般てんかんが多い。原因が不明な特発性の全般てんかんは，通常20歳以前に始まり，年齢とともに自然に軽快するものが多い。30歳以降に初発することはまれである。

　これに対し高齢者のてんかんは，脳血管障害や腫瘍などの脳の器質的病変に関連した部分てんかんであることが多く，小児に比べて自然に消失することは少ない。また，高齢者では，明らかな痙攣を呈しないにもかかわらず，意識が障害される複雑部分発作（◯236ページ）をおこすことが多く，てんかん以外の疾患と誤診されるケースもある。たとえば側頭葉てんかんによる複雑部分発作は，認知症に似た症状を呈することが多い。

1　部分発作

◆ 単純部分発作

　部分発作のうち，発作中に意識障害をきたさないてんかん発作を**単純部分発作**という。脳の異常活動が局所的におきるが，その脳の機能局在に応じた症状をみとめる。

● **運動発作**　**運動発作**は，運動野を焦点とする発作がおき，顔・手・足など身体の一部に痙攣がおこるものである。手先や口もとなどの痙攣が顔・上肢・下肢へと連続的に広がっていき，場合によって全身に広がるものを**ジャクソンマーチ** Jacksonian march（ジャクソン発作）とよぶ。これは，発射が運動野の焦点からはじまり，隣接部位に波及することによる。器質的な脳病変を伴うことが多い。

　前頭葉の眼球運動中枢付近を中心とした発作では，両眼が異常電気活動のおこっている側と反対側に偏位し（**共同偏視**），また反対側の肘（ひじ）を曲げて挙上して，それを見つめるように首を回転する特徴のある発作（**向反発作**（こうはん））をおこす。発作後，痙攣をおこした身体の部分が一定時間麻痺をおこすことがあり，これを**トッド麻痺**という。

● **感覚発作**　体性感覚野に発作がおきると身体の一部にしびれなどの異常感覚を感じ，それが徐々に広がっていく感覚発作をおこす。

● **自律神経発作**　自律神経症状がてんかん発作として出現するもので，発作性に腹痛，頭痛，吐きけ・嘔吐，頻脈，発汗などの自律神経症状をきたす。一般に予後は良好である。

● **精神症状**　側頭葉てんかんなどでおこる，一時的に記憶や感情に異常をきたす発作である。はじめての風景なのにすでに一度見たことがあるような既視体験（デジャヴュ déjà vu），あるいは見慣れている情景なのに一度も見たことのないような未視体験（ジャメヴュ jamais vu）を呈することもある。このほか，視覚野に発作がおきると，視野の中にピカッとした光が見えたり，点滅したりする視覚発作の症状がおきることもある。

plus	**熱性痙攣**

　てんかん患者は，関連する病態として，熱性痙攣の既往があることが多い。熱性痙攣は生後 6 か月から 4 歳までのあいだに好発し，通常 38℃以上の発熱に伴って強直間代発作（● 236 ページ）などをおこすものである。発作は 10 分以内で，5 歳以降は痙攣発作が消失する。神経学的異常や発達障害はない。一般に予後は良好で，60%の症例では 1 回のみの発作で終わるが，一部はてんかん発症の危険因子となる。

◆ 複雑部分発作

　意識障害を伴う部分発作には，**複雑部分発作**がある。複雑部分発作には，単純部分発作ではじまり，その後，意識障害がおきるものと，はじめから意識障害がおきるものがある。

　側頭葉から過剰興奮がおこる**側頭葉てんかん**は，複雑部分発作のかたちをとることが多い。2〜3分くらいの意識障害をきたし，口をもぐもぐさせたり，衣服をいじったりといった目的のない動きを繰り返す**自動症**という特徴的な発作をみとめることがある。この間は話しかけても反応しない。

2　全般発作

● **強直間代発作**　**大発作**ともよばれる。前駆症状はなく，突然の意識消失とともに四肢を含めた全身が強直してかたくなる**強直発作**が数十秒から1分続いたあとに，筋肉に収縮と弛緩が交互におこり，四肢をがくがくさせるような痙攣（**間代発作**）に移行する。その後，だんだん弛緩の時期が長くなるとともに，患者は大きな息を吐き，口角より泡をふいて，眠りこむ。発作中に尿を失禁したり，舌をかむこともある。発作の間は呼吸停止に陥るので顔面はチアノーゼを呈し，瞳孔は散大する。

　痙攣は通常数分以内におさまるが，その後もうろう状態や睡眠を経たのち覚醒する。患者は発作中のことを覚えていない。

　二次性全般発作は部分発作から始まり，全般発作に移行して意識を失うものである。前駆症状としてめまいや頭重感，不安などをみとめることがある。

● **欠神発作**　欠神発作は小発作ともよばれる。会話中やなにかをしているときなどに5〜30秒程度の短時間の意識消失発作が前触れもなくおこるもので，患者は一時的にいままでしていた動作を中断してじっとし，一点を凝視したり，発作中は口をもぐもぐさせたりする。発作後すぐにもとの活動を開始する。通常は痙攣をみとめないが，発作中は声をかけても反応しない。過呼吸などにより誘発されやすい。患者が発作に気がつかないこともある。5〜15歳の小児，とくに女児に多いが，75％の症例で20歳までに欠神発作は消失する。脳波では3 Hzの**棘徐波複合**をみとめる（◐図5-54-b）。

● **脱力発作**　頭部，体幹，四肢などの姿勢保持に必要な筋肉の緊張が，短時間のあいだ低下・消失するために，突然，全身または一部の筋の脱力がおこり，膝が折れて倒れそうになったり，首が倒れるものである。短時間の意識消失をみとめることが多いが，発作の持続時間が数秒以内と短く，発作と気づかれにくいこともある。

● **ミオクロニー発作**　1〜10歳にみられる。顔面や四肢・体幹の一部の筋，あるいは全身性に，瞬間的な短い筋肉の収縮である**ミオクローヌス**が対称性にみられる発作である。転倒したり，持っている物を落としてしまうこともある。手が一瞬持ちあがったり，からだ全体が後屈したりすることもある。小児・思春期〜青年期に多く，光刺激により誘発されることが多い。

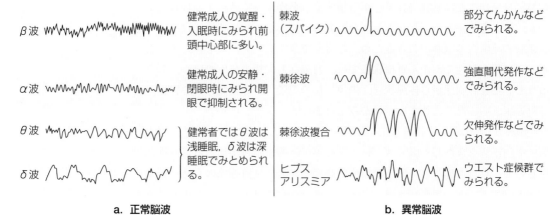

◦**図 5-54　正常な脳波のパターンとてんかん発作時の異常脳波**

3　ウエスト症候群（点頭発作）

　4〜12 か月の乳児にみられる難治性のてんかんである。驚いたように両手を広げ，頸部が脱力して前屈する特徴的な発作がみられるため，点頭てんかんともよばれる（点頭とはうなずくこと）。数秒程度の短い発作が 1 日に数回から数十回，約 5〜40 秒の間隔で繰り返す。発作は寝おきや寝入りばなに多い。2〜3 歳で消失するが，精神発達遅滞❶を伴うことが多い。男児に多い傾向があり，約 3 千人の患者がいるとされる。

　点頭てんかんの約 80％は周産期での脳障害を原因とするが，結節性硬化症，脳奇形，フェニルケトン尿症，ビタミン B₆ 欠乏症などの器質的脳疾患があることも多い。**ヒプスアリスミア**とよばれる，てんかんに棘波，徐波が不規則に混在した特徴的な脳波所見をみとめる（◦図 5-54-b）。

　小児期になると，難治性てんかんである**レノックス-ガストー** Lenox-Gastaut **症候群**に移行することも多く，強直発作や非定型欠神発作❷，ミオクロニー発作，脱力発作などのさまざまな発作を呈する。発作時脳波では 1〜2.5 Hz の棘徐波複合がみられる。

4　てんかん重積状態

　てんかん重積状態とは，痙攣がたえまなく繰り返しおこり，1 回の発作が長く遷延することや，発作と発作の間にまったく意識の改善がみられないものをいう。全身痙攣を繰り返す場合には**痙攣性てんかん重積状態**という。

　通常のてんかん発作は 5 分以上持続しないことが多いので，それ以上発作が持続する場合は，てんかん重積状態の可能性を考えて対応しなくてはならない。一方で，明らかな痙攣は示さないが，凝視，反復性の瞬目，咀嚼・嚥下運動，自動症，意識障害などが遷延する**非痙攣性てんかん重積状態**も注目されている。いずれも治療が遅れ，30 分以上痙攣発作が持続すると後遺症を残すことが多くなるため，緊急に発作をとめなくてはならない。

●**症状**　てんかん重積状態の多くは，強直発作または間代性の発作であり，

NOTE
❶精神の発達が不全・遅延していることで，認知・言語・運動機能や社会的能力に障害がある状態をいう。

NOTE
❷非定型欠神発作
　定型欠神発作と比べて発作持続時間が長く，発作の開始と終了も定型欠神発作ほどすみやかでないものをいう。

複雑部分発作または単純部分発作が重積する。発作が長く持続する場合もあるが，短い発作が繰り返しおきる場合もある。てんかん重積状態では咽頭・喉頭筋の痙攣性の収縮がおきるため，呼吸ができずチアノーゼをきたすことがある。非痙攣性てんかん重積状態では，自動症と同様の発作のほか，もうろうとした意識状態から昏睡状態，過換気後の遷延性無呼吸発作，心停止，呼吸停止といったさまざまな症状がみられる。

● 治療　いずれの重積状態も生命が危険にさらされるだけでなく，低酸素脳症や脳浮腫をきたして脳のニューロンに不可逆的な障害が加わる可能性があるので，救急疾患として緊急の治療が必要となる。気道確保のうえ，酸素投与とジアゼパム，ミダゾラム，フェニトイン，ホスフェニトインナトリウム水和物，フェノバルビタールなどの抗てんかん薬の点滴静注などの投与がなされる。改善がみられない場合には，全身麻酔薬を用いる場合もある。

2　てんかんの検査と治療

◆ 検査

てんかんの診断は発作の症状と検査所見による。脳波により棘波，棘徐波結合のようなてんかんの発射を検出する（● 237 ページ，図5-54）。1 回の通常の脳波検査だけでは診断できない場合もあるため，異常波を検出しやすい条件での記録も含めた，複数回の脳波検査が必要となる。脳波検査は治療効果や予後の判定にも有用である。

高齢で発症するてんかんは部分てんかんであることが多いため，脳波によりてんかん性発作の局在を明らかにするとともに，頭部 CT・MRI などで，脳血管障害や腫瘍といった原因となりうる病変を検索する。脳血流 SPECT などの核医学検査も，MRI で病変がはっきりしない症例での焦点の局在診断に有用である。

◆ 治療

多くの場合，発作は 2〜3 分で自然にとまる。発作の間，吐物などで窒息したり怪我をしたりしないよう，横向きに寝かせる。発作が 5 分以上持続す

---

column　てんかん患者の自動車の運転について

かつて，てんかんを有するドライバーによる自動車事故が報道され，てんかん患者の運転についての議論が行われた。運転に支障をきたすような覚醒時の発作が過去に最低 2 年以上なく，規則正しい生活，十分な睡眠，適切な服薬を継続することが可能で，かつ，今後症状の悪化がなく，数年は発作がおこらないことが予想されると主治医が判断すれば，発作のリスクが低いとみなされ，運転免許取得の除外条件から外すことができる。ただし申請時には症状の申告が必要で，主治医の診断書を提出しなければならない。

る場合は，てんかん重積状態である可能性があるので，緊急処置が必要となる。

● **抗てんかん薬による治療**　てんかんの治療は発作の種類に応じた抗てんかん薬の投与が基本となる。誘因のない発作がはじめて生じた場合は，再発の可能性が高いと判断される場合を除き，初回の治療は行わないこともある。2回目の発作からは治療開始を考慮する。

　薬物治療は単剤から開始する。基本的にはできるだけ少ない種類の薬剤で治療を行う。難治性❶の場合は，2〜3剤以上が使用されることもある。

NOTE
❶ 2剤以上の十分量の抗てんかん薬を用いても1年以上発作を抑制できず，日常生活に支障のあるてんかんを，薬剤抵抗性（難治性）てんかんという。

　部分発作（部分てんかん）では，カルバマゼピン，ラモトリギン，レベチラセタム，トピラマート，ゾニサミド，それについでフェニトイン，フェノバルビタール，バルプロ酸ナトリウム，ペランパネル水和物なども用いられる。

　全般発作には，バルプロ酸ナトリウムが第一選択薬であり，ラモトリギン，レベチラセタム，ゾニサミド，フェノバルビタール，フェニトインなども使用される。

　欠神発作にはエトスクシミド，バルプロ酸ナトリウム，ラモトリギンなどが用いられる。

　ウエスト症候群では副腎皮質刺激ホルモン（ACTH）製剤が用いられることがある。

　発作間欠期もてんかん薬の内服と定期的通院が必要であり，治療開始後は必要に応じて血中濃度を測定し，治療域に達しているか，また中毒域になっていないかを確認する。血中濃度の値は，コントロール不良や発作再発例での服薬状況の確認に必要となるほか，肝機能障害や腎機能障害などにより薬剤動態の変化が予想される場合などに重要となる。

● **新しい抗てんかん薬**　近年，レベチラセタム，ラモトリギン，トピラマート，ペランパネル水和物，ラコサミドなどの新しい作用機序の抗てんかん薬も用いられるようになった。これらの薬剤のなかには，当初はほかの抗てんかん薬との併用のみ認められていたが，単剤で用いることができるようになったものもある。

　従来の抗てんかん薬ではなかなか発作をコントロールできなかった症例でも，これらの薬剤を加えることでコントロールが可能になる場合があり，また，ほかの薬剤との相互作用が少ないものや，催奇形性が少なく比較的若い女性が使いやすい薬剤もある。

● **服薬**　抗てんかん薬は規則的な服薬が重要である。治療中でも，大量の飲酒や過労，睡眠不足がきっかけで発作がおきることがあるので，患者には規則正しい生活をしてよく睡眠をとることと，飲酒を控えるよう説明する。過呼吸・光刺激も発作の誘因となりうるので注意が必要である。

　いったん抗てんかん薬により発作がコントロールされた場合にも，急激な服薬の中断をしないことが大切である。急に抗てんかん薬を中断すると，てんかんの発作が悪化し，場合によっては痙攣性てんかん重積状態をきたすことがある。発作の消失が3〜5年続いた場合には，抗てんかん薬の減量や中止が考慮されることがあるが，この場合も，数か月以上をかけてゆっくり薬

を減量・中止する。ただし，抗てんかん薬の中止後，1/3の症例では再発がみられる。

● **抗てんかん薬による副作用**　抗てんかん薬には，肝代謝，腎代謝，肝腎代謝のものがあり，副作用として肝機能障害や腎機能障害がある。そのほかの副作用には眠けやふらつきなどがある。またカルバマゼピン，ラモトリギン，フェニトインなどの抗てんかん薬は薬疹や血球減少をおこしやすく，そのために投与を中止しなくてはならないことがある。

　また，催奇形性をもつものや，場合により生まれた児に知能低下を生じるものがある。とくに多剤や高用量での治療は催奇形性を増すので，妊娠中あるいは妊娠する可能性のある女性には催奇形性の少ない薬剤を，できれば単剤かつ必要最小限の量で用いるべきである。奇形の予防のために葉酸を服用することもある。

● **その他の治療**　薬物治療により70～80％の症例では発作がコントロールでき，支障のない生活が送れるようになる。残りの20～30％は難治性で，薬物治療だけでは十分なコントロールができないことがある。

　脳腫瘍が原因となっている症例や，内科的治療でコントロールできない難治例では，外科的な治療が考慮される。また，側頭葉てんかんなどでは，硬化をおこしている海馬や扁桃体の切除が行われることがある。このほか，てんかんの活動の波及を防ぐために，両大脳半球の連絡線維を切除する脳梁離断術などが行われることや，迷走神経を刺激することによりてんかんの頻度を低下させる治療が行われることもある。

J　脳・神経系の感染症

　脳炎

　脳炎は脳実質をおかす炎症性疾患の総称である。おもにウイルス，細菌，寄生虫などの感染が原因となるほか，自己免疫性のものもある。

　急性・亜急性・慢性の経過をとるものがあり，頭痛，嘔吐，意識障害，痙攣などの症状を示す。急性脳炎では単純ヘルペスウイルスによる単純ヘルペス脳炎の頻度が高い。髄膜の炎症も伴う場合には，**髄膜脳炎**という。

◆ 単純ヘルペス脳炎

　単純ヘルペスウイルス Herpes simplex virus（**HSV**）による脳炎である。脳炎全体の10～20％を占め，最も多い。HSVには大きく分けてHSV-1（口部ヘルペス），HSV-2（性器ヘルペス）の2つのタイプがあり，通常はHSV-1によるものである。日本人のほとんどは乳幼児期にすでにHSVに感染しているため，三叉神経節などにひそんでいたHSVが，免疫が低下した際などに再活性化しておきる回帰感染である場合が多い。

　新生児では産道感染によっておこり，HSV-2 の感染により髄膜炎・脊髄炎を呈する。100 万人あたり年間 3〜4 人の頻度でみられ，年間 300〜400 例の発症がある。男女比は 3：2 で各年齢にみられるが，50〜60 歳にピークがある。死亡率は 10％であるが，高度の後遺症や寝たきりなどが 25％の症例でみられる。治療の遅れが予後不良につながるため，早期診断と治療が重要となる。

● **症状**　咳・鼻水などの上気道炎症状や，頭痛・嘔吐・項部硬直などの**髄膜刺激症状**(◯ 396 ページ，図 6-25)で発症し，数日から数週間で急速に精神症状や異常行動，意識障害，てんかんなどが出現する。側頭葉がおかされることが多く，失語・性格変化・記憶障害，嗅覚の異常をきたすことが多い。

● **検査**　髄液検査では圧の上昇，細胞数の上昇をみとめ，脳に出血がある場合は，赤血球やキサントクロミーをみとめることがある。一般に糖は正常である。血清や脳脊髄液中の HSV 抗体価の上昇を検出するだけでなく，遺伝子増幅(PCR)法により HSV の DNA の検出も行う。

　頭部 CT では，側頭葉内側や前頭葉下面などに低信号域をみとめる。しばしば出血も伴い，この部分は高信号域を呈する。早期の病変の検出のためにはすみやかに頭部 MRI を行う必要がある。また脳波検査では，全般的な徐波とともに周期性一側てんかん放電 periodic lateralized epileptic discharges (PLEDs)という特徴的な脳波所見をみとめることがある。

● **治療**　アシクロビルやビダラビンなどの抗ウイルス薬の投与が行われる。治療が遅れると致命的になり，後遺症として記憶障害，人格変化などもおこるため，単純ヘルペス脳炎が疑われる場合は，確定診断がつく前であっても抗ウイルス薬の投与を行う。てんかんを伴う場合には，抗てんかん薬が用いられる。脳浮腫に対してはグリセロールの投与が行われる。

② 髄膜炎

　神経系の感染症のうち，脳と脊髄をおおう髄膜に炎症が生じた状態を**髄膜炎**という。ウイルスや細菌・真菌などがおもな原因となるほか，薬品が原因となることもある。頭痛，発熱に加え，項部硬直，吐きけ・嘔吐などの髄膜刺激症状を呈する。原因によっては生命の危険があるため，救急疾患に分類される。とりわけ小児が頭痛と発熱を訴えてきた場合には，髄膜炎を疑って項部硬直の有無を調べなくてはならない。髄膜炎では髄液検査によってはじめて診断が可能となり，また，各種髄膜炎の鑑別の手がかりとなるため，腰椎穿刺による髄液検査が行われる。

1 細菌性髄膜炎

　細菌により引きおこされる髄膜炎である。**化膿性髄膜炎**ともよばれる。発症すれば致死率は高く，また救命できても重篤な後遺症を残すことがあるため，早期の診断・治療が重要である。原因は肺などでの呼吸器感染症や，心臓からの血行性の感染，また，中耳炎，乳突炎といった頭蓋周囲の感染であ

ることが多い。脳外科手術や開放性の頭部外傷による場合もある。

　生後6か月から2歳くらいまでの乳幼児におこることが多く，感染の時期により起炎菌は異なる。乳幼児においては，生後3か月まではB群溶血性レンサ球菌もしくは大腸菌が起炎菌であることが多く，それ以降では肺炎球菌，インフルエンザ菌，髄膜炎菌などが多い。

　現在でも死亡率が10〜15%に達する重篤な疾患であり，急激に増悪して致命的となる。その一方で，早期に診断がつけば抗菌薬による治療が可能である。

● **症状**　高熱，頭痛，吐きけ・嘔吐，痙攣，意識障害などで急激に発症する。項部硬直やケルニッヒ徴候，ブルジンスキー徴候などの髄膜刺激症状（ ▶396ページ，図6-25）をみとめる。重症になると意識レベルが低下し，昏睡に陥る。髄膜炎菌が原因の場合は，初期に急速に広がる点状出血性皮疹が特徴的である。炎症の重篤化により，脳底髄膜炎をきたし，これにより脳神経障害や脳血管障害をきたすこともある。

● **検査**　髄液検査では，脳脊髄液が混濁していることが多く，多形核白血球を中心とする細胞数の増加や，タンパク質の上昇をみとめる（▶表5-21）。髄液検査は，頭蓋内圧亢進による脳ヘルニアを避けるため，頭部の画像を撮影してから行う。造影CT・MRIではクモ膜や軟膜などの造影をみとめることがある。血液検査では白血球数の増多がみられ，CRPの上昇をみとめる。感染源として，頭部CT・MRIでは硬膜下膿瘍と脳膿瘍の，心エコーでは細菌性心内膜炎の所見をみとめることがある。

● **治療**　細菌性髄膜炎が疑われる場合，血液・髄液培養の検体を採取したらただちに抗菌薬による治療を開始する。起炎菌が判明するまでは広域の抗菌薬を用いる。肺炎球菌の場合，ベンジルペニシリンカリウムなどが用いられるが，最近はペニシリン耐性の肺炎球菌が出現しており問題となっている。

▶**表 5-21　髄膜炎の鑑別診断**

	正常	細菌性髄膜炎	ウイルス性髄膜炎	真菌性髄膜炎	結核性髄膜炎	がん性髄膜炎
圧(mmH_2O)	70〜180	軽度〜高度上昇（200〜800）	軽度上昇（100〜300）	軽度〜中等度上昇（200〜600）	軽度〜高度上昇（200〜800）	軽度〜中等度上昇（200〜500）
外観	水様透明	混濁	水様透明	水様透明または混濁	水様またはキサントクロミー，日光微塵	水様またはキサントクロミー
細胞(/mm^3)	5以下	高度増加，多形核白血球中心	増加，リンパ球中心	増加，リンパ球中心	増加〜高度増加，リンパ球中心	増加，リンパ球または多形核白血球
タンパク質(mg/dL)	15〜45	増加	増加	増加	増加	増加
糖	50〜75	低下	正常	低下	低下	低下
経過	−	急性（1〜2週以内）		亜急性（2〜4週）		

脳底髄膜炎を予防するため，抗炎症作用のつよいデキサメタゾンなどの副腎皮質ステロイド薬の投与も行うことが多い。

2 ウイルス性髄膜炎（無菌性髄膜炎）

　ウイルスによる髄膜炎は，細菌培養で細菌が検出されないことから**無菌性髄膜炎**と言われる。年間の罹患者数は6千人程度であり，エコーウイルスやコクサッキーウイルスなどのエンテロウイルス属のウイルスによるものが80〜85％と多い。初夏から増加しはじめ，夏から秋にかけて流行する。ムンプスウイルスによるものもある。

●**症状**　発熱，頭痛，嘔吐を主症状とし，項部硬直・ケルニッヒ徴候などの髄膜刺激症状がみられる。多くは軽症で，痙攣や意識障害をみとめることは少ない。家族内発症をみとめることもある。流行性耳下腺炎に伴う髄膜炎では感音性難聴をきたすことがある。ムンプスウイルスによる髄膜炎では，水頭症を合併することがある。

●**検査**　髄液は無色透明で，髄液検査では圧の上昇，タンパク質の増加，単核球を主体とする軽度の細胞数の増加をみとめる。脳脊髄液の糖は正常である。脳脊髄液・血清ウイルス抗体値の検査や，PCR法によるウイルスゲノムの検出が行われることがあるが，原因ウイルスが分離できないこともある。ただし，単純ヘルペスウイルス以外は原因ウイルスの検索が必ずしも予後に大きく影響するわけではない。

●**治療**　多くの場合，経過は良好である。安静や補液のみで数週間以内に自然軽快することが多く，後遺症も残さないことが多い。単純ヘルペスウイルスや水痘−帯状疱疹ウイルスによるものでは，アシクロビルの点滴などが用いられる。

3 真菌性髄膜炎

　真菌による髄膜炎であり，亜急性または慢性の経過をとる。成人の約90％では，ハトなどの鳥類の糞に含まれることが多いクリプトコッカス−ネオフォルマンスが原因となる。そのほか，カンジダ属やアスペルギルス属の真菌によるものもある。

　抗がん薬や免疫抑制薬を投与されている患者や，HIV感染者などの，免疫能が低下している患者に日和見感染として好発する。基礎疾患のない患者でもおきることがあり，近年増加傾向である。亜急性から急性の経過をとる。

●**症状**　微熱，頭痛，全身倦怠感が続いたあとに，頭痛・嘔吐などで発症し，2〜4週の亜急性経過で，髄膜刺激症状・痙攣・意識障害を呈する。脳底部に病変が及ぶことで，視力障害・難聴などの脳神経症状や水頭症をみとめることもある。

●**検査**　脳脊髄液は無色透明で，圧やタンパク質の上昇，単核球優位の細胞数の増加，糖の低下をみとめる。β−D−グルカン❶の値が上昇することもある。クリプトコッカス抗原の検出，墨汁染色により菌体の検出を行う。脳脊髄液の塗抹・培養による検出率は必ずしも高くない。

NOTE
❶グルコースとグルコサミンの重合体。

● **治療**　真菌性髄膜炎は，治療が遅れると重篤な状態になりうるため，疑った時点で菌の同定を待たずにアムホテリシンB，フルシトシン，フルコナゾール，ボリコナゾールなどの抗真菌薬の投与を開始することが多い。免疫の低下した状態の患者でおこりやすいため，予後が不良なことが多い。

4 結核性髄膜炎

　結核菌による髄膜炎で，亜急性の経過をとる。ほかの部位の結核病巣からの播種によって広がり，とくに粟粒結核からの血行性播種が原因となる場合が多い。6歳以下の小児に好発するが，近年は高齢者や免疫不全状態の患者，HIV感染症患者などで多くみられるようになっている。年間4万人の新規結核患者のうち，0.3%にみられる。

● **症状**　小児では不活発になり，不機嫌，食欲不振などで亜急性に発症し，約2週間の経過で頭痛，発熱，意識障害が進行する。成人では微熱，倦怠感，傾眠をみとめる。脳底部に強い炎症をおこし，髄膜の混濁と肥厚がみられる。脳底髄膜炎をおこしやすく，これにより，頭蓋底に存在する脳神経の障害による症状をきたしやすい。たとえば，視神経が炎症にまきこまれることによる視力障害や，外眼筋麻痺による複視，顔面神経麻痺，聴力障害，嚥下障害などがあげられる。

　後遺症として失明や難聴が残ることもある。炎症により髄膜が癒着するため，脳槽などが閉塞し，水頭症を呈することもある。また，脳底の動脈がおかされ脳梗塞をおこすことや，炎症が脊髄周囲に波及することで対麻痺や膀胱直腸障害をおこすこともある。

● **検査**　脳脊髄液所見では圧上昇，タンパク質の増加，単核球を主体とする白血球の増加と糖の減少をみとめる。また，アデノシンデアミナーゼ（ADA）の高値をみとめる。脳脊髄液を一晩静置しておくと，液表面に線維素（フィブリン）の析出がおきる。日光微塵❶やキサントクロミーをみとめることもある。

　診断は，脳脊髄液を用いた結核菌の塗抹・培養・塗抹染色により行われる。培養には時間がかかるため，結核菌のDNAを増幅して検出するPCR法も用いられる。また，ツベルクリン反応や，インターフェロンγ遊離試験❷（クオンティフェロン）も診断に用いられる。胸部X線などで肺などの結核病変，とくに粟粒結核の有無を確かめることも重要である。頭部CT・MRI検査では，脳底髄膜炎を反映して，クモ膜下槽の増強効果がみられることがある。

● **治療**　致命率は14〜30%にも達するため，結核性髄膜炎が疑われた場合には確定診断を待たずに，早期から抗結核薬により治療する。とくに小児では予後は不良で，治療が遅れると重篤な状態になり死亡する場合も多い。結核に対する強力な化学療法が行われ，イソニアジド，リファンピシン，ピラジナミド，ストレプトマイシン硫酸塩またはエタンブトール塩酸塩などの抗結核薬を組み合わせた治療が行われる。

　脳浮腫が強い場合はグリセロールの投与が行われ，さらに脳浮腫や脳底髄

膜炎の炎症を抑えるため,副腎皮質ステロイド薬が用いられることがある。治癒した場合でも,知能障害,麻痺,眼球運動障害,失明,難聴などの後遺症を残しやすい。

5 がん性髄膜炎

　感染による髄膜炎ではないが,脳と脊髄の表面の髄膜腔に腫瘍細胞が播種・増殖し,びまん性に浸潤する状態を**がん性髄膜炎**という。とくに脳底部やシルビウス裂,馬尾におこることが多く,軟膜やクモ膜におこることもある。がんの髄膜転移・浸潤により,激しい持続性の頭痛,脳症,脳神経障害,神経根❶の症状を呈する。胃がん・肺がん・乳がんからの転移によるものが多く,全身検索を行う必要がある。脳脊髄液の細胞診で腫瘍細胞をみとめ,脳脊髄液のタンパク質は上昇する。頭部CT・MRIで脳表が造影されることが多く,髄液吸収障害のため水頭症をきたすこともある。抗がん薬の髄腔内投与や放射線療法,緩和ケアが行われるが,予後は多くの場合2〜3か月程度と不良である。

3 脳膿瘍

　脳実質内に膿の貯留をきたしたものを**脳膿瘍**という。中耳炎,副鼻腔炎や齲歯,開放性頭部外傷などの,化膿性病変から直接波及する症例が全体の2/3を占める。感染性心内膜炎,先天性心疾患,肺膿瘍,肝膿瘍などの遠隔臓器からの血行感染もある。起炎菌としてはレンサ球菌,黄色ブドウ球菌あるいは大腸菌が多いが,嫌気性菌や真菌が起炎菌となる場合もある。特殊なものとして,HIV感染などで免疫能の低下した患者に,トキソプラズマやリステリアによる脳膿瘍がみられることがある。

　前頭葉・側頭葉・小脳などに好発し,膿瘍の数や範囲はさまざまである。男性にやや多い(◉図5-55)。

●**症状**　発熱,頭痛,嘔吐,めまいで発症し,亜急性に乳頭浮腫,動眼神経・外転神経麻痺などの眼球運動障害,意識障害などの頭蓋内圧亢進症状をみとめる。片麻痺や痙攣,小脳失調など,膿瘍の部位に対応して局所病変がみられることもある。3週間前後で膿瘍の周囲に被膜が形成され,さらにその周囲に浮腫が形成される。

●**検査**　血液検査では白血球増加,赤沈の亢進,CRPの上昇をみとめる。髄液検査では,タンパク質の上昇や細胞数の増加がみられる。ただし,頭蓋内圧が亢進している場合には脳ヘルニアのおそれもあるため,髄液検査を行わないほうがよい場合が多い。

　頭部CTでは,中心部は低吸収域を呈し,造影をすると膿瘍周囲をふちどる被膜による**リング状増強効果**がみとめられる(◉図5-55-a, b)。リング状増強効果の所見は脳腫瘍の造影効果と類似するので,とりわけ転移性脳腫瘍などとの鑑別が重要となる。頭部MRIでは,T1強調画像では膿瘍が低信号を呈する。T2強調画像では,膿瘍は高信号,被膜は低信号を呈する。MRI

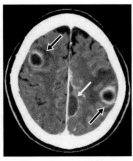 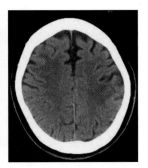

a．CT 画像	b．造影 CT 画像	c．治療後
左右の大脳半球に 1 つずつ円形の脳膿瘍の病変をみとめる（→）。病変の周囲は低吸収域の浮腫に囲まれている。大脳鎌の左に接して硬膜下膿瘍もみとめる。	造影剤を用いて，（a）と同部位を撮影した CT 画像である。（⇢）は硬膜下膿瘍をさす。	治療後の CT 画像である。病変部の軽快がみられる。

◎図 5-55　脳膿瘍

では，ガドリニウムを用いると被膜が造影される。

　原因菌の検索のため，まず血液，尿，咽頭ぬぐい液，痰から培養を行う。HIV 感染などの免疫不全患者ではトキソプラズマ脳炎やリステリア症を疑い，髄液 PCR 検査，培養検査も行われることがある。被膜が形成されたら，穿刺排膿して起炎菌を培養・同定する。感染源の検索のため，胸部 X 線，頭蓋骨の単純 X 線，CT 検査などを行う。

● **治療**　早期から適切な抗菌薬の投与を行うとともに，頭蓋内圧や脳浮腫のコントロールの目的でグリセロール，D-マンニトール，副腎皮質ステロイド薬などの投与が行われる。痙攣がある場合には，抗痙攣薬を投与する。小さい膿瘍の場合は，抗菌薬のみでコントロールできる場合が多いが，抗菌薬投与後も膿瘍が大きい場合や増大する場合などには，膿瘍のドレナージが行われる。被膜の形成を 3 週間ほど待ったあとに，外科的に被膜ごと膿瘍を全摘することもある。頭部 CT・MRI 導入後は予後が改善されているが，死亡率は現在でも 20％程度である。

4　その他の神経感染症

1　HTLV-1 関連脊髄症（HAM）

　HTLV-1 関連脊髄症 HTLV-1 associated myelopathy（HAM）は，成人 T 細胞白血病（ATL）の原因ウイルスである**ヒトリンパ球向性ウイルス 1 型（HTLV-1）**感染者に発症する慢性の脊髄障害である。HTLV-1 の感染は，母乳を介する母子感染（垂直感染），性行為による水平感染，輸血などによることが多く，脊髄への HTLV-1 ウイルスの感染に伴うなんらかの免疫応答によって生じると考えられている。

　中年以降に発症することが多く，男女比は 1：2 と女性に多い。わが国の

HTLV-1 感染者数は約 80 万人とされており，九州・沖縄地方などに多い。HAM の患者はわが国には約 3 千人いるとされている。

　ATL は併発しないことが多いが，血液に病的白血球をみとめる場合には ATL の合併も考えなくてはならない。

● **症状**　中年以降に緩徐進行性の歩行・感覚・排尿障害などで発症することが多いが，急性に進行する例や，逆に進行が停滞する例などいくつかのタイプがある。歩行障害では，両下肢が突っぱって動かしづらくなる**痙性歩行**を呈する。感覚障害は比較的軽いが，腹部以下の軽度の異常感覚・感覚低下を呈することがある。神経学的診察では，両下肢の腱反射の亢進，錐体路徴候としての痙縮などをみとめる。進行が緩徐な場合は，発症十年後でも自立歩行が可能な例が多い。

● **検査**　脳脊髄液と血清中で抗 HTLV-1 抗体が陽性となる。MRI では脊髄，とくに胸髄の萎縮や，脳幹・大脳・小脳に多発病変をみとめる。髄液検査では軽度から中等度のリンパ球数の増加がみられ，タンパク質も軽度増加ないし正常を示す。後述の HIV の感染でも同様の脊髄障害をおこすことがあるので，鑑別が重要である。

● **治療**　一度 HTLV-1 に感染すると自然にウイルスが消失することはないとされており，感染は一生のあいだ持続する。HAM の治療には副腎皮質ステロイド薬やインターフェロンアルファが用いられ，歩行障害，膀胱直腸障害の軽度の改善をみとめるが，効果が乏しい例もある。また下肢の痙縮に対する抗痙縮作用のあるバクロフェンやチザニジン塩酸塩，ベンゾジアゼピン系薬剤の投与や，排尿障害への対症療法などが行われる。

2　HIV 感染症に伴う神経障害

　ヒト免疫不全ウイルス *Human immunodeficiency virus*（HIV）は，**後天性免疫不全症候群** acquired immunodeficiency syndrome（**AIDS；エイズ**）を引きおこすウイルスである。HIV 感染症の 30〜70% が，脳症，脊髄症，末梢神経障害，筋障害，中枢神経系の日和見感染などの神経・筋症状をきたす。

◆ HIV 脳症

　HIV 脳症は，エイズを発症した時期，およびその少し手前のエイズ関連症候を呈している患者にみられる，亜急性あるいは慢性の進行性認知症である。わが国では HIV 感染者が約 1 万 1 千人いるとされるが，HIV 脳症は感染者の 20〜70% 程度にみられる。発症には HIV の直接感染だけでなく，サイトカインなどによる免疫応答の関与もあると考えられている。

● **症状**　記銘力障害，注意力低下，言語の変化，無気力，嗜眠などで発症し，進行するとともに妄想などの精神症状や，記銘力障害の進行，認知機能低下をみとめるようになる。思考や言語が緩慢となり，動作緩慢，歩行障害，振戦なども出現する。1〜数か月で高度の認知症や無言無動症へと進行し，意思の疎通ができなくなっていく。

● **検査**　髄液検査では，細胞数，タンパク質の軽度上昇，髄液の HIV 抗体

上昇がみられる。頭部MRIでは対称性に大脳の萎縮と脳室の拡大がみられ，T2強調画像で高信号域となるびまん性の白質変化を広範囲にみとめる。免疫不全による日和見感染，中枢神経系悪性リンパ腫などがある。

● **治療** プロテアーゼ阻害薬やジドブジンなどの逆転写酵素阻害薬を組み合わせた**多剤併用療法** highly active antiretroviral therapy（**HAART**）を行うことにより，神経症状はある程度軽快する。そのため，近年では高度に進行したものは減少している。

◆ HIV感染に伴う末梢神経障害

HIV感染患者において，急性・慢性の脱髄性あるいは軸索障害性末梢神経障害がみられることがある。感染初期に発熱，倦怠感，筋肉痛などのインフルエンザ様の症状がみられ，その後，亜急性にギラン-バレー症候群に類似した末梢神経障害を呈し，しばしば慢性化や，再発を繰り返す。感覚優位の多発ニューロパチーをきたすこともある。またHAARTを行っている患者で，薬剤の副作用として末梢性ニューロパチーを呈することもある。

このほか，HIV感染患者では脊髄の海綿状の空胞化を呈し，対麻痺や下肢の感覚障害，尿失禁などの症状をおこす**HIV関連脊髄症**がおこることや，多発筋炎に類似した症状，無菌性髄膜炎をみとめることもある。中枢神経系の日和見感染には，無菌性髄膜炎や，JCウイルス感染による**進行性多巣性白質脳症**などがある。

③ 神経梅毒

神経梅毒は，**梅毒トレポネーマ**の感染により脳や脊髄がおかされることによっておきる。ペニシリンによる治療により激減したが，1980年代半ばよりHIV感染症とともに増加している。2021年以降はとくに増加傾向にあり，2022年には1万人以上の報告例がある。男性では20～50歳代，女性では20歳代に多い。

神経梅毒には，無症候性，髄膜血管型，実質型の3つのタイプがある。梅毒トレポネーマの感染後，長期にわたり治療をしなかった，あるいは不完全な治療を受けた症例にみられる。

● **症状** 梅毒トレポネーマは，感染後2年以内にまず髄膜に侵入する。はじめの数年は**無症候性神経梅毒**となり，無症状で経過することが多い。ついで3～10年の潜伏期のあとに**髄膜血管型神経梅毒**へと進展し，髄膜炎の発症からはじまり，頭痛，項部硬直，痙攣，意識障害などを呈する。さらに感染10年以降に**実質型神経梅毒**となり，脊髄癆や進行麻痺を発症する。

　1 無症候性神経梅毒 潜在性の梅毒患者の15～20％にみられる。神経学的に無症状であるが，髄液に異常をみとめ，梅毒血清反応が陽性のものをいう。無治療では，髄膜血管型神経梅毒，実質型神経梅毒に移行していく。

　2 髄膜血管型神経梅毒 感染後3～10年で発症する。髄膜や脳表の小血管が障害され，発症当初は頭痛，めまい，集中力低下，倦怠感，項部硬直などをみとめる。亜急性の髄膜炎で発症し，脳底髄膜炎のかたちをとり，脳神

経麻痺や意識障害をきたすこともある。血管型では、脳を栄養する血管の閉塞により片麻痺、失語、感覚障害といった脳の巣症状をきたす。また、梅毒性炎症により限局性の肉芽腫組織（ゴム腫）が形成され、脳実質が圧迫されるタイプもある。脊髄型では、脊髄の血管が閉塞した場合に、運動麻痺や解離性感覚障害、膀胱直腸障害などが生じる前脊髄動脈症候群をきたす場合もある。梅毒性の横断性脊髄炎では、両側の皮質脊髄路がおかされ痙性対麻痺を呈したり、膀胱直腸障害がみられる。

　③ **実質型神経梅毒**　梅毒トレポネーマ感染後5〜20年以上が経過すると、脊髄後根と後索が慢性進行性に変性する**脊髄癆**という状態を呈する。腰髄の後索・後根の病変により、背部から下肢に数分から数時間続く、刺すような電撃痛をおこす。後索がおかされると深部感覚が障害され、ロンベルグ徴候（●64ページ）があらわれる。また、アキレス腱をおさえたときに圧痛を感じないアバディ徴候がみられる。そのほか、関節位置覚の障害のため、**シャルコー** Charcot **関節**とよばれる関節の破壊がおきることもある。膀胱直腸障害、インポテンスなど自律神経症状を呈することもある。腱反射は低下または消失する。瞳孔の障害として**アーガイル=ロバートソン** Argyll Robertson **瞳孔**を呈し、縮瞳や対光反射消失をみとめる一方で、輻輳反射は正常に保たれる。

　進行麻痺は神経梅毒の進行期や、発症10〜20年後にみられる。前頭葉と側頭葉がおかされ、人格変化、頭痛、不眠、疲労、嗜眠、うつ傾向が出現し、徐々に進行して、性格変化、多幸症、精神症状、記銘力障害、知能・判断力低下、反社会性行動などをきたすものである。末期には認知症やてんかんをきたすようになり、失禁、寝たきりの状態になる。

● **検査**　梅毒の診断には、血清・脳脊髄液を用いる梅毒血清学的検査（STS）、および梅毒トレポネーマ血球凝集検定法（TPHA）、蛍光トレポネーマ抗体吸収検査（FTA-ABS）などが行われる。梅毒反応が陽性の場合、髄液における細胞数の増加と、タンパク質の上昇をみとめる。梅毒患者の多くはHIV に感染しているので、HIV の検査もあわせて行う。

● **治療**　神経梅毒は、梅毒の早期の診断・治療によって予防することが可能である。梅毒を放置したり、不十分な治療を行った例では実質型神経梅毒に移行し、治療しても大きく症状の改善は期待できない。このため、無症候性であっても治療が必要である。治療には、ペニシリンカリウムの大量点滴静注が行われ、神経症状や STS などの、血清・脳脊髄液の梅毒反応を指標にしながら治療の経過をみる。ペニシリンアレルギーの患者には、テトラサイクリン塩酸塩やエリスロマイシンなどが用いられる。治療開始後に皮膚に発赤がみられたり、一過性に発熱・悪寒などを呈する**ヤーリッシュ-ヘルクスハイマー** Jarish-Herxheimer **反応**をおこすことがある。早期に治療を開始できた症例を除き、ほとんどの場合予後は不良である。HIV に合併した症例では治療が困難である。

4　クロイツフェルト-ヤコブ病（プリオン病）

　タンパク質分解酵素で消化されにくい性質をもつ、異常型の**プリオンタン**

パク質(PrP)が脳内に蓄積する疾患を**プリオン病**とよぶ。プリオンタンパク質は遺伝情報である核酸をもたないが，タンパク質のみで次々に正常プリオンタンパク質を異常プリオンタンパク質に変換し，増加する。

　クロイツフェルト-ヤコブ Creutzfeldt-Jacob **病**(**CJD**)はプリオン病の一種であり，プリオンタンパク質により脳が海綿状(スポンジ状)に変化する疾患である。この海綿状脳症がおこると，亜急性に進行する認知症と多彩な神経症状を呈する。頻度は100万人に1～2人程度で，50～60歳の初老期に発症することが多い。**変異型** variant **CJD**(vCJD)は比較的若年の発症が多い。

　約80%の症例では孤発性であるが，15～20%は遺伝性，2～5%は感染性である。感染性のCJDは，硬膜や角膜の移植後や，成長ホルモンなどの下垂体製剤の注射後に発症した症例が知られている。移植後30年経過して発症する例もある。動物ではヒツジのスクレイピー，ウシの**牛海綿状脳症** bovine spongiform encephalopathy(**狂牛病；BSE**)などが知られている。1990年半ばには，汚染された牛肉や，牛の脳・脊髄などの臓器を摂取した人に，新型の海綿状脳症である変異型CJDが発症したことが報告された。これは異常プリオンタンパク質が，プリオンで汚染された食品の経口摂取によってウシからヒトへ伝播したためと考えられている。変異型CJDは発症年齢が10～30歳代と若いという特徴がある。

　感染を防ぐため，患者の臓器(とくに脳・脊髄)，髄液，血液の取り扱いに注意する。ディスポーザブルの医療機器は焼却処分し，廃棄不能のものはオートクレーブによる滅菌処理などの手順をふむことが必要である。

●**症状**　倦怠感，ふらつき，抑うつ，焦燥，不安，不眠，めまい，物がゆがんで見える(歪視)などの視覚障害，性格変化，行動異常などで発症する。経過中，歩行障害・運動失調を呈し，ミオクローヌスなどの不随意運動が出現する。数週間から数か月以内に記憶障害，認知機能低下，自発性低下などが急速に進行し，自発話不能となり，意思の疎通ができなくなる。錐体路または錐体外路徴候，小脳症状，歩行障害なども出現し，寝たきり・無言無動の状態になる。

●**検査**　頭部CT・MRIで大脳の進行性萎縮をみとめる。とくに頭部MRIの拡散強調画像では，大脳皮質や基底核，症例によっては視床の高信号域をみとめる(◯図5-56-a)。脳波では**周期性同期放電** periodic synchronous discharge(**PSD**)という特徴的な所見をみとめることがある(◯図5-56-b)。遺伝性のものでは，プリオンタンパク質遺伝子変異を調べることがある。また，髄液中にはCJDに特徴的なタンパク質がみられる。

●**治療**　現在のところ有効な治療法はない。多くは6か月～2年程度で全身衰弱，呼吸麻痺，肺炎などで死亡する。一方で，遺伝性CJDや一部の孤発性CJDは経過が数年におよぶものもある。

5　破傷風

　破傷風は，**破傷風菌** Clostridium tetani が創部から体内に侵入・増殖し，菌が産生する**テタノスパスミン**という外毒素によって，強い強直性の筋痙攣発

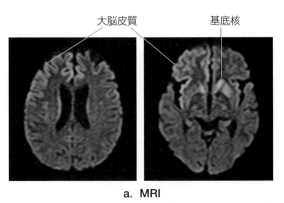

大脳皮質　　　　　　　基底核

a. MRI

頭部 MRI の拡散強調画像。大脳皮質や基底核に高信号域をみとめる。

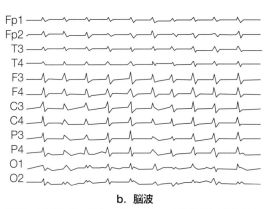

Fp1
Fp2
T3
T4
F3
F4
C3
C4
P3
P4
O1
O2

b. 脳波

脳波では周期性同期放電(PSD)という特徴的な所見をみとめる。

◉**図 5-56　CJD の頭部画像(MRI)と脳波**

作をおこす疾患である。菌が生産する外毒素が神経を逆行性に，あるいは血行性に伝わって中枢神経に広がり，脊髄や脳幹の抑制性神経伝達物質を阻害することにより，運動神経が過剰に興奮して随意筋の筋痙攣，全身の筋肉の麻痺をきたす。

　30 歳以上に多く，年間約 40 人程度の患者が報告されている。致命率は約30％程度である。外傷のほか，包茎などの手術後や齲歯，出産時の臍帯不潔処理による新生児感染などでみられる。

● **症状**　通常 3〜21 日の潜伏期を経て，創部付近の知覚異常や疼痛から始まる。ついで，咬筋が痙攣して口が開けづらくなる**開口障害（牙関緊急）**や，顔面筋の痙攣により口が開かず，ひきつり笑いをするような表情となる**痙笑**，咽喉頭筋の痙攣による構音障害，嚥下困難などがみられる。その後，頸筋や体幹など全身に急速に筋緊張が広がり，ささいな刺激が引きがねとなって，強い痛みを伴った筋肉の痙攣発作と多量の発汗がおきる。背筋の痙攣により，**後弓反張**といわれる，そりかえるような姿勢をきたす。重篤な患者では，胸筋の硬直やのどの痙攣などにより，気道が狭窄し，窒息死することがある。呼吸や心拍数は大きく変動するが，意識障害や発熱はない。

● **診断・検査**　外傷歴，臨床症状，経過より診断する。創傷がごく小さい場合もあり，注意が必要である。意識が清明で，筋痙攣があり，髄液検査が正常な場合，破傷風の可能性を考慮しなくてはならない。創傷部位があれば切開排膿し，培養検査を行う。

● **治療・予防**　適切な処置・治療を行わないと致命的となるため，早期の処置が重要である。創傷部位はよく洗浄し，切開排膿する。場合により創傷部位の切除が行われる。毒素の中和のため抗破傷風ヒト免疫グロブリンを筋注し，抗菌薬としてプロカイン塩酸塩，ペニシリンカリウム，テトラサイクリン系抗菌薬，メトロニダゾールなどを投与する。破傷風にかかっても永久免疫は得られないため，ワクチンである破傷風トキソイド❶の投与が必要である。痙攣は光・音などの刺激により誘発されやすいので，部屋を暗くし，

NOTE
❶病原体が産生する毒素を，抗原性を保持したまま無毒化したものをトキソイドという。

刺激を避ける。開口障害・呼吸障害がある場合には，循環管理や気管挿管による呼吸管理も必要となる。全身痙攣に対しては，ジアゼパム，フェノバルビタールなどの抗痙攣薬を用いる。自律神経系の障害により血圧も不安定になり，集中治療室での全身管理が必要になる。

　発症の可能性のある者に対する予防として，土にまみれた創傷部位の洗浄を行う。予防接種を受けていない者に対しては抗破傷風ヒト免疫グロブリンの筋注と，破傷風トキソイドを接種する。潜伏期が短いほど予後がわるく，開口障害から全身痙攣までの時間が48時間以内だと致死率が高いとされる。死因は気道の狭窄による窒息，肺炎，自律神経障害による循環不全などが多い。

K 中毒

　生体に対して毒性をもつ化学薬品・異物などの物質が，消化器，呼吸器，皮膚などのさまざまな経路を通じて，許容量をこえて体内に吸収されることにより，生体の正常な機能が阻害された状態を**中毒**という。中毒がおこると生化学・生理学的な作用がおこり，生体機能の維持に不可欠な酵素系が障害され，神経系にも機能障害をきたす。神経系の障害を主症状とする中毒性疾患は多い。

1 アルコール中毒

　アルコール自体の毒性による中毒と，飲酒に伴う栄養障害，アルコールの中断による**禁断症状**がある。また，経過から**急性アルコール中毒**と**慢性アルコール中毒**に分けられる。

● **急性アルコール中毒**　短期間に肝臓の処理能力をこえたアルコールが体内に入り，血液を介して中枢神経に作用すると酩酊状態となり，急性アルコール中毒がおこる。血中のエタノールの濃度と中毒症状は相関し，低濃度では，思考力・抑制力が低下するほか，ろれつがまわらなくなったり，千鳥足などの失調性歩行を呈する。さらに血中濃度が上昇すると，意識障害が出現し，昏睡，呼吸抑制，心停止などにいたる。

● **治療**　病歴からアルコール摂取量を推定すると同時に，不整脈，血圧低下などのバイタルサインを確認する。軽症から中等度では補液のみで十分である。刺激により覚醒しない状態になった場合は，電解質・体液バランスを維持できるように輸液を行うともに，必要に応じ呼吸管理を行い，気管挿管などにより気道を確保する。吐瀉物による窒息例もあるので，顔を横向きにして寝かせる。経鼻胃管の挿入が必要となることや，血液透析が行われることもある。

　慢性アルコール中毒については，『系統看護学講座　精神看護の基礎』を参照のこと。

2　一酸化炭素中毒

　一酸化炭素中毒は，ガスや炭の不完全燃焼，排気ガス，火災によりおこる。中毒による死亡者の約60%を占め，自殺企図によるものが多い。一酸化炭素（CO）は赤血球中のヘモグロビン（Hb）やシトクロム❶と結合しやすく，**一酸化炭素ヘモグロビン（カルボキシヘモグロビン，HbCO）**を形成する。これによりHbの酸素の運搬能力が低下するだけでなく，残りのCOと結合していないHbの酸素との親和性も高くなるために，組織で酸素を放出しにくくなり，組織でのガス交換が阻害される。全身のなかでもとくに酸素需要の多い脳が障害されやすい。

● **症状**　HbCOが存在するため，酸素欠乏にもかかわらずチアノーゼがみられず，皮膚が鮮紅色（せんこう）になるという特徴がある。急性中毒では，血中のHbCOの濃度が5%をこえると，視力障害や判断力の低下が生じ，10〜20%で軽い頭痛，20〜40%でめまい・激しい頭痛・視力低下，40〜60%で頻呼吸・失神・痙攣・血圧低下，60%以上で意識消失がおこり，これが長く持続すると呼吸停止となる。

　頭痛・倦怠感から急速に意識障害をきたし，死にいたる場合もある。急性中毒からいったん回復して意識清明となったあと，1〜3週間してから急速に進行する神経症状を呈する間欠型もあり，この場合は健忘群やパーキンソン症状で始まり，歩行障害，傾眠状態，意識障害などがおこる。

　低酸素状態におかれた経過時間が予後に大きく影響し，COへの曝露時間が長いと予後はわるい。後遺症として，大脳基底核の障害によるパーキンソニズム，記憶障害，行動異常，知能の低下やしびれ（異常感覚），中心性視力障害や心筋障害，ときには高度の昏睡がおこることもある。

● **検査**　頭部CT・MRIでは，大脳白質や大脳基底核に異常をみとめる。そのほか，不整脈，心電図変化，ASTおよびALTの上昇，CKおよびミオグロビンの上昇，急性腎不全などがみとめられる。

● **治療**　早急に救出し，一酸化炭素のすみやかな排泄と，酸素の供給を行う。軽症例では，安静にして新鮮な空気下での自発呼吸で十分である。意識障害を伴う中等症以上の例では，高濃度の酸素吸入を行い，必要に応じ気管挿管のうえ補助呼吸を行う。中等から重症例では，救急対応で高圧酸素療法を行うこともある。

❏ NOTE
❶シトクロムはヘムタンパク質の一種であり，ヘム鉄を含有する。

3　薬物中毒

　薬物中毒（薬物依存）は，薬物に対する依存が形成されるために，薬物の摂取をやめられなくなる状態をいう。依存には**精神的依存**と**身体的依存**の2種類がある。精神的依存は，快感を得るため，あるいは不快感を避けるために薬物の摂取を続けざるをえなくなる状態である。身体的依存は，生体が薬物に適応して生理的な平衡が保たれるようになるため，薬物摂取の中止により

離脱症状などが生じ，薬物をやめることができなくなる状態をさす。

1 睡眠薬中毒

　睡眠薬中毒には急性中毒と慢性中毒がある。急性中毒は自殺目的などで大量に内服した際にみられるもので，過量投与により，初期には言葉のもつれ，運動失調，眼振，めまいがみられ，進行すると意識障害や呼吸抑制がおきる。瞳孔は縮小していることが多い。

　慢性中毒は長期間の服用により依存が生じている状態で，服用量が常用量の5〜20倍に達する。繰り返しの使用により，依存性や，薬に対してからだが慣れてしまい効果が減弱する**耐性**がみられる。急激に中止した場合には，不安，いらいら，複視，手の振戦，意識障害などの禁断症状をおこす。

● 診断　診断には，中毒症状のほか，生体からの薬物の検出が必要である。また自殺目的の大量服用が多いので，家族を含めて病歴の聴取を行うことや，患者の周囲の状況の観察が重要である。

● 治療　急性中毒の治療では，まず呼吸抑制などに対する救命処置を行い，そのあとに胃洗浄と輸液による強制利尿により薬物の排泄をはかる。重症例では透析が行われることもある。慢性中毒の場合は，10日程度をかけて徐々に薬物を減量する。

2 麻薬中毒

　強力な鎮痛薬として用いられるモルヒネのほか，ジアセチルモルヒネ(ヘロイン)や，メチルモルヒネ(コデイン)，ジヒドロキシコデイノン(オキシコドン)といった麻薬の使用は，多幸感，眠け，吐きけ・嘔吐，起立性低血圧，便秘などをきたす。これらの過量投与による中毒症状として，縮瞳，昏睡，呼吸抑制をみとめる。

● 治療　急性中毒に対してはナロキソン塩酸塩などの投与が行われる。慢性中毒では食欲低下，幻覚，もうろう状態などがみられ，禁断症状として，あくび，ふるえ，不快感，不安興奮，異常行動，意識障害，虚脱などがある。慢性中毒の治療は，入院により身体依存を断つとともに，合成麻薬であるメサドン塩酸塩などの使用により，離脱症状を避けながら漸減していく。

L 内科疾患に伴う神経症状

　内科疾患に伴って神経症状がしばしばみられる。ここでは，神経ベーチェット病，サルコイドーシス，甲状腺機能低下症について述べる。

1 神経ベーチェット病

　ベーチェット Behçet 病は全身の血管炎を主病変とする原因不明の疾患で，口腔粘膜のアフタ性潰瘍，外陰部潰瘍，皮膚症状，眼症状の4つを主症状と

する。原因は不明だが，発症には口腔内のレンサ球菌などの感染をきっかけ
に引きおこされる免疫学的機序が関係すると推定されている。また，なんら
かの遺伝性素因と外因が合わさることも発症の原因と考えられている。この
ベーチェット病に伴って脳実質の炎症病変がおこり，神経症状が前面に出る
病型を**神経ベーチェット病**という。

　神経症状はベーチェット病患者の 10〜30％に見られ，ベーチェット病発
病後 5〜6 年で発症することが多い。有病率は人口 10 万人あたり 6〜8 人と
される。10 歳以降，50 歳未満に好発し，男性では重症化する例が多い。

　血管ベーチェットによりおこった静脈洞血栓に伴って，中枢神経症状をき
たす場合もある。また，眼病変のない患者，または眼病変があっても活動性
のない時期に発症することが多いといわれる。

● **症状**　急性または亜急性に発症するタイプと，慢性にゆっくりと進行し
て再発・寛解を繰り返すタイプに大別される。前者は脳幹脳炎によっておこ
り，発熱と頭痛を伴う髄膜炎様症状をきたすものが多く，しばしば片麻痺や
脳神経麻痺など脳の局所症状を伴う。これに対し，慢性の経過をとる 10〜
30％の症例は，大脳，脳幹，大脳基底核，小脳などに急性または亜急性の炎
症性病変の再発を繰り返し，病変が多発・散在性に生じる。症状としては，
頭痛，不眠，神経質，無力感などから始まり，片麻痺，構音障害，嚥下障害，
小脳症状，錐体路症状，失語などの精神・神経症状をきたす。進行とともに
認知症を呈することもある。

　皮膚の被刺激性が亢進するため，無菌の注射針を皮膚に刺すと，円形に盛
りあがり中に膿をもった皮疹が生じる，針反応陽性をみとめる。

● **検査**　血液検査では，赤沈亢進，CRP 上昇，白血球の増加をみとめる。
髄液所見では圧上昇，細胞数増加，タンパク質上昇をみとめ，インターロイ
キン 6(IL-6)値が上昇するという特徴がある。頭部 MRI では脳幹，大脳白
質，大脳基底核，脊髄に多発する病変をみとめる。慢性型では病変の再発・
寛解をみとめるとともに，進行すると大脳・脳幹や小脳の萎縮をみとめる。

● **治療・予後**　一般に難治性で完全寛解することは少なく，知能低下，四
肢麻痺，小脳失調が生じ，予後がわるい。神経ベーチェット病には副腎皮質
ステロイド薬が第一選択薬となる。急性型では，ステロイドパルス療法や抗
TNF-α 製剤❶であるインフリキシマブの投与などが行われる。慢性に経過
するタイプでは副腎皮質ステロイド薬の効果が乏しく，予後が不良のことが
多い。メトトレキサートやシクロホスファミド水和物などの免疫抑制薬が用
いられることもある。

2　サルコイドーシス

　サルコイドーシスは非乾酪性の肉芽腫が多発性に形成され，リンパ節，肺，
眼，心臓などをおかし，多臓器障害を呈する肉芽腫性炎症疾患である。原因
は不明だが，なんらかの自己免疫機序が関与すると考えられている。眼，呼
吸器，皮膚の症状が出やすいが，5〜6％の症例で神経系がおかされ，**神経サ**

ルコイドーシスとよばれる。骨格筋がおかされる**筋サルコイドーシス**(サルコイドミオパチー)もある。

　10万人あたり1〜2名の頻度でみられ，20〜40歳代までの成人に好発する。有色人種に多く，男性より女性に多い。肉芽種は脳，脊髄，末梢神経などの神経系や，髄膜，筋肉に広く生じる。自然寛解する症例が多い一方で，1〜2割は難治化する。慢性化し，数十年の経過になることもまれではない。

● **症状**　病変の分布や病型により多様である。末梢神経障害としては脳神経障害が最もよくみられ，顔面神経麻痺，蝸牛神経障害による難聴がみられる。脳では下垂体や視床下部がおかされやすく，ホルモンの異常尿崩症や，体温調節異常がおきることもある。髄膜に肉芽腫性の腫瘍を形成したり，サルコイド結節がびまん性に分布したりする場合もある。筋肉に肉芽種や筋炎が生じることで，筋力低下・筋萎縮や，筋腫瘍をみとめることがある。手足の末梢神経がおかされてしびれが生じることもある。眼症状としてブドウ膜炎を合併することがあり，眼のかすみ，視力低下，眼圧上昇をきたす。

● **検査**　胸部X線検査で両側肺門部リンパ節の腫大をみとめる。血液検査ではアンギオテンシン変換酵素(ACE)，リゾチームの上昇，血清カルシウム値の上昇をみとめる。筋サルコイドーシスでは筋生検で類上皮細胞肉芽腫をみとめる。また，ツベルクリン反応が陰性化するという特徴がある。髄液検査では，タンパク質と細胞数の上昇がみられ，頭部MRIでは髄膜の造影効果をみとめる。ガリウムシンチグラムや骨シンチグラムで病変部での取り込みをみとめることがある。

● **治療**　自然寛解することもしばしばあり，症状のない例では経過を観察することもあるが，自覚症状があり臓器障害を伴う例では，副腎皮質ステロイド薬が用いられる。再発症例，難治症例ではシクロスポリン，アザチオプリン，メトトレキサートなどの免疫抑制薬も使用されることがある。

3　甲状腺機能低下症

　甲状腺機能低下症は，甲状腺ホルモン分泌が低下した，もしくは作用不足がおきた状態であり，慢性甲状腺炎(橋本病)に伴う場合が多い。

● **症状**　低体温，易疲労性，皮膚のむくみ，徐脈，体重増加，便秘，嗄声などの甲状腺機能の低下による症状をみとめる。徐々に進行して精神活動が低下し，認知症，思考力低下，無気力，運動失調，抑うつ，感音性難聴などといった多彩な神経症状を呈する。ときには感染などを契機に，呼吸・循環不全や昏睡を伴う**粘液水腫昏睡**という状態になることがある。手根管症候群などの末梢神経障害や低カリウム性四肢麻痺を伴うこともある。また，甲状腺眼症といって眼筋が肥大することや，外眼筋麻痺，眼球突出，閉眼困難を呈する場合がある。**甲状腺機能低下性ミオパチー**がおこると筋肉の症状もみられ，四肢の筋力低下や有痛性の筋痙攣をきたすことがある。筋肉をハンマーで叩打すると，その部分が盛り上がるマウンディング現象がみられる。

　橋本病では，**橋本脳症**という自己免疫性の脳症が合併することがあり，意

識混濁，精神症状，片麻痺，失語，小脳性運動失調などが亜急性に発症し反復する。

● **検査**　血液検査で甲状腺ホルモンの低下をみとめ，甲状腺刺激ホルモン（TSH）値の上昇をみとめる。血清のコレステロール値やCK値の上昇をみとめることもある。橋本病では抗サイログロブリン抗体などの自己抗体がみられる。

● **治療**　甲状腺ホルモンの補充を行う。これにより全身症状のほか，認知症も改善する。甲状腺機能低下症による認知症は，治療できる認知症なので，見逃さないことが大切である。橋本脳症では，副腎皮質ステロイド薬による治療が神経症状の改善に有効である。

📝 work　復習と課題

❶ 脳血管障害（脳血管疾患）を病型・原因によって分類し，各病型の概要を述べなさい。

❷ クモ膜下出血時の破裂脳動脈瘤に対する治療について，開頭術と血管内治療の特徴をそれぞれ述べなさい。

❸ 脳梗塞の超急性期に行われる内科的治療に用いられる薬剤と，その適応について述べなさい。

❹ 脳梗塞に対する外科的治療を4種類あげ，それぞれの術式と特徴について述べなさい。

❺ 良性脳腫瘍の例を3つあげ，それぞれの発生源と症状について述べなさい。

❻ 代表的な一次性頭痛を3つあげ，それぞれの原因と治療法について述べなさい。

❼ 水頭症の原因について述べなさい。

❽ ギラン-バレー症候群の症状について述べなさい。

❾ デュシェンヌ型筋ジストロフィーの特徴的な症状について述べなさい。

❿ 重症筋無力症の発症の機序と，特徴的な症状について述べなさい。

⓫ パーキンソン病の特徴的な症状であるパーキンソン症候群について述べなさい。また，レボドパの長期服用によって生じる問題について述べなさい。

⓬ 筋萎縮性側索硬化症（ALS）の一般的な症状と経過について述べなさい。

⓭ 認知症の中核症状と周辺症状について述べなさい。

⓮ 治療可能な認知症の代表例をあげなさい。

⓯ アルツハイマー病と血管性認知症の原因・症状・経過を比較しなさい。

⓰ てんかんにおける部分発作の症状と全般発作の症状について，それぞれ述べなさい。

⓱ 髄膜炎のおもな原因について述べなさい。

第 6 章

患者の看護

A　疾患をもつ患者の経過と看護

　ここでは，代表的な脳疾患である脳梗塞を発症した患者の事例を取り上げ，発症直後の急性期からリハビリテーション病院で機能回復を目ざす慢性期へといたる患者の経過を，「急性期」「慢性期（転棟〜退院まで）」「慢性期（退院後）」に整理し，各期の看護のポイントを述べる。第5章までで学んだ症状と疾患を，患者の一連の経過と結びつけ，患者の全体像をとらえることで，本章B節以降の具体的な看護実践の学習に役だててほしい。

1　急性期の患者の看護

　脳梗塞を発症した急性期にある患者は，梗塞部位や範囲によって，意識障害や呼吸障害，神経症状が出現する。脳梗塞は発症直後の治療が非常に重要であり，一刻も早く血管を開通させることで，脳梗塞の範囲をできるだけ少なくし，梗塞巣周囲の回復可能な領域（ペナンブラ）の機能の改善を目ざす。迅速な対応が患者の予後を左右するため，受診後の治療を一刻も早く行えるように，患者が到着する前から準備・対応をしなければならない。

　また，治療の過程においても，脳梗塞の拡大や出血，再梗塞，脳ヘルニアなどの合併症によって，患者は生命の危機にさらされることがある。意識レベルの変化や神経症状の悪化に，つねに注意しながら全身状態の管理を行い，異常の早期発見や，合併症を予防することが重要となる。廃用症候群の予防や日常生活動作（ADL）の向上と社会復帰をはかるために，早期からリハビリテーションを開始することも重要である。

急性期　**心原性脳塞栓症を発症したAさん**

Aさんの **慢性期** 263ページ

● 入院から治療まで

　Aさん，65歳男性。自営業を営んでおり，現在は妻と2人暮らし。子どもたちは独立して遠方で暮らしている。高血圧を以前より指摘されていたが，仕事が多忙であり外食も多く，通院加療が行われていなかった。14時，仕事中に，右手に力が入らなくなり，歩行時ふらつくようになった。さらに，妻からろつがまわっていないことも指摘され，救急車により病院に搬送された。

　病院到着時，ジャパン-コーマ-スケール（JCS）I-2，瞳孔所見に異常はなく，血圧 170/98 mmHg，SpO_2 96%（ルームエアー），12誘導心電図で心房細動がみとめられた。また，構音障害と右口角下垂があり，右上下肢には麻痺がみられ，NIHSS（● 122ページ）は9点であった[●]。16時，頭部CTと頭部MRIの結果から左中大脳動脈領域の心原性脳梗塞と診断され，脳卒中集中治療室（SCU）に緊急入院となった。

　MRAの結果から，治療にはrt-PA静注療法（● 144ページ）が選択され，Aさんと妻に救急部の医師より病状と治療方針の説明が行われた。治療の同意が得られたためrt-PA静注療法が開始されたが，数日は予断を許さない状況であることや，経過によってはなんらかの障害が残る可能性を説明され，A

▶MOVIE

[●]脳卒中の超急性期患者のアセスメントと看護

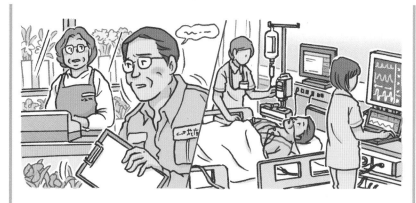

さんと妻はかなり動揺していた。

● **一般病棟への転棟**

　rt-PA 静注療法中は SCU で厳重管理され，症候性頭蓋内出血をおこすことなく終了した。その後，救急部の医師により初期治療が行われ，入院 3 日目に神経内科の医師に引き継がれ，一般病棟に転棟した。また，早期離床を目ざして他動的関節可動域訓練が開始された。

　A さんは，rt-PA 静注療法により血管を再開通させることができ，梗塞巣の拡大や症候性頭蓋内出血もおこさず，ほとんどの神経症状は消失した。しかし，右上下肢に軽度の麻痺（まひ）が残ったため，抗血液凝固療法とリハビリテーションを継続することになった。

看護のポイント

● **全身状態の管理**　患者の全身状態の把握，輸液や機器の管理などで全身状態を管理する。

（1）患者が安静度をまもれるように指導を行う。また，全身状態の把握に努め，バイタルサイン，意識状態，神経症状の有無，痙攣の有無などを観察し，水分出納（すいとう）の管理を行い，必要に応じて救命処置を行う。

（2）輸液の管理：血栓溶解薬，浸透圧利尿薬，抗凝固薬などの与薬を医師の指示通りに行い，予薬中は患者の状態や副作用などの観察を合わせて行う。

（3）機器の管理：尿道カテーテルや酸素チューブ，点滴ライン，モニター類など，急性期には全身管理のため，さまざまな機器が用いられるため，挿入部の感染防止や自己抜去による事故防止のための管理が必要となる。また，減圧開頭術が行われた場合はドレナージチューブの管理が必要となり，人工呼吸器が装着された場合は気管内チューブの管理が重要となる。

（4）手術によっては，術後に侵襲に対する生体反応❶がおこり，頻脈や血圧上昇，尿量減少，血糖値の上昇などがみられる。生体反応を最小限にするために術後の管理が重要になる。

● **異常の早期発見・早期対応**　梗塞巣の拡大や再発，出血：患者の容態に変化があったときはすぐに医師に報告し，迅速な対応を行わなければならない。脳浮腫や出血性脳梗塞によって脳ヘルニアをおこすことや，脳の血流が

▭ NOTE

❶ **侵襲に対する生体反応**

　手術によって生体の恒常性を乱すような侵襲が加わると，侵襲の刺激を軽減させようとして神経系・内分泌系・免疫系などを介した生体反応がおこり，体温・脈拍・呼吸・血圧・尿量などのバイタルサインが変化する。生体反応の大きさは，侵襲の程度や患者の全身状態，年齢に大きく左右される。

改善した結果，脳血流が急激に増加して過灌流症候群がおきることもある。痙攣や意識障害，神経症状の出現や，脳出血の徴候に注意しながら全身の観察を行う。

● **廃用症候群**　安静臥床により，深部静脈血栓症，関節拘縮，筋力低下，起立性低血圧，褥瘡，肺炎などの合併症がおこりやすくなるため，その予防や観察が重要となる。

● **早期リハビリテーション**　安静状態が持続すると廃用症候群がおこり，ADL の回復や社会復帰に支障をきたす。そのため，十分なリスク管理のもとに，治療直後よりリハビリテーションを開始する。自動・他動運動や良肢位の保持，体位変換からはじめ，早期の座位・立位・歩行訓練を行う。

　嚥下障害やうつ症状がある場合は誤嚥リスクが高いため，嚥下機能評価を行い，必要に応じて嚥下リハビリテーションを言語療法士とともに行う。

● **精神的支援**　患者・家族は突然の発症や病状に大きくとまどう。また，生命の危機にさらされたうえ，機能障害が残る可能性もあるため，はかり知れない不安をいだいている。意識障害や言語障害などにより，患者の意思疎通や意思決定が困難な場合は，意思決定ができるように看護師が継続的な**アドボカシー❶**に努める。患者・家族に十分な情報提供を行い，言語障害がある場合は患者が意思を表明できるようにコミュニケーションを工夫し，医師との関係調整をはかる。患者・家族に病状・検査・処置をわかりやすく説明し，不安やわからないことなどはいつでも質問できるように配慮し，そのことを伝える。

NOTE
❶**アドボカシー**
　権利擁護や代弁を意味する。看護師は患者のアドボケイター（権利擁護者，代弁者）として，患者の権利を擁護し，生活歴や家族からの情報などをもとに，患者の価値と信念に最も近い決定ができるように援助しなければならない。

本章で取り上げる急性期患者の看護

　脳・神経領域にはほかにも急性の経過をたどる疾患や，手術が適応となる疾患がある。本章では，急性期看護の理解を深めるため，以下の代表的な疾患の看護を解説している。
- クモ膜下出血患者の看護（▶348 ページ）
- 脳梗塞患者の看護（▶355 ページ）
- 脳腫瘍患者の看護（▶361 ページ）
- 下垂体腺腫の摘出術を受ける患者の看護（▶368 ページ）
- 頭部外傷患者の看護（▶372 ページ）

2　慢性期（転棟〜退院まで）の患者の看護

　急性期をのりこえて慢性期にある患者は，みずからの障害を自覚することにより，今後の生活や将来に不安をもつ。看護師は患者や家族の気持ちを理解し，患者の回復意欲を支え，ADL の向上や患者の生活に合わせたリハビリテーションを行えるよう支援する。また，再発予防のため，患者や家族が再発予防のために危険因子を管理できるよう，指導を行う。機能障害が残存した場合は，退院後の生活環境の調整も必要となる。

慢性期①　**急性期を脱し，リハビリテーションに取り組むAさん**

Aさんの **急性期** 260ページ

リハビリテーションの開始

　Aさんは，症状の悪化や合併症をおこすこともなく，理学療法士・作業療法士の指導のもとリハビリテーションに取り組み，杖を使用した歩行ができるようになっていた。しかし，右上下肢にはまだ違和感が残り，ときには「これでは仕事ができない。」と不安を口にし，ふさぎ込むこともあった。Aさんからは「仕事を再開するには，車の運転ができないとむずかしいよ」との言葉が聞かれた。そこで看護師は，Aさんの希望を医師や医療ソーシャルワーカー(MSW)に伝えてカンファレンスを行い，運転できるまでに回復する可能性を多職種で検討した。その結果，運転シミュレーターがあるリハビリテーション病院に転院して機能回復をはかり，自宅退院を目ざすことになった。転院が決まると，Aさんは「また運転できるようにがんばるよ」とリハビリテーションに意欲的に取り組むようになった。

　Aさんは栄養士からの食事指導や，薬剤師からの内服薬の説明を妻とともに受け，いままでの生活を見直し「自分のからだが大切だからね，食事療法もちゃんとするし，薬もきちんと飲むよ」と話していた。妻からも「これなら私にもできそうだから食事管理をがんばります」と前向きな言葉が聞かれた。

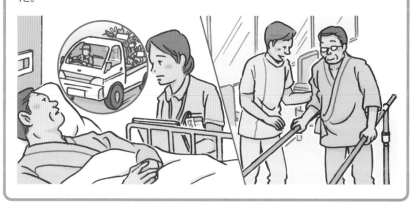

看護のポイント

● **再発予防**　高血圧，糖尿病，動脈硬化，飲酒，喫煙などの危険因子の管理を徹底できるように，薬物療法，食事療法，生活習慣の見直しを行う。患者・家族が退院後も管理できるように目標値を設定し，再発予防を行う。

● **機能障害や生活に合わせたリハビリテーション**　機能障害を把握し，患者や家族から生活環境を聴取することで，患者の生活に合わせたリハビリテーションを，理学療法士や作業療法士，言語療法士とともに行う。

● **精神的支援**　機能障害という現実から，リハビリテーションへの意欲が低下したり，イライラして周囲にあたったり，今後の不安から抑うつ状態になることもある。患者や家族の心情を理解し，気持ちに寄り添いながら少しの変化でも一緒に喜び，励まし，前向きにリハビリテーションに取り組めるように支援をする。

3　慢性期（退院後）の患者の看護

　患者は，退院後も再発予防のために食事療法や内服治療を行う必要がある。また，機能障害が残存した場合は，拘縮や筋力低下，廃用症候群をおこさないために，リハビリテーションを継続しなくてはならない。さらに，機能障害に応じた生活環境の調整も必要となる。退院後の患者の生活の場がどのような場であっても，継続した看護が受けられるように外来部門や療養先，地域へ情報提供を行う。

慢性期❷　**再発予防に取り組みながら社会復帰したAさん**

Aさんの 急性期 260ページ

▶ **仕事の再開**

　Aさんは転院後，シミュレーターでのリハビリテーションに熱心に取り組み，車の運転ができるようになり自宅退院となった。退院後も内服・食事療法を継続し，無理のない範囲で仕事を再開した。しかし，徐々に仕事を増やしていくと，仕事上の付き合いでの飲食が増え，深夜に帰宅することや薬を飲み忘れることもあった。

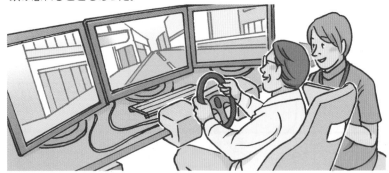

▶ **外来での指導**

　退院後に外来受診に訪れたAさんは，血圧が 150/90 mmHg と上昇しており，医師からも再発のリスクが高いことを説明された。再発の予防と危険因子の管理のため，外来であらためて，栄養指導と服薬指導が行われた。Aさんからは「少しぐらいだいじょうぶかなって気をゆるめちゃって。これからは薬をきちんと飲んで家でも血圧をはかって気をつけていくよ」との言葉が聞かれたため，今後も外来で経過観察となった。

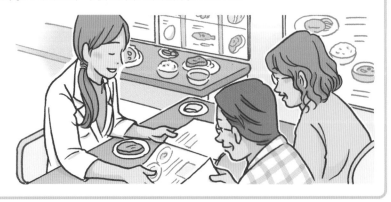

▍看護のポイント

● **再発予防**　退院に向けて指導された内容を，患者が生活のなかで実行できるかを，理解度と合わせて確認する。退院後も継続できるように，医療機関や地域に情報提供を行う。

● **社会復帰に向けたリハビリテーション**　機能障害を考慮し，患者の希望を尊重したうえで，退院後の生活に合わせたリハビリテーションを行う。

● **精神的支援**　補助具の利用などで，機能障害があっても今後の生活を具体的に考えられるように工夫し，リハビリテーションに対する患者の意欲が低下しないように支援を行う。

● **退院支援**　機能障害の程度や介護環境によっては，リハビリテーションを行っても自宅退院がむずかしいこともある。その場合でも，患者にとってよりよい生活が送れるよう，患者や家族と話し合い，公的制度や社会資源を活用することも含めて，生活環境を調整する。

本章で取り上げる慢性期患者の看護

　脳・神経領域では，徐々に進行していく疾患であっても慢性期疾患としてとらえる。疾患の病状に応じた観察や，援助については以下の疾患の看護で解説している。

- 筋ジストロフィー患者の看護(◉ 376 ページ)
- 重症筋無力症患者の看護(◉ 380 ページ)
- 多発性硬化症患者の看護(◉ 382 ページ)
- パーキンソン病患者の看護(◉ 385 ページ)
- 筋萎縮性側索硬化症患者の看護(◉ 392 ページ)

4　患者の経過と看護のまとめ

　Aさんのように，脳・神経疾患は突然発症するものが多い。急性期には呼吸・循環が障害され生命の危機に陥ることがあり，一命をとりとめても，機能障害が残ることで生活が一変してしまう場合も多い。ほかにも，遺伝性疾患や，いまだに原因不明で完治が望めない疾患のように，徐々に進行していくものもある。そのため，脳・神経疾患患者の看護にあたっては，機能障害に応じて生活を再構築していく必要がある。また，Aさんのような脳梗塞は，疾患や生活習慣などの危険因子が発症に影響していることもあるため，発症や再発の予防には，危険因子の管理が重要になる。

　脳・神経疾患では，発症直後から治療のかいなく終末期にいたる場合や，徐々に病状が進行していき終末期にいたる場合もあり，残された時間をどこでどう過ごしていくのかなどの意思決定支援も重要になる。

　それぞれの疾患の経過を理解し，看護のポイントをもとに個々の患者や家族に応じた看護を行っていく必要がある。

Aさんの経過のまとめ

急性期

発症直後（超急性期）

- 仕事中に右手に力が入らず，言語障害も発生したため病院に救急搬送される。
- 頭部CTと頭部MRIの結果から，右中大脳動脈領域の心原性脳梗塞と診断される。
- SCUに入院し，血管を再開通させるためrt-PA静注療法を受ける（入院当日）。

急性期

- 脳梗塞の拡大や出血，再梗塞のリスクがあるため，全身管理が行われる。
- 早期離床を目ざして他動的関節可動域訓練が開始される（入院翌日）。
- 一般病棟に転棟し，座位・立位訓練と摂食・嚥下訓練を開始する。

慢性期 ❶

離床してリハビリテーションを開始

- 右上下肢に軽度の麻痺が残ったことで退院後の生活を不安に感じ，気分の落ち込みやリハビリテーションへの意欲の低下がおこる。
- Aさんの気持ちを受け，多職種でカンファレンスを行い療養先を検討する。
- 社会復帰を目ざし，リハビリテーション病院に転院が決定する。Aさんが前向きにリハビリテーションに取り組むようになる。

転院直前

- ADLはほぼ自立できるようになったが，右上下肢にはまだ違和感が残っている状態。
- 再発予防のため，危険因子である高血圧の管理，および食事療法や薬物療法の説明を妻とともに受ける。

慢性期 ❷

リハビリテーション専門病院への転院，通院と社会復帰

- 通院をしながらリハビリテーションを行い，社会復帰を目ざす。
- 定期的に外来受診を行い，経過観察を行う。
- 再発予防のため，危険因子である高血圧の管理，および食事療法や薬物療法について再度指導を受ける。
- 必要に応じて社会資源を活用し，日常生活を送る。

B 症状・障害をもつ患者の看護

　脳・神経の障害では，障害された部位によって特徴的な症状や機能の異常がみられる。中枢の障害であれば意識障害や言語障害などが，末梢神経に原因があれば感覚麻痺などの局所症状があらわれる。また中枢の障害では，同一の症状であっても，生命の危機を示唆し，緊急の処置を必要とする場合があるので，看護にあたってはとくに注意が必要である。この項では，さまざまな脳・神経系の症状・障害を示す患者の看護を，これまで学んできた構造と機能，および症状と疾患の病態生理の知識に基づいて総合的に学習する。

1　意識障害のある患者の看護

　意識とは，自分自身や周囲の状況を十分に認識できている状態である。**意識障害**とは自分自身や周囲がどのような状況にあるのか正しく理解することができなかったり，適切に反応することができなくなったりした状態である。意識障害の程度はさまざまであり，あらゆる刺激にまったく反応を示さない重度のものから，ふだんよりも少しぼんやりしているといった軽度のものまである。

　意識障害は，脳出血・脳梗塞・脳腫瘍・頭部外傷などの頭蓋内の病変でおこることが多い。また，頭蓋外でおこる低血糖・心筋梗塞・CO_2ナルコーシス（重度の二酸化炭素中毒）・アルコール中毒などの病変によっておこることもある。いずれの場合も脳の機能が障害されており，とくに急激な意識障害が発生したときは，生命が危機的な状況におかれていることが多い。このような場合は，危険な状態を早期に発見し，対応することが求められる。

　意識障害のある患者の看護では，患者の意識障害の程度を把握するとともに，バイタルサインなどの生命維持機能の把握や，意識障害に伴う合併症の予防に努める必要がある。

1　アセスメント

　意識障害のある患者に対する看護では，まずはじめに患者の意識状態を観察し，意識障害の評価を行うことが重要である。意識障害は時間の経過に応じて変動することがあるため，注意して観察を行う。その次に，意識障害の原因を推察するとともに，バイタルサインの観察を行う。

◆ 意識障害の評価

　意識障害の程度を客観的かつ経時的に評価できるように，ジャパン–コーマ–スケール（JCS，● 51 ページ，表 3-1）やグラスゴー–コーマ–スケール（GCS，● 52 ページ，表 3-2）などの共通の尺度を用いる。

　まずは自発的に開眼しているかどうかを確認し，開眼していない場合には声をかけたり，肩や胸を軽くたたいて反応を確認する。これらで反応が得られない場合には大きな声で呼びかける，からだを揺さぶる，痛み刺激を加えるといったように刺激の程度を強くし，その刺激に対する反応を評価する（●図 6-1）。

　また，開眼の評価と同時に，言語や運動による反応も評価する。言語による反応がある場合には，氏名や生年月日などが回答できるかを確認し，会話がなりたつかどうか，理解できない発語があるかといった評価を行う。運動による反応がある場合には，四肢や表情を観察し，指示に従って四肢を動かすことができるのか，痛み刺激で動きがあるのかといった評価を行う。

　意識障害の程度は，数時間から数週間かけて変化することもあるが，数分のうちに急激に変化することもある。急激な意識障害の悪化は重篤な状態を

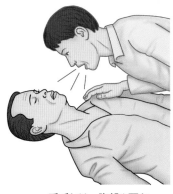
a. 呼びかけ，胸部や肩を軽くたたく

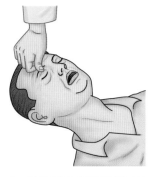
b. 眼窩上縁を親指で圧迫する

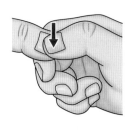
c. 爪甲部を圧迫する

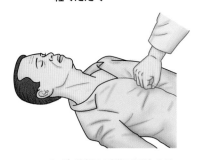
d. 胸骨部を手拳で圧迫する

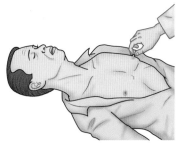
e. 乳頭部をつねる

◖図 6-1　意識状態を確認するときの刺激の与え方
(a)が最も弱い刺激で，順に強くなる。

意味することが多いため，経時的な変化も正確に観察し，評価する必要がある。また，意識障害には，ふだんよりも少しぼんやりとしているというような，JCS や GCS などの既存の尺度では評価のむずかしい程度もあるため，注意深く観察を行い，医療者間で情報共有をはかることが大切である。

◆ 意識障害の原因

　意識障害の評価とともに，原因を把握することが，その後の対応のためにも重要である。そこで，意識障害が発生した際の状況や，発生後の経過，発見時の周囲の状況，既往歴などを，患者や家族，発見者などから情報収集する。

◆ バイタルサイン

　意識障害のある患者は，脳が障害されていることで生命維持機能に影響が出ていることがある。そのため，呼吸・血圧・脈拍・体温といったバイタルサインも注意して観察する必要がある。

（1）呼吸：呼吸の回数・深さ・リズムや胸郭の動きを観察する。呼吸のパターンを把握することで，障害されている脳の部位なども把握することができる（◖ 72 ページ）。

（2）血圧：血圧の値，左右差，脈圧を観察する。とくに，収縮期血圧が高値の場合は，意識障害の原因が頭蓋内病変である確率が高いため，注意して観察を行う必要がある。　正常の場合は，収縮期血圧が 60〜150

mmHg に保たれていれば自動調節能によって脳血流量もほぼ一定に保たれる。しかし，収縮期血圧が 180 mmHg 以上，および 50 mmHg 以下となったときは，原因となる病態が進行したり，二次的障害を合併したりする危険性があるため，迅速な血圧の管理が求められる。

（3）脈拍：脈拍の数，リズム，強さを観察する。脳出血などで頭蓋内圧が亢進すると，クッシング現象がおこり，徐脈がみられる。

（4）体温：体温，発汗，四肢の冷感を観察する。視床下部の体温調節中枢の障害や，感染症によって高熱がみられる。

◆ 神経学的所見

神経学的所見からも意識障害の原因を鑑別することができる。

（1）瞳孔・眼球：瞳孔の大きさ・形，左右差・対光反射の有無と速さ，眼球の位置・動き，眼振（● 133 ページ，表 5-6）

（2）運動麻痺：運動麻痺の有無・程度，筋力低下，関節拘縮の有無・程度

（3）髄膜刺激症状：頭痛，嘔吐，項部硬直，ケルニッヒ徴候，ブルジンスキー徴候（● 396 ページ，図 6-25）

（4）異常姿勢・体位：痛み刺激に対する反応，除皮質硬直，除脳硬直（● 83 ページ，図 4-2）

（5）痙攣：痙攣の有無・程度・持続時間・頻度

（6）その他：排泄障害・嚥下障害・言語障害・感覚障害などの有無と程度

◆ 検査結果

（1）画像検査：CT，MRI，X 線，脳血管撮影，脳シンチグラフィ，脳血流 SPECT など

（2）臨床検査：血液検査，尿検査，髄液検査，脳波検査，心電図検査など

◆ 日常生活動作（ADL）の障害

意識障害によって，食事・排泄・清潔・移動などの日常生活動作（ADL）を自立して行うことが困難となることがある。そのため，ADL の状況を把握し，援助につなげることが必要となる。

◆ 患者や家族の反応

意識障害の状況，検査結果，今後の方針などに対する患者や家族の反応・理解・希望などを把握することが必要である。

2 看護目標

意識障害のある患者は脳の機能が低下している。とくに急性期では，症状が短期間で変化しやすく，生命が危機的な状況におかれていることが多い。そのため生命維持を最優先で行う。また，意識障害に伴う合併症や身体の損傷もおこりやすいため，回復期や慢性期，軽度の意識障害の場合には，合併症の予防や患者の安全に留意した援助を行う。意識障害のある患者は，

ADL を自立して行うことが困難な場合が多いため，日常生活の援助も必要となる。

（1）生命維持のために必要な処置や治療が受けられる。

（2）合併症や身体の危険が予防される。

（3）日常生活の援助によりセルフケアが充足される。

3　看護活動

◆ 生命維持のために必要な処置や治療

▌ 呼吸に対する援助

　意識障害のある患者は咳嗽（がいそう）反射が抑制されているため，気道内分泌物や吐瀉（かくしゅつ）物を自力で喀出（かく）できず，気道閉塞をおこしやすい。また，筋緊張の低下から舌根沈下（ぜっこん）をおこし気道が閉塞することもある。そのため，呼吸や気道内分泌物の観察，呼吸音の聴取などを行ったうえで，側臥位やシムス位をとらせるなど病態に合わせて体位を調整し，分泌物の排出を促す。また口腔内や咽頭内の吸引を行い，分泌物を取り除く。

　舌根沈下がある場合には，下顎を挙上させて，頭部後屈位とし，肩に枕やバスタオルを入れて顔を横に向けることで窒息を予防する。また，呼吸中枢の障害などによって呼吸パターンが変調し，十分な換気が行えないような場合には，酸素吸入を行うこともある。さらに，呼吸状態が悪化したときに備えて，バッグバルブマスク，気管挿管用具一式，人工呼吸器も準備する。

▌ 循環に対する援助

　わずかな血圧の変動であっても，病態によっては脳血流に影響を及ぼすことがあるため，適切な血圧の管理が必要である。そのため定期的な血圧測定を行う。また，意識障害のある患者は，輸液により水分や栄養の補給を行うことが多い。脱水は循環血液量の減少を引きおこし，脳血管攣縮や，脳梗塞の悪化をまねき，逆に水分過多は脳浮腫を増強させる危険性があるため，水分出納バランスや電解質の確認を行う。さらに，循環動態を維持・改善するために，輸血や，血圧調節薬，利尿薬，脳浮腫予防薬の投与などが行われた場合には，その効果や副作用も観察する。

▌ 体温に対する援助

　体温が上昇すると脳の酸素消費量が増えるため，脳の代謝障害や脳血流量の増加がおこり，脳浮腫の悪化をまねいてしまう。また，発汗が増えることによる脱水や体力の消耗といった問題もあるため，体温の上昇には早期に対応する。ただし，発熱の原因によって対応が異なるため，注意が必要である。

　たとえば，視床下部の体温調節中枢が障害された場合は，体温のセットポイントが正常に機能しなくなる**中枢熱**が生じるため，解熱薬では効果が得られない。このときは，冷却や清拭によるクーリングを行う必要がある。

　また，感染症が原因の場合には，体温のセットポイントに応じて，解熱薬や抗菌薬の投与，クーリングによって解熱をはかる。解熱薬を使用したあとに血圧の低下をおこすことがあるため，使用後はバイタルサインの変化に注

意する。

◆ 合併症や身体の危険の予防

▌合併症の予防

　長期臥床や運動機能の低下などにより，誤嚥性肺炎，関節拘縮，褥瘡，尿路感染症などの合併症を引きおこすことがある。これらの合併症を予防するために次のような援助を行う。

　① 誤嚥性肺炎　体位変換や吸引を行う。また，食事摂取の有無にかかわらず口腔ケアを行い，口腔内を清潔に保つ。

　② 関節拘縮　関節拘縮がおこると，それを回復させるためには多大な時間と労力が必要となるうえ，患者の社会復帰の大きな障害となる。関節拘縮を予防するために良肢位を保持し，1 日に複数回の関節可動域訓練を行う。

　③ 褥瘡　意識障害のある患者は，自分自身でからだを動かすことができないため，臥床時に有効な除圧をはかることがむずかしく，褥瘡が発生しやすい。また，栄養状態がわるいことも多く，排泄物などによる感染のリスクも高いことから，褥瘡が治癒するまでに長期間を要することもある。そのため，2 時間おきに体位変換を行うとともに，体圧分散用具を使用することで褥瘡の発生を予防する。

　④ カテーテル感染症　意識障害のある患者は，尿道カテーテル，中心静脈カテーテル，末梢静脈カテーテル，脳室ドレーンなどのカテーテル類が留置されることが多く，感染症をおこす危険性が高い。感染症の予防のために，カテーテル類の清潔管理や定期的な交換が必要となる。

▌身体の危険の予防

　意識障害が軽度から中等度の場合，注意力や危険回避能力の低下がみられる。意識障害の程度や運動能力を把握するとともに，患者の行動を予測し，患者の安全に留意した援助を行う。

　① 転倒転落の予防　注意力や危険回避能力が低下している患者に運動能力があると，ベッドからの転落や転倒をおこす危険性が高くなる。そのため，患者を危険からまもるためにベッドの柵を上げておく，身のまわりのものを手の届く範囲に置くといった環境の調整を行う。また，つねに患者の行動に注意をはらい，患者と行動をともにするなどの危険防止の対策をとる。ただし，危険だからといって患者の行動を制限するのではなく，患者のもっている能力をいかしながら安全に療養生活を過ごせるように援助する必要がある。

　② カテーテル類の抜去の予防　不穏や体動が激しい場合にはカテーテル類が抜去されないよう，カテーテルを患者の目の届かない位置に配置する，カテーテルに余裕をもたせて固定するといった工夫を行う。

◆ 食事，排泄，清潔などの日常生活の援助

　意識障害のある患者は，ADL を自立して行うことが困難な場合が多いため，セルフケアが充足されるように援助を行う。

食事の援助

　急性期ではおもに輸液による栄養補給を行うが，回復期・慢性期では嚥下_{えんげ}食や経管栄養による食事管理となることが多い。そのため，患者の嚥下の状態を観察し，きざみ食やとろみ食を提供することや，経管栄養の管理が必要となる。また，麻痺がある場合には，食事の際の姿勢の調整や，食器の準備などの援助を行う。

排泄の援助

　意識障害がおこっている場合には，排泄機能にも障害があることが多い。尿閉や尿失禁がある場合には，尿道カテーテルの留置を行うことが多い。また，おむつやパッドの着用を行うこともある。便秘に対しては摘便や緩下薬を用いて対応する。麻痺や切迫性尿失禁によってトイレまで間に合わない場合や，安静度に制限がある場合には，ポータブルトイレや尿器，差し込み便器などを使用することもある。

清潔の援助

　清拭や口腔ケアを行い，清潔の保持につとめる。尿道カテーテルを挿入している場合には，尿路感染症を予防するために毎日陰部洗浄を行う。また，失禁している場合にも皮膚障害がおこりやすいため，毎日陰部洗浄を行うとともに，失禁後に陰部と殿部の洗浄や清拭を行う。

2 言語障害のある患者の看護

　言語障害は，**失語症**と**構音（構語）障害**に大別される。失語症は，言葉を話す能力（発語能力）を失った状態（運動性失語）と，言葉を理解する能力を失った状態（感覚性失語），およびその両方を失った状態（全失語）に分けられる。構音障害は，発声や発語が正しく，または十分にできない状態をいう。言語障害のある患者は，一般の人間関係のみならず，社会的・経済的・文化的な生活を営むうえでも，大きなハンディキャップを負っている（●図6-2）。

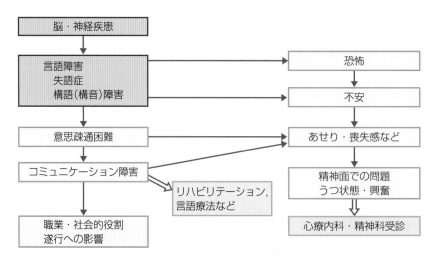

●**図6-2　言語障害のある患者の看護問題**

脳・神経疾患には，脳血管障害・パーキンソン病・筋萎縮性側索硬化症（ALS）・脊髄小脳変性症・筋ジストロフィーなど，言語障害を伴うものが多い。そのため，訴えを聞くことはもちろん，意思疎通を行ううえでも，言語以外のコミュニケーション手段を考慮する必要がある。言語聴覚士（ST）がいる施設であれば，専門的な言語療法を受けられることが望ましい。また，年齢・人がらや，家族的・社会的な背景を知ったうえで，これらを尊重してコミュニケーションをとることも大切である。

1 アセスメント

言語障害の種類を正しく把握し，適切な看護介入に結びつける。

　1 言語障害の種類　患者の病態や意識・思考状態とも関連しているため，言語障害の種類を把握することは重要である。

　①失語症　失語症の種類・重症度や，発語・理解・復唱・読書（字）・書字の能力を把握する（◯ 57 ページ，表3-6）。また，失語の有無・程度を，患者とのコミュニケーションのなかで理解の程度や話し方などから確認し，評価する。

- 物の名前を正確に言えるか
- 会話のなかで，単語の使い方や文法に誤りがないか
- 文字を正確に読むことができるか
- 読んだ内容を正確に理解できているか

　②構音障害　発語に関与する神経や筋の異常によって声帯や口蓋・舌・口唇などが適切に機能せず，音声が正しく発せられない状態である。

（1）発症時期・経過：発症した時期が明確であるときは，脳血管障害によるものであることが多い。発症時期が不明確で，また経過がゆるやかであれば，変性疾患や脱髄疾患などが疑われる。

（2）障害の程度：症状の増悪・寛解があるか，日内変動の有無や血圧などとの関連はないかについて把握する。それらがあるようなら，原因として筋疾患や脳梗塞などが考えられる。

（3）話し方：発声の有無，声の大きさなどを観察する。「タチツテト」を発声しにくいときは，舌の動きに障害があると考えられる。「サシスセソ」を発声しにくいときは，歯や口唇のかみ合わせの問題が考えられる。「パピプペポ」を発声しにくいときは，口唇の動きに障害がある。

　2 言語以外のコミュニケーション能力　言葉でのコミュニケーションがむずかしい場合は，そのほかの手段で訴えを理解しなければならない。家族などにも話を聞いて，コミュニケーション方法を考える。表情，身ぶり・手ぶり，眼の開閉，道具の使用なども考慮する。入院中であればリハビリテーション部門に相談し，患者に合ったコミュニケーションツールを使用する。最近はスイッチで会話ができるものなど，キーボードを使うことができない人のための意思伝達装置が多くある。

　3 患者背景　精神的な問題も含む既往歴，言語習慣，方言の有無，職業・職種，理解力，性格，家族関係，人間関係などを把握する。推測して質

問をするためにも，患者の背景を把握しておくことが必要である。

　④**患者・家族の疾患の受けとめ方，治療に対する意欲**　発症してまもないときは，患者は精神的にも不安定になり，また易疲労の状態にあって，注意力・集中力が低下していることがある。言動・表情を観察し，患者のおかれているそのときの状況を正確に把握するように努める。家族も患者とのコミュニケーションに不安をいだいているため，家族にも説明を行って，不安を軽減するように支援する。

2　看護目標

　言語で自分の訴えたいことが伝えられないと，不安・いらだち・絶望感がつのり，精神状態にも異常をきたすことになる。患者の障害の種類・程度を把握して，適切なコミュニケーション方法を考慮し，指導と精神的援助を行うことが重要である。

(1)患者の言語障害の内容を正しく把握し，状態に合ったコミュニケーションがとれる。

(2)患者が自分自身の障害を受容し，リハビリテーションへの意欲をもつ。

(3)患者とその障害に対する家族の理解が深まる。

3　看護活動

　言語障害のリハビリテーションは，言語聴覚士(ST)が担当することが望ましい。しかし，言語聴覚士がいる施設はまだ十分に多いとはいえないのが現状であり，実際には看護師がかかわることが多い。言語障害の種類と程度を把握したうえで，精神的援助に重点をおきながら，利用できる支援機器を活用しながらコミュニケーションの方法を工夫して援助を行っていく。

◆　言語障害の種類・状態に合った援助

　言語障害の種類によって，コミュニケーションの方法はかわってくる。アセスメントを行い，障害の種類・状態に合った看護活動を展開していく。

▌失語症

● **運動性失語**　運動性失語症の患者は，相手の言うことはわかるが，発語機能が障害されているため，うまく話せない状態である。患者の発する言葉をよく聞き，また患者の反応や態度から気持ちや訴えたい内容を理解するように努める。また，筆談❶を利用する場合もある。

(1)患者の気持ちを推測していろいろと質問をし，そのときの反応から患者の訴えを見いだす。

(2)内容は「はい」「いいえ」で答えられるように簡単に構成する。

(3)絵や文字を見せて確認したり，数字を指で確認したりすることも有効である。なお，漢字よりかなの理解がむずかしいといわれているので，ひらがなの五十音表は適切ではない。

(4)動ける患者の場合は，患者に実物を指差してもらうことも有効である。

● **感覚性失語**　感覚性失語では，言語の感受能力が障害されているため，

NOTE

❶筆談
　紙と筆記用具を使ってコミュニケーションをとる方法をいう。言葉がうまく表出できない場合は，紙と筆記用具を渡すと，正確には書けなくても，目標語に近い表現が得られ，患者の訴えの推測が容易になることがある。

こちらが話す言葉や文字・文章の意味を理解することがむずかしい。筋道をたてて書くこともできない。また，患者のしゃべる言葉は 流 暢 でも，支離滅裂である。

　　1 **話しかける**　患者に対しては文章体ではなく，単語で話しかけるようにする。繰り返し話すと，理解に近づくことがある。同時に絵や文字を見せると効果的であるが，情報が処理しきれず，混乱してしまうこともある。また長い時間，同じことを繰り返すことは避け，表情などを見ながら対応する。

　　2 **視覚に訴える**

（1）説明のときは文字を使うようにする。かな文字より漢字のほうが有効である。注意力を散漫にさせるような環境の場合は，整える。

（2）実物，写真や，身ぶり・手ぶりなどを用いる。

（3）コミュニケーションを行おうとして患者は非常に疲労するため，あせらずゆっくりと根気よく接するように心がける。わかろうとする看護師の姿勢が，患者の意欲向上を引き出す。

▌構音障害

　　患者の意識・思考状態には異常がないので，患者の状態をよく把握し，ていねいで慎重な対応をすることが必要である。

（1）落ち着いた態度で患者の訴えを聞き，話がとぎれてもせかさず待ち，そこで中断させないで話を続けさせる。座る位置と目線❶も大切であり，聞く態度にも注意する。

（2）途中で話の内容がかわっても，最後まで聞く。

（3）疾患が原因のときは調子のよいときとわるいときがあるので，状態のよいときを見はからって聞く。

（4）話を聞く余裕がないときは，別に機会をつくってゆっくりと聞く。

（5）話をしやすい場所を選び，また雰囲気づくりを考える。

（6）質問は，「はい」「いいえ」で答えられるような簡単な内容にする。

（7）構音障害の程度によっては，文字盤や筆談を使用する。

▌ナースコール

　　患者がなにかを言いたいとき，ナースコールが押せないと不安が高じて絶望的にもなりうる。ナースコールは必ず患者の近くに置くようにする。ふつうの型のものが使えない場合は，患者の ADL 能力を把握して，患者に合ったものを選ぶ。リハビリテーション部門に相談することも考慮する。

◆ 精神的援助

　　1 **患者の理解**　患者がなにを求めているのかを理解するように努めることが大切である。どうしてもわからないときでも，こちらが真剣に「わかろうとしている」ことを伝える。

　　2 **患者の人格の尊重**　言語障害をもつ患者は退行（幼児化）をおこしていることがあるが，患者の年齢や背景を考慮し，人格を尊重した態度で対応する。退行をおこしていても，感情面では健康であったときと同じであることが多いので，注意が必要である。自尊心を傷つけるようなことがあってはな

■ NOTE

❶**座る位置と目線**

　患者に相対する場合の座り方として，①患者の真正面，②真横，③①と②の中間，の 3 つがある。①は相手の緊張を高め，③はリラックスした親しい関係での位置である。構語障害のある患者に対しては，45度程度斜めから相対するのがよい。また目線は，患者より高いと威圧感を与えるので，同じ高さがよい。その一方で，低いのは目下であることを示すので適切ではない。患者の目を見ながら話すことが大切である。

らない。

③ **話す環境** 看護師が急いでいるような態度をとると，患者は話したいことも話せない。話を聞くときは，落ち着いてきちんと聞く態度をとることが大切である。たとえば，患者のベッドサイドで話を聞くときは看護師は椅子に座り，目線を合わせる。また状況によっては別室に移動して聞くことも考慮する。どうしても途中でその場を離れなければならないときには，きちんと説明し，あとで来ることや，いつ来るかといった説明もつけ加える。

④ **評価** 少しでも結果が前進したときは，必ず評価をして，喜びを患者とともに分かち合うことも大切である。

⑤ **刺激** 日中は，なるべく患者を1人にしないようにする。また刺激を適度に与えるようにし，必要であれば家族の協力も得る。

◆ 家族に対する指導

家族も患者と同様に精神的に動揺し，患者とどのように接したらよいかがわからないことが多い。家族の協力は必要不可欠であるので，家族に対する指導も大切な看護活動となる。

(1) 家族の不安を聞き，患者と同様に援助する。不安にさせるような言動は避ける。

(2) 患者の疾患の現状や，言語障害の程度を理解してもらう。

(3) 看護師とのコミュニケーションの場面を家族に見てもらい，家族も交えて患者とコミュニケーションをとる。

(4) 家族と患者がゆっくりとくつろげる環境を提供する。

3 認知症患者の看護

認知症（ⓞ 223ページ）とは，正常に発達して獲得した知的機能が，脳の疾患や形態の異常により，持続的に機能低下をおこし，社会生活や日常生活に支障をきたしている状態である。機能低下は徐々に進行していくため，看護師は現在できていることを可能な限り維持できるようにし，かつ，さりげない援助を行うことで，支障をきたしている部分を補うことを目標とする。また，身体症状や心理状態，環境や周囲の不適切な対応によって，**認知症の行動・心理症状（BPSD）**があらわれることがある。

アセスメントでは，認知症の病型による症状だけではなく，加齢による変化やほかの疾患による症状，性格や環境，生活歴，人間関係なども把握し，支援をする必要がある。

認知症患者は，自分自身で生活しやすい環境を整えることや，思いをうまく伝えることがむずかしくなっていく。看護師は，患者の表情やしぐさなどを注意深く観察し，本人の思いや，どのようなことに快・不快や困難を感じているのかを把握することが重要である。

たとえば，患者は不安を感じていたり，身体症状があったりしてもうまく言葉にできないため，イライラしたり怒ったりすることで不快感を表現する

ことがある。患者の行動には必ず意味があるととらえ，BPSD と判断する前に，その原因を考えなければならない。

●**アドボケイト**　認知症があるからといって，患者の尊厳がまもられず，あたり前のケアが受けられないということがあってはならない。周囲の医療者は，認知症患者がうまく伝えられない部分や思いを推察し，アドボケイトする必要がある。

1 アセスメント

　高齢な患者の場合は，視力・聴覚障害や，集中力・判断力・筋力の低下などの加齢による変化がおこるため，まずは認知症症状との鑑別が必要である。患者自身が情報をうまく伝えられない状態でも，会話のなかからは多くの情報が得られるため，本人から話を聞くことは絶対に必要である。そのうえで，家族やケアマネジャーなどの，本人のふだんの様子を知っている者に話を聞き，情報を整理する。また，入院中も注意深く患者を観察し，多職種で情報を共有しながらアセスメントを行う。

　認知症患者は，記憶障害・見当識障害により，入院していることを忘れてしまうことや，病識を欠如することが多い。また，入院により，慣れ親しんだ場所と部屋の構造や物の位置がかわることや，生活用具の種類が異なることで，これまでできていたことができなくなることもある。さらに，痛みや苦しみといった身体症状や，ここはどこだろう，顔見知りの人はどこにいるのだろうか，いまは何時なのか，といった不安や混乱などにより，BPSD が悪化することもある。しかし，認知症の進行度にもよるが，患者はけっして理解する能力や学習能力をすべて失ったわけではない。最初はできないことでも繰り返し行うことで学習できることも多い。

◆ ふだんの患者情報の把握

　認知症患者は，環境の変化や身体症状などにより BPSD やせん妄をおこすことがある。本来の患者の姿や，入院前の生活を知ることで，適切なケアを考える。

(1) 生活習慣や 1 日の過ごし方，趣味や嗜好品，いつも身につけている物，肌身離さず持っている物などを把握する。

(2) 患者のできることとできないことを把握する。

(3) 患者がどのようにものごとをとらえたり考えたりするかを，性格や価値観，生活歴などから推測し，把握する。

◆ 認知症症状のアセスメント

　認知症には，病型や進行度によって特徴的な症状があるため，障害されている脳の機能と障害の程度をアセスメントする（● 225 ページ，表5-18）。障害部位は，頭部 CT・MRI，SPECT などの画像から判断し，障害されている機能の判断には，HDS-R や MMSE などのスクリーニングや，認知症の評価尺度（CDR，FAST など）を用いる。また，その障害の補いについても

アセスメントする。

1 記憶障害　記憶には以下の種類があり，どの記憶がどのように保持できるかを確認する。

(1)即時記憶：瞬間的に覚える数十秒後までの記憶

(2)近時記憶：数分から数十日前までの記憶

(3)遠隔記憶：数か月から数十年前までの記憶

(4)意味記憶：物の名前や単語の意味

(5)エピソード記憶：特定の時間の思い出や体験の記憶

(6)手続き記憶：繰り返し練習したり，何度も体験したりすることで獲得する技能

　記憶障害の確認は，会話のなかで，なにをしたか，なにを食べたかなどの直近のできごとや，最近のニュースなどを自然に聞くことで行う。昔の記憶は，生まれてからこれまでの人生の話などを聞くことで確認できる。

　アルツハイマー型認知症では，日付をたずねたときに，今日は新聞を見てこなかった，などととりつくろうことや，家族の顔を見てかわりに答えてもらおうとする行動がみられることもある。

2 見当識障害　見当識が障害されると，日時・季節・現在いる場所がわからなくなる，家族を他人だと思ったり自分の知っているほかの人と誤認したりするといったことがおこる。また，夜中に起きて出かける，病院を自宅と間違える，自宅を自宅と思えないといったこともおこる。会話により，時間や日付，季節や現在いる場所，自宅の住所，周囲にいる人は誰かなどをたずね，確認する。

3 遂行機能障害　遂行機能とは，物事を順序だてて行うことである。遂行機能が障害されると，仕事や家事などが段取りよくできなくなる。手段的日常生活動作 instrumental ADL 尺度（IADL❶尺度）などを用いて評価する。

2　看護目標

　入院となった原因疾患の治療が順調に進み，回復してもらうと同時に，その人らしい安心・安全な療養生活ができるよう，社会生活や日常生活に支障をきたしている部分を援助する。看護目標を以下のようにあげる。

(1)適切な援助を受けることにより不安や混乱が軽減され，安心して治療を受けることができる

(2)尊厳が保たれ，入院による認知症の悪化や廃用がなく安心・安全に療養生活を送れる

(3)退院後も介護支援や医療を受けられ，安心して生活を継続できる

3　看護活動

　残された機能に合わせた援助をするとともに，多職種で患者を観察し，情報を共有しながら，患者が安全で安心して療養できるようにすることが重要である。また，患者が不安や混乱をおこさないように，医療者全員で統一した対応をすることも必要である。

NOTE
❶ IADL は社会生活に必要な手段について評価する指標である。電話を使用する能力，買い物，食事の準備，家事，洗濯，移送の形式，自分の服薬管理，財産取り扱い能力の8つのカテゴリーについて31項目を評価する。

　患者の苦痛や不安，困っていることは，本人の訴えや表情，しぐさなどから推察し，軽減できるように介入する。患者の尊厳が保たれるための配慮を忘れてはならない。

◆ 認知機能低下に対するケア

　記憶障害が進み記憶の保持がむずかしくなると，患者は説明した内容を忘れてしまうことも多い。また，不安なことや気になることを繰り返し聞いてくることもある。いつも本人が心配していることや，気になりそうなこと，不安に思いそうなことは，あらかじめ患者本人や家族に確認し，推測をすることで把握しておく。

　説明にあたっては，言葉だけではなく，視覚からも内容を理解できるように工夫をする。また，環境を整えることで，患者が不安や混乱を感じる前に，説明の内容を再確認できるようにすることが必要である。

　1 不安や混乱を軽減するための対応　同じことを繰り返し聞かれても，はじめて聞かれたときと同じように何度も丁寧に説明する。また，内容を書面にして目の届くところに置くことや，はり紙などを用いることで，患者が再確認できるようにする。

　なぜ入院しているのかということや，点滴や酸素吸入やカテーテルなどのルート類があることについても，患者にかかわるすべての者が，同じ説明を繰り返し行うようにする。家族が帰院すると，おいていかれる，見捨てられるといった不安が強くなることがある。そのため，次はいつ来るのかなどの手紙を家族に残してもらうことも有効である。

　2 検査や処置についての説明　検査や処置によっては，内容の説明により患者が強い不安を感じることがあるため，状況に応じて，直前に説明するなどの配慮をする。手術などについては，処置を受けたことを忘れてしまうこともあるので，繰り返し説明するとともに，手術部位を鏡で見てもらう，イラストで説明する，写真などで本人に確認してもらうなどにより，理解を促す。

　カテーテルや点滴などのルート類やドレーンなどについては，治療のために大事なものであることを繰り返し説明する。また，不安に思ったり自己抜去をしたりしないように，患者の目に入らないように工夫する。

　3 見当識に対する援助　見当識障害によって現在いる場所や日付がわからなくなり，混乱をすると，帰宅願望やせん妄のリスクになる。そのため，訪室のたびに，会話のなかで日付や，時刻，場所などをさりげなく伝え，リアリティオリエンテーション❶を行う。日付の確認の仕方は，カレンダー，腕時計や置時計，携帯電話，新聞，テレビなどさまざまである。本人がふだんどのように時間や日付を確認していたかを把握し，いつもどおりに確認できるように準備する。

　4 排泄に関する援助　排泄が自立していた患者であっても，環境の変化によってトイレの場所がわからなくなり，失禁することやトイレをさがしまわることがある。定期的に声をかけ，患者のそぶりから判断を行い，さりげ

▢NOTE
❶リアリティオリエンテーション
　患者とのケアや会話のなかで，日時や場所などを認識できるように意図的に情報を提供することで現実見当識を強化する方法。

なくトイレへ誘導する。また，自宅と水洗レバーが異なることで排泄物を流すことができなくなり，便器にトイレットペーパーを詰めて隠そうとすることもある。表示を工夫したり，繰り返し練習を行うことで，排泄後の処理を習得できるようにする。

便意や便秘などの腹部症状がうまく伝えられず不快になることで，攻撃的になることもあるため，排便コントロールも重要である。

⑤**食事に関する援助**　食事や整容のときに道具がうまく使えない場合でも，最初に手を軽く支えたり，使い方をジェスチャーで見せたりすることで行動を開始できることがある。食事中にほかのことに注意が向くと，食事が中断して継続できなくなることがあるため，テレビを消す，テーブルの上を片付ける，ワンプレートにするなどにより，食事に集中できる環境を整える。

◆ 安全で安心できる環境の提供

①**患者との接し方**　患者は，会話の内容を理解できなくても，看護師の表情や話し方，態度などは敏感に感じとる。患者本人が不快にならず，大切にされている，尊重されていると思える態度で接する。患者の失敗を指摘したり，笑ったりしてはいけない。

話しかけるときは必ず患者の目を見て，こちらを認識しているときに声をかける。おだやかな表情で，ゆっくり，はっきりと短い文章で話す。あせらせるような早口で話すと，焦燥感をいだかせてしまい，話をうまく理解してもらえない場合もある。本人がいるのに家族とばかり話したり，スタッフ間だけで話をしたりすると，患者が疎外感を感じることや，自分の悪口を言っているなどの妄想につながることもある。そのため，本人の近くでなにかを行うときは，必ず声をかける。

②**ケアの始め方**　ケアを行う際は，いきなりからだを触ったりせず，必ず声をかけ，了解を得てから行う。本人がいやがるときは無理に行わず，理由を聞いたり推察したりしたうえで，時間をおいてから再び声をかける。また，本人の生活歴も考慮する。

③**持ち物の管理**　ふだん身近に置いている物や身に着けている物があれば，いつもどおりにしてもらうことで安心できるようにし，物盗られ妄想などがおこらないようにする。

④**環境音に対する配慮**　生活音以外の足音や，ナースコール・モニターなどのアラーム，ワゴンの音や他者の話し声などは，不快に感じたり，なにかおこったのではないかと不安に感じたりすることがある。見まもりをするために看護室から近い部屋に在室してもらう場合は，音についての配慮も必要である。

⑤**身体の安全の確保**　安易な身体抑制は，本人の尊厳を傷つけ，また恐怖を与えることや，褥瘡形成や関節拘縮につながる。患者の安全をまもるためにやむをえない場合以外は，抑制を行わずに安全を確保できる方法を検討する。

カテーテルや点滴といったルート類などは，患者から見えないように工夫

をする。声かけでは，「触らないで下さい」「動かないで下さい」といった行動を禁止するような伝え方ではなく，「大事にしてください」「してもらえますか」のように，依頼するような伝え方をする。

⑥ **安全のための環境整備**　患者が身のまわりのことに注意をはらえないと，転倒のリスクが生じる。また，異食などをしてしまうこともある。本人の状況にあわせた環境整備を行う。

◆ 身体症状の治療・緩和

痛みや苦しさなどがおこると，患者はなぜそのような症状があるのかを理解ができず，不安になり混乱することも多い。認知症の進行度によっては，自分の感覚や感情をうまく表現できないため，本人が訴えなくても表情やしぐさなどから痛みや苦しさを読みとり，すみやかに緩和できるようにする。術後など，痛みがおこることが予測できる場合は，早めに鎮痛薬を使用するなどにより，つねに苦痛がないように対応していく。また，かたわらに寄り添う，さするなどのタッチングも行い，患者が安心できるようにかかわる。

◆ 退院後の医療の継続

認知症患者の場合，退院後の内服薬の管理や食事療法，長期にわたり必要となる処置などを継続することがむずかしい場合が多い。退院後の医療継続のため，家族や周囲に情報提供や指導を行い，協力を得られるようにすることや社会資源を利用することが重要である。

① **服薬管理**　内服薬の数をできるだけ少なくし，可能なものは一包化する。また，服薬ボックスや服薬カレンダーを利用したり，服薬する日付を薬袋に記載するなどの工夫を行う。

② **BPSD の緩和**　BPSD は必ずおこるわけではない。要因を把握して，身体症状の緩和や，環境調整，周囲の対応の工夫などをおこなうことで，予防・緩和することができる。

症状が悪化した場合は，薬物療法を行い介入することもある。しかし，基本的には非薬物療法を行う。

③ **家族への配慮とケア**　認知症であることがわかっていても，親や伴侶が，これまでできていたことをできなくなっていく姿は，家族にとって受け入れがたいものがある。また，認知症の進行度が大きい場合は介護負担も多くなり，疲弊してしまう家族も多い。

家族のケアにあたっては，まず家族の話を聞いて心情を理解することや，ねぎらうことが大切である。そのうえで，患者の思いや，なぜこのような行動をとるのかを伝え，適切な対応をともに考えていく。また，認知症患者の家族会や，認知症カフェへの参加も促す。同じような体験をしている家族の話を聞き，自分の思いや体験も話すことで，気持ちがらくになり，介護を前向きにとらえられるようになることがある。

介護による疲労や経済的問題がおこると，家族に自覚がなくても，介護放棄や暴力といった虐待につながる場合がある。退院の際には，家族の状況を

理解したうえで，介護支援専門員（ケアマネジャー）と情報を共有し，社会資源などを活用できるように支援する。家族の生活も考え，それぞれが自分の時間や休息できる時間をもてるように配慮し，患者が安心して安全に生活を継続できるようにしていかなければならない。

4 運動麻痺のある患者の看護

　運動麻痺とは，運動をつかさどる神経系のいずれかに障害が生じ，随意的な筋肉の運動ができない状態のことをいう。運動麻痺によって身体の不動状態が長期におよぶと廃用症候群がおこり，関節拘縮，筋萎縮，骨量減少，肺炎，褥瘡，消化器障害，精神障害（せん妄や認知症症状）といった症状があらわれる。廃用症候群は，早期から良肢位の保持，体位変換，運動機能訓練などを行うことで予防する必要がある。

　また，運動麻痺のある患者は，麻痺のほかにも意識障害，循環障害，呼吸障害，知覚障害といったさまざまな障害を合併していることが多いため，ADL の援助も必要となる。さらに，運動麻痺が生じることで，ボディイメージの混乱や自尊心の低下などといったさまざまな葛藤も生じる。このことから，患者や家族に対する精神的な援助も重要となる。

1 アセスメント

　次の事項にそってアセスメントを行う。

　1 運動麻痺の状態　麻痺の種類や性質，程度などについて把握する。

　①運動麻痺の種類　中枢性麻痺（片麻痺，交代性片麻痺，単麻痺，対麻痺，四肢麻痺），末梢性麻痺のうち，どの麻痺かを明らかにする（● 61 ページ）。

　②運動麻痺の性質　痙性麻痺か弛緩性麻痺かを観察する。痙性麻痺は，筋の緊張が亢進し，四肢が突っぱった状態（痙縮）のままで四肢を随意的に動かせない状態のことをさす。他動的に四肢を動かすと筋の抵抗は増大する。弛緩性麻痺は，筋肉の緊張が失われた状態をさす。他動的に動かすと筋の抵抗は正常より弱い。

　③運動麻痺の程度　運動がまったくできない完全麻痺か，ある程度の運動は可能だが筋力低下がある不完全麻痺かを把握する。情報収集の際には徒手筋力テスト（MMT），関節可動域テスト，バレー試験，ミンガッツィーニ試験などを行う（● 83 ページ）。

　④運動麻痺の発症時期と経過　運動麻痺の発症時期がいつか，また，症状は進行しているのか，改善しているのかあるいは変化がないのかを把握する。

　2 ADL の障害と自立度　食事や排泄，整容，移乗などの ADL の障害の程度と自立度を把握する。その際に，バーセルインデックスや機能的自立度評価法 functional independence measure（FIM）などの指標を用い，客観的で共有しやすい評価を行う。

　3 二次的障害（廃用症候群）　関節拘縮や筋萎縮，骨量減少，肺炎，褥瘡，消化器障害，せん妄や認知症症状といった精神障害などの有無を観察する。

④**運動前後におけるバイタルサインの変化**　運動開始時に急激な血圧の上昇と脈拍数の増加を伴うと，脳出血などが再発する危険性がある。一方で，急激な血圧の低下と脈拍数の減少がおこると，脳虚血を誘発する危険性がある。そのため，運動の前後ではバイタルサインの変化を把握する必要がある。また，これらの循環系の変化を早期に発見するためには，顔色や呼吸状態もあわせて観察を行う。さらに，長期間安静臥床していた患者が起立した場合などには起立性低血圧がおこることがあるため，十分に注意が必要である。

⑤**その他の機能障害**　意識障害，循環障害，知覚障害，言語障害，嚥下障害といった，運動麻痺と併発しやすい機能障害の有無やその程度を把握する。

⑥**障害の受けとめ方**　運動麻痺に対する，本人や家族の反応と受容の状態を観察する。

2 看護目標

運動麻痺は患者の ADL に大きな支障をきたす。また，廃用症候群は，発症の早い時期からおこってくるうえ，患者の ADL 自立の支障となり，リハビリテーションを行ううえでも障害となる。そのため，廃用症候群を早期から予防するために介入を行い，患者の ADL を拡大できるよう援助を行う。さらに，患者や家族は ADL の障害やボディイメージの混乱などによって心理・社会的な問題と直面することとなる。患者や家族が現実を受けいれ，対応できるように援助を行う必要がある。

(1) 運動麻痺による廃用症候群が予防される。
(2) 残存機能の活用と機能の増進によって，ADL の拡大がはかられる。
(3) 患者や家族が運動麻痺による障害を受けとめ，社会復帰に向けて積極的に取り組むことができる。

3 看護活動

◆ 廃用症候群の予防

▌良肢位の保持

関節拘縮の進行による四肢および体幹の変形を予防するため，良肢位の保持につとめる(◉図 6-3)。麻痺側の上肢は浮腫を予防するため心臓より少し高く保持する。手指に麻痺がある場合は，屈曲拘縮予防のため**ハンドロール❶**を軽く握ってもらうか，器具を用いて良肢位に固定する(◉図 6-4)。下肢に麻痺がある場合は，尖足予防のため，クッションやフットボードを用いて直角に固定する(◉図 6-5)。

ハンドロールやクッションを長時間使用し続けることは，筋緊張による拘縮や圧迫による褥瘡の原因となることもある。そのため，後述する体位変換や運動機能訓練と組み合わせて実施する。

▌体位変換

最低でも 2 時間おきに体位変換を行う。体位変換は亜脱臼❷が生じないよ

‒NOTE
❶タオルやガーゼをロール状にかたく巻いたもの。

‒NOTE
❷関節がずれた状態のうち，関節面の接触が完全に失われたものを脱臼，一部接触を保っているものを亜脱臼という。

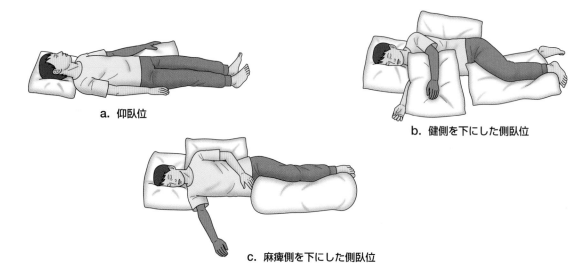

a. 仰臥位

b. 健側を下にした側臥位

c. 麻痺側を下にした側臥位

◉図6-3 運動麻痺のある患者の良肢位

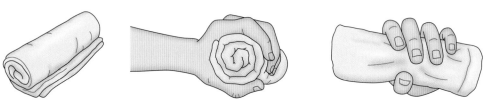

◉図6-4 ハンドロール
母指とそれ以外の手指が触れないように握る。

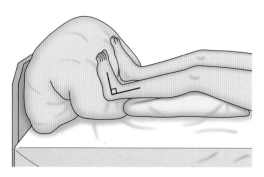

◉図6-5 尖足の予防
足底に枕などをあて，足首の角
度が直角になるようにする。

うゆっくりと行い，患側の上下肢が体幹の動きに遅れないようしっかりと保
持する。クッションなどを用いて良肢位の保持を心がけ，麻痺側を下側にす
る場合は長時間とならないように注意する。

　褥瘡予防のために体圧分散寝具を用いることもある。ただし，体圧分散寝
具を用いている場合でも，定期的な体位変換は必要である。

運動機能訓練

　関節拘縮や筋萎縮を予防するために，運動機能訓練も急性期から行う。た
だし，運動機能訓練は循環系に負担がかかるため，バイタルサインや全身状
態を観察したうえで実施する。自動運動が行えない場合には，他動運動から

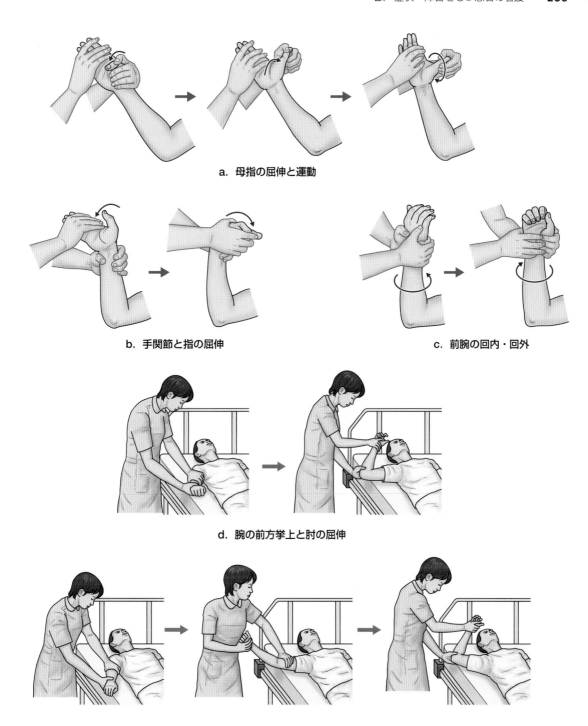

a. 母指の屈伸と運動

b. 手関節と指の屈伸

c. 前腕の回内・回外

d. 腕の前方挙上と肘の屈伸

e. 腕の側方挙上と肘の屈伸

◉図6-6 運動麻痺患者の上肢のリハビリテーションの例

開始し，関節可動域の維持や拡大をはかる。さらに，患者の状態に応じて訓
練のレベルをあげていき，起座訓練や歩行訓練などを行う。

　1 関節可動域訓練　他動運動による関節可動域訓練は，四肢・体幹・頸
部の可動関節すべてが対象となる(◉図6-6, 7)。実施する際は，関節の可動

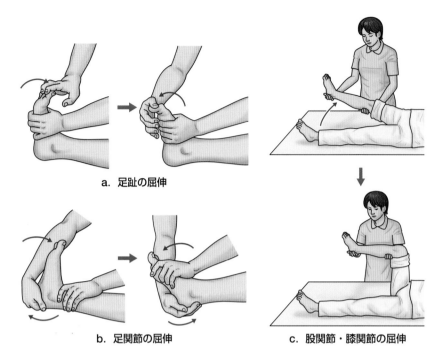

a. 足趾の屈伸

b. 足関節の屈伸

c. 股関節・膝関節の屈伸

●図6-7　運動麻痺患者の下肢のリハビリテーションの例

方向に合わせて，1方向あたり5回程度の運動を行う。近位の関節2か所を保持し，ゆっくりと動かすよう心がけ，痛みの程度を確認する。感覚麻痺を伴っている場合には，痛みを自覚しないことがあるため注意を要する。麻痺側と非麻痺側がある場合には，非麻痺側，麻痺側の順に関節可動域訓練を行い，筋緊張や可動域の違いも把握する。

　痙性麻痺がある場合には，筋肉の緊張の亢進などによって関節がかたくなっていることがあり，無理に動かすと痛みを生じるため，力を加減する必要がある。弛緩性麻痺がある場合には，筋の緊張が失われているため亜脱臼をおこしやすく，それに伴う痛みが生じることもあるため，動かしすぎないように注意する。

　患者の回復に合わせて自動運動を増やしていく。片麻痺であれば，はじめは非麻痺側で麻痺側の他動運動を行い，しだいに麻痺側の自動運動へと進めていくように指導する。

　②起座訓練　病状やバイタルサインが安定したら，早期にベッドの頭側挙上（ギャッチアップ）を開始する。疾患や全身状態に合わせ，徐々に挙上する角度や挙上している時間を増やしていく。また，起座動作に必要となる，寝返りや起き上がりの動作を再獲得できるように援助する。90度の座位がとれるようになったら，端座位の練習を行う。端座位の練習では，ベッドからの転落の危険があるため，患者にベッドの柵を把持してもらう，ベッドを適切な高さに調整するなど，転落予防に努める。

　患者が麻痺側の状態を意識せずに動いてしまうと，上肢をベッドと身体の間にはさんだり，ベッドの柵にぶつけたりすることで身体を損傷する可能性

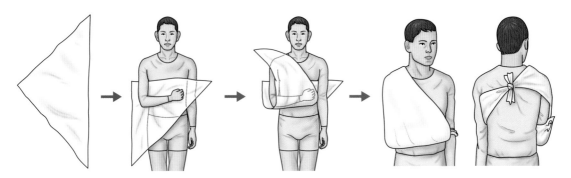

○図 6-8　三角巾による脱臼の予防

がある。そのため，麻痺側を意識してからだを動かすよう説明したり，上肢に麻痺がある場合には麻痺側の腕を三角巾で固定して，関節を保護するなどにより身体の損傷を防ぐ（○図 6-8）。

　起座訓練を開始したときは，起立性低血圧にも注意が必要である。訓練前後の血圧や脈拍，顔色の変化，めまいの有無などを観察し，血圧の低下がみられた場合には，すぐにもとの体位に戻す。

　3 **歩行訓練**　歩行訓練を行う際は，麻痺・筋力・ふらつきなどを観察することで患者の歩行状態を評価し，必要に応じて介助者の支え，手すりや杖，歩行器などを使用する。麻痺側はからだを支えることがむずかしいため，転倒する際は，麻痺側に向かって転びやすい。そのため，歩行の介助を行う際は麻痺側に立つことで転倒を予防する。段差や，進行方向上の障害物，ぬれた床などによっても容易に転倒してしまうため，環境整備や患者への注意喚起を行い，転倒を予防する。

　また，はき物は患者の足のサイズに合った，靴底が滑りにくいものを使用する。また，スリッパのような 踵 がおおわれていないものは脱げやすく危険なため，踵がおおわれているものを使用する。尿道カテーテルや点滴などがある患者の場合，事故による抜去がおこらないようカテーテル類を整理してから歩行訓練を開始する。歩行訓練の際にも，起立性低血圧の出現に注意が必要である。

◆ ADL の拡大

▌食事の自立

　利き手が麻痺側であれば，麻痺の状態によって自助具の使用や利き手交換が必要となる。自助具には，柄が太く握りやすくなっているフォークや，先端が曲がっていて口もとに食べ物を運びやすくなっているスプーンなどがある。

　利き手の反対側に麻痺がある場合は，箸やスプーンの使用には問題がなくても，食器を麻痺側の手で支えることができないことがある。食器を固定できる滑りどめマットの使用や，すくいやすい構造の食器の使用を試してみる。

　顔面麻痺がある場合には，非麻痺側の口腔内に食物を運び，咀 嚼 ・嚥下

を行う。麻痺の状態にあわせて食事形態を工夫し，食べこぼしや誤嚥を防ぐために姿勢を調整する。また，食べこぼしによる衣類の汚染を予防するために，タオルやエプロンを使用する（▸ 302 ページ「嚥下障害のある患者の看護」）。

排泄の自立

排泄の際は，トイレまでの移動や便器への移乗，衣類の着脱，あとしまつといったさまざまな動作が要求される。そのため，患者の麻痺の程度や筋力，移乗・移動動作，座位時のバランスなどを観察し，患者に合った排泄場所（床上，ベッドサイド，トイレ）と排泄道具（尿器，差し込み便器，ポータブルトイレ）を選択する。また，衣類は着脱しやすいものを選択する。

トイレまで移動することができない場合には，床上にて尿器や差し込み便器を使用する。トイレへの移乗はできるものの，トイレまでの歩行ができない場合には，ベッドサイドにてポータブルトイレを使用する。いずれの場合も，プライバシーや羞恥心に十分配慮する。トイレまで歩行できる患者であっても，トイレが近い病室にする，トイレまでの進行方向上に障害物を置かないといった工夫が必要である。トイレットペーパーを切り取る動作や清拭動作がむずかしい場合には，事前にトイレットペーパーを準備する，清拭動作を介助するといった援助が必要となる。

更衣の自立

衣類は着脱がしやすいものを選択する。たとえばボタンをかけることが困難であれば，ボタンを大きなものにかえたり，マジックテープを利用すると着脱がしやすくなる。脱衣時は非麻痺側から脱ぎ，着衣時は麻痺側から着るように指導する。それによって無理な動作を加えることなくスムーズに更衣を行うことができ，亜脱臼を予防することができる。また，衣類がからだに対して小さい場合にも，無理に衣類を通そうとして亜脱臼などをおこすことがある。ゆったりとしたサイズのものを着用するとよい。

座位をとることがむずかしい患者の場合，無理に座位で更衣を行うと身体を損傷する危険性があることから，臥位で更衣を行う。

尿道カテーテルなどのカテーテル類が挿入されている場合には，事故による抜去に注意し，無理に1人で更衣をしないよう援助する。

◆ 社会復帰への援助

精神的援助

運動麻痺は患者にとって自覚しやすい症状である。患者にとっても家族にとってもすぐに障害を受け入れることは困難であり，患者が麻痺を自覚したあとに，ショックや，否認，逃避的行動，悲嘆，絶望，抑うつといった反応を示すことが多い。これらの過程を経ることで，障害を受容し，さらに障害があるなかで社会生活を営もうという意欲をもてるようになる。

看護師はこのような困難な状況にある患者や家族の心理的反応を受けとめるとともに，障害の受容の段階をアセスメントし，介入方法を判断する。介入にあたっては患者とともに到達可能な目標をたて，患者の意欲を引き出す。さらに，成功体験や達成感を得られるようにねぎらいの言葉をかけ，意欲を

もちつづけられるように援助する。

退院指導

　患者の退院後の生活をイメージしながら援助を行うことが重要である。そのため，患者や家族から住環境や退院後の生活について聴取し，可能な限り退院後の生活環境に近づけた状況で ADL の練習を行う。その際には，理学療法士や，作業療法士，言語聴覚士などとも連携をとることが大切である。また，試験外出や試験外泊の実施も，退院指導を行ううえで有効な手段となる。

　退院後も介助が必要となる場合には，家族に対して介助方法を指導することも必要となる。また，介護などの経験がある家族もいれば，まったく未経験の家族もいるため，それぞれに応じた退院指導を行う。指導にあたっては，パンフレットなどを作成すると，医療者間で共通した指導を行うことができ，ふり返りも容易となる。

⑤　運動失調・不随意運動のある患者の看護

　運動失調とは，運動麻痺や筋力低下はないが，筋肉の協調が失われて動かしにくい状態であり，脊髄腫瘍や小脳変性疾患，多発性硬化症などの患者でみられる。**不随意運動**とは，意図せずに身体の一部がかってに動いてしまう状態であり，錐体外路系の障害やパーキンソン病などの患者でみられる。運動失調や不随意運動があると，ADL にさまざまな支障を生じる。症状の程度や基礎疾患の進行状態を確認したうえで，患者の残存機能を維持し，身体の安全をはかるための援助を行う。

　症状の進行がみられる場合は，疾患の進行を意味しており，ボディイメージの変化などの問題も生じてくる。そのため，安全面とともに，患者の気持ちを考慮しながら援助していく（○図 6-9）。

1 アセスメント

◆ 運動失調の出現部位

　運動失調には，障害部位によって小脳性，脊髄性，大脳性および迷路性がある。多くは小脳性であるが，それぞれで症状のあらわれ方が特有のことがあるので，出現している部位や，上肢と下肢のどちらに強く症状が出ているのか，左右のどちらに出ているのかなどを，きちんと確認する。

　症状に関して「箸が持てない」「手脚がだるい」「腕が上がらない」「痙攣している」「倒れやすい」「飲み込みにくい」などさまざまな訴え方をするので，患者の訴えをよく聞いたうえで観察することが重要である。座位，立位，歩行時のそれぞれの状態も把握する。

　①**小脳性**　障害のある部位と同側に症状があらわれる。起立や歩行が不安定になる。ろれつがまわらない話し方，飲み込みがわるくなるなどの症状があらわれる。

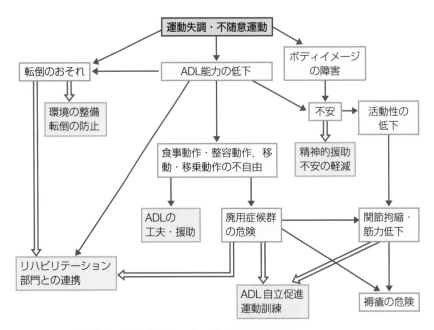

○図6-9　運動失調・不随意運動のある患者の看護問題

②**脊髄性**　下肢に強くあらわれる。立位で閉眼すると体幹の動揺が激しくなる，ロンベルグ徴候があらわれる。

③**大脳性**　障害のある部位と反対側に失調症状があらわれる。

④**迷路性**　歩行が不安定になる。障害のある部位の側へ姿勢が傾く。

◆ 不随意運動の種類

不随意運動には振戦，舞踏病様運動，ジストニア，ミオクローヌスなどがある。それぞれの特徴を把握し，症状のおこるときやその部位，規則性や対称性などを観察する。

①**振戦**　パーキンソン病に代表される安静時振戦や，目的物に近づけるにつれて手・指の振戦が強くなる企図振戦などがある。

②**舞踏病様運動**　四肢の遠位側に有意にみられ，非対称で，不規則な踊るような速い動きである。ハンチントン病などでみられる。

③**ジストニア**　筋緊張の異常亢進による，持続する異常姿勢がみられる。

④**ミオクローヌス**　四肢・体幹の突発的な短時間の速い動きである。クロイツフェルト-ヤコブ病などでみられる。

◆ ADL

運動失調や不随意運動があると，ADL がスムーズに行えなくなり，転倒や外傷の原因となることもある。症状が重症化するにつれて自立度は低下していくので，疾患の進行状態や病期の把握と症状の観察を行い，自立度の把握に努める。また，嚥下しづらくなることもあるため，状態を把握し，食事の工夫や誤嚥しないよう支援する必要がある。

◆ 患者・家族の受けとめ方

　症状が悪化してくると，日常生活にも支障が生じ，ボディイメージにも影響が出てくる。患者だけでなく家族にも不安や悲嘆があらわれてくるので，患者・家族の訴えに耳を傾け，不安があるときは入眠状態や食事の摂取量なども確認して，状態の把握に努めることが大切である。

2 看護目標

　運動失調・不随意運動があると，ADL が思うようにできず，転倒や，それに伴う外傷，誤嚥をおこすおそれがある。また症状が進行すると，ボディイメージをそこなうおそれも生じ，不安も増強する。
（1）転倒などの危険が防止され，ADL が少しでも自立できる。
（2）患者・家族の不安が軽減し，自宅での生活を考えることができる。

3 看護活動

◆ 日常生活への援助と転倒の防止

▌ADL への援助

　1 食事　振戦などの不随意運動や運動失調によって，手に力が入らなかったり，食器が持てなかったりするときは，作業療法士などに相談して補助具（自助具）の使用を選択する。そのほか，工夫された皿やスプーンなどの食器や，食器の滑りどめマットを使用する（◐図6-10）。運動失調があって前傾姿勢となるときは，からだが椅子から滑り落ちないように固定するとよい。
　嚥下状態がわるくなった場合には，誤嚥のおそれがあるため，食事形態は一口大に切ったり，必要であればきざみ食・とろみ食などにしたりする。
　2 清潔動作　バランスがとれず，座位の保持も困難であるため，風呂場は滑りやすく転倒の危険性が高い。背もたれや肘掛けのある椅子にしたり，

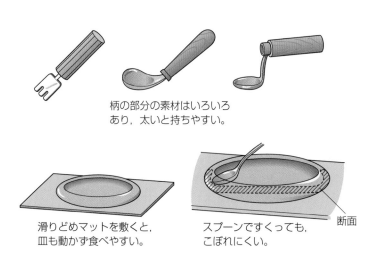

柄の部分の素材はいろいろあり，太いと持ちやすい。

滑りどめマットを敷くと，皿も動かず食べやすい。

スプーンですくっても，こぼれにくい。　断面

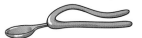

2本のグリップを一緒に持つと，握力のたすけとなる。

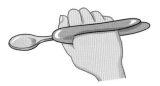

グリップに手を入れると，握力がいらない。

◐**図6-10　食事用自助具の例**

声をかけて注意を促したりするが，症状が進行していると介助が必要となる。介助をする際は，症状の特徴を考え，傾く側に立って介助する。

3　更衣　ボタン・ファスナー・ひもの，とめ・結びなどの細かな動作ができるかを確認する。できなければ，マジックテープ・スナップどめのシャツや，着脱のしやすい衣服を選択するなど，自立を考慮した援助に努める。

4　移動　障害の程度に合わせて歩行介助・歩行器・車椅子などを用意し，安全な移動方法を考える。

5　排泄　排泄は，歩く，座る，衣類を着脱する，立つ，という一連の動作を伴い，動作の性質上，急いでしまうことが多い。そのため危険度も増すので，転倒には十分に注意しなければならない。羞恥心を伴うことも考慮した援助を心がける。

■ リハビリテーション

1　パーキンソン病患者の歩行指導　パーキンソン病患者にリハビリテーションを行う場合は，オン（薬のきいている状態）・オフ（薬のきいてない状態）の時間を把握し，オンの時間に行う。歩行指導は，前傾姿勢・すくみ足❶・小きざみ歩行・すり足歩行・突進歩行などに対するものがあり，視覚や聴覚による工夫をするとよい。

- 視線は遠くを見るようにする。
- 廊下などに歩行の目安となるテープをはる。
- 「いちに，いちに」と声をかけたり，リズム音に合わせて歩行する。
- 方向転換は，声をかけながら足踏みをし，大まわりするようにする。

2　小脳症状や振戦がある場合の歩行の援助　小脳は運動機能に深くかかわっており，小脳の障害では運動のうちでもとくに酩酊歩行などの歩行障害としてあらわれる（▶64ページ）。不随意運動である振戦が下肢にみられるときも，歩行に障害が出る。小脳性の運動失調では，フレンケル体操❷なども行われる。

(1) バランスをくずしやすいため，手すりにつかまるように指導する。上肢に運動失調がある場合は，歩行に合わせて手すりをつかんだり離したりすることはむずかしいので，歩行器を使用する。

(2) 杖や歩行器を使っての歩行では，バランスをくずしたときに転倒するおそれがあるので，下肢におもりや包帯を巻いて圧迫するなどの工夫をするとよい。靴型装具を作成し，使用することもある。ただし運動失調が重度の場合には有効ではない。

(3) 患者が転倒することを予測し，いつでも支えられるような位置で見まもる。

3　関節可動域訓練　症状が悪化して座位・立位が困難になると，活動の低下によって関節の拘縮をおこすおそれがある。ひいては，動作がさらに低下して褥瘡の原因になることも考えられる。そのため ADL が低下しても，関節可動域訓練は1日に数回は行う必要がある。過緊張にならないように，状態に合わせてゆっくり行うことも必要である。

NOTE

❶すくみ足
　すくみ足は，動作開始時の障害と理解されている。そのため号令をかけたり，線を引いたり，あるいはリズムをとりやすくするように声をかけたりする。

NOTE

❷フレンケル体操
　運動失調患者が行う訓練である。視覚によるフィードバックを行いながら，四肢の規則正しい反復運動を練習することで，失調症状の回復を期待する。

◆ 不安の軽減と退院に向けての準備

● **精神的援助**　まず，疾患に対する患者・家族の理解度，受け入れ状況を把握する。状態によってはコミュニケーションも困難になることがあり，またボディイメージが障害されることも考えられ，積極的に治療やリハビリテーションに取り組めない場合がある。ゆっくり訴えを聞き，話をする時間をつくることが大切である。家族にも説明をして協力を得る。

● **退院に向けての援助**　ADL の自立度も重要であるが，介助が必要となった場合には介助を行う家族の生活状況の把握が大切である。家庭環境や家族構成などの情報を十分に収集して，必要なときには介護保険の申請，また病院の地域医療連携センターや公的機関などにも相談して社会的資源の活用を考慮する。

6　痙攣をおこす患者の看護

　痙攣とは，てんかんなどの中枢神経系の異常や各種の中毒症，内分泌障害などを原因として発作性におこる，四肢や体幹の筋群の不随意な収縮をいう。通常は一過性のことが多いが，長時間持続して重積状態となることもある。重積状態となると，低酸素脳症や脳浮腫をきたして生命の危険にさらされるため，早急な対応が必要となる。

　また，痙攣は時と場所を選ばず突然におこることが多い。転倒などによる外傷のリスクもあるほか，いつ痙攣がおこるかわからないという不安は，患者の社会的生活をおびやかす。さらに，周囲からの社会的偏見にさらされることもある。身体的な援助とともに，精神面における援助や家族への支援も重要である。

1 アセスメント

　以下の点について情報を収集し，発作の出現に備える。

　①**型・部位**　痙攣の発作が強直性か，間代性か，また，全身性か，部分性かを確認する（ 233～237 ページ）。意識消失の有無についても確認する。意識消失を伴う発作の場合，患者自身が痙攣の状況について把握していない場合もある。その場合は，家族や周囲の人々からの状況の聴取が必要となる。

　また，てんかんでは，笑う，ぼんやりする，走る，暴れるといった一見すると痙攣とは思えないような行動が発作としてあらわれることもあるため，ふだんと異なる行動を含めて聴取する。

　②**頻度・持続時間**　初回発作の時期，その後，どのくらいの頻度でおこっているか，最終発作からどのくらい経過しているか，発作はどのくらい持続したかを確認する。

　③**前駆症状の有無**　痙攣を繰り返している場合，気分不快感，めまい，頭重感，発熱，末梢のしびれ感，幻臭・幻聴・幻視，不安感など予兆となる症状があるかを確認する。

④**痙攣のおきやすい状況**　季節のかわりめ，睡眠中，ストレスを感じるとき，月経期間など，日時による影響や精神的な状態により痙攣のおきやすい状況があれば，聴取する。

⑤**服薬内容・量・管理方法**　痙攣がしばらくおこっていない場合でも，きちんと服薬を続けて予防を行うことが重要である。患者や家族がその重要性をきちんと認識し，定期的な通院と毎日の服薬を継続できているかを含めて確認する。抗てんかん薬を内服している場合は，血中薬物濃度が適切に保たれているかを検査データから確認しておく。

⑥**その他**　患者・家族が痙攣について正しく理解しているか，日ごろの対処方法はどうか。また社会生活を送るうえで周囲の人々の理解はどうかを把握する。

● **痙攣出現時**　痙攣発作をおこしている患者については以下のアセスメントを行う。

(1) 意識消失の有無

(2) バイタルサイン

(3) 呼吸状態

(4) 口腔内容の有無や嘔吐の有無

2　看護目標

　痙攣出現時には，身体の安全をはかることが最も重要である。また，てんかんなどで痙攣を繰り返しおこしている場合は，痙攣のおきにくい生活を送ることができるように指導する必要がある。

(1) 痙攣発作出現時に身体の安全がまもられ，二次的障害をおこさない。

(2) 痙攣発作をおこさないように日常生活を調節することができる。

3　看護活動

◆ 痙攣発作に対する準備

　痙攣発作を繰り返している場合には，おこりうる症状に応じて物品などを準備しておく。酸素・フェイスマスクなどの酸素吸入物品や，吸引器，発作時に薬物療法を行う場合の薬物などをすぐに使用できるようにベッドサイドに準備しておく。

　二次的障害の予防として，痙攣の型に合わせてベッド上では柵を上げておくなどの対応が必要となる。転落の可能性が高い場合には，転落防止のベルトを準備したり，ベッドではなく床に敷いた布団を用いるなどの工夫をする。ふだんから周囲の環境整備を行い，外傷を予防できるようにしておく。前駆症状がある場合には，症状出現時には安全な場所にしゃがむ，横になるなどの対応をするよう指導しておく。

　痙攣発作を誘発する状況や環境がわかっている場合には誘因を排除するようにする。たとえば，騒音により誘発の可能性がある場合は扉の開閉などにも注意する。

　入院中に痙攣時の脳波を検査するために抗てんかん薬を減量して発作を誘発する場合などは，発作出現のリスクが高いため，あらかじめ心電図，呼吸，経皮的動脈血酸素飽和度のモニターを装着し，痙攣の出現を早期に発見できるようにしておく。迅速に薬物療法が行えるように，静脈内投与のルートを確保しておくこともある。

◆ 痙攣出現時の対応

　急変時と同様，迅速な対応が必要であるため，まずは大きな声で痙攣出現を知らせる，ナースコールを押すなどにより，必要な人員を確保することが大切である。次に，意識障害の有無を確認し，意識障害を伴う場合には，唾液や吐物の誤嚥や，舌根沈下などによる気道の閉塞を予防するため，顔を横に向けるか，側臥位にする。嘔吐がみられる場合や口腔内に食物が残っている場合には，適宜吸引して窒息を防ぐ。舌や口唇をかんでいるようならば，下顎を引いて**バイトブロック**や舌圧子を口に挿入し，保護する。このとき，介助者は指をかまれないように注意する。

　全身状態についても確認し，バイタルサインを測定する。痙攣に伴い，動脈血酸素飽和度が低下していることがあるため，低酸素脳症を予防するために必要に応じて酸素吸入を行う。衣服をゆるめ，呼吸がしやすいようにする。

　痙攣重積発作の場合は薬物療法が検討され，ジアゼパムやミダゾラム，フェニトインなどが使用されることが多い。これらの薬剤は呼吸抑制や血圧低下をおこす場合があるため，救急カートを準備し，気管挿管ができるように準備しておくことが望ましい。

◆ 痙攣発作を予防するための日常生活の指導

　てんかんによる痙攣発作を繰り返している場合には，発作をおこしやすい状況を避けるような日常生活上の注意が必要となる。患者の理解度や生活状況についてアセスメントしながら，患者が無理なく継続していけるように工夫して生活指導を行う。

▌服薬管理

　痙攣を予防するためには，抗てんかん薬を適切に内服しつづけることが不可欠である。発作がおきていなくても，定期的に受診し，血中濃度が一定に保たれているかを確認する必要がある。自己判断で内服を中断したりすることがないよう，その重要性をよく説明する。患者の生活リズムなどを聴取し，生活スタイルに合わせた服薬時間を提案するなど，服薬を継続できるように工夫する。

　基礎疾患に脳血管障害をもっていたり，痙攣の繰り返しで低酸素脳症を引きおこしたりすると，意識障害や記憶障害，認知障害などを伴うこともある。そのような場合は服薬の自己管理はむずかしくなるため，家族や職場の仲間などといった周囲の人々も巻き込んで，理解を促すことが必要となる。

▌日常生活指導

　確実な内服を継続するとともに，発作をおこさないような日常生活上の注

意も必要である。また，発作をおこした際に周囲も含めた安全がまもられるような配慮についても指導する必要がある。

(1) ストレスや疲労，睡眠不足，飲酒など，発作を誘発するような要因を避ける。

(2) 自動車の運転や高所での作業，機械の操作など，発作がおきた場合に生命の危険や大きな事故につながる危険がある作業についてはなるべく避けるようにする。痙攣の可能性だけでなく，抗てんかん薬の副作用により強い眠けをもよおすこともあるため，服用後数時間はとくに注意する。

(3) 運動やレクリエーションなどを制限する必要はないが，発作がおきた際にも安全が確保できるような環境で行うようにする。

(4) 職業選択の際には，突然の発作がおきても危険をまねかないような職業を選択することが望ましい。医師や職場の人とよく相談をする必要がある。

▋痙攣発作についての理解と，家族や周囲への支援

はじめて痙攣をおこした場合，本人だけでなく家族や周囲の人々の動揺も大きいことが予想される。痙攣の原因について精査を行う間，情報収集をしつつ不安などの聴取を行い，精神的な支援を心がける。

痙攣をコントロールしながら日常生活を送るにあたっては，患者本人への指導に加え，家族や職場で日ごろから接する機会の多い人に，患者のプライバシーに配慮をしたうえで，以下の点についてあらかじめ説明をし，理解を得ておく必要がある。

(1) 発作がおこる可能性と，発作がどのようなものであるか。

(2) 発作がおきても5〜10分程度でおさまることが多いため，落ち着いて対応してほしいこと。

(3) 発作がおきたら，安全な場所に寝かせる，顔を横に向ける，衣服をゆるめる，などの対応を行うこと。

(4) 10分以上おさまらないようだったら，救急車の出動要請を検討すること。

痙攣を繰り返すという不安や行動上の制限，周囲からの偏見により，患者は屈折した心理状態になっていたり，周囲から孤立していたりすることもある。定期的な受診と確実な服薬により，痙攣のコントロールができれば，必要以上に制限することなく日常生活を送ることは可能である。患者の心理面にも配慮しつつ，安全な生活を送ることができるよう，適切な援助を行っていく。

7 筋力低下のある患者の看護

筋力低下を伴う疾患としては，重症筋無力症・筋ジストロフィー・多発性筋炎・筋萎縮性側索硬化症などがある。疾患によって，徐々に筋力低下が進み重度になっていくものや，日内変動があるもの，自力で体位変換さえできなくなるものなど，さまざまである。また通常，易疲労感（疲れやすさ）を訴

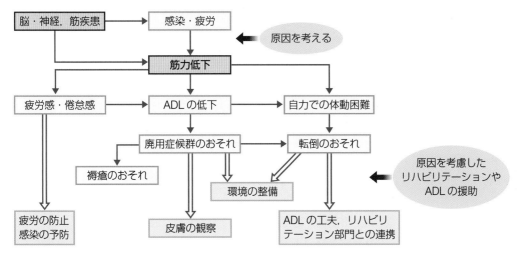

◎**図 6-11　筋力低下がある患者の看護問題**

えることも特徴的である。疾患と患者の ADL 能力，病態の進行の程度を把握し，状態に合わせた援助が必要である(◎図6-11)。

1 アセスメント

□1 **発症時期・経過**　疾患によっては発症時期や経過に特徴のある場合があるので，援助につながる情報として重要である。

□2 **筋力低下の部位**　筋力低下が始まった部位や，どの部位に広がったかを把握する。

□3 **疼痛の有無**　筋炎では，筋肉を押さえると圧痛や把握痛が生じる。

□4 **バイタルサイン**　疾患によっては筋力低下によって呼吸筋がおかされ，呼吸不全をおこすおそれがある。また心筋がおかされて不整脈が生じたり，嚥下にかかわる筋肉がおかされて誤嚥性肺炎を生じたりすることもある。治療には副腎皮質ステロイド薬が多く使われるが，免疫機能が低下し易感染状態をまねくことがあるため，全身の感染徴候を観察する。どちらも生命をおびやかす要因となるので，バイタルサインの観察は重要である。

□5 **ADL**　筋力低下の状態によって援助方法を考慮する必要がある。食事動作，排泄動作，清潔動作，衣類の着脱動作，起居・移動動作などの状態を把握する。易疲労感を訴える患者が多く，無理に自力で行うと症状が悪化することもあるので，注意が必要である。

2 看護目標

筋力低下をきたす疾患は感染症や疲労で増悪し，さらなる筋力の低下から ADL の自立も妨げられる。そのため看護目標は次の 2 点におかれる。

(1)筋力低下による転倒などをおこさず，患者みずからが危険について注意することができる。

(2)感染の防止がはかられるとともに筋肉疲労が避けられ，患者に合わせた

ADL の自立がはかられる。

3 看護活動

筋肉疲労が避けられるように，患者の状態に合わせた具体的な援助を行う。

◆ 環境の整備

筋力低下によって下肢の挙上や体幹の支持が困難となっていることがあり，転倒・転落・外傷を容易に引きおこす危険性がある。ベッドの周囲や廊下などに危険な物は置かないようにし，床や地面の段差には注意するように指導する。

また下肢の筋力低下によって，ベッドが低すぎると，端座位から立位に移りにくいことがあるので，ベッドは低すぎないように調節する。また，患者に合わせたベッド周囲の環境づくりにも留意する。

◆ ADL に対する援助

①**基本動作の自立**　患者自身による ADL の自立が，できるだけ維持・促進できるように援助を行う。しかし，過度の疲労は病態の悪化をまねくため，適度の休憩をとらせ，また適宜介助を行うことも必要である。

排泄動作では，便器は洋式のものが望ましい。便座の位置が低いと立ち上がれないこともあるので，高さが調節できるものがあるとよい。

②**衣服の着脱**　頭からかぶる衣類は両上肢を挙上しなくてはならないので，なるべく前開きのものを選ぶ。できればマジックテープやホックどめなっているものが好ましい。はき物は，スリッパ式のものよりも靴型のものとする。軽くて足に適合し，着脱が簡単なものがよい。

③**食事**　筋力低下によって咀嚼が困難になる場合や，むせやすくなる場合があるので，軟食・きざみ食・とろみ食などといった食事の形態の工夫も必要である。食事をするときの姿勢にも工夫が必要で，上肢の挙上が困難なときはテーブルを肘の上げ下げが少なくなる高さに調節するなど，状態に適した方法を考慮する（◐図6-12）。またテーブルは，患者が不意に寄りかかっても動かないように固定することも必要である。

食器・箸・スプーン類は負担がかからないように，なるべく軽いものにする。また，食事の際に食器が動きにくいように，底に滑りどめのついたものや，テーブルに滑りどめマットを敷くようにする（◐ 291 ページ，図6-10）。さらに，グリップのついたスプーン類や，取っ手がついた食器など，持ちやすいように工夫されたものを選ぶ。

食事動作自体が疲労につながるため，途中で休憩ができるように，背もたれや肘かけを工夫することも必要である。

④**清潔動作**　必要に応じた介助を行っていく。動作が自立できていても，疲労はできるだけ防ぐようにする。

⑤**移動動作**　転倒のおそれがあるので，なるべく付き添うようにする。また，状態や疲労の状況に合わせ，車椅子の使用なども考慮する。

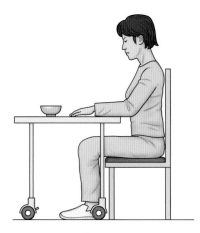
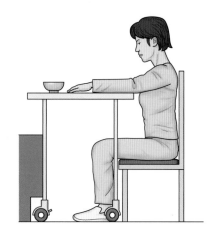

通常、テーブルの高さは肘より下になる。

筋力低下のある患者では、肘の上げ下げが少なくなる高さに調節する。テーブルは動かないように固定する。

○**図 6-12　テーブルの高さの工夫**

◆ 感染予防

　感染症に罹患すると筋肉疲労などの症状の悪化がみられることがあるので、全身の清潔を保ち、感染予防に努める。口腔ケアや陰部の清拭は、肺炎や尿路感染症の予防にとくに重要である。

◆ 家族に対する指導

　家族の指導にあたっては、患者の身体の安全確保と生活動作の自立促進を念頭に、細かく説明を行うとともに、できれば上記の諸動作に対する援助を家族も一緒に実施していくことが望ましい。また、自宅の階段の位置や間取りなどを確認し、改善すべきところや注意するところを家族とともに考えていく。リハビリテーション部門のスタッフと話し合いをすることも大切である。

8　感覚障害のある患者の看護

　感覚障害は皮膚、関節、筋肉などの感覚受容器や、その神経伝達経路が障害されることによっておこる（○66 ページ）。感覚障害が感覚鈍麻や感覚消失の場合、障害が自覚されないことが多く、熱傷や褥瘡などの外傷をまねく危険がある。また、感覚障害が異常感覚や感覚過敏である場合は、障害の自覚にしびれや痛みなどの苦痛を伴う。

1　アセスメント

　①感覚障害の種類　感覚障害が感覚鈍麻や感覚消失であるのか、あるいは異常感覚や感覚過敏であるのか明確にする。

（1）感覚鈍麻・感覚消失：感覚障害が感覚鈍麻や感覚消失であった場合，その性質（触覚，温度覚，痛覚の障害など）や発生部位・範囲などを観察する。

（2）異常感覚や感覚過敏：感覚障害が異常感覚や感覚過敏であった場合，その性質（しびれ，痛み，灼熱感，冷感など）や発生部位・範囲などを観察する。

　②**感覚障害の発生状況**　突然発生した急性のもので症状が進行性に悪化している場合，緊急性の高い疾患による障害である可能性がある。

（1）突然に発生したものか，あるいは慢性的に発生しているものか，また，いつ，どのような場面で発生したか。

（2）どのような要因で感覚障害が増強あるいは軽減するか。

　③**感覚障害による影響**　ADL への影響や患者・家族の認識について把握する。

（1）感覚鈍麻や感覚消失に伴う巧緻性の低下や身体損傷のリスク，しびれや痛みに伴う休息や体動への影響といった，ADL や QOL への障害を把握する。

（2）感覚障害に対する患者や家族の受け入れ状況，今後の生活への希望などを聴取する。

2　看護目標

　感覚障害のある患者は，感覚鈍麻や感覚消失に伴う身体損傷のリスクや，異常感覚や感覚過敏に伴う苦痛がある。また，感覚障害によって ADL に障害が発生し，セルフケアが不足することがある。そこで，以下のような看護目標を立案する。

（1）感覚鈍麻や感覚消失に伴う外傷や褥瘡などの二次的障害を予防できる。

（2）異常感覚や感覚過敏に伴う苦痛が緩和される。

（3）感覚障害によるセルフケア不足が解消される。

3　看護活動

◆ 感覚鈍麻や感覚消失に伴う二次的障害の予防

　①**外傷**　感覚鈍麻や感覚消失がおこると，打撲傷や切り傷に気づかないことがある。そのため，からだを動かしたり，移動したりする際は，感覚障害のある部位が受傷しないように説明するとともに，外傷がないかを頻繁に観察するように指導する。

　また，感覚障害がある患者は転倒や転落をおこしやすい。たとえば，下肢の障害がある場合には安定性のあるはき物を選択し，段差や障害物に注意して歩行するといったように，障害が生じている部位に応じた指導を行う。

　②**熱傷・凍傷**　温度覚の鈍麻や消失をきたしている患者は，高温なものや低温なものに触れても気づかないことがあるため，熱傷や凍傷をおこしやすい。そのため，火，熱湯，氷などを扱う際は注意するように説明し，熱い

ものや冷たいものを取り扱う際は感覚障害のある部位が直接触れないように指導する。

　患者にあんか，湯たんぽ，氷枕を用いる際は，周囲をタオルや毛布で包んだうえで，感覚障害のある部位に直接触れないように使用して熱傷や凍傷を防ぐ。

　③ **褥瘡**　感覚障害と運動麻痺が同時に生じている部位は，痛みを感じず，有効な除圧も少なくなることから褥瘡が発生しやすい。そのため，皮膚の観察を行うとともに，体位変換などによる除圧を行う。関節可動域訓練を行うことで，四肢の除圧とともに，局所の血流改善や関節拘縮の予防にもつなげることができる。

◆ 異常感覚や感覚過敏に伴う苦痛の緩和

▌身体的な苦痛の緩和

　しびれや痛みの増強因子や軽減因子をアセスメントにより導き出し，症状が軽減されるように介入する。軽減する方法には，温罨法，冷罨法，マッサージ，入浴，軽い運動などがある。患者と相談しながら適切な方法を検討することが重要である。

　また，しびれや痛みに対する治療として，鎮痛薬，抗炎症薬，ビタミン製剤などを用いる際は，それらの治療効果を観察する。薬によっては眠けなどがみられるため，副作用にも注意して観察を行う。

　感覚過敏の場合には，わずかな刺激によっても苦痛が増強するため，障害のある部位の刺激を避けるように指導する。衣類は綿などのやわらかい素材のものを選択し，皮膚への摩擦を避けるとともに，ゆったりとしたサイズにすることでからだへの締めつけも予防する。また，からだを洗うときや清拭を行う際にも，湯やタオルの温度，シャワーの勢いやこする力に注意が必要である。しびれや痛みに対する意識をまぎらわせるために，気分転換を促すことも効果的である。

▌精神的な苦痛の緩和

　感覚障害によるしびれや痛みなどの苦痛は，周囲に理解してもらうことがむずかしく，そのために患者が悩むことも多い。患者からの訴えを傾聴し，苦痛に対する理解を示すとともに，苦痛が緩和されるように行動する必要がある。また，家族に対して感覚障害の状態や苦痛の緩和方法を伝えることで，周囲の人とともに患者を支えることも大切である。

　感覚鈍麻や感覚消失は患者に対して不快感や違和感を生じさせ，日常生活への意欲を低下させることがある。また，いつ外傷をおこすかわからないという緊張感は患者にとって大きなストレスとなる。そのため，患者が安全に日常生活を送ることができるように援助することで，意欲の低下やストレスの増強を予防する。患者が受傷してしまった場合には，落ち着いた態度で適切な処置を行うとともに，患者の動揺に寄り添うように対応する。

◆ セルフケア不足に対する援助

感覚鈍麻や感覚消失がある患者は，手指の巧緻性が低下することが多い。そのため，グリップの太いスプーンやマジックテープ式の衣類などの，巧緻性の低下を補う物品や道具を用いることで，患者の残存機能を活用する。物品や道具の使用にあたっては，ADL だけでなく，患者の生活環境にも留意し，本人の生活に合ったものを一緒に検討することが重要である。

しびれや痛みによって休息や体動が制限されている場合には，身体的な苦痛の緩和や精神的な苦痛の緩和に努めることでセルフケアが拡大できるようにする。

9 嚥下障害のある患者の看護

咽頭は嚥下にかかわる食物の通路と，呼吸と発声にかかわる空気の通路からなっている。通常，咽頭は空気の通路になっていて，嚥下の瞬間だけ食道入口部が開いて食物が食道に流れるようになる。その間，気道は閉鎖され，呼吸は停止している。このタイミングが合わないと，食物が気道に流入して誤嚥を引きおこす。

延髄にある嚥下中枢や，末梢神経系の障害によって，口から水分や食物を取り込み，咽頭と食道を経て胃へ送り込む運動に異常がおこると，嚥下障害が生じる。嚥下に影響する因子として，食欲という動機（情動）と，それを果たす嚥下器官を構成する筋肉・骨・軟組織，そして食事の姿勢，食物の物性がある。

嚥下障害は，誤嚥性肺炎や窒息を引きおこし，生命の危機に直結する。また，嚥下ができないことで，一度に摂取できる量が減少することや，食形態が制限されることが多いため，脱水や低栄養をまねきやすい。低栄養により筋力が低下すると，さらなる嚥下障害や，免疫機能の低下により肺炎のリスクが高まることにもつながる。さらに，口から食べることができないことはQOL を低下させ，介護負担を増やすことにもなる。

1 アセスメント

嚥下のしくみや原疾患の病態を理解して，次の項目についてアセスメントを行う。

1 食事摂取の場面　嚥下障害の部位や程度を把握し，食形態や食事摂取方法，食事姿勢の選択に役だてる。

①**先行期❶**　意識レベルや覚醒状況，食事摂取に対する意欲の有無，一口量，口に運ぶペース，認知力や注意力，半側空間無視の有無，失行の有無，口に運ぶまでの協調運動を観察する。

②**準備期❷**　咀嚼する力や咀嚼の回数，唾液分泌の程度，口唇からの食物のこぼれの有無を観察する。

③**口腔期（口腔相）**　嚥下後の食物残渣の有無，ジスキネジア（● 214ペー

NOTE

❶先行期
目の前の食べ物を視覚や嗅覚で判断し，食べ物として認識し，なにをどのようなペースで食べるのかを判断する時期。

❷準備期
味を感じながら食物を咀嚼し，唾液とまぜてペースト状にする時期。

ジ)の有無と程度などについて観察する。

④**咽頭期(咽頭相)**　嚥下困難感，咽頭残留感，鼻からの食物の逆流の有無，食物の残留感，むせの有無，むせたときの食物形態と頸部・体幹の位置を観察する。

⑤**食道期(食道相)**　逆流の有無や胸焼け，つかえ感の有無を観察する。

⑥**その他**　食事摂取にかかった所要時間，疲労感，姿勢のくずれなどについて観察する。

2 **口腔・口腔機能**　歯牙の状態，口腔内の衛生状態，開口量，口腔内感覚，口角下垂の有無，咀嚼の状態について確認する。

3 **発声・構音**　気管，気管カニューレの種類，発声の状態，嗄声(しわがれ声)の有無，構音障害の状態，声のふるえ，失調，声量などについて確認する。

4 **呼吸機能**　呼吸と嚥下には密接な関係があり，経口摂取を開始・継続するうえで重要である。安静時呼吸数，咳・痰の有無を確認する。また，誤嚥物を適切に排出できるかを評価するため，随意的な咳嗽についても確認する。

5 **スクリーニング検査**　経口摂取開始前にはスクリーニング検査を行い，嚥下障害のリスクを判定する。検査には，反復唾液嚥下テスト repetitive saliva swallowing test(RSST)，改訂水飲みテスト modified water swallowing test(MWST)，フードテスト food test(FT)が標準化されている。

6 **脱水・低栄養**　脱水の有無，皮膚・口の乾燥状態，BMI，体重減少率，皮下脂肪と筋肉の喪失の状態，全体的な活気，感染症について確認する。

2 看護目標

患者の嚥下機能評価を行い，食事摂取開始の判断および中止の時期の判断，嚥下機能に適した食形態や食事姿勢の調整，食事摂取方法の選択，栄養摂取不良や誤嚥性肺炎と窒息に対するリスク管理が必要である。そこで，以下の看護目標があげられる。

(1)患者の嚥下機能に合った方法で，必要な栄養量と水分量が摂取できるようになる。

(2)リスク管理を行うことで，誤嚥性肺炎と窒息を予防することができる。

3 看護活動

◆ 食事摂取開始時期・時間の判断

全身状態が安定し，スクリーニング検査で食事摂取が可能と判断された患者が対象となる。ただし，食事摂取直前の覚醒状況と，簡単な指示に従うことができることは毎回確認する必要がある。とくに，抗うつ薬や抗不安薬，睡眠薬，抗精神病薬を服用している場合には覚醒状況に注意する。検査結果によっては，内視鏡や造影剤による検査で嚥下機能を評価してから食事摂取を開始する場合もある。また，患者自身の食べる意欲も確認しておく必要が

ある。パーキンソン病や重症筋無力症の患者では，薬物の作用時間に合わせて経口摂取を行う。

◆ 食事摂取を開始する前の準備

1 **覚醒と食事環境の調整**　認知機能や高次脳機能に障害がある場合，食事に集中することができないことで誤嚥のリスクが高まるため，食事前に排泄をすませる，テレビ・ラジオなどは消す，カーテンを閉めるなどして，周囲に注意が向かないようにする。

2 **嚥下体操，アイスマッサージ**　食事摂取前に嚥下体操やアイスマッサージ❶を行うことによって覚醒が促される。また，筋肉の緊張がとれてリラックスすることにより，誤嚥の予防につながる。

3 **口腔内環境の確認**　口腔内が汚染されていると味覚が鈍くなる。また，口腔内乾燥が強いと飲み込みにくさにつながる。食事の前に含嗽を促すことや口腔ケアを行なうことで，口腔内がうるおい，清潔になり食事摂取がしやすい状態になる。また，義歯がある場合には装着させる。痰の付着などがある場合には，しっかり喀出させる。

口腔内環境についてはアセスメントシートやスクリーニングツールを用いて観察・評価を行い，多職種間で問題を共有できるようにするとよい。

4 **体位を調整する**　頸部を伸展させると咽頭と気道が直線的になり，食物が気道に流入しやすくなる。そのため，顎を軽く引くことによって食物の進行を変化させ，誤嚥を予防する。また，食事中に姿勢がくずれないように，背中にクッションやタオルを入れて座位が保持できるようにする（◉図6-13）。

リクライニング姿勢になると気道が上で食道が下となるため，食物が食道に入りやすくなり，誤嚥がおこりにくくなる。食物の送り込みに障害がある場合や，嚥下障害が中〜重度の場合には30〜60度のリクライニング姿勢が望ましい。この場合にも，頸部を伸展させないようにする（◉図6-14）。

顔面麻痺がある場合は，健側が下方となるように頸部を側方に傾けたり，側臥位にしたりすることで食物が健側を通過するようになる。

─ NOTE
❶アイスマッサージでは，凍らせた綿棒などで前口蓋弓や舌根部に触れることで嚥下反射を誘発させる。

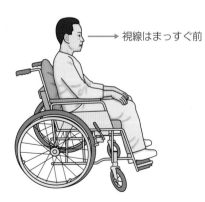 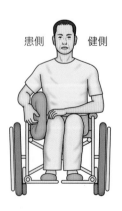

→ 視線はまっすぐ前　　　　患側　健側

◉**図6-13　食事摂取中の座位の保持**
枕などを背中と背もたれの間や麻痺側のわきに入れて固定し，頭部・体幹がまっすぐとなるように姿勢を保持する。

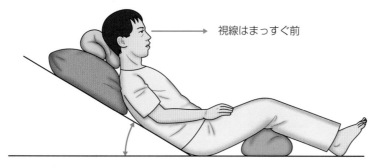

視線はまっすぐ前

○**図6-14　食事摂取時のリクライニング姿勢**
視線が地面と平行になるように，リクライニングの角度を30〜60度の間で調節する。

⑤**その他**　誤嚥に備えて，吸引器の準備をする。また，不顕性誤嚥や慢性肺疾患がある場合には，パルスオキシメーターを装着してから食事摂取を開始する。

◆ 食事摂取中の援助

①**食事介助を行うときの位置**　介助者は患者の健側や，利き手を考慮して患者の視界に入るように座り，目線を合わせて食事介助を行う。

②**安全な嚥下の確認**　食べはじめはとろみ茶やゼリーなど，嚥下しやすい食物を摂取してもらい，安全に飲み込めることを確認する。

③**一口量の調整**　一口量は少なすぎても多すぎても送り込みや飲み込みがしにくくなる。一般には小さいスプーン1杯程度(3〜5 mL)が適切であるが，患者に合わせて調整する。スプーンの幅は狭く，浅めのものが一口量を調整しやすく適している。

④**口腔内への食物の配置**　基本的に食物は舌の中央に置く。片麻痺がある場合には舌の健側に食物を置き，送り込みに障害がある場合には，舌の奥に置くことで嚥下しやすくなる。食物を舌に置いたら口を閉じてもらい，スプーンはゆっくり引き抜く。スプーンを引き抜くときには，顎が上がらないように注意する。

⑤**食物残渣の確認**　口腔内に食物が残っている場合には，十分に咀嚼してから飲み込みを促すか，お茶やゼリーを摂取してもらう。口腔内に食物が残っていないことを確認してから次の一口へと進める。口腔内に食物が残ることが多い場合には，一口量を減らすことや，まとまりやすい食形態への変更を検討する。

⑥**食事摂取時間の調節**　疲労が強くなると嚥下反射が遅れてくることや，集中力が続かなくなることで誤嚥のリスクが高まる。そのため，食事摂取時間は30〜40分程度を目安に切り上げる。また，食事摂取中に誤嚥の兆候をみとめた場合には食事摂取を中止する。

⑦**食形態の調整**　食形態は，液体にとろみをつけたものやゼリーからはじめて，ペースト・ミキサー状の食品，形はあるが押しつぶしや食物をまとめることが容易な食品，軟菜食，常食へと段階的に食上げする。1つの食形

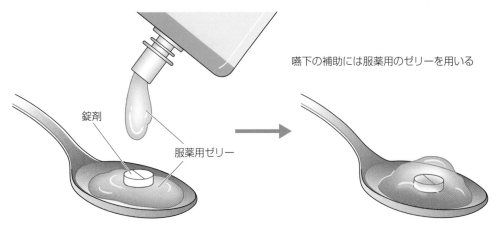

嚥下の補助には服薬用のゼリーを用いる

錠剤

服薬用ゼリー

○図6-15 内服のための工夫

態に対して2～3日の間,嚥下の状況や摂取量,食事の所要時間を観察・評価し,問題がなければ次の段階に進む。

◆ 食事摂取後の援助

[1]薬剤の内服に対する工夫　内服は,水分と錠剤という異なる物性のものを同時に飲み込むことであり,嚥下障害のある人にはむずかしい行為である。①市販の服薬ゼリーなどの間に錠剤または散剤をはさむ(○図6-15),②とろみ水に散剤をまぜる,③錠剤を簡易懸濁法で溶解してとろみをつける,④水オブラート法を用いるなど,適切な内服のために工夫を行う。

[2]咽頭残留の確認　咽頭残留があると声質が変化し,湿性嗄声となる。食後に「あー」と発声させ,声質の変化がある場合は,咳嗽を促し,咽頭残留を取り除く。

[3]食後の口腔ケア　食後は口腔内残渣の有無を確認し,口腔ケアをしっかりと行う。自立して歯みがきができる場合でも,みがき残しがないかを確認する。口腔内乾燥がある場合には,口腔ケア後に保湿剤を塗布することで,乾燥を予防することができる。口腔内乾燥を引きおこす薬剤としては,抗コリン薬や利尿薬,抗不安薬,抗パーキンソン病薬などがあり,これらを服用している場合はとくに注意が必要である。

[4]食後の姿勢　胃食道逆流や嘔吐を予防するため,食後2時間程度は30度以上のリクライニング姿勢で過ごしてもらう。

10 排尿障害のある患者の看護

排尿障害は意識が障害された状態や,排尿に関する中枢(排尿中枢)やその上位中枢の障害,排尿に関与する筋肉の障害などによっておこり,脊髄損傷・脳血管障害・末梢神経障害などでみられる(○70ページ)。排尿障害があると清潔が保ちにくくなり,二次感染による尿路感染症・膀胱炎や褥瘡を引きおこすおそれがある。また,日常生活や社会生活にも支障が生じる可能性

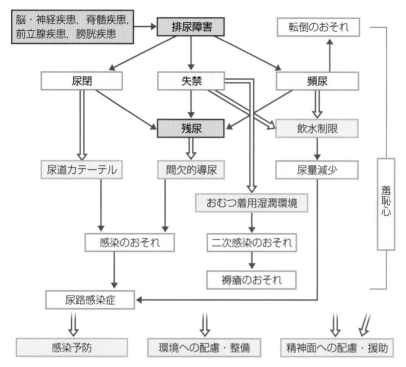

●図 6-16　排尿障害をもつ患者の看護問題

がある。

　看護にあたっては，二次的障害を防ぎ，退院後の生活が少しでも自立できるように援助・指導していく必要がある。患者にとっては羞 恥心を伴うため，精神的な援助も心がけなければならない（●図6-16）。

1　アセスメント

　[1]排尿状態　排尿回数は，健康な人で1日4〜8回くらいであるが，排尿障害のある患者では，1日10回以上であったり，まったく尿が出なかったり，排尿後の残尿感があったりと，さまざまである。また回数だけでなく，尿意がなかったり，排尿時痛・残尿感や尿失禁などを伴ったりすることがあるので，確認する。神経障害による切迫性尿失禁（●73ページ）がみられる場合もある。尿路感染症をおこしたときには，排尿量だけでなく尿の色や尿の混濁の有無などといった性状，においの観察も重要である。残尿感があるときは無菌的に残尿測定を行って，残尿量と尿の性状を確認する。

　[2]既往歴の確認・内服薬の確認　薬物の副作用で，頻尿や尿意切迫，排尿困難，尿閉などをおこす場合がある。そのため，既往歴や内服薬を把握し，基礎疾患以外の排尿障害の原因がないかを確認することが重要である。

　[3]水分摂取量　食事のときも含めて1日の水分摂取量を確認する。排尿障害があると，患者自身で水分摂取を控えてしまうことがあるが，尿量の減少は尿路感染症を引きおこす危険性があるので，水分の摂取は重要である。

　[4]バイタルサイン　時間ごとに測定し，全身状態や意識状態も観察する。

尿路感染症になると，体温が上昇し，敗血症などに進展することもある。

　⑤**血液検査，尿検査**　検査結果から全身状態や薬物の影響を評価する。

　⑥**患者の訴え**　排尿に関する訴えは，羞恥心から言いにくいこともある。残尿があるときは，腹部痛や腹部のはりなどがみられるので，患者の訴えをよく聞き，なにが問題かを適切に判断する。

　⑦**皮膚の状態**　尿失禁がある場合は，褥瘡を予防するうえでも皮膚の観察は重要である。陰部・殿部・仙骨部などの発赤の有無，びらんの有無などをとくに注意深く観察する。

　⑧**患者の背景**　おむつ使用の有無やトイレの環境などといった，入院前の排泄環境の情報収集を行い，退院を見すえて，なるべく自宅の状況に近い排泄環境が整えられるように援助する。

　⑨**患者・家族の心理**　排尿動作の確認を行い，必要に応じて援助を行う。個人の尊厳にも関係するので，気持ちを聞き，身体的・精神的援助につなげられるように努める。

2　看護目標

　排尿障害があることによる二次的障害で注意しなければならないのは，尿路感染症である。また，褥瘡の予防も，重要な看護目標である。

（1）尿路感染症・膀胱炎などの二次感染や褥瘡が予防され，排尿が自立に向かう。

（2）導尿が必要な場合は，二次感染をおこさずに導尿が行われる。

3　看護活動

　患者の状態から排尿障害の程度をアセスメントし，援助していく。

◆ 二次感染・褥瘡の予防

（1）尿道カテーテルは長期間留置しないで，できるだけ早期に抜去し，間欠的導尿（ plus）に移行できるように配慮する。

（2）尿道カテーテル留置時や間欠的導尿時は，陰部の清潔保持に努める。また失禁により局部が湿潤状態になると，感染だけでなく褥瘡の原因にもなるため，清潔が保持されるように援助する。

（3）間欠的導尿は，計画どおりに行えないこともある。自尿の量や腹部の緊張ぐあいも，あわせてみていく。

◆ 排尿に対する援助

▌尿閉の場合

（1）水分摂取の量・時間と，排尿の量・時間を把握する。

（2）排尿時には，腹圧がかかりやすい体位にする。ベッド頭側挙上は30度から座位までが腹圧がかかりやすく，排尿しやすい。

▌尿失禁・頻尿の場合

（1）排尿の時刻や間隔，量などといった患者の排尿パターンを把握したうえ

で，排尿の誘導を行う。

（2）患者は失禁をおそれて水分摂取を控えがちになる傾向がある。尿量が少ないと尿路感染症の原因となりやすいことを説明し，ある程度の水分の摂取を促す。夜間の失禁を減らすために，夜間にかけては水分摂取量を減らすが，日中は十分に摂取するように指導する。

（3）失禁によって褥瘡が発生するおそれがあるため，揮発性の皮膚保護剤のクリームやオイルを塗って水分をはじき，浸潤を防ぐようにする。

（4）衣服は着脱のしやすいものとし，乾燥を考えて通気性のよい素材のものを選択する。

（5）尿臭が強い場合は，除臭スプレーや除臭効果のある活性炭などを利用し，不快にならないような環境を整える。

◆ 間欠的自己導尿法

● **間欠的自己導尿の目安**　自己排尿がある場合とない場合で目安が異なる。

　①**自己排尿がある場合**　残尿量が 200 mL 以上のとき 4 回/日，100〜200 mL のとき 2〜3 回/日，100 mL のとき 1 回/日を目安とする。

　②**自己排尿がない場合**　1 回の導尿量を 400 mL 以内にする。

● **自己導尿セットとその使用法**　自己導尿セットにより間欠的自己導尿を行う。使用されるカテーテルには，再利用型，単回使用型，親水性コーティング付単回使用型がある。

　自己導尿セットは，外筒・導尿カテーテル・カテーテルキャップからなっている（◯図 6-17-a）。再利用型カテーテルを用いる場合，筒内にカテーテル挿入時に使用する潤滑剤と，消毒薬をあらかじめ混合した製剤（ベンザルコニウム塩化物やポビドンヨードとグリセリン）を充満させ，導尿カテーテル

---

plus	**持続的導尿と間欠的導尿**

　脳血管障害の患者は，急性期には尿閉になることが多い。そのため安静を保つうえで，意識の状態にかかわらず尿道カテーテルを留置して**持続的導尿**を行う。しかし，尿道カテーテルの留置は尿路感染症をおこしやすく，さらに長期の留置では膀胱が弛緩して，抜去後の排尿の自立がうまく進まなくなることがある。

　そのため，留置後はカテーテルをなるべく早期に抜去するように努めることが肝要である。抜去後は自己排尿の有無を確認するが，もし 6 時間以上経過しても自己排尿がみられない場合は，間欠的導尿を行う。自己排尿があっても残尿がみられることがあるので，抜去後 1 回目の自己排尿のあとは間欠的導尿を行ってみて，残尿の有無を調べる必要がある。

　間欠的導尿は，時間経過や状態に従って，間欠的に膀胱にカテーテルを挿入して排尿をはかる方法である。

尿道カテーテルを抜いたあとなどで自己排尿がみられないときや，残尿量が多いときに行う。間欠的導尿では，1 回量が 400 mL をこえないように計画をたてる。ただし，1 日の導尿回数がたとえば 7 回以上などとあまりに多いときは，水分量などを見直し，それでも回数が減らないときは，再度尿道カテーテルを留置する場合もある。

　間欠的導尿でも尿路感染のおそれがあるため，操作は無菌的に行わなければならない。自己排尿では，排泄量が少ないときは残尿が存在していることがあるので，予定した時刻に自己排尿があった場合は，導尿して残尿量を確認する。脳・神経疾患の場合は神経因性膀胱が比較的多くみられるが，尿意自体はないこともあるので，尿意だけではなく，水分摂取量や腹部の緊張などにも注意しながら援助を進めていく。

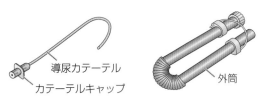
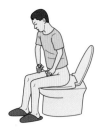

a. 自己導尿セット（カテーテル）　　　**b. 座位での方法**

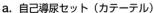

○**図6-17　間欠的自己導尿法**

内にこの液が満たされるようにおさめる。混合した製剤を使用することで，カテーテル挿入前に潤滑剤を塗布する作業が省略できる。キャップは，カテーテルをおさめたあとにする。単回使用型の場合には，カテーテルに潤滑剤を塗布する。

　自己導尿時，患者は手指と外尿道口を0.05％クロルヘキシジングルコン酸塩消毒綿でふき，導尿カテーテルを外尿道口から静かに膀胱内に挿入する。男性は，洋式トイレや椅子に腰かけて挿入する（○図6-17-b）。女性は，鏡を使用して外尿道口を確認しながら挿入する。

　カテーテル先端が膀胱に達したら，尿が出はじめる。尿が出なくなったら，少しずつカテーテルを引き抜き，尿が出なくなったら静かに抜く。単回使用型のカテーテルの場合はカテーテルをそのまま廃棄し，再利用型カテーテルの場合は，カテーテルを流水で1分間洗い流して，外筒内に戻す。外筒の中の液を，毎日少なくなった分だけ補い，2〜3日に1回程度，液を全部破棄し，流水でよく洗って乾かす。乾燥後に，もう一度液を入れる。

◆ 排尿困難の場合

　排尿時は腹圧のかけやすい姿勢にする。また，下腹部を押して排尿を促す**用手的排尿法**を行うこともある。

◆ 精神面への配慮

　失禁すると患者は自信を失うこととなるため，患者の精神的負担にならない程度に声をかける。

　尿器・安楽尿器・移動型トイレ・おむつなど，状態に合わせて用具を選び，使いやすいように工夫をする。患者の羞恥心や自尊心にもかかわるので，患者とよく話し合っておき，患者の精神的負担にならないように工夫をし，また夜間だけの使用とするなど，精神面での配慮も忘れてはならない。

◆ 家族に対する援助・指導

　患者自身で排泄動作が自立できないときは，家族が介助することになるので，家族による患者の受け入れ状況や疾患の理解度を確認する。また，介助者の生活様式も考慮し，患者への介助方法を考えていく。家族の負担が大き

いため，社会資源を可能な限り利用できるように援助することも必要である。

11　呼吸障害のある患者の看護

　呼吸障害は，脳幹部にある呼吸中枢の障害による中枢性呼吸障害と，骨格筋や横隔膜の障害による末梢性の呼吸障害に大別される。それぞれ原因疾患が異なるので，経過や予後，症状に合わせた適切な援助が必要である。

　中枢性呼吸障害のある患者は通常，意識障害を伴っており，死に直面していることが多い。そのため，家族の心情に配慮して最期を患者とともに過ごせるような環境を整える必要がある。また重症筋無力症であれば，徐々に状態が悪化していき，死に対する恐怖感をいだいている。適切な処置と十分な説明を行い，生きる希望・意欲が維持できるように援助していく。患者にとって最後の心のよりどころは家族であり，家族に対する配慮も忘れてはならない。

1　アセスメント

◆ 呼吸障害の原因

　中枢性呼吸障害か末梢性の呼吸障害か，さらにその原因疾患はなにかを把握することが重要である。中枢性呼吸障害であれば，脳幹部の病変や脳ヘルニアの可能性が考えられる。末梢性の呼吸障害では，横隔膜の障害や，呼吸筋が障害される重症筋無力症やギラン−バレー症候群などが原因となる。

　中枢性呼吸障害は急性発症であることが多いため，原因をアセスメントすると同時に，呼吸状態とその変化，バイタルサインを観察し，次におこるべき変化を予測しながら看護を行うことが重要である。ギラン−バレー症候群は発症が亜急性であるが，呼吸機能にも障害が及ぶ場合があるため，注意しなくてはならない。

　末梢性の呼吸障害は進行がゆるやかであるが，疾患によっては急性増悪の可能性もあるため，つねに観察して異常を早期に発見することが必要である。また誤嚥や分泌物の貯留による閉塞性呼吸障害がおこることも予測しておく。

◆ 呼吸の状態

　正常な呼吸は1分間に15〜20回くらいで規則的なリズムをきざむ。吸息時間と呼息時間比は1：1.5〜2である。呼吸の異常は，回数・リズム・深さにあらわれるので，綿密な観察が重要である（● 72ページ）。

　1中枢性呼吸障害時　次のようないくつかの異常呼吸があり，いずれも生命の危険を示す。

　①チェーン−ストークス呼吸　無呼吸と過呼吸が交互におこる呼吸。10〜60秒の無呼吸のあと，浅い呼吸が出現してしだいに振幅が大きくなり，最大に達すると，また浅くなって無呼吸になる，という周期を繰り返す。

　②ビオー呼吸　突然始まり，突然終わる頻呼吸と無呼吸が特徴である。

③**失調性呼吸**　リズム・呼吸の深さも不規則である。

④**中枢性過呼吸**　1分間に24回以上の頻呼吸が特徴である。

②**末梢性の呼吸障害時**　呼吸筋の筋力低下や麻痺によって，胸壁の動きが制限されることが多い。リズムは規則的であるが，呼吸が速い。

◆ 全身の状態

末梢性の呼吸障害は原因疾患があるにもかかわらず，自覚症状を言葉で表現するのがむずかしいことがある。また発症も急激でない場合があるため，全身状態の観察を行って，わずかな変化にも気づくことが重要である。

①**呼吸障害**　血液ガス，チアノーゼ，咳の有無や痰の有無，発熱（肺炎の合併など），胸郭の動き

②**循環障害**　血圧の異常，頻脈，体液バランスの異常や，易疲労感（脱力，疲れやすさ），精神症状の不安定など

◆ 検査結果

血液ガス分析結果（動脈血酸素分圧〔Pao_2〕，動脈血二酸化炭素分圧〔$Paco_2$〕，動脈血酸素飽和度〔Spo_2〕）や，生化学検査，一般血液検査のデータ，呼吸機能，胸部X線撮影，心電図などを確認する。

◆ 原因疾患による症状の観察

原因疾患の病態の悪化は，二次的障害として呼吸障害に進展することも多いため，運動障害・感覚障害や，嚥下障害・言語障害などとともに，その有無と程度を観察する。

2 看護目標

脳は酸素とグルコース（ブドウ糖）への依存度がきわめて大きい臓器であり，しかもそれらをほとんど備蓄することができないため，呼吸障害や循環障害の影響を非常に受けやすい。数分間，脳への血流が途絶えただけで，脳のニューロンは不可逆的な障害を受け，死にいたる。呼吸停止または心臓停止がおこった場合は，いかに迅速に適切な処置が行えるかが救命のカギである。

(1) 呼吸障害が早期に発見され，適切な処置が行われて呼吸機能が維持される。

(2) 呼吸器合併症が予防され，呼吸障害をおこさない。

(3) 患者・家族の不安が増強せず，回復に向かうことができる。

3 看護活動

呼吸障害では，異常の早期発見と適切で迅速な対処が不可欠である。日ごろから救急カートの位置や，物品の使用方法を把握しておくことが重要である。また患者や家族は不安をつのらせているので，精神的な配慮も忘れてはならない。呼吸支援チーム respiratory support team（RST）と協力していくことも必要である。

◆ 急性期における援助

● **呼吸の援助**　呼吸障害の程度に合わせた援助を行う。呼吸状態悪化時にすみやかに対応できるよう，ベッドサイドに酸素などを準備しておくことも必要である。また脳の病変などによる中枢性呼吸障害の場合には，急激な発症によって家族も動揺していることが多いので，処置を行うことはもちろん，家族への説明も重要である。末梢性の呼吸障害では，徐々に呼吸状態が悪化したり，嚥下状態の低下から誤嚥をおこしたりして呼吸障害をきたすこともあるため，状態に応じた援助が必要である。

1 **気道の確保**　頭部の後屈，顎先の挙上，または下顎の挙上を行う。舌根沈下時には枕は使用せず，肩枕をして顔を横に向け，あるいは下顎を前方に挙上する。ただし，頸椎損傷時には頸部の伸展は禁忌である。また，義歯は外すようにする。

2 **エアウェイの挿入**　通常はエアウェイは鼻腔に挿入するが，意識レベルが低下している場合や，嘔吐反射がないときは，口腔からの挿入を選択することもある。

3 **気管挿管**　気道の確保を行っても自発呼吸が不十分なとき，まずはバッグバルブマスクによる呼吸補助を試みる。それでも呼吸が改善しないときに気管挿管を行うので，救急カートや必要物品の準備をしておく。挿管後は正しい位置に留置されているかを確認し，記録する。カフの空気もれの有無，胸郭の動き，呼吸音などの観察を行う。

4 **酸素投与**　急性期を過ぎても動脈血の酸素化が低い場合は，医師からの指示を待って，指示された酸素量を確実に投与する。投与法には経鼻カニューレ，フェイスマスク，リザーバーマスクつきフェイスマスクなどがあるので，それぞれの特徴を理解して指示どおりに行う。酸素投与後は，呼吸数，呼吸音，SpO_2 などの変化を観察する。ALS などのように疾患によっては，酸素投与量を少なくすることがあるので，CO_2 ナルコーシスなどを考えて意識状態も観察していく。

5 **人工呼吸器**　呼吸停止時や自発呼吸が弱いとき，あるいは肺機能障害などで十分な換気が得られないときは，挿管後，人工呼吸器を装着する。装着後は，医師から指示された設定条件で作動していることを確認する。モード・酸素濃度・呼吸回数・気道内圧・アラーム設定などを定期的に確認する。アラームが鳴ったときには，異常の内容を必ず確認する。

気道分泌物の吸引は頭蓋内圧を上昇させることもあるので，注意が必要である。自発呼吸のある患者では，人工呼吸器の設定が適切でなかった場合に，患者の呼吸と同調せず，呼吸困難や咳などをおこすことがあるので，この場合はすみやかに医師に報告する。

ALS や筋ジストロフィーなどの呼吸障害には非侵襲的陽圧換気療法❶(NPPV)が使用されることもある。

▌合併症の予防

吐物や分泌物による気道閉塞，ひいては窒息を防ぐことが重要である。吐

NOTE
❶非侵襲的陽圧換気療法
　マスクなどの非侵襲的な器具を使った人工呼吸の方法で，挿管や気管切開などを行わずに陽圧換気が可能である。また，着脱が可能であり，夜間のみの使用なども可能という利点がある。

物による誤嚥性肺炎にも注意する。自力で分泌物を喀出できないときは，適宜吸引を行う。

肺炎予防には，口腔内を清潔に保つことも重要である。酸素療法の施行中や，挿管中，あるいは人工呼吸器装着中でも，口腔の清拭は行う。とくに人工呼吸器装着中は，人工呼吸器関連肺炎❶ventilator associated pneumonia（VAP）に注意する。舌根部や咽頭部は刺激すると嘔吐反射を誘発しやすいので，気をつける。

意識レベルが低下している患者は，麻痺があれば麻痺側を上にした側臥位とする。

▌家族への援助

中枢性呼吸障害のある患者は死に直面しており，急激な発症を伴っている。家族が予測できないことがおこる場合も多いため，状況を説明して，少しでも患者と過ごせるように環境を整えることが重要である。さまざまな治療・処置，援助にもかかわらず救命できなかった場合は，グリーフケアを考慮する。

重症筋無力症やギラン-バレー症候群，パーキンソン病などで末梢性の呼吸障害を伴う場合には，症状の悪化とともに徐々に呼吸障害も重症化する。酸素の投与から，状況によって気管挿管や気管切開にいたることもあり，家族の不安は増強する一方だと考えられる。日々の変化を観察してコミュニケーションをとり，家族の不安な気持ちを聞き，少しでも気持ちの負担が緩和できるように援助する。リエゾンナース❷や緩和ケアチームなどと相談して，チームでかかわることも重要である。

▌コミュニケーションの援助

人工呼吸器を装着した場合は，気管挿管や気管切開などによるコミュニケーション障害から，不安が一層増強し，精神的な問題が生じる。患者だけでなく，家族も不安に陥る。適宜説明を行い，患者と家族がともに過ごす環境を整えることが重要である。また意識状態が改善してきたら，コミュニケーションの方法を，リハビリテーション関連部門とも相談して考えていく。

◆ 回復期・慢性期における援助

● **体位ドレナージ**　急性期が過ぎて肺機能の改善や向上のために，スクイージング，軽打，振動などが必要に応じて行われ，機械的刺激を与えて痰の移動を促し，気道から排出する。

● **手術後の回復**　術後は，手術侵襲部の修復のために代謝が亢進するため，酸素不足をおこしやすくなっている。酸素不足は脳浮腫を増強させるため，脳組織に十分に酸素が供給できるように，気道確保と酸素療法の管理が重要になる。疾患の状態をみながら離床を促すことも，肺機能の改善につながる。

12 頭蓋内圧亢進のある患者の看護

脳は，血液・脳脊髄液などとともにかたい頭蓋骨におおわれており，限ら

NOTE
❶人工呼吸器関連肺炎
人工呼吸器装着後，48時間以上経過してから新たに発生する肺炎をいう。気管チューブを通じて口腔内分泌物や胃内容物の誤嚥をおこしやすいことや，咀嚼の減少と口腔粘膜の乾燥によりさまざまな病原菌が定着しやすいことなどが原因となる。

NOTE
❷リエゾンナース
精神看護の知識や技術を応用し，精神科以外の診療科で患者や家族の精神的ケアを行う精神看護専門看護師をリエゾンナースという。リエゾンとは，フランス語で「連携」や「連絡」を意味する。

○ **表6-1　頭蓋内圧亢進をもたらす疾患**

頭蓋内内容物の増加	• 頭蓋内占拠性病変：脳腫瘍，頭蓋内血腫，脳膿瘍など • 脳実質・周囲組織の浮腫・腫脹：外傷，脳梗塞，脳炎，悪性腫瘍周囲の脳実質など
脳循環血液量の増加	• 動静脈血栓症など
脳脊髄液量の増加	• クモ膜下出血，水頭症など

れた容積の閉鎖空間の中にある。血腫や腫瘍，髄液の産生過多などのなんらかの原因で頭蓋内容の容積が増えたときに，閉鎖空間の中では逃げ場がないため，頭蓋内腔の圧が高まる（○表6-1）。この状態を頭蓋内圧亢進という（○73ページ）。さらに頭蓋内圧亢進が進行すると，頭蓋腔のわずかなすきまから脳がはみ出してしまう。この状態を脳ヘルニア（脳嵌入）といい，致死的な状態となる（○77ページ，図3-10）。

　看護師は，頭蓋内圧亢進状態の増悪による脳ヘルニアを回避するために，患者の原疾患を把握するとともに，症状を予測し，注意深くかつ継続的に患者を観察して早期に異常を発見し，適切に対処することが重要である。観察した結果がなにを意味しているのか，患者がどのような状態にあるのかについて根拠をもって判断できることが求められる。また，頭蓋内圧亢進に影響を及ぼす生活動作などへの対処や，生命の危機にさらされて不安を感じている患者・家族への精神的な支援なども必要となる。

1 アセスメント

　頭蓋内圧亢進による症状（頭蓋内圧亢進症状）は，原因となっている疾患や進行状態により症状が異なる。以下の内容を継続的かつ経時的にアセスメントし，異常の早期発見に努める必要がある。患者を観察するなかで，いつもと違う，さっきと違う，という気づきが患者の救命につながる。

（1）頭痛の有無・出現時間・部位・程度・表現

（2）意識障害の有無・程度および経時的な変化（医療職者が統一した評価になるよう，JCS または GCS で評価する）

（3）嘔吐の有無・仕方，消化器症状の有無。

（4）眼症状（視野狭窄・視力低下）の有無，うっ血乳頭の有無

（5）瞳孔の大きさ・不同，対光反射，外転神経麻痺の有無

（6）バイタルサイン：発熱・異常呼吸・チアノーゼ・徐脈・不整脈の有無，収縮期血圧，脈圧

（7）神経症状：麻痺・感覚障害・異常姿勢・痙攣の有無と経時的変化

（8）排泄障害：尿閉・便尿失禁・便秘の有無

（9）水分出納バランス：輸液量と尿量のバランス，尿比重

（10）浸透圧利尿薬や副腎皮質ステロイド薬などの使用薬剤の量，投与時間とその効果

（11）既往歴：頭蓋内圧亢進症状に関連する疾患の有無

（12）検査結果：頭部 CT・MRI，血液・尿検査，頭部および胸部 X 線撮影，

眼底所見，脳脊髄液の性状・排液量，脳波，心電図

(13) 患者・家族の病状の受けとめ方

2 看護目標

(1) 異常が早期に発見され，適切な対応によって救命がはかられ，脳ヘルニアへの移行が予防される。

(2) 頭蓋内圧亢進の予防的ケアが受けられ，脳ヘルニアをおこさない。

(3) 苦痛や不安が軽減され，安心して治療が受けられる。

3 看護活動

◆ 脳ヘルニアへの移行を早期発見するための観察

　アセスメント項目を引きつづき観察する。腫瘍や血腫などの占拠性病変があっても，その容積増大がわずかなうちは代償機構がはたらき，頭蓋内圧がほとんど上昇しないこともあるので注意が必要である。頭蓋内圧亢進症状は，慢性と急性とで異なる（○表6-2）。おもな観察の要点は以下のとおりである。

　1 **慢性頭蓋内圧亢進症状**　慢性頭蓋内圧亢進の三徴に注意する。

　①**頭痛**　朝，起床時に増強することが多い。これは，就寝に伴って$Paco_2$が上昇して血管が拡張したり，臥位により髄液圧が上昇したりすることに起因し，**早朝頭痛**ともよばれる。

　②**嘔吐**　消化器症状を伴わず，突然内容物を噴出するのが特徴である。嘔吐後は，嘔吐によって過呼吸になり$Paco_2$の低下により頭蓋内血液量が減少する。それにより頭蓋内圧が下降するため，頭痛が軽減することがある。

　③**うっ血乳頭**　数週間から数か月にわたり頭蓋内圧亢進が続くと，網膜静脈が圧迫を受けて網膜の灌流が低下し，眼底の視神経乳頭が腫脹・膨隆する。これをうっ血乳頭という。うっ血乳頭が進行すると乳頭周辺部の網膜に出血

○表6-2　頭蓋内圧亢進の原因と症状

	急性	慢性
原因	・頭蓋内血腫(脳血管障害・頭部外傷など) ・悪性脳腫瘍(神経膠芽腫など) ・脳膿瘍 ・水頭症	・良性脳腫瘍(髄膜腫など) ・先天異常(狭頭症など) ・特発性頭蓋内圧亢進症
自覚症状	・激しい頭痛 ・吐きけ，嘔吐	・頭痛(起床時) ・吐きけ・嘔吐(消化器症状を伴わない) ・視力障害
他覚症状	・クッシング現象 ・意識障害 ・網膜出血 ・散瞳 ・痙攣	・うっ血乳頭 ・外転神経麻痺 ・記憶障害 ・人格変化
	脳ヘルニア	

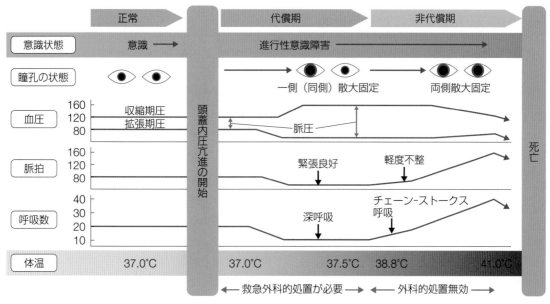

●図6-18　急性頭蓋内圧亢進症状

がみられるようになり，適切に対処しなければ視神経萎縮をきたし，視野狭窄や視力低下，失明の危険もある。

　2急性頭蓋内圧亢進症状　病変の場所や進行・増悪により症状の違いはあるが，なんらかの対応をしなければ脳ヘルニアの末期状態となり死にいたる（●図6-18）。

　①**意識障害**　初期は軽度であるが，進行すると昏睡状態（JCSⅢ-300）となる。

　②**瞳孔の異常**　初期は眼球が鼻側に偏位する外転神経麻痺がみられる。進行すると，瞳孔不同や対光反射の消失などがみられるようになる（●318ページ，plus）。

　③**呼吸の異常**　呼吸の速さ・深さ・リズムが不規則となる。初期症状は呼吸数の減少がみられ，症状が進むとチェーン-ストークス呼吸から中枢性過呼吸となり，失調性呼吸にいたった場合は脳ヘルニアの末期を意味しており，呼吸停止寸前である。

　④**クッシング現象**　頭蓋内圧の上昇によって低下した血流を促進するため，血圧が上昇し，脈圧が大きくなる。また，血圧上昇に伴う血流増加を抑えるため徐脈となる（●74ページ）。

　⑤**体温の変化**　初期では上昇がみられるが，進行して脳ヘルニア末期になると低下する。

　⑥**異常姿勢**　脳ヘルニアに多くみられる異常肢位として，除脳硬直と除皮質硬直がある（●83ページ）。

　⑦**運動麻痺**　病変部位により麻痺になる四肢が異なるため，進行・増悪など病態の変化の把握ができる。

◆ 頭蓋内圧亢進症状に対する援助

1 頭蓋内圧を亢進させる因子の除去　体位や排泄などの頭蓋内圧を亢進させる因子を除去する。

①**体位**　頭蓋内の静脈還流を促して脳浮腫を軽減する目的で，上半身を20〜30度挙上したセミファウラー位にする。頸部の屈曲も避ける。

②**血圧**　脳出血や脳梗塞，脳浮腫予防のために，適切な血圧が維持できるように管理する。

③**排泄**　排便と排尿の両面で頭蓋内圧を亢進させる因子を除去する。

(1)排便：努責は頭蓋内圧を上昇させるため，緩下薬を使用して排便をコントロールする。浣腸は迷走神経を刺激し，頭蓋内圧を亢進するため禁忌である。

(2)排尿：尿閉が続くと，膀胱内圧の上昇によって胸腔内圧が上昇し，静脈血が心臓に戻りにくくなる。それにより，脳に血液がたまって頭蓋内圧亢進を助長させてしまうため，尿道カテーテルの留置や導尿を実施し，膀胱内圧の上昇を予防する。

④**呼吸**　低酸素状態になると，脳血液量が増えて頭蓋内圧が亢進するため，酸素投与を行い，血中の酸素濃度を十分に保つようにする。また，咳嗽は頭

---

plus	**瞳孔反射の見方**

　室内の照度を少し落とし，患者の視野の外側（目じり）からペンライトなどですばやく光を瞳孔にあて観察する（●写真）。瞳孔径や対光反射の異常は脳出血や脳ヘルニアの早期発見につながるため，重要な観察ポイントとなる。たとえば，橋出血をおこすと眼球の正中位固定や著しい縮瞳などの特徴的な眼症状を示す（●133ページ）。また，眼球運動の障害や瞳孔不同，対光反射の消失は，患者が重篤な状態に陥っている可能性を示す。脳死判定基準にも瞳孔の散大と固定，対光反射の消失がある。

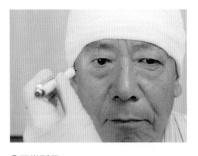 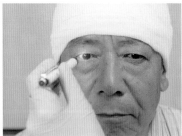

①正常所見
・瞳孔の大きさに左右差はなく，直径は2.5〜4.0mmである。
・直接光をあてたほうの瞳孔の収縮（直接対光反射）だけでなく，光をあてていないほうの瞳孔も収縮（間接対光反射）がみられる。
②異常所見
・直接対光反射，間接対光反射の消失（左右の評価で障害部位を特定できる）
・瞳孔径の左右差（瞳孔不同）

蓋内圧を上昇させるため，気道内分泌物の貯留や唾液の誤嚥を予防する必要がある。痰の自己喀出ができる場合は，痰を出しやすい姿勢をとる。気管挿管や気管切開中の患者では，効果的な痰の喀出のために適度な加湿を行うとともに，体位ドレナージと誤嚥予防を意識しながら体位を整え，必要に応じて吸引を行う。

　⑤**体温**　発熱は脳代謝を亢進させるため，頭蓋内圧上昇の要因となる。解熱剤の投与に加え，冷罨法を行うことで解熱を促し，体温を管理する。

　⑥**水分出納**　過剰な体液量は脳浮腫を助長させるため，頭蓋内圧が亢進している場合には水分出納を±0 ml 程度になるように管理する。

　⑦**痙攣**　痙攣は頭蓋内圧を亢進させるため，抗痙攣薬を確実に投与し，発作を予防する。

　⑧**薬物の投与**　頭蓋内圧亢進改善のため，浸透圧利尿薬や副腎皮質ステロイド薬などを，指示された時間に正確な量投与する。

　⑨**精神的なケア**　患者や家族は，生命の危険がある状態を受けとめられず，不安や混乱をいだくことが多い。とくに精神的不安や疼痛，不眠などからくる患者の精神的ストレスは，交感神経の活動を高めてアドレナリン分泌を誘発し，脈拍や血圧の上昇につながる。そのため，不安の軽減や苦痛の緩和に努める必要がある。

　②**脳室（脳槽）ドレナージ施行中の患者の看護**　脳圧亢進症状の原因となっている疾患の治療と並行して，減圧をはかるための治療が行われる。減圧治療は，大きく薬物療法などの内科的治療と，開頭手術による外科的治療（●101ページ）に分けられる。

　内科的治療を受ける患者への援助では，確実な薬物の投与と，病状の変化をきちんと観察し，アセスメントできることが重要である。一方，外科的治療を受ける患者への援助で重要なのは，脳室（脳槽）ドレナージである。脳室ドレナージは脳脊髄液の排除をすることで，頭蓋内圧を低下させる目的で実施される。脳室ドレナージの管理にあたっては，正確な知識と技術を習得し，以下の点に注意する。

　①**ドレナージチューブの管理**

（1）基準点（0点）を外耳孔の位置に合わせ，チャンバーの円盤の高さをかえて，指示された設定圧にする（●図6-19）。体位変換後は設定圧がかわるので，必ず実施する。

（2）チューブ挿入部の固定や周囲からの漏出の有無の確認をする。

（3）ミルキング❶は過剰な陰圧をかけ危険を伴うので，看護師の判断では行わない。

（4）排液量の減少や心拍に合わせた拍動があるかを観察する。見られないときは，チューブの屈曲や閉塞がないかを確認したうえで医師へ報告する。

（5）オーバードレナージ❷は脳出血や脳ヘルニアなどの，致死的な状況をおこす可能性があるため，廃液量が指示された範囲内であるかを定期的に確認する。とくに以下の場合は注意する。

・エアフィルターのぬれや排液による汚染

NOTE

❶ミルキング

　ドレナージ管理においては，閉塞の予防のために手や専用のローラーでドレーンをしごき，ドレーン内にたまった血液や液体を排液することをさす。

❷オーバードレナージ

　設定圧がずれる，あるいはエアフィルターやチャンバーが破損するなどして，過剰に脳脊髄液が排出されてしまうこと。

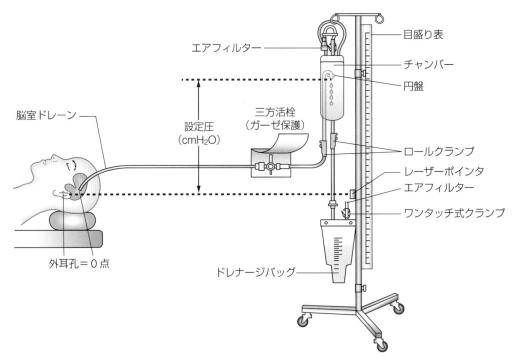

エアフィルター

脳室ドレーン

設定圧
（cmH₂O）

三方活栓
（ガーゼ保護）

目盛り表

チャンバー

円盤

ロールクランプ

レーザーポインタ

エアフィルター

ワンタッチ式クランプ

ドレナージバッグ

外耳孔＝0点

● **図6-19 脳室ドレナージ**

- エアフィルター部分のクランプの閉鎖
- ドレナージシステムラインの屈曲，ねじれ
- チャンバーの落下
- 患者の努責，咳嗽，急な頭の高さの変化
- 患者の頭痛やめまいといった低髄圧症状のうったえ

（6）排液の量，性状，流出状態を確認する。

　②**感染予防**　頭蓋内は無菌のため，ドレーンの交換は無菌操作で医師が行う。ドレーンを操作するときは手指消毒などの感染予防対策を行う。とくにドレナージシステム内の三方活栓は，清潔なガーゼで保護し，医師以外は開かない。

　③**抜去予防**　ドレナージの抜去を予防するために，安静と行動制限が必要である。患者に十分な説明を行い，理解を得る。とくに，意識障害や見当識障害のある患者や，術後せん妄を発症した場合などは自己抜去のリスクが高い。医師と相談し，鎮静薬の処方や家族の同意のもとに抑制を検討することもある。

　④**クランプの操作**　患者の体位変換や清拭，吸引，移送を行う場合は，ドレナージを中断・再開する必要がある。この操作が適切に行われないと，頭蓋内圧の変動をきたし，生命に危険を及ぼす可能性があるため，注意深く行う。一般的な脳室ドレナージ回路にはクランプが3〜4か所付いており，エアフィルターにクランプがあるものとないものがある（●図6-19）。ドレナージを中断するときは，患者の頭側に近いクランプから閉鎖する（●図6-20）。

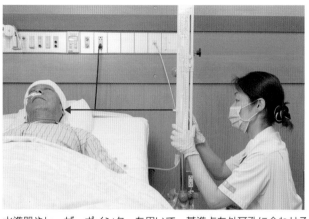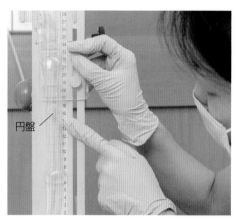

円盤

水準器やレーザーポインターを用いて，基準点を外耳孔に合わせる（左図）。その後，チャンバー内の円盤の高さをかえて，医師の指示した設定圧にチューブの先端を合わせる（右図）。設定後は位置がずれないようにねじをしっかり締める。

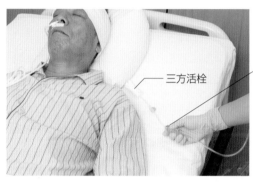

三方活栓 — 患者側のクランプから閉鎖する。

体位変換・移送時にはドレナージを中断する必要がある。

◎図 6-20 脳室ドレナージの設定とクランプの操作

　付属のクランプ以外の箇所を閉鎖する場合は，鉗子を用いることもある。
　再開するときは，設定圧の再設定やチューブの屈曲がないかなどを確認したうえで，排液バッグ側に近いクランプから開放する。再開にあたっては，以上の操作を医師または看護師 2 人以上で指差し・声出し確認をしながら行う。

C 治療・処置・検査を受ける患者の看護

　ここでは，脳・神経疾患における治療・処置を外科的治療（開頭手術），内科的治療，および化学療法・放射線療法に分け，それぞれを受ける患者の看護について学習する。

1 開頭手術を受ける患者の看護

　脳神経外科領域における手術には，大きく分けると開頭手術，穿頭術，血管内治療がある。開頭手術は，脳腫瘍，動脈瘤，クモ膜下出血，頭部外傷，急性硬膜下血腫，急性硬膜外出血などに対し，全身麻酔下で行う。ここでは

開頭手術に関する看護について述べる。

a 手術前の看護

　開頭手術は，生命の危険に際して緊急に行われる場合と，外来で診断を受けたあとに待機的に行われる場合がある。クモ膜下出血や，頭部外傷により脳挫傷・出血がみられる場合は一刻を争う状況であり，緊急手術となる。一方で，脳腫瘍や未破裂の脳動脈瘤などは無症状の場合もあるため，外来で経過をみながら，手術をするかどうかの判断など，患者が意思決定を行う必要がある。意識障害のある患者の場合は，意思決定に際して家族とともに，本人の希望を推しはかりつつ，方針を検討する必要がある。

　いずれの場合においても，看護師は患者・家族の身体的・精神的・社会的状況を把握しながら，不安を軽減し，最善の意思決定ができるように支援し，良好な状態で手術を受けることができるように援助していく。

1 アセスメント

　緊急手術を受ける場合と，待機的手術を受ける場合について説明する。

◆ 緊急手術を受ける場合

　急激に発症し，生命の危機的状況に際して緊急手術が行われる場合，以下の項目についてアセスメントを行う。

　①**意識状態**　ジャパン-コーマ-スケール（JCS），グラスゴー-コーマ-スケール（GCS）などのスケールを用いて判定する。患者の反応がみられる場合は，具体的な記述を残しておくと術後に比較しやすい。

　②**バイタルサイン**　虚血性病変か出血性病変かによって，血圧の適正値が異なる。低酸素状態では頭蓋内圧亢進をまねくため，呼吸管理を行う。

　③**水分出納管理**　体内の水分の出入りのバランスに注意する。

　④**頭蓋内圧亢進症状**　頭痛，嘔吐，うっ血乳頭の有無，瞳孔異常の有無，異常姿勢の有無などを観察し，脳ヘルニアの進行の早期発見に努める。

　⑤**局所症状**　四肢や顔面の運動麻痺，眼球運動障害の有無，しびれ，感覚鈍麻，温痛覚異常などの感覚障害の有無を確認する。症状がみられた場合は経時変化にも注意する。

　⑥**患者・家族の精神的状態**　突然の発症による動揺，不安，状況の受容状況を表情や言動から把握する。手術にあたりインフォームドコンセントを得るための説明が行われる場合には同席し，適切に意思決定ができるように支援する。

　⑦**既往歴**　発症に関連する疾患について重点的に確認する。アレルギーの有無や輸血歴なども確認する。

　⑧**各種検査結果**　手術に向けた心電図，血液ガス分析，血液型，感染症，胸部X線などの一般検査のほか，頭部CT・MRIなどの各種画像検査も合わせて確認し，今後出現しやすい症状などを予測したうえで観察を行う。

◆ 待機的手術を受ける場合

　術前には症状がみられなくても，術後に大きく状態が変化する場合がある。症状の変化を確実に観察することが，頭蓋内の変化をいち早くつかむことにつながる。術前から十分な情報を得ておき，経時変化を比較しながら観察を継続することが重要となる。

　①**意識状態**　評価スケールを用いて判定する。

　②**症状**　疾患や病変部に応じて，症状の出現を確認する。運動機能障害，感覚機能障害などは，手術の前後で比較を行う必要がある。手術にあたり，患者はさまざまな意思決定を行う必要があるため，判断能力や認知機能についても確認をしておく。

　③**ADL**　手術の前後で ADL が変化する可能性がある。術後に適切な支援ができるよう，現状を把握しておく。

　④**環境**　家族構成やキーパーソンといった人的支援の状況や家屋の状況，経済的状況などを確認する。また，介護保険などの社会資源の活用状況についても情報収集をする。

　⑤**患者・家族の精神的状態**　疾患や手術の理解・受容について把握をする。患者の社会的立場や価値観を把握しておくことも，意思決定支援において重要である。

　⑥**既往歴**　手術を受けるにあたり，血糖コントロールや呼吸訓練といった，事前の介入が必要であるかを確認する。

　⑦**各種検査結果**　緊急手術時と同様に検査結果を確認し，異常値がみられた場合には事前の介入を検討する。

2 看護目標

　緊急手術，待機的手術のいずれの場合においても，患者が体調を整え，症状を悪化させず，手術内容などを理解して受け入れたうえで手術にのぞむことが求められる。

（1）身体的に良好な状態で，手術を受けられるよう準備する。

（2）術前に症状の悪化があった場合は早期に発見され，必要な処置を受けることができる。

（3）手術に対する不安や疑問が解消され，十分に理解したうえで手術にのぞむことができる。

3 看護活動

　一般的な手術前準備のほか，以下の準備を行う。なお，手術部位感染予防のため，頭髪については頭部全体の剃髪は行わず，手術室入室後に医師が必要な範囲のみ頭髪を除去することが多い。

◆ 緊急手術の場合

　すでになんらかの症状があり，全身管理を必要としている状態であること

が多い。つねに意識状態の変化やバイタルサインを観察し，現在の症状の悪化や新たな症状の出現を早期に発見できるようにする。とくに頭蓋内圧亢進症状を予防することは，術後の回復においても重要であるため，以下の対応を行う。

(1)脳浮腫がみとめられる場合は，医師の指示により高グリセリン・果糖注射液や副腎皮質ステロイド薬などの点滴を行う。

(2)医師の指示による安静度を確認のうえ，臥床時は静脈還流を促すため，ベッドは20〜30度程度頭部を挙上し，セミファウラー位とする。

(3)血圧の管理や水分出納管理を確実に行い，体液過剰や脱水に陥らないよう注意する。

(4)排便時の努責は頭蓋内圧を上昇させるため，緩下薬を使用して排便コントロールを行う。

(5)興奮やストレスを避け，室内の環境を整え，静かで落ち着けるように配慮する。

　患者は意識レベルの低下をきたしていたり，鎮静を施されたりしている場合が多いため，家族に発症前の状態を確認しながら援助を行う。また，突然の発症により家族も大きな不安をいだき，動揺していることが予測され，身体的にも疲労していることが考えられる。適切にコミュニケーションをとり，家族も安楽に過ごせるよう調整する。

◆ 待機的手術の場合

　待機的手術の場合，無症状であっても手術をすすめられることが多く，患者や家族が手術を受けることに迷いを感じていることもある。医師からの説明内容や患者の理解を正確に把握し，患者が最善の選択ができるように援助する。その際，患者の年齢や社会的立場を考慮し，生きるうえでの価値観なども共有することが非常に重要である。

　すでに症状がある場合には，手術によって改善を目ざすことがむずかしく，症状の進行の予防や悪化の防止が目的となることもある。術前の身体状況をよく観察し，術後に予測される状況をあらかじめ把握しておくことが必要となる。そのためには，インフォームドコンセントを得るための説明の場に同席して，手術の内容や術後おこりうる合併症について，詳細な情報を得ておくことが必要である。症状の改善がむずかしいと予測される場合は，患者が理解・受容できるように支援していく。

　開頭手術の術後はICUに入室することが予想される。病棟看護師によるオリエンテーションに加え，手術室やICUの看護師とも連携し，患者が術中・術後のイメージをつかみ，不安を解消できるように調整することが重要である。

ｂ 手術後の看護

　開頭手術後は，時間の経過によりおこりやすい症状や合併症が異なる。術後の経過時間をつねに把握しながら，症状の変化を注意深く観察する必要が

ある。術後 24 時間は術後出血，24〜72 時間では脳浮腫による頭蓋内圧亢進症状や意識障害がおこりやすく，ドレーン留置中や抜糸・抜鉤までは創部などの感染に注意が必要となる。また，一般の術後と同様，環境変化やチューブ類の留置により不穏・せん妄もおこりやすい状態である。観察すべきポイントを整理しながら，異常の早期発見に努める。

　手術直後から退院を見すえた計画を立案し，術後 1 週間程度を経過したら，具体的な退院支援を開始し，早期に社会生活に戻ることができるよう援助していく必要がある。

1 アセスメント

　以下の項目を，経過による優先度を考慮しながらアセスメントする。とくに術前の状態との比較は，術後の頭蓋内の状態を把握するために重要である。

◆ 手術直後〜術後 1 週間程度

　①**意識状態**　評価スケールを用いて判定する。鎮静が続いている場合は薬物の効果が切れた状態で判断する。

　②**瞳孔所見**　出血がおこっている場合や術中操作の部位によって，眼球の偏位や瞳孔異常が出現することがある（● 132 ページ）。鎮静下では意識状態の観察がむずかしいため，瞳孔所見による異常発見が重要である。

　③**局所症状**　手術操作，術後出血の出現によって部位に応じた脳局所症状がおこることがある。四肢や顔面の運動麻痺や，眼球運動障害，しびれ，感覚鈍麻，温痛覚異常などの感覚障害，失語などの有無を確認する。症状は術後の時間経過で軽減することもあれば，新たな出血などの出現によって悪化することもあり，変化していくことが多いため，術前との比較に加え，術後の経時変化にも注意して観察する。

　④**頭蓋内圧亢進症状**　出血や浮腫がある場合，頭蓋内圧亢進症状をきたすことがある。頭痛，嘔吐，うっ血乳頭の三徴（● 74 ページ）に注意する。

　⑤**バイタルサイン**　術前と同様，血圧コントロールが重要となる。抜管直後には呼吸状態をとくに注意して観察する。$Paco_2$ の上昇は脳血管の拡張をまねき，頭蓋内圧亢進を引きおこすため，血液ガスの検査データの把握も重要である。また，脳ヘルニアが進行すると，呼吸パターンに変調がみられるため注意深く観察する。

　⑥**水分出納管理**　水分過剰は脳浮腫の原因となり，脱水は脳血流量の低下につながるため，水分出納管理を慎重に行う。

　⑦**ドレーン管理**　ドレーン先端の留置部位により，ドレナージの目的や管理方法が異なる。部位と目的を把握したうえで，排液量・性状を確認する。

　⑧**局所症状**　四肢や顔面の運動麻痺や眼球運動障害などの有無，しびれ，感覚鈍麻，温痛覚異常などの感覚障害の有無を確認する。症状を術前と比較し，その後の経時変化にも注意する。とくに麻痺は，脳内病変の圧迫により症状が変化していくため，注意深く観察する。

　⑨**痙攣**　術前に既往がなくても，術中操作によりリスクは高まる。

⑩**感染徴候**　創部の感染徴候である腫脹・発赤・疼痛の有無を確認する。ドレーンが留置されている場合はとくに上行性感染に注意する。

⑪**皮膚障害**　術中に発生した褥瘡の有無を確認する。また，安静臥床による新たな褥瘡の発生がないか，毎日観察する。頭部の安静や包帯の圧迫により，後頭部や耳介に脱毛や褥瘡がおこりやすいため注意する。

◆ 術後1週間程度〜退院時

①**ADL**　全身状態が落ち着いたあとに，症状とともに観察する。術前との比較が重要である。意識レベルや局所症状の変化が落ち着いてくる時期であるため，今後のリハビリテーションや転倒・転落などの二次的な合併症予防に向けて，残存機能の評価が必要となる。

②**退院後の環境**　術前から得ていた情報と術後の状態変化を，合わせて検討する。身体機能に対応した自宅環境・人的資源・社会資源の状況，社会生活復帰に向けた機能訓練の必要性などを，患者・家族の希望と合わせて確認する。

2 看護目標

　第一に生命の危機を脱すること，その後は早期離床と機能回復訓練，社会復帰に向けた援助が重要となる。

(1) 術後出血，脳浮腫，痙攣，感染徴候といった術後合併症をおこさない。おきた場合には早期に発見され，適切な処置が受けられる。

(2) 安静臥床による廃用症候群や深部静脈血栓，褥瘡などの合併症をおこさず，早期離床ができる。

(3) 術後の状態に応じて，必要なリハビリテーションを理解し，前向きに取り組むことができる。

(4) 早期から退院後の生活をイメージし，必要に応じた支援を受けながら社会復帰を目ざすことができる。

3 看護活動

　開頭手術後の経過時間・日数に応じた観察項目を注意深く観察し，介入を行う。手術直後は生命の危機から脱するための援助を行う。術後1週間程度は合併症をおこさない，または早期発見するための援助を行う。安静が解除されたあとは，離床や機能回復に向けたリハビリテーションの援助を行い，その後，退院後の社会生活に復帰するための援助へと移行する。早期退院を目ざすためには，術前から退院支援に取り組んでおく必要がある。

　疾患や術中の操作によっては，術後に機能障害がおこる場合もあることに留意し，医師から手術の情報を得ながら異常の発見に努める必要がある。症状が出現した場合には，患者がその症状や障害を受容できるよう，精神的な援助も必要となる。

◆ 術後合併症の予防・早期発見と適切な処置

　一般的な全身麻酔下の手術後の管理やケアを行うとともに，脳神経外科特有の合併症とその対応が必要となる。

●**術後出血**　開頭手術後24時間は，手術が行われた領域周辺の術後出血について，最も注意して観察する必要がある。手術直後から翌日までは継時的に頭部CTが施行され，出血の有無の確認が画像上で行われる。これと並行して，看護師による患者の観察が非常に重要である。

　急激な意識レベルの低下や瞳孔異常，対光反射の減弱，局所症状の出現，痙攣，血圧上昇，呼吸パターンの変化などの徴候に注意する。また，循環動態の変化，とくに血圧上昇により出血はおこりやすくなるため，慎重な血圧管理が必要である。出血がおきると頭蓋内圧が上昇し，脳ヘルニアを生じ，生命の危機的状況につながりかねない。出血が明らかであれば，緊急の再開頭手術が検討される場合も多い。徴候発見時にはすみやかに医師に報告し，指示を確認する。

●**脳浮腫**　術後24〜72時間までは，脳浮腫のリスクが高い。静脈還流を促すため，ベッドの上半身は20〜30度挙上し，頸部を屈曲しない体位を保つ。脳浮腫により頭蓋内圧が亢進し，頭痛，嘔吐，痙攣などの症状がみられた場合は，状態に応じて浸透圧利尿薬や副腎皮質ステロイド薬の投与を行う。

●**痙攣**　痙攣は低酸素状態や局所症状出現の原因となる。痙攣をおこさないように外部環境を整え，おこった際にはすぐに対処できるよう，酸素投与や薬物投与の準備をしておく。術前に痙攣の既往がない場合でも，術中の操作により術後に痙攣などの発作のリスクが高まる場合がある。リスクが高い患者に対しては，抗てんかん薬が予防的に用いられることもある。

●**感染**　術後数日から創部が治癒する1週間ごろまでは，感染のリスクが高い。バイタルサインや採血結果を確認し，創部の炎症が遷延したり，重篤な炎症反応がおきたりしていないかを確認する。髄膜刺激症状と高熱がみられた場合は髄膜炎を疑う。また，創部感染の場合は発熱や，創部に発赤や滲出液などがみられる。早期に感染源を特定できるよう，必要な観察を行い，報告する。

　手術部位感染予防のため，術後早期から洗髪が許可されることも多い。医師の許可を確認し，清潔が保てるように援助する。

●**髄液漏**　切開した硬膜を縫合して閉鎖する際に，縫合不全や離開がおこると，髄液がもれて皮下貯留ができることがある。この髄液漏は，くも膜下腔と外部が交通している状態であるため，髄膜炎のリスクが高まる。ドレーンを留置している場合は，排液の性状や量，創部の皮下貯留とその経時変化を観察する。

●**その他の合併症**　術後，創部周囲に皮下貯留や内出血がみられることがあるが，創部の包帯固定や頭部挙上の保持により，この皮下貯留が徐々に眼瞼周囲に下りてきて，浮腫を引きおこすこともある。ときには自力での開眼が困難なほどの浮腫が生じることもあるが，日数が経過すると徐々に軽減す

る。容貌の変化や開眼できないことに患者や家族は不安を感じるが，経過を待てば軽減することを説明しておく。また，開眼困難なため瞳孔の観察も困難となるが，異常徴候を見逃さないように丁寧な観察を行う。

◆ 安静臥床による合併症予防

　ほかの全身麻酔手術と同様，開頭手術の場合も早期の離床が目標となるが，意識障害やドレーン留置による体動制限により，術後の安静臥床期間が長くなることがある。そのため，臥床による二次的な合併症の予防も重要となる。

　麻痺などにより自動運動がむずかしい場合や鎮静中は，深部静脈血栓症のリスクがとくに高くなるため，医師の指示のもと弾性ストッキングの装着や間欠的空気圧迫装置の使用を促す。また，早期からのリハビリテーションスタッフの介入を進めるとともに，看護師による関節可動域訓練を実施する。

　臥床や麻痺により，褥瘡のリスクも高まる。全身の皮膚状態の観察と褥瘡予防ケアを行う。開頭手術の場合，ドレーン留置による頭部の安静によって後頭部の褥瘡リスクが高まる。同一部位が圧迫されることで脱毛がおこることもある。枕の素材を検討し，適宜頭位交換を行う。

◆ 転倒・転落予防

　安静臥床の時期が過ぎて離床できるようになると，転倒・転落のリスクが高まる。意識障害による認知機能の低下，麻痺の出現による運動機能低下，視力や聴力の低下，安静臥床による筋力低下などをよく観察し，アセスメントすることが必要となる。また，指示された安静がまもれない場合や，減圧のために骨片除去をしているなどの，転倒した際の障害が大きくなると考えられる場合は，離床センサーの使用や行動制限を検討する。患者や家族の理解や協力を得て，患者の尊厳がまもられるよう配慮しながら安全を確保する必要がある。

◆ ADL の援助

　術後合併症の出現により，術前と比較して ADL が低下する場合も少なくない。運動麻痺や嚥下機能の低下，失語，長期臥床による筋力の低下など，各動作の状況とその原因，対処方法を細かく観察して必要なリハビリテーションをアセスメントし，医師とともに理学療法士，作業療法士，言語聴覚士などの介入を検討する。動作の獲得に努めるとともに，退院後の環境や支援状況の情報を収集して，退院に向けて問題となりそうな点を抽出しておく。

◆ 退院支援

　機能障害が出現した場合であっても，早期の退院や社会復帰ができることが望ましい。そのため，術前から年齢や社会背景，経済的状況，患者・家族の希望など，退院や社会復帰にかかわる情報を得ておくことが必要である。家族による支援がむずかしい場合などは，社会的資源の活用も検討するため，病院の MSW や地域の福祉担当者・ケアマネジャーとの連携も重要となる。

　介護保険やその他の福祉サービスなどの公的な支援を適切に受ければ，障害があっても地域での自立した生活が可能となることもある。患者が退院後の生活をイメージできるように援助を行いながら，連携し，調整する。

　機能障害が出現している場合は，患者や家族の望む社会復帰がむずかしい場合もある。また，日常生活上の機能喪失や家庭内・社会的役割の変化などにより，精神的な困難をかかえることも多い。障害を受容し，その人らしい生活を送ることができるよう，身体的・精神的支援を行う必要がある。

2 髄液検査を受ける患者の看護

　腰椎穿刺による髄液検査は苦痛を感じやすい検査であり，安全に行うためには患者の協力が不可欠である。十分な説明と声かけを行い患者の不安を軽減するとともに，安全・安楽への配慮が必要となる。

▊ 患者説明・準備

(1) 消毒薬や局所麻酔薬に対する薬剤アレルギーの有無を確認する。

(2) 検査の目的や流れを説明し，患者の同意を得る。

(3) 検査2時間前から禁食とする。

(4) 検査前に排泄をすませてもらう。

(5) 処置台にディスポーザブルシーツを敷き，臥床してもらう。

(6) 血圧や脈拍などのバイタルサインを測定する。

(7) 検査の体位をとり，衣服をずらして背部を露出する（◉図6-21-a）。検査に影響しない範囲でバスタオルなどを用いてプライバシーや保温に配慮する。

(8) 検査中に身体を動かすと危険であることを伝える。また，気分不快や下肢のしびれを感じた場合は，ただちに声で伝えるよう説明する。

▊ 穿刺時の援助

(1) 患者ができるだけ背中を丸め，腰椎棘突起間が広がるよう援助する。

(2) 清潔野に触れないようにして，患者が動かないようにしっかりと身体を固定する。

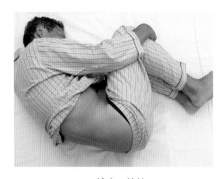

a. 検査の体位

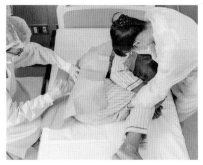

b. 穿刺時の様子

◉図6-21　髄液検査

（3）見えない箇所に針を刺される不安を軽減するため，「これから消毒をするので冷たいですよ」など，検査の流れにそって声かけを行う。

（4）検査中，看護師はつねに患者の様子を観察し，下肢のしびれや疼痛，頭痛，気分不快などの有無，顔色の確認などを行う（◯図6-21-b）。

▐ 検査後の援助

（1）頭部を挙上しないように注意して体位を戻し，衣服を整える。

（2）バイタルサインを測定し，全身状態を観察する。

（3）検査後，2〜3時間は仰臥位で安静にする必要があるため，枕をはずしたまま，頭部とからだをできるだけ水平にした体位をとらせる。患者に安静の必要について説明するとともに，異変を感じた場合はただちに知らせるよう伝える。

（4）安静解除後はゆっくりと起き上がることから始め，頭痛，吐きけ，めまいなどの低髄圧症状がないかを確認する。

3 脳血管内治療を受ける患者の看護

　脳血管内治療とは，マイクロカテーテルとよばれる細い管を脳内の動脈，あるいは静脈まで通し，X線透視下で血管内から病変を治療する方法である。通常は，局所麻酔下で大腿動脈や上腕動脈といった太い動脈から穿刺し，脳血管撮影検査と同じようにカテーテルを脳内の血管まで進め，治療を行う。（◯108ページ）

　脳血管内治療で行われる手術は大きく分類すると，塞栓術と血行再建術に分けられる。塞栓術は，クモ膜下出血などの脳内出血の出血源となっている部位や，これから出血する可能性の高い血管奇形や脳動脈瘤を，コイルや液体の塞栓物質を用いて閉塞させる手術である。血行再建術は，脳梗塞などの原因となるような狭窄または閉塞した血管を，ステントやバルーンにより拡張させたり，閉塞の原因となっている血栓を直接回収したりする手術である。

　脳血管内治療は，生命の危機や機能障害の進行を回避するために緊急に行われる場合と，脳ドックなどの検診や脳梗塞もしくは脳出血の発症をきっかけに診断を受け，待機的に行われる場合がある。

　クモ膜下出血や急性期脳梗塞は，発症後早期に治療を行わなければ患者の生命予後や機能予後がきわめて不良となる確率が高くなる。このような場合，脳血管内治療は緊急手術となることが多く，救急外来や血管撮影室，手術室など各部署との連携が重要となる。

　一方で，頸動脈狭窄症や未破裂脳動脈瘤，脳動静脈奇形，硬膜脳動静脈瘻などでは，症状があらわれていない状態での手術や，脳梗塞や脳出血の急性期治療を終えたあとの根本治療として，待機的に手術が行われる場合がある。

a 手術前の看護

　緊急手術の場合には意識障害のある患者も多く，意思決定に際して家族の責任や負担が大きくなるという特徴がある。無症状の場合には，手術をする

か否かの判断や，開頭手術と脳血管内治療のどちらの治療法を選択するかの判断などは，患者が意思決定を行う必要がある。

　緊急手術であっても待機的な手術であっても，看護師は患者・家族の身体的・精神的・社会的状況を把握しながら，不安を軽減し，最善の意思決定ができるように支援し，心身ともに良好な状態で手術を受けることができるように援助していく。

1 アセスメント

　基本的には，「開頭手術を受ける患者の看護」のアセスメント項目に準ずる（● 322ページ）。また，脳血管内治療の対象となる疾患患者におけるアセスメントは「クモ膜下出血患者の看護」（● 348ページ），「脳梗塞患者の看護」（● 355ページ），「頸動脈ステント留置術を受ける患者の看護」（● 409ページ）に準ずる。

2 看護目標

　緊急手術，待機的手術のいずれの場合においても，まずは呼吸や循環といった全身状態が安定し，生命の危機を回避しながら，意識障害や機能障害を悪化させることなく手術を迎えられるように援助することが目標となる。さらに，脳血管内治療は，低侵襲ではあるが低リスクではないことや，手術による利点や欠点があることを患者が理解し，納得したうえで手術にのぞめるように援助することが求められる。
（1）身体的に良好な状態で手術を受けられる。
（2）術前に症状の悪化があった場合は早期に発見され，必要な処置を受けることができる。
（3）手術に対する不安や疑問が解消され，十分に理解したうえで手術にのぞむことができる。

3 看護活動

　脳血管内治療における手術前の看護活動は，おもに全身状態を安定させ，症状悪化を予防しながら手術準備を進め，手術に対する不安や疑問を解消することである。
● **脳血管内治療手術の術前準備**　脳血管内治療に特有の術前準備について，以下に説明する。いずれも緊急手術および待機的手術に共通する。なお，これら以外の術前看護に関する内容は，「開頭手術を受ける患者の看護」（● 322ページ），および脳血管内治療の対象となる各疾患における看護に準ずる（● 348ページ，355ページ）。

　①**腎機能と造影剤アレルギーの有無の確認**　手術で用いられる造影剤は腎機能に影響を及ぼすため，腎機能障害がある場合には腎保護のために手術前に十分に補液を行うことや，造影剤の使用量の検討が行われる。また，造影剤にアレルギーがある場合には，手術前に副腎皮質ステロイド薬を予防的に投与する。

②**抗血栓薬や抗凝固薬の内服状況の確認**　脳梗塞の既往がある場合には，術中や術後に脳梗塞の合併症が増悪することを防ぐため，2種類の抗血小板薬を1〜2週間以上内服したうえで手術を行う必要がある。そのため，処方どおりに内服しているかを確認する。また，なんらかの既往により抗凝固薬を内服している場合には，穿刺部の出血のリスクが高まるため，休薬や，半減期の短いヘパリンナトリウムへの変更について医師の指示を確認する。

③**造影剤と相互作用のある薬の内服の確認**　ビグアナイド系糖尿病治療薬のような造影剤と相互作用のある薬を内服している場合には，術前に48時間の休薬が必要となるため，内服の有無を確認する。

④**金属アレルギーの確認**　手術に用いるステントやコイルなどは金属製であり，金属アレルギーがあると術後にステント内狭窄のリスクがある。金属アレルギーの有無を確認する。

⑤**硫酸アトロピンが禁忌となる既往の有無の確認**　頸動脈ステント留置術（CAS）では，血管拡張のために挿入したバルーンが頸動脈洞❶を刺激し，徐脈・血圧低下をみとめることがある。これを防ぐため術中にアトロピン硫酸水和物を投与するので，緑内障や前立腺肥大，イレウスといった投与が禁忌となる疾患の既往を確認し，医師と共有する。

⑥**穿刺部の剃毛と動脈触知部位のマーキング**　術前に医師から指示を受けた穿刺部位を清潔にし，患者の承諾を得て剃毛する。また，足背動脈や橈骨動脈などの，体表から拍動を確認できる動脈をマーキングする。

⑦**手術に対するリスクの確認と全身状態の安定化**　脳梗塞や頸動脈狭窄症がおこっている場合，ほかの血管の動脈硬化も進行していることが多く，動脈硬化のリスク因子である高血圧や糖尿病，脂質異常症の既往をもつことが多い。また，心房細動などの不整脈や，狭心症，心筋梗塞，冠動脈狭窄症といった冠動脈疾患の既往をもつことも多い。そのため，血糖値の正常化や循環動態の安定化も手術前の準備として非常に重要である。

⑧**術後の安静度とICU入室についての説明**　手術後は穿刺部位の止血ができるまで，術後数時間の絶対安静が必要であり，穿刺部位の屈曲も避けなくてはならない。仰臥位を保持し，寝返りもうてない状態となるため，事前に患者へ説明し，協力を依頼する。また，術後はICUでの管理となることが多いため，ICU入室のオリエンテーションも行う。

⑨**患者指導**　脳血管内治療は，全身麻酔で行う場合と局所麻酔で行う場合がある。局所麻酔で行う場合には，術中もしくは術直後に話しづらさや四肢の動かしづらさを自覚したらすぐに医療職者に伝えるように指導する。

b 手術後の看護

1 アセスメント

手術後のアセスメント項目も基本的には「開頭手術を受ける患者の看護」（◯ 322ページ）に準ずる。ここでは脳血管内治療において特筆すべきアセスメントについて述べる。

◻ NOTE

❶頸動脈洞
　外頸動脈と内頸動脈が分岐する部分に存在し，血圧を感知する圧受容器である。血圧の上昇などで頸動脈洞が刺激されると，中枢に情報が伝わり血圧が下がる。

①**バイタルサイン**　脳血管内治療では，術後に低血圧がおこると脳血流の低下による脳梗塞のリスクがある。ステント留置術の場合，頸動脈洞への機械的刺激により徐脈・血圧低下がおこることがあるため，バイタルサインに注意が必要である。

一方で，術後に高血圧がおこると血液の過灌流による脳出血のリスクが高まる。破裂動脈瘤の場合は再破裂のリスクが高いため，高血圧には注意する。また，コイル塞栓術の場合，動脈瘤内の容積の30～40％しか塞栓されていないため，動脈瘤が完全に血栓化するまでは破裂に注意が必要である。

それぞれの疾患や術式により至適な血圧は異なるため，医師の指示を確認し，指示範囲内で血圧が維持されているかを観察する。

②**神経所見**　血管内治療により症状が改善する場合もあるが，治療効果が得られずに症状が悪化したり，合併症として脳出血や脳梗塞をおこしたりする場合もある。また，治療直後は治療効果が十分に発揮されない場合もある。

コイル塞栓術による治療では，動脈瘤が血栓化するまでは破裂して脳出血となるリスクがあり，またステント留置術の場合は，手術直後のステント内は状態が不安定なため血栓が生じやすく，脳梗塞がおこりやすい。そのため，神経所見の変化に充分注意する。脳梗塞が生じてしまった場合でも，言語障害や麻痺の出現などの異常が早期に発見され，すみやかに血栓が回収できれば，症状の改善が期待できる場合がある。

③**過灌流の早期兆候**　ステント留置術を行った場合，過灌流の早期兆候として，頭痛や不穏が出現することが多い。手術前におとなしかった人が急に多弁になる，急にそわそわして安静度がまもれなくなるなどといった，術前からの変化がないかを注意深く観察する。

④**穿刺部の状態**　穿刺部の出血の有無や皮下出血，膨隆の有無を観察する。脳血管内治療では術前も術中も抗凝固薬が投与されることが多く，出血のリスクが高くなる。そのため，床上安静中は穿刺部を屈曲していないかを観察し，離床後も穿刺部は定期的に観察する。まれに後腹膜血腫を形成することもあるが，外観上は発見しづらいため，症状としてあらわれる急な血圧低下や貧血の進行に注意して観察する。

⑤**下肢動脈閉塞や穿刺による神経障害の有無**　穿刺そのものの合併症として動脈閉塞や神経障害をみとめることがあるため，足背動脈や後脛骨動脈触知の左右差，下肢の皮膚色変化，両足の運動麻痺やしびれの有無を，経時的に観察する。

⑥**床上安静による疼痛や皮膚損傷の有無**　術直後は穿刺部の出血予防のため，手術終了から3時間ほどは平坦なベッドで仰臥位を保持しなくてはならない。そのため，安静による疼痛の有無や，褥瘡発生の有無を確認する。

⑦**検査データ**　CTやMRIなどの画像所見により，新たな脳出血や脳梗塞が生じていないかが確認される。SPECTによる血流評価も重要である。また，脳血管内治療では多量の造影剤や抗凝固薬を使用するため，腎機能や凝固能の異常の有無も確認する必要がある。

2　看護目標

　脳血管内治療においては毎年のように新しい器具が開発・導入されており，開頭手術よりも低侵襲で，さまざまな治療が受けられるようになっている。しかし，術後合併症のリスクが開頭手術よりも低いわけではない。したがって，厳密な術後管理により，術後の合併症を予防する必要がある。

　また，十分に患者の状態を観察し，合併症が早期に発見できれば，脳梗塞に対する血栓回収や動脈瘤の再破裂に対する緊急ドレナージ術などの対処ができ，生命予後や機能予後の改善が見込める場合もある。したがって，手術後も緊張感をもって看護を行う必要がある。

(1) 脳梗塞や脳出血，動脈瘤再破裂，血管攣縮，過灌流といった術後合併症をおこさない。おきた場合には早期に発見され，適切な処置が受けられる。

(2) 安静臥床や穿刺部の安静による，腰背部痛や褥瘡，無気肺，深部静脈血栓合併症といった合併症をおこさない。

(3) 術後の状態に応じて，バイタルサインの急激な変動なくリハビリテーションに取り組むことができる。

3　看護活動

　脳血管内治療では，血行動態が大きく変化することで脳出血がおこることや，治療の過程で発生したプラーク片や遊離血栓が手術の数時間後に脳血管に詰まって脳梗塞がおこることがある。そのため，手術直後から1週間程度は注意深く観察し，合併症をおこさない，または早期発見するための援助を行う。安静が解除されたあとは，急な血圧変動に留意しながら機能障害に応じたリハビリテーションの援助を行い，早期退院を目ざす。

　ここでは脳血管内治療特有の看護について説明する。一般的な術後管理から回復期までの看護は，「開頭手術を受ける患者の看護」および脳血管内治療の対象となる疾患ごとの看護に準ずる。

　①**出血・脳梗塞の予防**　術後は，低血圧による脳虚血や，高血圧による頭蓋内出血や過灌流を避けるため，それぞれの疾患や術式に応じて医師の指示した至適血圧を維持する。安静解除後は体動による急激な血圧変動を避けるため，血圧をモニタリングしながら慎重に離床を進めていく。

　②**水分管理**　脱水がおこると虚血が助長され，その逆に輸液過多の状態となると脳浮腫が助長される。そのため，それぞれの疾患や術式に応じた至適水分バランスが維持できるように，医師の指示の範囲内で水分バランスを維持する。また，脳血管内治療では造影剤による高浸透圧利尿がおこり脱水となることや，造影剤の排泄遅延による腎機能悪化がおこることがある。時間当たりの尿量や水分バランスの計算，体重の変化，腎機能低下や電解質異常に関連する採血データなども注意深く観察していく必要がある。

　③**穿刺部の安静保持，安静による苦痛の緩和や褥瘡の予防**　通常，術後3時間はベッドを平らにし，仰臥位の姿勢を保持する絶対安静の状態となり，

その間患者は寝返りを打つことができない。これにより背部や腰部の疼痛を訴える患者は多く，また，長時間同一体位をとることによる褥瘡発生のリスクも高まる。そこで，術後は耐圧分散マットを使用し，穿刺部が屈曲しないようにベッドと患者のからだの間に手を滑り込ませ，マッサージや手差し除圧を行う。

絶対安静が解除となったあとも，翌日のCT撮影までは床上安静となることが多いため，寝返りを打つときに穿刺部を屈曲させないように体位変換を介助する。また，患者にも安静度をまもり，穿刺部を屈曲しないように説明する。穿刺部から出血するとあたたかいものが鼠径部を伝う感じがあるので，その場合はすぐに知らせるように指導する。

意識障害やせん妄などでどうしても安静が保てない場合には，抑制や鎮静を検討する。穿刺部の圧迫止血が解除され離床を開始したあとも，正座や屈伸運動などの穿刺部を屈曲させる姿勢は避けるように説明し，最低でも術後3日間は穿刺部に負担をかけないように活動を制限する。

④**症状の変化についての報告**　言葉が出ない，しゃべりにくい，見えにくい，手足が動かしづらいといった自覚症状の変化を感じたら，すぐに医療職者へ知らせるように患者へ指導する。また，穿刺部の圧迫中は，穿刺した側の下肢のしびれや足関節の底背屈運動の困難を自覚したらすぐに医療職者へ知らせるように説明する。

⑤**退院指導**　ステント留置術の場合，ステント留置後1年間は抗血小板薬を内服する必要があるため，必ず医師の指示に従って内服を続けるように指導する。また，手術はX線透視下で行われるため，まれではあるが放射線障害をみとめることもある。退院の数週間後に脱毛や皮膚障害が出現することや，数年後に白内障になる可能性があることを説明し，症状出現時には医師に相談するように説明する。

4 薬物療法を受ける患者の看護

　脳・神経疾患と筋疾患の内科的治療は，薬物療法が中心である。患者の状態や薬物の種類によっては，内服時間・内服方法もかわってくるので，内服する薬物の作用・副作用などに関する理解が必要である。

1 アセスメント

　①**薬物（薬剤，薬品）の確認**　名称，量，単位，内服時間，投与時間（点滴の場合），投与速度（時間量）について確認する。薬品名が似ているものや外見が似ているものもあるので，薬物の名称は確実に確認する。内服時間が決まっている薬品の場合は指定された時間を厳守する。

　②**薬物の効果**　薬物により，速効性のあるもの，効果があらわれるまでに時間のかかるものがある。薬物の作用・特徴を十分に理解して観察する。

　③**薬物の副作用の有無や症状**　生命にかかわる副作用もあるので，注意深く観察する。また副作用を観察するために，患者の既往歴が重要なこともあ

る。背景を把握することが基本である。

　④**薬物の禁忌など**　薬物にはさまざまな禁忌がある。薬物と薬物だけでなく食品との関係などもあるので，薬物の作用・副作用に加えて，なにに注意すべきかを認識して観察し，患者への援助・指導を行う。また，患者のアレルギー情報の確認も必要である。

2　看護目標

（1）正確に輸液や薬物の内服が行われる。

（2）副作用が早期に発見され，対処される。

（3）患者自身が，投与される薬物の作用・副作用を理解したうえで薬物療法を受けることができる。

3　看護活動

　代表的な治療薬の作用や副作用，あるいは投与前後の注意点を学んでおく。

　脳・神経疾患に使用する薬物は，その病態に応じて多くの種類がある。期待される効果の一方，副作用を伴うものも少なくないので，注意深い観察が必要である。

　以下に，脳・神経系疾患に用いられる代表的な治療薬と，看護における注意点を述べる。

◆ 脳梗塞治療薬

　1 血栓溶解薬　遺伝子組換え組織プラスミノゲンアクチベーター（rt-PA）であるアルテプラーゼがあり，発症 4.5 時間以内での投与など多くの条件がある（● 144 ページ）。ほかにも，禁忌や慎重な投与など，使用には制約がある。効果も大きいが出血の危険性も大きいので，血圧管理を厳重に行う。

　2 抗血小板薬　おもにアスピリンが用いられる。副作用として気管支喘息があるため，喘息の既往歴の有無を必ず確認する。また，アスピリンをクロピドグレル硫酸塩やシロスタゾールと二剤併用する場合は，禁忌などについても確認が必要である。

　3 抗凝固薬　ヘパリンナトリウム，ワルファリンカリウムなどがある。副作用として出血傾向があるため，バイタルサイン，とくに血圧の観察は十分に行う。ビタミンK❶を含む薬物・食物は摂取しないように説明する。近年は食事による影響を受けない，直接経口抗凝固薬 direct oral anticoagulants（DOAC）も用いられている。しかし，開始時期や注意すべき併用薬剤などの違いもあるため，確認が必要である。

　4 浸透圧利尿薬　グリセロールは果糖製剤であるため，使用時は血糖値に注意する。D-マンニトールは反跳現象❷をおこすことがあるので，輸液後には症状の増悪などに注意する必要がある。また利尿作用が強いため，水分出納の確認をする。急速に滴下すると血管痛がおこることもある。

　5 脳保護薬　エダラボンがある。重篤な腎機能障害のある患者や脱水のある患者では，腎機能障害が悪化することがあるので注意が必要である。ま

NOTE
❶ビタミンKはいくつかの血液凝固因子（Ⅶ・Ⅸ・Ⅹ因子）の生合成に不可欠である。ワルファリンカリウムはビタミンKと化学構造が似ており，ビタミンKが作用するための酵素反応を強く阻害することで，血液凝固反応をおこりにくくする。

❷反跳現象
　処置や薬物療法を中断したとき，以前にも増して症状・病態の増悪がみられる現象である。D-マンニトールでは出現するが，グリセロールでは少ない。

た，静脈内注射時に皮下にもれると組織の壊死をおこしやすいので，その場合は温湿布などを貼付して吸収を促進する。

◆ 副腎皮質ステロイド薬

　プレドニゾロンやベタメタゾンなどがある。脳梗塞や筋疾患，神経疾患など，さまざまな疾患で使用される薬物である。副作用が多いため，それを早期発見するためにもアセスメントを行って援助することが重要である。苦味があるため，内服時には工夫が必要である。

　1 **副作用の早期発見**　以下のような副作用がある。

　①**感染症予防**　バイタルサインの確認と清潔保持に努め，外傷や感冒様症状の有無を観察する。

　②**消化管出血・消化管潰瘍**　胃部不快感・腹部症状・便潜血の有無などを観察する。

　③**糖代謝障害**　食事摂取量や間食の有無，食欲の有無，血糖値の確認が必要である。また，糖尿病の既往を確認する。

　2 **長期使用時の注意**　精神症状の有無の把握のため，睡眠状況や食事摂取状況もあわせて観察する。

　3 **注意事項**　体重増加とともに，満月様顔貌(がんぼう)(ムーンフェイス)になることもあるが，外見を気にして内服しないということがないように注意する。服用量を少しずつ減量していく際に，倦怠感や筋力の違和感などを訴えることもあるので，減量後は患者の訴えに注意し，訴えがあったときには医師に報告する。

◆ パーキンソン病治療薬

　パーキンソン病治療薬には，レボドパ製剤のほか，ドパミンアゴニストや抗コリン薬などがある。さらにモノアミンオキシダーゼ B 阻害薬なども使われる。レボドパ製剤には，単剤のレボドパ(L-ドパ)と，ドパ脱炭酸酵素阻害薬(DCI)との合剤のものとがある。薬品名と量・時間を確認し，効果や副作用の有無を観察する。抗コリン薬は，重症筋無力症・緑内障の患者，妊婦には禁忌である。

　1 **内服時の注意点**　レボドパの吸収部位は上部小腸に限られているため，

plus	ステロイドパルス療法

　3日間という短期間のうちに，点滴静脈内注射によって大量の副腎皮質ステロイド薬を投与する療法である。それまでの定量投与と異なる治療法で，急激な病状の改善を得ることとともに，薬用量自体も減らすことを目的とする。パルス療法が行われるのは通常，病状が増悪しているときであり，精神的な苦痛や不安を理解することが重要である。腎機能低下や易感染性，消化管潰瘍などの副作用があるので，注意深く観察を行う。

内服時には水分を多めにとり，早く胃を通過させる必要がある点に注意する。食後に内服すると，胃に停滞するので吸収が低下する。また，タンパク質を多く含む食品やバナナなどは吸収を阻害するので避け，また，牛乳で内服しないように説明する。

　2 長期内服の問題点　パーキンソン病治療薬は生涯飲みつづけなければならないうえに，長期間の服用によってさまざまな問題点が生じてくる。症状が再度出現したり，悪化したりして，日常生活にも影響が出てくることがある。状態を観察するとともに，医師への報告もこまめに行い，患者の苦痛・不安が少しでも緩和されように援助する。また退院する患者には，家庭での生活に合わせた指導をすることも重要である。

　①**薬の効果減弱**　内服を続けると，薬物によるパーキンソン症状改善の程度が小さくなっていき，効果のある時間も短くなっていく。これらの現象は，症状全般についてあてはまる場合と，一部の症状にだけあてはまる場合とがある。

　②**不随意運動**　内服後，効果が最高に達するときと効果が切れはじめるときに，不随意運動（ジスキネジア）が出現することがある。不随意運動は口唇・顔面・体幹・四肢など，さまざまな部位にみとめられる。

　③**効果の変化，日内変動**　長期間の内服によって，それまでと同じ量を内服しても，以前のように症状の改善がみられなくなる**ウェアリング-オフ現象**（◐ 214ページ）が生じる。また，服薬時間に関係なく突然「スイッチを切った」ように動けなくなったり（オフ），また突然動けるようになったり（オン）する**オン-オフ現象**（◐ 214ページ）もみられる。これらの現象は1日に何度も出現することがある。

　④**精神症状**　パーキンソン病治療薬には幻覚や妄想の副作用があるが，長期間内服していると，これらの症状がとくに夜間に出現することがある。

5　リハビリテーションを受ける患者の看護

　脳・神経疾患や筋疾患では運動障害を生じることが多く，意識状態も低下することがある。とくに急性期には，このような機能低下に加えて，患者自身が安静にしてしまい，身体を動かさない傾向が強まる。しかし急性期にこ

---

plus	**パーキンソン病治療薬による悪性症候群**

　パーキンソン病治療薬を急激に中止すると，クレアチンキナーゼ（CK）値の上昇を伴う発熱や，筋固縮などが出現することがある。適切な治療を行わないと，生命の危機に陥るおそれもある。その予防のためには，患者個人の判断で服薬を中止したり，また内服の量をかってに変更したりしないように指導する。指示によって量がかわった場合は，発熱の有無に注意する。脱水も誘因となるので，水分摂取の指導も同時に必要である。

そ，一次的障害からの機能の回復をはかり，また，残存機能の維持・回復を
はかるためにも，二次的障害である廃用症候群を予防する意味がある。

　ベッドサイドで全身管理を行いながら，急性期からリハビリテーションを
実施することが重要であり，そのためには，リハビリテーションが行える状
態か否かをアセスメントし，援助することが必要である。また，疾患によっ
てリハビリテーションの目的も方法もかわるので，各疾患の特徴を的確に把
握したうえで援助していくことが必要である。

　ここでは，おもに脳卒中患者がリハビリテーションを受ける際の看護につ
いて述べる。

a 急性期の看護

　疾患や病態によっては，リハビリテーションを行うことによって血圧が変
動して脳血流量が変化し，好ましくない影響を及ぼすことがあるので，血圧
の管理は重要である。各疾患・病態を把握したうえで，リハビリテーション
の開始時期の指示を受ける。

1 アセスメント

　離床開始の目安は，入院から 24 時間，神経症状の増悪がなく経過したあ
とであり，運動禁忌となる心疾患がない場合というのが基本である。ただし，
患者の意識状態や疾患によって条件はかわってくる。そのため，一律に早期
離床させることは危険であることを認識し，以下を十分に考えてアセスメン
トする。

　①**血圧**　疾患によって血圧管理はかわってくるので，原疾患名と，薬物療
法中であるかや手術後であるかを把握する。一般的には，血圧管理の目標は，
収縮期血圧の上限が脳梗塞で 200〜220 mmHg，脳内出血で 160 mmHg とさ
れている。しかし，血圧は変動し，また患者によって目標値は異なるので，
医師の指示を受ける。

　②**呼吸・循環状態**　脈拍は 120 回/分以下，Sao_2 は 95% 以上を目安に管
理し，呼吸状態や体温などもあわせて観察する。

　③**意識状態**　JCS で意識の状態を評価し，言語機能の状態や精神症状の有
無・程度も同時に観察する。

　④**運動障害**　基礎疾患はなにか，疾患からどのような障害がおこっている
かをアセスメントしながら，上肢・下肢・体幹の各部位について，左右差や
程度などの，現症状の観察を行う。

　⑤**合併症の有無**　臥床が長期に及ぶと，合併症として深部静脈血栓症・肺
塞栓症や褥瘡をおこすおそれがある。頭痛や吐きけなどの症状がないかの確
認を行う。また，感染の予防のためには，医療者の手洗い・手指消毒が重要
である。

　⑥**栄養管理状態**　リハビリテーションを施行するには，十分な栄養素の摂
取が必要である。エネルギーとなる糖質だけでなく，タンパク質・脂質やビ
タミンの摂取も必要である。また高血糖は脳損傷を増悪させるといわれてい

るため，血糖の管理も重要である。

　　⑦**患者・家族の心理**　患者・家族は現状を受け入れることに精一杯で，精神的に余裕のない状態である。そのため，急性期にリハビリテーションを開始することに対して，拒否的な態度を示すこともある。

2　看護目標

（1）廃用症候群が予防される。
（2）一次的障害が進行せず，また合併症をおこすことなく機能が回復する。

3　看護活動

　　①**リハビリテーション**　脳・神経系の疾患でリハビリテーションが必要な患者は，運動・感覚・言語障害などをもち，また症状や疾患の性質上，過剰な安静をとりがちである。そのため廃用症候群などの二次的な障害を引きおこす可能性がある。JCSで意識状態を評価し，大分類Iで神経症状がなければ，リハビリテーションを開始する。

　　一方，意識レベルがわるい場合でも，不動による筋力低下などの影響を少なくするために，バイタルサインの観察を行いながら，医師の許可のもとに関節可動域内の他動運動や，体位変換などの最低限の運動は行う。

　　リハビリテーションは，はじめはベッド上での運動から開始する。血圧をモニタリングしながら実施し，収縮期血圧が30 mmHg以上の上昇または低下が生じた場合は中断する。急性期のリハビリテーションは，看護師がさまざまな処置をしながら実施できることも多い。たとえば清拭や検温のときなどに，患者の状態を観察しながら，少しずつでも行うことが大切である。

　　急性期からのリハビリテーションの開始については，家族も拒否的な態度を示すことがあり，患者にとっても苦痛を伴うことがある。早期からのリハビリテーションの重要性を説明して，理解してもらうことが必要である。

　　②**体位変換**　脳梗塞や脳内出血の場合は，医師の指示に従って厳重な血圧の管理をしながら，体位変換を行うこととなる。褥瘡予防のためにも早期に体位変換が開始できるように考慮する。

　　クモ膜下出血の場合は，手術までは再出血（再破裂）のおそれがあるので，刺激を与えないように注意しながら2人で体位変換を行う。手術後で脳血管攣縮がおこりやすい時期には，ベッドの頭側挙上なども医師の指示に従って慎重に行う。

　　③**良肢位の保持**　安楽枕などを用いて良肢位を保持する（●284ページ，図6-3）。患者が自動運動ができず，廃用症候群が進む可能性がある場合には，拘縮が進んでしまうため，とくに注意が必要である。また，足底板（そくていばん）などにより尖足（せんそく）予防をはかる。他動運動も行いながら，患者の安楽も考えた看護に努める。

　　④**合併症の予防**　深部静脈血栓症や，それに伴う肺塞栓症の予防のために，入院時から弾性ストッキングを装着する。間欠的空気圧迫装置を用いることもある。

b 回復期・慢性期の看護

　回復期・慢性期には，病態が安定したのちにさまざまな身体機能がどれくらい残るかといった，機能的な予後の予測が可能となる。残された機能をより高いレベルへ引き上げ，動作が自立できるように援助する。

　一方，再発予防も考慮しなければならないため，引きつづきバイタルサインの観察は重要である。動作が自立できるようになると転倒などの危険も生じるため，環境の整備にも注意が必要になる。身体面だけでなく精神的な支援も重要になってくるので，退院後を考え，家族に対する指導も必要に応じて行っていく。

1 アセスメント

　①**バイタルサイン**　再発の危険性を考慮して，循環・呼吸・体温について定期的に観察を行う。安静時拡張期血圧が 120 mmHg 以上，収縮期血圧が 200 mmHg 以上，また安静時脈拍 40/分以下あるいは 120/分以上である場合は，リハビリテーションを中止することもある。急性期と同様に頭痛や吐きけの有無，起き上がり時のめまいの有無も重要な観察事項である。

　②**ADL**　退院までに，自宅の階段の位置や間取りなどを確認し，ADL との関連を把握する。

　③**精神状態**　障害や入院によって，将来に対する不安から不眠や食欲低下に陥ることがある。医療者が順調な経過と考える場合であっても，患者の気持ちを十分に聞くようにする。

　④**家族の患者受け入れ状態**　患者の状態が退院に向かって経過していても，退院後の患者の自立度が低い場合などは，負担が大きすぎるために家族は，受け入れられないこともある。急性期を脱したら，早い段階で家族の気持ちを確認し，受け入れ状況などの確認をする。

　⑤**退院の予定**　どのような状態になったら退院となるのかを把握する。

2 看護目標

（1）転倒などをおこさず，残存機能をいかして少しでも ADL が自立して行える状態になる。

（2）退院後を考えて，リハビリテーションにのぞむことができる。

3 看護活動

　疾患と状態に合わせたリハビリテーションを行う。リハビリテーション部門で行われている運動を，病棟でも継続して行えるように援助する。ただし，リハビリテーションを過剰に行うと，動作能力が低下するおそれもあるので注意する。血清 CK 値の上昇は運動負荷の目安になる。

　治療後も運動障害が残る場合は，残存機能を把握し，ADL の自立につながるように援助する。

　①**食事**　車椅子なども使い，できるだけベッドから離れて食事ができるよ

うに援助する。麻痺がある場合には，姿勢が傾かないように枕などで支える。利き手に麻痺があるときは，補助具や食器の選択なども考慮する（◯ 291 ページ，図6-10）。また，時間がかかってもできるだけ自力で食事ができるように見まもることが大切である。ただし，疲労するまで進めてはならない。

嚥下障害がある場合は，食事でむせないように注意する。

②**排泄**　ベッドサイドで排泄を行う場合は，臭気をさえぎり，排泄動作が周囲から見えなくなるようにするなど，適切な環境を整える。また麻痺がある場合には，尿器や移動型トイレを置く位置に注意し，尿器は患側に，トイレは健側の足もとに置くようにする。

③**移乗・移動**　麻痺がある場合は，車椅子や椅子を置く場所にも注意する。また，1人で移乗や移動ができるようになっても，立位時の膝折れや，疲労時や起床直後などの転倒といった危険性は残るので，看護師は注意を怠ってはならない。

④**清潔・更衣など**　1日の生活リズムを意識し，維持するためにも，清潔・整容・更衣などの動作は大切である。退院も考慮して，できるだけ危険のないよう，また自力で行えるように援助していく。

⑤**環境と指導**　トイレや洗面所，風呂場などは転倒をおこしやすい場所である。また廊下などの人が多い場所や狭い場所も同様である。

神経疾患の患者は障害が残ったまま退院することも多く，入院中に転倒をおこさなかった場合でも，退院後に転倒などをおこす可能性は高い。障害に対する患者自身の認識はもちろん，家族の理解も必要であり，具体的な危険についてともに注意が喚起できるように指導しておく。一方で，危険意識が先にたち消極的になりすぎると，廃用症候群をまねく。そのため，退院後も自立できることは自力で行うように指導が重要である。

⑥**退院計画**　退院の見通しを把握し，具体的な計画をたてて援助を進める。退院後の生活を患者と家族がイメージできるように説明を行う。障害の種類や程度によっては，家屋の改修や補助具の使用なども視野に入れた指導・説明が必要である。

6 化学療法・放射線療法を受ける患者の看護

化学療法や放射線療法は，開頭手術のみでは切除が困難な脳腫瘍や，血管病変に対して用いられる。

脳腫瘍の治療の第一選択は開頭手術による腫瘍の摘出である。しかし部位によっては手術で対応することが困難な場合もある。たとえば脳実質の腫瘍は，正常な脳との境界がはっきり見分けられないことや，切除により重篤な機能障害の発生が予測されることがあり，この場合は開頭手術による全摘出が困難となる。これらの場合，術後に化学療法や放射線療法を行う。

ここでは，化学療法と放射線療法および定位放射線手術の1つであるガンマナイフ治療を受ける患者の看護について説明する。

a 化学療法を受ける患者の看護

　化学療法とは，化学物質を用いて腫瘍細胞を破壊したり，細胞の分裂を抑制したりする目的で行われる治療である。たとえば，脳神経外科領域の悪性腫瘍には，神経膠腫，悪性リンパ腫，転移性脳腫瘍などがあり，外科的治療と併用して化学療法が行われる。看護にあたっては，化学療法の効果が最大限に発揮されるよう適切に与薬するとともに，副作用の有無を観察し，苦痛の緩和や治療の継続に努める必要がある。

　たとえば神経膠腫の化学療法では，第一選択薬としてテモゾロミドの経口薬が用いられ，長期間の内服が必要となるという特徴がある(◉ 162 ページ)。

1 アセスメント

　確実な服薬を行うことが重要となるため，服薬の理解や管理，嚥下機能などについてアセスメントする必要がある。また，テモゾロミドによる治療の場合，数週間の初期治療に加え，その後も周期的に維持療法を行うなど，治療は長期にわたる。そのため，副作用による身体的な苦痛や症状を観察するとともに，疾患や治療，症状の受容，適切な服薬管理，社会生活の状況，家族の支援などについてもアセスメントする必要がある。

　副作用については一般的な化学療法と同様に，次の項目をアセスメントする。
(1)骨髄抑制：白血球・好中球の減少，貧血，出血傾向
(2)消化器症状：吐きけ・嘔吐，食思低下，便秘・下痢，肝機能障害
(3)呼吸状態：咳嗽・呼吸苦，呼吸パターン，酸素飽和度，胸部 X 線
(4)循環動態：頻脈，心電図上の異常波形
(5)腎機能：タンパク尿
(6)皮膚・粘膜の状態：脱毛，口腔粘膜などの障害
(7)末梢神経症状：手指などのしびれ・感覚鈍麻，耳鳴

2 看護目標

　副作用症状の観察を行い，苦痛の緩和をはかるとともに，治療を継続するための支援が必要となる。
(1)治療方法とおこりうる副作用を理解し，治療を受けることができる。
(2)副作用症状の緩和と二次的合併症の予防をはかり，治療を継続することができる。

3 看護活動

　一般的な化学療法を受ける患者の看護と同様に，全身状態の観察や副作用の予防を行う。また，腫瘍や外科的治療によって，意識障害や麻痺などの症状があらわれている場合には，症状の変化もあわせて観察する。

◆ 治療中の観察

①**内服薬**　入院中の場合は看護師が管理して与薬する。空腹時に内服する必要があるため，内服の前後2時間程度は経口摂取をしないよう，毎日の生活リズムを設定する。副作用の吐きけを予防するために，服薬の少し前に制吐薬の内服を行うこともある。

②**点滴薬**　薬物の血管外への漏出を防ぐため，体動などに影響されない部位の静脈を確保する。与薬中は刺入部を安静に保つよう説明し，刺入部の発赤・疼痛・腫脹などがないかを観察する。

③**服薬指導**　初回治療時は，副作用の観察などのためにしばらくの間，入院加療を行うことが多いが，その後は患者の意識レベルや社会生活の状況に合わせて，通院による治療となることもある。その場合は，退院後も確実な服薬を行えるように指導を行う。また，受診の必要のある副作用についても，説明と指導を行う。

◆ 合併症の予防

副作用による合併症を予防することは，化学療法を受ける患者の看護において非常に重要である。患者が少しでも良好な状態で治療を受けられるよう，薬剤による副作用を把握し，二次的な合併症の予防策について指導する。

①**骨髄抑制**　骨髄抑制がおこると，貧血や出血傾向などの症状が出現する。汎血球減少の状態が改善するまで，感染に対する予防や，転倒・出血予防などが必要となる。治療が長期にわたると，骨髄の回復に時間がかかることもあるため，血液データには十分に注意する。骨髄抑制による易感染状態が進行・長期化する場合には，個室管理などの環境整備を行うこともある。

治療開始前から，おこりうる副作用とその対応策について患者に指導を行い，感染予防行動などの副作用に対処する適切な行動を患者・家族が確実に行えるよう理解の状況を確認する。以下に具体例をあげる。

- 日常生活において身体の清潔を保つことの必要性を説明し，シャワー浴や全身清拭，洗髪などの介助を必要に応じて行う。
- 食事については加熱食を提供し，生野菜や果物，生魚などの摂取を制限する。
- 口内炎予防のために頻回な含嗽を促し，含嗽薬の使用についても指導する。
- 肺炎対策として抗菌薬を予防的に用いる場合は，確実な服薬を行う。
- 出血しやすくなることを説明する。歯茎からの出血を予防するために歯ブラシをやわらかいものにかえ，転倒しないように周囲の環境を整備する。

②**吐きけ**　吐きけが出現すると，口内炎による痛みや味覚の変化といった副作用の影響も加わり，食事摂取を控えてしまうことがある。この場合，必要な栄養が確保できなくなる可能性があるため，食事摂取量を観察し，制吐薬を適宜使用しながら十分な栄養を摂取できるように援助する。

既往疾患による食事制限がない場合には，食事時間にこだわらずに，好みに合わせて食べられるものを摂取できる環境を整える。また，栄養士と連携

し，摂取しやすい食事形態や栄養補助食品の追加などを検討する。栄養状態によっては点滴加療も検討する必要がある。

③**脱毛**　ボディイメージの変容による精神的ダメージは，治療継続への意欲の低下にもつながる。治療終了後には毛髪が再生することを説明するとともに，羞恥心をやわらげ，前向きに治療に取り組めるよう，ウィッグや帽子，バンダナなどの使用を提案する。

◆ 日常生活の援助と精神的支援

腫瘍による症状や，化学療法による副作用の出現により，これまでと同様の生活が困難になることがある。副作用の緩和に努めながら，必要な生活上の援助を行う。リハビリテーションも継続して受けられるように介入の調整を行う。

ほかの臓器に生じる悪性腫瘍と比較すると脳腫瘍の5年生存率は低く，また，治療を行っても症状が残ることや，進行する場合がある。このため，患者が将来に対して不安をいだくことや，症状の悪化によって精神的に落ち込むことが予測される。また，患者の意識状態の変化などによって家族の不安が増強することもある。治療が順調に進んで腫瘍の拡大を防止することができていても，症状には変化がみられない場合もある。そのため，患者が前向きに治療を継続できるよう，不安の軽減や受容の支援を行う。不眠などの症状が出ている場合は，リエゾンナースなどとも連携して支援を行う。

b 放射線療法を受ける患者の看護

放射線療法は，腫瘍細胞を破壊する目的で腫瘍に放射線を照射する治療法である。おもに悪性神経膠腫の外科治療後の標準治療として，テモゾロミド内服薬と併用される（● 162ページ）。

放射線の照射線量は，腫瘍の周辺組織における放射線障害などのリスクを考慮して決定される。標準的には平日に1日1回ずつ照射を行い，6週間程度の治療期間となることが多い。入院加療を継続する場合，通院で行う場合のいずれにしても，患者・家族が治療や副作用についてきちんと理解し，治療にのぞむことができるように援助する。

1 アセスメント

放射線療法による副作用の観察と，治療の継続状況を確認する。

①**局所症状**　放射線療法開始後は，一過性に脳浮腫の増強がおこることがある。浮腫により静脈還流の阻害や周辺組織への圧迫がおこると，頭蓋内圧亢進症状や運動麻痺などの症状が出現する。

②**放射線宿酔**　吐きけ・嘔吐，全身倦怠感，食欲不振など

③**骨髄抑制**　血液データ，貧血の症状，感染徴候，出血傾向など

④**頭部の皮膚の状態**　脱毛，発赤，びらん，瘙痒感，過度の乾燥など

2　看護目標

（1）治療と副作用について正しく理解し，適切な治療を受けることができる。
（2）感染予防や副作用症状の緩和を行い，治療を継続することができる。

3　看護活動

　一般的な放射線療法を受ける患者の看護に加え，頭皮のケアが必要となる。照射開始1〜3週間後より脱毛が始まり，頭皮の瘙痒感や発赤がみられるようになる。急激な日焼けのあとのように皮膚が敏感になり，接触や摩擦で痛みを感じることもあるため，疼痛が増強する場合には，ガーゼなどで保護する。また，冷罨法や低刺激性のシャンプーによる洗髪を行い，処方された保湿ローションや軟膏を塗布し，保湿をはかる。脱毛や軟膏塗布により寝具の汚染がおこるため，粘着テープの使用や頻回に枕カバーを交換するなどにより，寝具を清潔に保てるよう配慮が必要である。ローションや軟膏は放射線照射の際に乱反射をおこして治療の妨げになることがあるため，治療前には除去しておく。

　脱毛や頭皮の発赤などの外見の変容が，精神的な苦痛となることもある。治療開始前から説明を行い，木綿などの刺激が少ない素材でできた帽子やバンダナなどを使用するなど，気持ちが落ち込まないような工夫も必要となる。

C　ガンマナイフ治療を受ける患者の看護

　ガンマナイフとは定位放射線手術の1つで，γ（ガンマ）線を病巣部に対して集中的に照射することで，周囲の正常組織を傷つけることなく治療する方法である（◯112ページ）。通常の放射線治療に比べて高い精度の照射が可能であり，重要な組織が密集している頭蓋内においても，正常な組織に与える影響を最小限にして治療を行うことができる。また，手術が困難である脳深部の病巣に対しても治療が可能であり，適応疾患は多岐にわたる（◯表6-3）。さらに，年齢や既往歴などの制限がなく，局所麻酔で行えるため侵襲が少なく，入院期間も短いなどの利点がある。

　ガンマナイフによる治療では，金属製のフレームを頭部に装着するため，患者が不安をいだくことや，フレームの重さなどで入院生活に支障がでることが予測される。十分な説明を行い，患者が退院までの流れを理解して治療にのぞめるように援助を行う。

◯表6-3　ガンマナイフ治療の適応疾患

悪性脳腫瘍	転移性脳腫瘍，神経膠腫，再発脳腫瘍など
良性脳腫瘍	前庭神経鞘腫，髄膜腫，下垂体腺腫など
血管障害	脳動静脈奇形，硬膜脳動静脈瘻などの出血性疾患
その他	三叉神経痛，薬物治療困難な振戦などの機能性疾患

◆ 治療手順・方法

　一般的には2泊3日の入院で，入院2日目に治療を行う。治療日の流れは以下のとおりである。施設によってクリニカルパスを使用することもある。

　①**朝食止め**　吐きけ・嘔吐の予防などのため，朝食は摂取しない。平常内服が必要な薬がある場合は朝早めに内服する。

　②**静脈経路の確保**　治療中の安静をはかるため，鎮静を行うことがある。

　③**フレーム装着**　頭皮に局所麻酔を行い，フレームを装着する。鎮静・鎮痛薬を使用することもある。

　④**MRI・CTまたは脳血管撮影**　血管病変の場合は脳血管撮影となる。

　⑤**治療計画立案**　画像を治療計画用コンピュータに読み込み，照射範囲や照射線量を計算する。

　⑥**照射**　照射部位や箇所数，照射量を医師に確認する。

　⑦**フレーム抜去**　抜去部は消毒保護する。

　フレーム装着後は，覚醒状態が良好で吐きけがなければ，昼食以降は通常通り摂取できる。鎮痛薬や抗菌薬の内服を行い，場合によっては抗痙攣薬や脳浮腫予防のための副腎皮質ステロイド薬の内服も行う。治療終了後は，鎮静薬の効果が続いている場合や，血管撮影による安静が指示されている場合を除き，通常通りの生活が可能である。翌日の朝，フレーム抜去部の消毒を行い，退院となる。

1 アセスメント

　以下の項目をアセスメントする。
（1）不安：治療の理解，不安の表出状況
（2）意識状態：治療内容や治療中の注意点などの理解度
（3）疼痛：フレーム装着時の刺入部の疼痛の有無・程度，刺入部の出血・発赤など
（4）吐きけ・嘔吐の有無
（5）局所症状の有無・程度
（6）痙攣の有無

2 看護目標

　治療の流れを理解し，苦痛や不安を最小限にして治療を受けることができる。

3 看護活動

　クリニカルパスがある場合は，パスにそって観察や処置を行う。フレーム装着時に鎮静を行う場合は，鎮静薬のききぐあいを確認して安全に過ごせるように配慮する。また，フレームの重みや，フレームによる視野の制限により，転倒のリスクも高まるため，転倒予防策が必要となる。刺入部の疼痛の有無を確認し，治療開始まで安楽に過ごせるよう工夫する。

　治療終了後は，フレームを抜去した部位の止血がきちんとなされているかを確認する。また，治療による症状の出現の有無を確認し，抗菌薬や鎮痛薬，抗痙攣薬などを指示に従い確実に与薬する。症状の出現がなければ通常の生活を送ってよいことを説明する。

　退院時には，フレーム抜去部の清潔を維持する必要性や，内服を継続する薬について説明し，確実な服薬がなされるようにする。外来受診が必要となる症状や徴候についても説明を行う。

D　疾患をもつ患者の看護

1　クモ膜下出血患者の看護

　クモ膜下出血とは，脳動脈瘤の破裂や脳動静脈奇形の破綻，高血圧性脳内出血や頭部外傷により，クモ膜下腔に出血をきたした状態をさす。全体の約85％が，脳動脈瘤の破裂を原因とするものである。

　脳動脈瘤は脳ドックや頭痛の精査などで発見されることもあるが，破裂しなければ無症状であることも多く，日常生活に支障がないため気づかない場合も多い。そのため，破裂前から予防をしたり発症に備えた準備を行ったりすることはむずかしい。

　クモ膜下出血を発症した場合は，ただちに救急搬送して治療を開始しなければ致命的な状態となるため，救命のための処置や治療を迅速に進める必要がある。発症直後は再出血のリスクも非常に高い。一命をとりとめても，発症前の状態で社会復帰できるとは限らないため，治療後の状態の受容やリハビリテーションなどの社会復帰に向けた援助も必要となる。また，突然の発症であるため，家族や患者周囲の人々の動揺は大きい。家族の意思決定などに向けた精神的支援も重要である（◯図6-22）。

a　入院から治療までの看護

　重症度分類に従い再破裂予防のための治療法が検討される。治療は開頭手術または脳血管内治療が選択される。重症度が非常に高い場合は，治療を行うことが困難なまま死にいたる場合もある。治療を行う場合はなるべく早く，治療を行うことが重要とされ，確実な観察と迅速な対処が重要となる（◯124ページ）。発症からある程度の時間が経過している場合は，脳血管攣縮期が過ぎるのを待って治療を行う場合もある。

1　アセスメント

　全身状態と症状から重症度を確認し，再破裂予防のために安静の保持をはかる。治療を行う選択がなされた場合は，すぐに手術などの治療が開始できるようにさまざまな情報を得る必要がある。病院へ搬送された際にすでに意

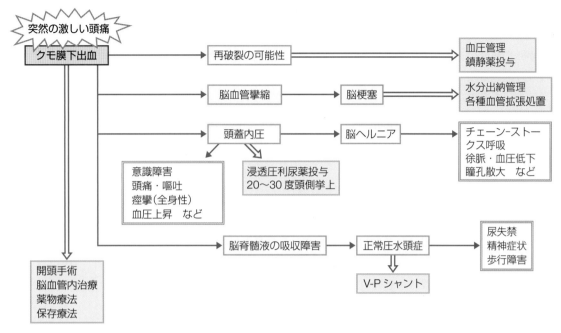

●**図6-22　クモ膜下出血の病態関連図**

識レベルが低下し，昏睡状態になっていることもあるため，家族からも情報収集を行う。短時間で必要な情報を収集できるよう，優先順位を考慮し，以下の項目のアセスメントを行う。

1 **意識状態**　JCS，GCSなどのスケールを用いて判定する。再出血のリスクを回避するためには安静が必要なため，鎮静薬を使用することも多い。その場合には，RASS❶（Richmond Agitation-Sedation Scale）で鎮静度を評価する。

2 **バイタルサイン**　血圧，脈拍，熱型，呼吸状態（回数・パターン・深さ），酸素飽和度を継時的に観察する。

3 **既往歴**　緊急の場合，発症や手術に関連する高血圧などの循環器疾患や呼吸器疾患，糖尿病などについて重点的に確認する。内服薬の服薬状況や最終内服時間なども確認する。アレルギーの有無や輸血歴なども確認する。

4 **各検査結果**　頭部CT・MRIなどの各種画像検査から情報を得て，症状の観察に結びつける。手術に向けて，心電図，血液ガス分析，胸部X線などなどの一般検査から，全身状態を確認する。

5 **局所症状**　初発時に症状が発現することは多くないが，症状がみられた場合は経時変化にも注意する。

6 **患者・家族の精神的状態**　突然の発症による動揺・不安，状況の受容状況を表情や言動から把握する。キーパーソンを把握し，手術のインフォームドコンセントを得るための説明が行われる場合には，家族も同席するよう配慮する。

□NOTE
❶鎮静薬による鎮静状態を評価するためのスケール。

2 看護目標

脳動脈瘤は，一度破裂すると再破裂をしやすく，再破裂した場合の死亡率

や脳への障害は最初の破裂時より大きくなる。救命においても，その後の社会復帰においても，まずは再出血をおこさないことが重要となる。また，発症からの事態の進展が急であることが多いため，患者・家族が状態を理解して受け入れるための支援が必要となる。

（1）再出血をおこさない。

（2）患者・家族が，不安を軽減して現状を理解したうえで検査や治療を受けることができる。

（3）治療に伴う合併症をおこさない。おきた場合には早期に発見され，適切な処置が受けられる。

3 看護活動

再出血のリスクは発症から 24 時間が最も高い。安静を保持し，頭蓋内圧亢進症状を早期に発見するための慎重な観察が重要となる。開頭手術を行った場合は「開頭手術を受ける患者の看護」（● 322 ページ）を，脳血管内治療を行った場合は「脳血管内治療を行った患者の看護」（● 330 ページ）に準ずる。

◆ 治療までの観察における注意点と対処

1 意識状態　各種のスケールに従って観察し，変化がある場合には再出血の可能性も考慮する。安静が保てない場合は鎮静を検討する。発症時の意識障害の程度は予後に相関があるとされている。そのため，意識状態の観察は，疾患や障害の受容に向けた精神的な支援においても重要となる。

2 バイタルサイン　血圧の上昇は再出血のリスクを高めるため，上昇しないように厳重に管理する。鎮静を行わずに安静を保つ場合は，音や光，室温などによる刺激を極力減らし，室内環境を整える。鎮静して血圧コントロールを行う場合は，医師の指示に応じて，降圧薬を使用し，動脈ラインから継時的に血圧値をモニタリングするなど，厳重に行う。

脳ヘルニアがおこると，呼吸パターンの変調が出現するため，呼吸状態の観察も非常に重要である。鎮静を行う場合や，意識状態が低下している場合には，気管挿管し，人工呼吸器を装着して呼吸管理を行う。

急激な頭蓋内圧亢進が引きおこされると，交感神経系が異常に興奮して心電図波形の異常をきたすことや，致死的な心室性不整脈をおこすことがあるため，心電図波形の観察も重要である。

3 頭痛症状　意識がある場合には頭痛の有無を確認し，頭痛がある場合はその種類・程度・持続時間について確認する。

◆ 患者・家族の受容へ向けた支援

突然の発症であり，生命にかかわる意思決定を短期間のうちに迫られるため，患者・家族の不安や精神的負担は非常に大きい。医療者との信頼関係が築けていない状態であるため，通常の入院以上に密にコミュニケーションをとる必要がある。一刻を争う状況ではあるが，医療者側からの一方的な説明とならないように，患者・家族の反応をよく観察し，説明の理解の程度，患

者の状態認識の状況を把握する。

　患者・家族の状況に応じた説明を心がけ，医師からの説明をわかりやすく言いかえたり，繰り返し説明したりといった対応が必要である。

　とくに患者の意識状態が低下して意思決定ができない場合には，キーパーソンの負担は大きい。致死的な状態に陥っている場合には，悲嘆にくれて冷静に対処できないことも考えられる。治療を行う場合は，長期にわたって患者への支援を継続しなければならなくなる可能性がある。いずれにしても，少しでも休息できるように配慮し，落ち着いて考えることができる場所や時間を確保することが重要である。

◆ 治療後の看護

●ルート類の管理　開頭手術を行った場合は，ドレーンや点滴，動脈ライン，尿道カテーテルといった多数の体外ルートが留置されていることが多い。とくに脳圧管理を目的とするドレーンについては，排液量や性状に注意して観察する必要がある。挿入部位と目的を把握し，管理する。

　意識状態によっては，状況が理解できずに体外ルートを自己抜去してしまうなど，安全に過ごすことができなくなる可能性がある。状況の理解を求めるとともに，状態によっては行動制限（抑制）を行うことも検討する。やむをえず行動制限を行う場合には，患者・家族にその必要性を説明し，実施の同意を得てから行う。患者の自尊心への配慮と安全確保の観点から，抑制の必要性については毎日アセスメントを行う。アセスメントにあたっては，カンファレンスを開催し，多職種で多面的に検討する。

b 脳血管攣縮期の看護

　クモ膜下出血を発症した際に最も注意すべき合併症は，発症後 4〜14 日目におこりやすいとされている脳血管攣縮である。脳血管攣縮は，血管攣縮による狭窄で血流障害が強くなると，脳梗塞が引きおこされ，さらなる神経症状が出現したり，生命の危機に瀕したりすることもある。確実な治療法は定まっていないが，脳梗塞予防の治療と早期発見のための観察と管理を行う。

1 アセスメント

　治療内容に応じたアセスメントを行うとともに，脳血管攣縮の早期発見に向けたアセスメントが必要となる。

▍脳血管攣縮の早期発見・予防に向けたアセスメント

　血流障害によって脳梗塞がおこる前に，症状をよく観察し，早期に治療を開始することが最も重要である。そのためには，活気の有無や発語の状況などといった患者のささいな変化を見逃さず，スタッフでその情報を共有し，経時変化を把握することが必要となる。無症状の場合もあるため，評価のために MRI や脳血管撮影を行うこともある。

　1 意識状態　意識状態の変化について観察を行う。

　2 局所症状　血流障害により脳梗塞を引きおこした場合，局所症状が出

現する場合がある。

　③瞳孔所見　鎮静下にある場合，意識状態の観察がむずかしいため，瞳孔所見による異常発見が重要となる。

　④バイタルサイン　出血直後とは異なり，脳の血流量を確保するための血圧コントロールが重要となる。

　⑤水分出納管理　脳血流量の低下を防ぐ必要があるため，水分出納管理は慎重に行う。

2 看護目標

　生命の危機を脱するための介入と，社会復帰に向けた生活のイメージ構築を進めていく必要がある。

（1）脳血管攣縮に伴う合併症やその他の合併症をおこさない。

（2）患者・家族が疾患や症状を理解して受け入れ，今後の社会生活をイメージすることができる。

3 看護活動

　脳血管攣縮に対する観察と，行った治療に対応した看護を行う。

◆ 脳血管攣縮の観察と対処

▌症状の観察

　脳血流の低下による，脳梗塞の症状の出現に注意する（●126ページ）。症状は意識状態の変化や局所症状の出現や，画像検査により発見される。そのため，四肢の動かしにくさや動きの左右差，構音障害や言葉の出にくさ，傾眠，活動性の低下などといった脳梗塞の兆候を早期に発見できるように観察を行うことが重要である。鎮静や治療による安静により，変化を見つけにくい状態であることも多いため，ささいな変化を見逃すことがないよう丁寧に観察を行う。

▌血圧・水分出納管理

　再出血のリスク回避と，脳血流量を保持するため，血圧と水分の厳重な管理が必要となる。血圧の低下や脱水は，脳血流量の低下をまねく。

●リハビリテーション　再出血の予防のための安静や，脳槽ドレーンの留置，意識障害の状態などによっては，早期から積極的なリハビリテーションを行うことがむずかしい場合もある。また，麻痺などの症状の出現により発症前の ADL が維持できないことも多い。医師からの安静度の指示とリハビリテーションの処方内容を確認し，可能な範囲で廃用症候群の予防を行う。また，患者や家族から術前の生活や職業などの情報を得て，今後必要となるトレーニングの内容をリハビリテーション職とともに検討しておく。

◆ 患者・家族の受容などに向けた支援

　治療を行い生命の危機を脱しても，今後の回復状況や生活などについて，家族の不安や心配はつきない。とくに患者が若年の場合や，意識障害や神経

症状が出現している場合は，受容や今後の生活のイメージがむずかしいことが予測される。現状と，今後予測される生活などについてを医師が説明する際に，患者・家族の反応を確認する。

　医師の説明だけでは十分理解が及んでいない場合や，受容ができていないと判断した場合は，看護師から説明を繰り返したり，理解しやすい言葉を選んで言いかえたりといった援助を行う。十分な時間をかけ，患者や家族との信頼関係を構築することが重要である。

　また，早期から患者の今後の生活自立度や，社会復帰の可能性を予測し，必要となる介護や利用できるサービスを検討することも重要となる。キーパーソンや，家族の状況と患者のこれまでの社会生活などの情報を確認し，患者や家族の価値観や希望をふまえたうえで，目ざす姿を共有する。早期から生活のイメージを構築し，それに向けた調整を開始することが，スムーズな退院・社会復帰のために重要である。

C　回復期以降の看護

　脳血管攣縮期を過ぎると，本格的に退院に向けた支援が必要となる。発症により機能障害が出現した場合には，症状に応じたリハビリテーションを行い，ADL の再獲得を目ざす。また，患者・家族の目ざす姿に向けて，必要となるリハビリテーションプログラムが立案されるよう，リハビリテーション職と情報共有し，協働する。

　原因疾患によっては，再出血のリスクが継続していることや，慢性期に正常圧水頭症をおこす可能性もある。症状の出現に注意するとともに，退院後の生活指導も必要となる。

1　アセスメント

　バイタルサインを確認し，合併症の観察と対処を行う。

　①意識状態・神経症状・瞳孔所見　症状の有無・変化を観察する。

　②正常圧水頭症の症状　尿失禁などの排尿障害や歩行障害，認知症状のような精神活動の低下の有無，頭部 CT 画像上の脳室拡大といった症状を観察する。

●社会復帰に向けた観察　機能障害などの症状，ADL の自立度，経済状況や社会資源の活用などについて情報収集を行い，患者と家族のコミュニケーションの状況，関係性や社会的役割の変化，症状の受容状況などを観察する。また，自宅退院を目ざすのか，長期的な療養先をさがすのかなど，退院後の生活の場や目標とする姿についても情報を収集しておく。

2　看護目標

　症状の悪化や新たな合併症の発症を防ぐとともに，社会復帰に向けた支援を行うことが重要である。

（1）正常圧水頭症などの慢性期におこる合併症をおこさない。

（2）症状に応じたリハビリテーションに取り組むことができる。

（3）自宅退院や社会復帰に向け，必要な社会資源やサービスを受ける手続き
　　を進めることができる。

3　看護活動

◆ 正常圧水頭症の観察と看護

　正常圧水頭症の3つの主症状（◉ 173ページ）の有無を観察し，医師に報告す
る。髄液シャント術が必要となった場合は，手術に向けた準備と観察を行う。
　①排尿障害に対する援助　尿失禁や尿意切迫などの症状がみられた場合
は，患者の排尿パターンや尿意の出現状況を観察し，トイレに誘導をするな
どの援助を行う。排泄にかかわることであるため，患者の自尊心を大切にす
る必要がある。また，おむつを装着する際には皮膚に疾患が生じないように
援助する。
　②歩行障害に対する援助　小きざみ歩行となり，一歩一歩が出にくいた
め転倒のリスクが高い。麻痺などの有無も観察し，患者のペースや身体能力
に合わせた介助を行う。症状が強く，認知機能障害も出現しているなど，転
倒のリスクが非常に高い場合には，患者・家族の同意を得たうえで離床セン
サーを使用するなどの行動制限を検討する。
　③精神活動の低下に対する援助　記銘力や注意力の低下，無気力，認知
能力の低下がみられると，適切な判断が困難となり，日常生活にも支障をき
たす。身のまわりの環境整備や持ち物の整理を行い，日常生活のスケジュー
ルを紙面に残すなどの工夫を行い，患者が混乱しないよう援助する。

◆ ADL の再獲得への援助

　意識状態が改善し，ドレーンが抜去されて離床の許可がおりたら，積極的
なリハビリテーションを開始する。リハビリテーション職と協働し，患者の
意欲を高める支援をしつつ，症状に応じたリハビリテーションを行う。
　意識障害や麻痺，また，失語や嚥下障害などのさまざまな機能障害がみら
れる場合は，家族の支援状況や利用できるサービスの状況を検討しつつ，本
人のニーズに応じてリハビリテーションを進めていく。
　リハビリテーション職の立案したプログラムは，限られたリハビリテー
ションの時間にだけ行うのではなく，日常のすべての生活時間に組み込み，
継続して取り組めるように支援する。
　クモ膜下出血により患者に大きな変化があった場合には，リハビリテー
ションに前向きに取り組むことがむずかしいこともある。患者ができること
を承認し，家族にもかかわってもらいながら目標を設定して取り組んでいく。

◆ 退院後の生活に向けた支援

　発症直後から収集してきた情報をもとに，治療を終えた時点での今後の生
活イメージを患者・家族・医療職者で共有する。患者の自立状況，家族の支
援，利用可能な社会資源などの情報から，自宅退院が可能なのか，回復期リ

ハビリテーション施設への転院が望ましいのか，長期療養型病院への転院を望むのか，などを検討していく。患者の年齢や社会背景，ニーズ，価値観に応じた最適な療養が選択できるよう，意思決定に向けた支援を行う。具体的な療養先が選択されたら，サービスを受けるための手続きなどを進める支援を行う。患者の意思を尊重し，納得して退院が迎えられるよう，十分な時間を使ってコミュニケーションをとることが重要である。

2 脳梗塞患者の看護

　脳梗塞は，脳の動脈が血栓などによって狭窄または閉塞をおこし，その灌流領域の脳組織が虚血により栄養・酸素不足となり正常に機能しなくなる状態である。脳血管疾患の一種で，脳梗塞による死亡率は高い。

　発作直後の急性期には，生命がきわめて危険な状態に陥る。この時期には救命を念頭におき，バイタルサインと症状の変化に注意して観察を行う。その後，回復に向かった場合にも，再発作の防止に対する援助が必要である。

　また，脳梗塞患者には高齢者が多く，高血圧・糖尿病・脂質異常症・心疾患などの基礎疾患を伴っていることが多い。そのため，臨床経過に即した看護に加えて，基礎疾患の重症化と合併症の予防についても考慮しながら，退院後の生活がイメージできるように指導していくことが重要である(●表6-4)。施設によっては，専門チームによる脳卒中集中治療室(SCU)での治療が行われる。

a 急性期の看護

　急性期にある患者は通常，意識障害・呼吸障害・運動障害などを伴っており，生命の危機に瀕していることも少なくない。

　緊急に入院してきた意識障害のある患者は，舌根沈下を防止するために，頭部は高くせず，下顎を挙上する。また，気道確保のため衣類のボタンを外して圧迫をゆるめる。誤嚥がみられる場合やその危険性がある場合には，誤嚥を防ぐために顔を横に向け，麻痺側は上にして横臥させる。移動は，気道を確保した状態を保ったまま，振動させないように静かに行う。尿失禁もみられるので，おむつなどを用いる。

1 アセスメント

　脳梗塞発症直後の急性期には，患者は生命の危機に瀕していることが多いため，全身状態の把握に努め，バイタルサインの変化や，意識障害などの異常の有無を観察する。梗塞部位によっては，時間の経過とともに状態が悪化することがあるため，注意深い観察が重要である。

　1 バイタルサイン　体温・血圧上昇，徐脈，呼吸数減少といったバイタルサインの変化を観察する。

　2 意識状態　状態を把握するために重要である。JCS や NIHSS(● 122ページ)などによる評価を行い，さらに対光反射の有無，瞳孔の大きさ・左右

◎表6-4　脳梗塞患者の経過と看護

	発症直後から発症後（急性期）	亜急性期	慢性期（退院または転院）
観察	• 意識状態・バイタルサイン・呼吸状態・熱型・せん妄のリスク状態など • 血圧の保持：下げすぎないようにする。目標値については医師の指示に従う。 • 対光反射の有無，瞳孔不同 • 頭蓋内圧亢進症状の有無 • 頭痛，吐きけ・嘔吐の有無，麻痺の有無・程度	（同様に観察を続ける）　　　　　→ - - - - →｜退院｜	
運動	• 発症当日は床上安静，その後は致死的でなければ，ベッドの頭側挙上，座位へと進め，症状に合わせて離床を開始させる。 • 体位変換：状態によっては1日目から始める（原則2時間ごと）。 • 関節可動域訓練：発症直後からすぐに始める。	• ベッドの頭側挙上（30度，60度，90度）：起立性低血圧がないことを確認しながら行う。 • 必要に応じてリハビリテーション関連部門に依頼して端座位・車椅子移動訓練。 • 転倒・転落に注意。	• 麻痺などの症状に合わせて病室でのリハビリテーションや，リハビリテーション室での訓練などを行う。
食事	• 絶飲食 • 誤嚥性肺炎に注意	• 嚥下障害の有無を確認。 • 嚥下障害がなければ，医師の指示に従って経口摂取を開始（流動食から）。 • 嚥下障害がある場合：嚥下訓練（氷を使ってのマッサージ，口腔ケア，舌・頬・口唇のマッサージなど）。 • 嚥下訓練食（きざみ食・とろみ食など）から開始し，1人では絶対に食べさせない。	• 全がゆ食：状態に合わせて，きざみ食・とろみ食などを考慮する。
排泄	床上排泄：排尿は状態に応じて尿道カテーテルを使用	• 安静度に合わせた介助：尿器・移動型トイレ・おむつなど • 排便：便秘の場合の浣腸は医師の指示を得る。怒責させないように注意する。	• トイレでの排泄
清潔	床上で清拭	• 清拭	• 状態に応じシャワー浴
指導	入院計画書作成	• 退院後の計画を立案：必要に応じて退院支援・指導を開始 • 介護保険の対象と手続きなど	• 退院・転院に応じて，服薬指導・栄養指導・排泄指導などを行う。

差を観察する。また，せん妄をおこすとドレーンなどの抜去のおそれがある。そのため，鎮静の必要性の判断のために，せん妄のリスク状態を意識状態とともに観察する。

　③神経症状の有無　梗塞部位によって出現する神経症状が違うため，全身症状を把握する。左右差も重要である。

(1)髄膜刺激症状：項部硬直・ブルジンスキー徴候・ケルニッヒ徴候の有無

(2)視覚障害：視力障害・複視・視野欠損の有無

(3)自律神経障害：血圧・心拍数の変化，脈拍のリズムの変化，排尿障害・排便障害の有無

(4)運動機能障害：運動麻痺・失語症・嚥下障害の有無

(5)頭蓋内圧亢進症状：慢性頭蓋内圧亢進の三徴である頭痛，吐きけ・嘔吐，うっ血乳頭の有無

4 **痙攣の有無**　身体のどこから始まったか，持続時間，痙攣の種類

5 **検査結果**　画像検査(CT・MRI・単純X線検査)，血液検査，生化学検査，尿検査，動脈血ガス分析

6 **基礎疾患の有無**　脳梗塞の病型に応じて，高血圧・心疾患・糖尿病・脂質異常症の有無を把握することは，治療にも関連する。

2 看護目標

急性期は状態が急変しやすいため，全身を観察し，アセスメントをする。

(1)バイタルサイン・全身状態のアセスメントによって生命の危機徴候が早期に発見され，適切な処置が受けられる。

(2)廃用症候群や，肺炎，尿路感染症，褥瘡などの二次的合併症がおこらない。

(3)再梗塞が予防され，身体的・精神的に安楽に過ごすことができる。

3 看護活動

急性期では救命および再発予防を目的として絶対安静となるが，その時期を過ぎたら，できるだけ早期の離床を目ざしてリハビリテーションを開始する。病型や病状によって医師から指示が出されるので，状態を観察しながら進める。

◆ 全身状態の管理

1 **安静度の確認**　脳梗塞の絶対安静期間は原則として24時間であるが，状態に応じて医師からベッドの頭側挙上，他動的関節可動域訓練などの指示が出される。指示が出たあとは，褥瘡・肺炎予防などのために，体位変換を原則2時間ごとに行う。麻痺がある場合は，麻痺側を下側にした完全側臥位は避けるなどの注意が必要である。

2 **バイタルサインの確認**　バイタルサインの変化に注意する。脈拍の異常，血圧の急激な変動，呼吸パターンの変化，Spo2の低下，体温上昇などがみられたときは，すみやかに医師に報告する。降圧薬を使用する際は，痛み，吐きけ，膀胱の充満などにより血圧が上昇してないかを確認する。また自力で痰を喀出（かくしゅつ）できない場合もあるので，吸引器をセットしておく。喘鳴（ぜんめい）や咳嗽がみられる場合も，痰の吸引を行って呼吸を援助する。

◆ 薬物と体液の管理

脳梗塞の治療では，抗凝固薬や抗血栓薬によって，梗塞巣の増大を阻止する。また，浸透圧利尿薬や副腎皮質ステロイド薬によって，脳浮腫の改善をはかる。与薬を指示どおりの時間に行い，あわせて副作用や状態の変化，血圧の急激な低下などのバイタルサインの変化についての観察を行う。rt-PAなどの血栓溶解薬は出血をおこす危険性があり，急激な血圧低下は脳血管の

出血を意味するため，とくに注意が必要である。

　体液管理では，脱水や水分過剰，電解質異常を防ぐために，水分の摂取量と排泄量の把握が重要である。発熱があるときや，脱水時・電解質異常時には脈拍が速くなるので，脈拍数の測定も行う。排泄量を知るために，尿だけでなく，発汗や排便，痰の量などもあわせて観察する。

◆ 日常生活への援助

　急性期には安静が基本となり，身体にはチューブ類が多く挿入され，生命維持の処置がとられる。行動が制限され，患者自身では ADL が行えないので，身のまわりのケアを含めた看護が必要である。また，再発作を予防するためには，血圧の変動を引きおこす因子を避けるといった血圧の管理が重要である。痙攣やせん妄状態を引きおこすと，身体損傷のおそれがあるので，環境整備も重要である。

　1 運動　脳・神経疾患の急性期には安静が必要となるが，過度の安静によって関節の拘縮や筋力低下，廃用症候群，褥瘡をおこすおそれがあるため，医師から体位変換の許可が出されたら，原則として 2 時間ごとの体位変換や他動的関節可動域訓練を行うとともに，全身の皮膚の観察などに努める。また褥瘡予防のために，エアーマットレスなどを使用して除圧をはかる。尖足予防のために足底板や枕も使用する。

　2 排泄　尿道カテーテルの留置，または間欠的導尿を行う。この場合は，カテーテルの挿入による尿路感染症に対する注意が必要である。カテーテルはできるだけ早期に抜去する。抜去後に残尿がある場合は，間欠的導尿を行う。

　安静や食物摂取制限によって便秘傾向となりやすいが，便秘は血圧を上昇させるので，定期的に排便ができるように援助する。必要に応じて処置や，医師の指示のもとに薬物の投与を行う。排便時には努責（いきみ）をさせないようにすることが大切である。浣腸は，直腸温よりも低いと末梢血管が収縮し，血圧上昇がおこる。また，迷走神経を刺激して血圧低下をおこすおそれもあるため，使用時は血圧の変動に注意する。急性期には浣腸は行わない。

　3 食事　発症直後は食事は禁止される。絶対安静が解除されて薬剤の内服が開始されたら，再開する。顔面や口腔内の麻痺がある場合には，健側を下にして嚥下させるようにし，また，むせるようなときは，とろみをつけるなどの工夫をして誤嚥を防ぐとともに，食事の援助をする。また少量ずつ嚥下させるようにし，口の中に食物が残っていないことを確認してから次の一口を入れる。

　4 清潔　感染予防のために，皮膚・陰部・口腔内を清潔に保つ。清拭・陰部洗浄などを状態に応じて行っていく。含嗽ができないときは，スポンジブラシや綿棒などで口腔内のよごれや食事の残滓を取り除く。誤嚥性肺炎をおこさないためにも，口腔ケアは重要である。眼瞼閉鎖不全があるときは，角膜の乾燥を防ぐために湿らせたガーゼなどをまぶたをおおうようにあてる。

◆ 精神的援助

　急性期には SCU や ICU にいて器械類に囲まれていたり，個室に移ったりと環境の変化が激しく，患者の不安は高まる。さらに，言語障害が伴うと訴えたいことが訴えられず，イライラや焦燥感も増して，治療にも好ましくない影響をもたらす。患者の意識状態を把握し，不安が高まることのないように精神的な援助をしていく。反応がない患者でも聴覚は機能していることもあり，意識状態にかかわらず言動には注意しつつ声かけを行うようにする。また，急性期は家族の不安も大きいため，説明を丁寧に行い，協力を得られるようにする。

b 回復期の看護

　回復期は，状態が一応の落ち着きを取り戻す時期である。回復期もはじめのうちはまだ一定の安静が必要であるが，その時期を過ぎたら，社会復帰を目ざして積極的にリハビリテーションを行う。基礎疾患がある患者では，塩分制限などの食事指導も早い段階から行う。病院によっては，栄養サポートチーム❶(NST)の検討会などで話し合いを行い，チームでかかわることもある。退院を見すえ，必要であれば地域医療連携についても検討する。

NOTE
❶栄養サポートチーム
　患者の栄養状態のアセスメントから薬剤管理までを専門的に行うチーム。

1 アセスメント

　1 脳梗塞の危険因子の有無　以下の危険因子を確認する。

　①血圧　両側の頸動脈高度狭窄や主幹動脈の閉鎖がある場合，または血管の狭窄状態を評価していない場合では，再発予防のために 140/90 mmHg 未満を目ざすことが妥当である。また，「脳卒中治療ガイドライン 2021(改訂2023)」では，両側内頸動脈高度狭窄や主幹動脈閉塞がない場合や，ラクナ梗塞の場合，抗血栓薬服用中の場合では，130/80 mmHg 未満が妥当であるとしている。

　②基礎疾患　心疾患は，脳梗塞の危険因子である。糖尿病や脂質異常症も重要な因子である。

　③喫煙の有無　禁煙することによって罹患率や死亡率は低下する。

　2 症状の把握　意識・運動・嚥下・言語・排尿などのさまざまな機能障害の有無を観察する。再梗塞の発見・診断にもかかわるため，症状の有無や変化，増悪の状態の観察は重要である。

　3 精神状態　抑うつ症状や認知障害の有無，患者の理解力などを把握する。

　4 患者の家族的背景　患者・家族の病識，患者・家族の疾患の受け入れ状況，発作前の ADL，リハビリテーションへの意欲を把握する。

2 看護目標

(1)再発作や合併症をおこさず，ADL が自立できる。
(2)残存機能をいかしながら，社会復帰を目ざしてリハビリテーションにの

ぞむことができる。

3 看護活動

◆ ADL 自立への援助

　ADL のすべての自立を促す援助を行う。状態によっては家族の協力も求める。

　□1 **運動・移動動作**　「運動麻痺のある患者の看護」(◔ 282 ページ)に準ずる。上肢に麻痺があるときは，移動する際の亜脱臼を避けるために三角巾で固定する(◔ 287 ページ，図 6-8)。

　□2 **食事**　できるだけ自立できるように，補助具(◔ 291 ページ，図 6-10)などの使用をすすめる。麻痺がある場合は，健側を下にして摂取するように指導する。また，食事はできればベッド上ではなく，車椅子に座ってできるように行うことが望ましい。ビタミン K を多く含む食品は抗血液凝固薬のはたらきを妨げる可能性があるため，納豆やクロレラなどは避ける。

　□3 **清潔処置**　褥瘡や感染を予防するためにも，皮膚を清潔に保つことが大切である。ベッドから下りられるようであれば，シャワー浴などを行うことができる。ベッドから下りられなくても，機械浴❶の設備がある施設では，ストレッチャーで移動させて行ってよい。

　□4 **排泄**　尿道カテーテルが留置されている場合は，早い時期に抜去する。抜去後に残尿などがある場合は，間欠的導尿を行う(◔ 309 ページ)。残尿が 50 mL 以下となることを目安として導尿を解除する。

　便秘のあるときは繊維質の多い食品にしたり，水分摂取を多くしたりするなどの方法を試みる。それでも効果のないときには，緩下薬などを使用する。ベッドから下りられるなら，移動型トイレ上で実際に腹圧をかける姿勢をとらせてみる。

　□5 **意思疎通への援助**　言語障害があるときは，その種類や程度を把握して，意思疎通がはかれるように援助を行う(◔ 391 ページ)。

◆ 精神的援助

　回復期に入ると，リハビリテーションへの意欲が低下したり，第三者に対して依存的になったりすることがある。患者が前向きな気持ちになれるように，声をかけて励ましていく。

　同時に，この時期には，抑うつ状態に陥るなど感情障害を伴うこともある。このようなときにリハビリテーションを無理に進めさせようとしても，拒否的な反応が強まるだけである。患者の状態に配慮して，その気持ちを理解しようとする態度で接し，また気持ちの転換がはかれるような手段を見いだしていくことが必要である。

◆ 患者・家族への指導

　回復期は，退院後の健康・疾病管理とリハビリテーションが中心となる。

☐NOTE

❶ストレッチャーに寝たままでも入浴できる，特別な浴槽での入浴。

家庭環境や家族背景を考慮しながら，互いが協力しやすいような環境をつくっていくことが必要である。社会資源などに関する情報なども提供する。

- 患者の入院前の背景をもとに，必要であれば禁煙を促し，アルコールの摂取を控えるように説明する。
- 水分を十分に補給するように，長風呂は避けるように説明する。
- リハビリテーション実施中の状況を家族に見学してもらう。移動などに介助を必要とするときは，要領を説明して，家族に実際に試してもらう。家族にも不安があるので，患者の受け入れ状況も確認しながら精神的援助を進め，慣れていってもらう必要がある。
- リハビリテーション職者の協力を得ながら援助する。また退院後に向けて，必要に応じて福祉制度や介護保険についての情報を提供する。
- 退院後も，血圧降下薬や血栓予防薬の内服を続けることが多いため，正確に内服が続けられるように服薬指導を行う。本人だけでなく，家族にも指導が必要である。
- 退院にあたっては，ADL の自立のために家屋の改良・改修を必要とすることもある。リハビリテーション部門だけでなく地域医療連携部門などのスタッフの協力も得て，患者・家族と話し合って進めていく。
- 退院に向けて早い段階から，訪問看護師による継続看護の必要性や，介護保険の申請，緊急時における医療機関への連絡方法などについて，家族に説明する。家族の意見も聞きながら，退院後の生活に問題を残さないよう準備をしていく。

3　脳腫瘍患者の看護

　頭蓋内に発生する腫瘍を脳腫瘍と総称する。脳腫瘍は，発生部位により，ニューロンや神経膠細胞などの脳実質に発生するものと，髄膜や血管，下垂体などの脳実質外に発生するものとに分けられる。また原発性か，ほかの部位の悪性腫瘍からの転移かといった分類や，組織学的な分類も行われる。

　症状としては，腫瘍の分類にかかわらず，発生部位に一致した局所症状と，腫瘍の存在や増大による頭蓋内圧亢進症状などがみられる。

　治療は画像所見をもとに検討され，まずはできる限り腫瘍を摘出するための手術が選択されることが多い。なお，下垂体腫瘍の場合は，開頭手術ではなく経蝶形骨洞手術や内視鏡を使用した手術が行われる（● 114, 157 ページ）。

　摘出による症状改善よりも，手術による機能障害が大きくなることが予測される場合は，機能の温存を優先することもあり，その場合，腫瘍の部位や大きさ，悪性度によって，化学療法や放射線療法を行うこともある。これらの看護については，「化学療法・放射線療法を受ける患者の看護」（● 342 ページ）に準ずる。

　腫瘍の種類や症状の有無にかかわらず，患者は頭蓋内に腫瘍があることに対して強い恐怖心や不安をいだいていることが多い。身体的にも精神的にも良好な状態で，検査や治療が受けられるように支援する必要がある。

a 診断から入院・手術までの看護

　無症状の腫瘍が脳ドックで発見された場合や，頭痛や痙攣などをきっかけに受診して診断された場合，ほかの悪性腫瘍の治療中に転移が見つかった場合など，治療にいたる経緯は多岐にわたる。待機的に手術を受けることが多いため，手術までの待機期間の不安の解消と，体調管理に努める必要がある。

1 アセスメント

　以下の項目についてアセスメントを行う。
(1)意識状態：各種のスケールを用いて意識状態を確認する。
(2)症状：局所症状(運動麻痺，感覚障害，嚥下障害など)，頭蓋内圧亢進症状(頭痛，嘔吐，うっ血乳頭)，瞳孔所見，痙攣(頻度，種類，抗痙攣薬の内服状況など)
(3)バイタルサイン：腫瘍によるバイタルサインの変動は大きくないことが多いが，手術などの治療に向けて現在の状態を把握しておく。
(4)既往歴：手術リスクにかかわる疾患の有無，アレルギーの有無，輸血歴など
(5)各種検査結果：頭部 CT・MRI，脳血管撮影，PET，術前一般検査
(6)患者・家族の反応：診断の経緯，とくに転移性腫瘍かどうかということや，疾患や症状の理解度について確認する。また，医師の説明時の反応・表情も観察し，年齢・社会的役割などとあわせて情報を収集する。

2 看護目標

　症状の出現や悪化に注意し，良好な全身状態で手術を受けられるように準備をするとともに，手術に関する不安の解消に努める。
(1)症状の出現や悪化が早期に発見され，必要な処置を受けることができる。
(2)検査や治療についての不安や疑問が解消され，手術を受ける準備ができる。

3 看護活動

　実施される治療・手術の内容について，医師に確認しておく。切除がむずかしい部位であったり悪性腫瘍であったりする場合は，現症状の緩和と切除によって出現しうる機能障害とを慎重に比較検討したうえで，手術での切除範囲や方法が決定される。手術ナビゲーションシステムを使用する場合には，前日から頭皮にマーキングを行い CT や MRI を撮影しておく。
　術前にアミノレブリン酸塩酸塩を内服させ，術中蛍光診断を行うことで腫瘍の切除範囲を決める方法をとることもある。また，神経症状が出ないことを確認するため，手術中に患者を覚醒させコミュニケーションをとりながら進めることもある。
　術式や手術の進め方，手術に用いられる道具などにより，事前の準備が異なるため，手術前オリエンテーションに向けて，医師から情報を得ることが

非常に重要である。

◆ 症状の観察

　腫瘍の部位に対応した局所症状と，腫瘍の占拠による頭蓋内圧亢進症状の両方の観察を行う必要がある。局所症状については，画像所見や医師からの説明内容を確認し，おこりうる症状を把握したうえで観察を行う。機能障害がみられる場合は，障害の部位や程度を詳細に観察することが，術後の症状悪化の早期発見のために非常に重要である。痙攣がみられる場合は，抗痙攣薬の与薬を確実に継続しつつ，痙攣がおこった場合の安全の確保や酸素投与などの準備を行う。

◆ 頭蓋内圧亢進症状に対する介入

　頭蓋内圧を亢進させる行動を控えるように指導するなど，予防的な介入が必要となる。たとえば，排便時の努責を避けるために緩下薬を使用するなど，排便コントロールを行う。浣腸は迷走神経を刺激して頭蓋内圧を亢進させるため使用しない。また，尿閉があるときや排尿をがまんしている場合など，膀胱内圧の上昇によっても頭蓋内圧は亢進するため，こまめな排尿を促し，必要に応じて尿道カテーテルの留置や導尿を検討するなどの介入を行う。

　臥床時には静脈還流を促すため，上半身を20～30度程度挙上したセミファウラー位とし，頸部の屈曲を避ける。痙攣の出現などで低酸素状態となって脳血流量が増えた場合にも頭蓋内圧は亢進するため，血中の酸素濃度を保てるよう，酸素投与の準備をしておく。

　頭蓋内圧亢進症状が出現した際には，医師の指示のもと，グリセリン製剤やマンニトール製剤，副腎皮質ステロイド薬などを与薬し，症状の変化を観察する。

◆ 精神的な援助

　診断を受けてから治療を開始するまでの待機期間に，患者や家族は予後や手術に対する不安を強くいだいている。開頭手術という手術自体への恐怖心に加え，とくに転移性の腫瘍の場合や，症状が出現している場合には，今後どのように経過するのか，手術によって症状は軽減するのか，社会復帰は可能なのかなど，さまざまな不安や疑問をもっている。

　腫瘍の部位や悪性度，切除できる範囲などによっては，手術だけでは治療が終わらないこともあるため，医師から今後の見通しや説明内容についてあらかじめ情報を得ておく必要がある。

　患者に対して説明がなされた際には，理解の状況を把握し，必要に応じて平易な言葉で時間をかけて説明するなど，不安を緩和し，前向きに治療が受けられるように精神的支援を行う。

　開頭手術後は，ICUへの入室となることも多い。手術からICUへの入室，一般病棟への移動までの具体的な流れをオリエンテーションしておく。手術室看護師やICU看護師と連携して，実際に見学しておくことなども検討す

る。

　意識状態によっては，病状や治療の内容を患者自身が正確に理解して判断することがむずかしい場合もある。今後の治療方針の決定や，治療後の生活設計に向けて，家族に対する支援を行うことも重要である。

b 手術後の看護

　手術が行われたら，摘出範囲や手術の内容について医師に確認し，今後の追加治療についての情報や，残存する可能性のある機能障害についての情報を得る。全身状態の観察や看護は，一般的な開頭手術後の看護(● 321 ページ)と同様に行う。

1 アセスメント

　腫瘍自体や手術操作に伴い，局所症状の出現はやむをえない場合がある。手術の内容について医師から十分な情報を得て，おこりうる症状について把握しておく。症状の変化を術前と比較することも重要である。また，一般的な開頭手術と同様に，術後 24 時間は術後出血が，3〜5 日目は脳浮腫による頭蓋内圧亢進症状や局所症状が出現しやすい時期であるため，注意深く観察をする必要がある。

　[1]**意識状態**　鎮静が続いている場合は，薬剤の効果がきれた状態で判断する。

　[2]**瞳孔所見**　頭蓋内で出血がおこった場合，眼球偏位や瞳孔異常が出現する。

　[3]**頭蓋内圧亢進症状の有無**　頭痛，嘔吐，うっ血乳頭の三徴に注意する。

　[4]**局所症状**　四肢・顔面の運動麻痺，眼球運動障害，感覚障害(しびれ，感覚鈍麻，温痛覚異常など)，失語の有無と程度を確認する。症状がみられた場合は術前と比較し，その後の経時変化にも注意する。

　[5]**バイタルサイン**　術後に抜管した直後は，呼吸状態をとくに注意して観察する。

　[6]**痙攣**　術前に既往がなくても，術中操作によりリスクが高まることがあるため注意する。

　[7]**水分出納管理**　尿量，尿比重の確認を行う。とくに下垂体腫瘍の場合，尿崩症に注意する必要がある。

　[8]**ドレーン管理**　ドレーン先端の部位と留置目的を把握したうえで，排液量，性状を確認する。

　[9]**皮膚障害**　術中に褥瘡が発生していないかを確認する。また，安静臥床により新たに褥瘡が発生していないか，毎日観察する。とくに後頭部には，頭部の安静による脱毛・褥瘡がおこりやすいため注意する。

　[10]**患者・家族の精神状態**　手術の理解，機能障害の受容，今後の治療に対する期待や不安，退院後に向けた生活イメージを確認する。

2　看護目標

開頭手術の際の看護目標に準ずる。

(1) 術後合併症をおこさない。合併症がおきた場合には早期に発見され，適切な処置が受けられる。

(2) 安静臥床による廃用症候群や深部静脈血栓，褥瘡などの合併症をおこさず，早期離床ができる。

3　看護活動

異常を早期に発見して適切な処置を行い，安静臥床などによる二次的合併症をおこさないように看護活動を行う。手術の前後における神経症状，機能障害，意識状態の変動を注意深く観察する必要がある。また，とくに脳外科手術の術後は，意識状態の確認のために，麻薬などの鎮静を伴う鎮痛薬の使用を控える場合がある。そのため，その他の鎮痛薬によって十分な鎮痛をはかり，観察をする。

◆ 術後合併症の予防と早期発見

開頭手術の術後の看護活動に準ずる。

1 術後出血　開頭手術後 24 時間は，術中操作箇所周辺の術後出血に注意する。また，急激な意識レベルの低下や瞳孔異常，対光反射の減弱，痙攣，血圧上昇，呼吸パターンの変化などにも注意する。とくに，血圧が上昇すると出血がおこりやすくなるため，慎重な血圧管理が必要である。

出血がおきると頭蓋内圧が上昇して脳ヘルニアを生じることもあり，生命の危機的状況につながりかねない。出血が明らかであれば，緊急の再開頭手術が検討される場合も多い。徴候発見時にはすみやかに医師に報告し，指示を確認する。

2 脳浮腫　術後 24 時間〜72 時間までは，脳浮腫のリスクが高い。静脈還流を促すため，手術直後からベッドの頭側を 20〜30 度挙上し，さらに頸部を屈曲しない体位を保つ。脳浮腫により頭蓋内圧が亢進すると，頭痛，嘔吐，痙攣などの症状がみられることがある。症状が出現したら，医師の指示のもと浸透圧利尿薬や副腎皮質ステロイド薬の投与を行う。

3 痙攣　術中の操作により痙攣などの発作のリスクが高まる場合がある。とくに脳実質の運動野にかかる操作があった場合には注意を要する。リスクの高い患者に対しては，予防のため抗てんかん薬を与薬することもある。痙攣重積による低酸素状態が生じると，意識障害を引きおこす可能性がある。痙攣をおこさないために外部環境を整え，おこった際にはすぐに対処できるよう，酸素投与や薬物療法の準備をしておく。

4 感染　術後数日から，創部が治癒する一週間ごろまでは，髄膜炎や創部感染などがおこりやすいため，予防のために抗菌薬の投与が行われることがある。バイタルサインや採血結果を確認し，炎症反応がおきていないことを確認する。感染を予防するには，創部を清潔に保つ必要があるため，計画

的に洗髪などの保清を行う。

　髄液漏がある場合は，髄膜炎のリスクが高まる。ドレーンを留置している場合はその排液の性状や量，創部の皮下貯留とその経時変化を観察するとともに，適切な管理を行う。

◆ 安静臥床による合併症の予防

　術後は早期の離床を目標とする。意識障害やドレーン留置による体動制限により，術後の安静臥床期間が長くなることがあるため，臥床による二次的な合併症の予防を行う。

　1 深部静脈血栓症　麻痺や鎮静などにより，自動運動がみられない場合は，深部静脈血栓症のリスクがある。医師の指示のもと，弾性ストッキングの装着や間欠的空気圧迫装置の使用を促す。

　2 廃用症候群　廃用症候群を防ぐため早期からのリハビリテーションスタッフの介入を進めるとともに，看護師による関節可動域訓練を実施する。

　3 褥瘡　全身の皮膚状態の観察と褥瘡予防ケアを行う。とくにドレーン留置により頭部の安静を指示されている場合や，意識障害によりみずから体位変換を行うことがむずかしい場合などには，後頭部の褥瘡リスクが高まる。同一部位が圧迫されることで脱毛がおこることもある。枕の素材を検討し，体位変換に加えて適宜頭位変換を行う。また，ドレーンや点滴，尿道カテーテルなどが長期間皮膚の同一部位にあたっていると，チューブによる褥瘡が発生するため，チューブ類は毎日固定し直し，皮膚を観察する。

　4 不穏・せん妄　手術麻酔の影響や安静臥床，ICU 入室などにより，術後の不穏・せん妄を引きおこすことがある。これらは意識障害とは区別して対応する必要がある。チューブ類やモニター類は整理し，不必要なものを早期に除去する。また，日中は室内を明るくし，夜間は消灯するなど，生活リズムが確立できるように援助する。

C 術後回復期の看護

　患者が腫瘍の切除などにより生じた機能障害を受け入れ，社会復帰に向けたリハビリテーションや退院後の準備を行うことができるように支援する。残存腫瘍がある場合には，追加の治療を行う場合があるため，医師に今後の治療計画を確認し，治療についてのオリエンテーションを行う。

1 アセスメント

　局所症状の出現状況と障害の受容状況について，以下の項目についてアセスメントを行う。

　1 意識状態　各種のスケールを用いて意識状態を確認する。術前との変化に注意する。

　2 局所症状の有無と程度　四肢・顔面の運動麻痺，感覚障害，嚥下障害，認知機能の障害，言語障害などを確認する。

　3 障害の受容状況　医師からの説明時の反応，表情，家族とのかかわり

などから受容状況を確認する。

　④リハビリテーションの進行状況　リハビリテーションの内容や患者の意欲，日々の生活への取り入れ状況を確認する。

　⑤自宅や療養先の準備状況　家族の受け入れ，社会資源の活用状況を確認する。

　⑥検査画像　残存腫瘍の部位・大きさから今後の見通しを確認する。

2 看護目標

(1) 術後の状態に応じて，追加治療やリハビリテーションの必要性を理解し，前向きに取り組むことができる。

(2) 早期から退院後の生活をイメージし，支援を受けながら社会復帰を目ざすことができる。

3 看護活動

◆ 追加治療のオリエンテーション

　腫瘍の部位や機能障害の出現の有無により，手術での摘出範囲が限られてしまい，腫瘍が残存した場合，化学療法や放射線療法などの追加治療が行われることがある。どのような治療を行うのかについて，開始の時期と合わせて医師から情報を得る。

　患者は医師から説明を受け，また場合によってはみずから情報収集を行い，意思決定を行うこととなる。患者・家族が必要十分な情報を得られているか，また，情報を正確に理解できているかを把握し，最善の選択ができるように支援する必要がある。

　患者が現在治療を受けている施設で行われていない治療や民間療法を希望することや，医師から治験薬の使用をすすめられることもある。医療職者としての倫理的判断のもと，患者の価値観や希望にそった選択がなされるように援助する。患者の意識状態によっては，家族が代理で意思決定を行うこともあるが，患者本人の希望を反映した選択ができるよう，また，家族の負担を軽減できるような支援も求められる。

　治療が決定した場合は，治療の時期や入院期間，頻度，生活上の注意点などについてオリエンテーションを行う。患者の社会的役割なども考慮し，治療を行いながらも患者が希望する生活が維持できるよう調整する。

◆ リハビリテーション継続への援助

　リハビリテーションプログラムは，術後の体力低下や機能障害の状況に応じて設定される。患者の今後の生活を考慮し，患者，家族，リハビリテーション職と目標を共有する。患者の年齢や性格，社会的立場，また周囲の援助の状況などによって，目ざす姿はそれぞれ異なる。患者や家族が前向きになれる目標設定を行う。

　リハビリテーションにあたっては，ベッドサイドでも行えるメニューも準

備する。家族も一緒に障害の状態を確認しながら取り組めるような工夫が必要である。また，趣味や家族との交流などの具体的な内容をイメージして積極的に取り組めるよう，ベッドサイドに写真を準備するなど，患者のモチベーションが維持できるように工夫する。

◆ 退院支援

リハビリテーションを継続しつつ自宅で生活を送るイメージを構築し，不安なく退院できるように準備を進める。機能障害の状態や家族の支援状況を把握し，地域医療連携部署やMSWと協力しながら，必要な社会資源を活用するための手続きを進める。高次機能障害がある場合であっても，資源の活用によって社会復帰や独居生活が可能となることもある。患者の希望する生活に近づけるように支援を行う。

4　下垂体腺腫の摘出術を受ける患者の看護

下垂体は下垂体前葉と下垂体後葉に分けられ，下垂体腺腫は下垂体前葉から発生する腫瘍のことをさす。また，腫瘍はホルモンを過剰に分泌するホルモン産生腺腫と，ホルモン非産生腺腫に大別される。下垂体腺腫の病状が進行すると，ホルモンの産生異常に伴う症状や，増大した腫瘍が視神経を圧迫することによる視力障害が発生する。

下垂体腺腫によって生じる症状を把握し，症状に応じた日常生活の援助や精神的支援を行う。とくに，視野欠損や視力低下がある場合には，安全な入院生活を送ることができるように，環境に留意して介入を行う。

下垂体腺腫の治療はおもに手術により行われ，主流は鼻腔の切開創から細い内視鏡を挿入して行う経蝶形骨洞手術法である（◐ 158ページ，図5-14）。そのほか，開頭術での腫瘍摘出が行われることもある。経蝶形骨洞手術後には鼻腔と外部との交通ができ，髄液漏がおこる可能性がある。そのため，術前・術後の患者指導が重要である。

ⓐ 入院から手術までの看護

１ アセスメント

ホルモンの産生異常による症状と，腫瘍による視神経の圧迫に伴う症状を中心にアセスメントを行う。加えて，手術に対する理解や不安についてもアセスメントする。

▌ ホルモンの産生異常による症状

腫瘍によって過剰に産生されたホルモンにより，以下のような症状がみられる。

１ プロラクチン(PRL)産生腺腫　男性の場合は，性欲低下，勃起障害，乳汁分泌などがみられる。女性の場合は，無月経，不妊，乳汁分泌などがみられる。

　②**成長ホルモン(GH)産生腺腫**　末端肥大症，巨人症，性欲の低下，無月経，乳汁分泌，糖尿病などがみられる。

　③**副腎皮質刺激ホルモン(ACTH)産生腫瘍**　クッシング病の症状である中心性肥満，満月様顔貌，高血圧，糖尿病，皮膚線条などがみられる。

　④**ホルモン非産生腺腫**　腫瘍からのホルモン分泌はないが，下垂体前葉が圧迫されることによってホルモンの産生が低下し，易疲労性，性欲低下，無月経，体脂肪増加，集中力の低下などの症状がみられる。

▌視神経の圧迫に伴う症状

　下垂体は視交叉の直下に存在するため，腫瘍が肥大化すると視交叉が圧迫され，視野障害や視力障害が発生する。

（1）視力障害・視野障害：典型的な症状として，視野の耳側が欠けて見える両耳側半盲があらわれる(○図6-23)。

（2）頭痛：腫瘍が増大し，頭蓋内を圧迫すると頭痛がみられる。

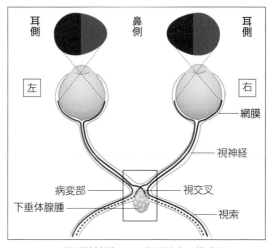

a. 下垂体腺腫による視野障害の模式図

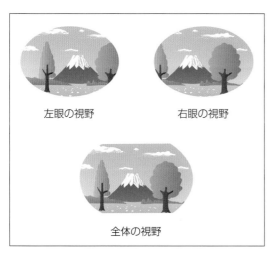

b. 正常な視野のイメージ

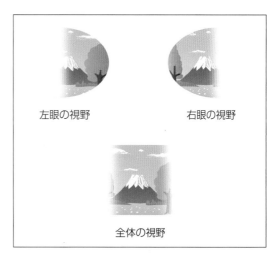

c. 両耳側半盲時の視野のイメージ

○**図6-23　下垂体腺腫による視野障害**

❚ **手術に対する理解**

　手術の術式，手術後の経過，鼻をかむことの禁止や口呼吸が必要となるなどの，術後の注意点について理解度を確認する。また，鼻洗浄の必要性の理解と手技の習得状況についてもアセスメントする。また，患者や家族の手術に対する不安・希望などについて聴取する。

2　看護目標

　視力低下や視野障害があると，ADL が自立していても転倒・転落のリスクがある。また，経蝶形骨洞手術法の術後のイメージをもって手術にのぞめるよう，援助する必要がある。

（1）視力低下や視野障害に伴う転倒転落をおこすことなく，入院生活を送ることができる。

（2）手術方法を理解することで，術後の経過をイメージでき，不安を最小限にして手術を受けることができる。

3　看護活動

　□1 **転倒・転落の予防**　視力低下や視野障害の程度を把握し，ADL で影響が出ている部分の援助を行い，ベッドの周囲に障害物がないように環境調整を行う。尿崩症がある患者の場合には，ベッドの位置をトイレに近い場所へ移すなどの対応を行う。

　□2 **術前準備への援助**　経蝶形骨洞手術法の場合，術後約1週間程度，両鼻腔に吸収性のサージカルスポンジが挿入されるため，口呼吸の練習や，飲水と食事摂取の練習を行う。また，サージカルスポンジの抜去後は定期的な鼻洗浄が必要となるため，可能であれば術前から鼻洗浄の練習も行う。術後は髄液漏の予防を目的として腰椎ドレーンが挿入されるため，安静度の制限があることや，腹圧をかけるなどの髄液漏のリスクを高める動作は避けるように説明する。

　手術操作によって尿崩症があらわれることがあるため，術後は水分出納バランスの管理が行われ，飲水量のカウントや尿道カテーテルの留置が長期間となる可能性について説明する。

　医師から手術の説明が行われる前に，患者や家族の疑問や不安を聴取し，必要時には医師へ伝えるなどの援助を行う。インフォームドコンセントが得られたのちにも，不安の増強などがないかを観察し，いつでも遠慮なく思いを表出してよいことを説明する。

b 手術後の看護

　手術後は，一般的な全身麻酔術後の合併症のほかに，髄液鼻漏，術後出血，尿崩症などの合併症がおこる危険がある。これらの症状を中心に観察し，異常の早期発見に努める。また，頭蓋内操作や腰椎ドレーン挿入に伴う頭痛や，口呼吸に伴う苦痛，安静度の制限に伴う日常生活の援助なども重要である。視力低下や視野障害は手術により症状の改善がみられることがあるが，その

一方で，ホルモンの産生異常に伴う症状は，症状が緩和した場合でも長期的に経過を追う必要がある。

1 アセスメント

　一般的な全身麻酔術後のアセスメントに加えて，以下の症状のアセスメントを行う。

　1 髄液鼻漏　座位になると鼻から水がしたたる(前鼻漏)，もしくは，臥位になると咽頭に水が流れる感覚がある(後鼻漏)といった訴えがある場合は，髄液鼻漏が疑われる。試験紙を用いて分泌物を調べ，糖の検出の有無を確認する。髄液鼻漏がある患者では体外との交通があるため，細菌やウイルスなどが侵入し，髄膜炎を発症する危険がある。そのため，発熱や髄膜刺激症状がないかを注意して観察を行う。また，術中に髄液鼻漏がみられた場合には，腹部の脂肪を術野に充填することがあるため，術後の腹部の創の観察も必要となる。

　2 術後出血　術後に，鼻からの鮮血がみられた場合には，創部から新規出血をおこしている可能性があるため，出血の性状や量を確認する。また，術後に視力・視野の悪化が生じた場合も，術後出血の可能性があるため，視力や視野の変化を観察することが重要である。

　3 尿崩症　手術で下垂体後葉に侵襲が加わり，抗利尿ホルモン(ADH)の分泌が低下すると尿崩症を発症する。そのため，術後は尿量・飲水量の測定，尿比重の測定，体重測定などを通して水分出納バランスの確認を行うとともに，電解質のバランス異常によって生じる倦怠感や傾眠といった症状も観察する。また，口渇感の有無にも注意が必要である。

　4 身体的苦痛　サージカルスポンジの挿入や，鼻をかむことが禁止されることによる鼻閉感，口呼吸に伴う口渇感や呼吸困難感，腰椎ドレーンの挿入などによる安静度の制限に伴う苦痛などを観察する。

2 看護目標

（1）異常が早期に発見され，それに伴う合併症が予防される。
（2）退院後に必要な手技の習得および生活上の注意点が理解できる。

3 看護活動

▌合併症の予防と対応

　1 髄液鼻漏　鼻をかむ，腹圧をかけるといった髄液漏のリスクを高める動作は行わないように説明する。髄液鼻漏がみられた場合はベッド上で安静とし，発熱や髄膜刺激症状の有無を観察する。さらに，瘻孔部を閉鎖するために再手術を行うこともあるため，患者の不安の軽減に努めるとともに手術や処置の準備を行う。

　2 術後出血　鼻出血の量に応じてガーゼ交換を行い，出血が多量であった場合には医師へ報告する。視力や視野の悪化，意識レベルの低下などがみられた場合には，迅速な対応が求められることが多いため，手術や処置の準

備を行う。

[3] **尿崩症**　水分出納バランスなどを医師に報告し，指示に従って抗利尿ホルモンの補充を行う。尿崩症は急激かつ多量の尿が排泄されるため，すみやかな対応が必要である。口渇を伴うため，自覚症状に応じて水分摂取が行えるようにする。ただし，コーヒーなどの利尿作用がある飲料は避けるよう指導する。

退院指導

[1] **薬剤管理**　術後は，下垂体機能不全に対してホルモン療法を継続して行うことが多い。処方されている薬の効能，用法・用量を理解し，患者または家族が管理できるように指導する。

[2] **鼻洗浄の手技**　術後しばらくの間，鼻洗浄が必要となるため，手技が習得できているかを確認し，指導を行う。

[3] **生活上の注意点**　髄液鼻漏を予防するために，退院後3か月程度は鼻をかむ，重い物を持ち上げる，強い前傾姿勢をとる，排便時に努責するといった，頭蓋内圧が亢進する行動は避けるように指導する。

5 頭部外傷患者の看護

　頭部外傷は，頭皮の出血や頭皮下血腫といった軽傷から，頭蓋骨の損傷，脳への損傷を伴う重症のものまで多岐にわたる。見かけ上の出血や損傷がなくとも，頭蓋内に出血などの重大な障害が発生していることがあるため，慎重な観察を要する。また，軽微な打撲などの場合，数時間から数週間かけて徐々に血腫が形成される場合もある。そのため，外観の観察に加えて検査画像と症状の出現の確認が重要であり，とくに経時変化に注意する必要がある。また外傷の場合，頭部以外にも受傷している可能性もあるため，全身的な観察や処置も同時に行い，治療の優先順位に合わせた看護を行っていくこととなる。

　頭部外傷患者やその家族は予期しない突然のできごとに直面し，強い不安や動揺をいだくことが予測される。状態や治療について理解し，受け入れることができるように支援する必要がある。

a 急性期の看護（搬入時から初期治療終了まで）

　頭部からの出血があっても，頭皮や皮下の出血や，頭蓋骨の線状骨折程度の外的な構造の障害のみで神経症状の出現がない場合，将来的に残る障害は大きくないことも多い。一方で，強度の打撲によって脳挫傷や頭蓋骨の変形が引きおこされた場合，脳や血管が損傷されて，意識障害や頭蓋内圧亢進症状が出現することがある。この場合は見かけ上の損傷が小さくても急変の可能性があり，さらに長期的な障害が残る場合もあるため注意を要する。

　また，受傷の状況によっては頭部以外の損傷がある可能性もある。受傷時の状況などを詳細に聞きとり，全身状態の観察をしつつ，出血などの見かけ上の症状だけでなく，意識状態の変化や神経症状の出現を早期に発見するこ

とが重要である。

1 アセスメント

搬送時に目だった症状がなくても，頭蓋内に障害があると，意識レベルが突然低下したり，嘔吐などの症状が出現したりする可能性がある。受傷時の状況をすばやく聞きとって全身状態を観察し，その後の治療に備える必要がある。また，頭皮からの出血が見られる場合には出血量が多くなりやすいため，患者や家族の動揺や不安が強いことが予測される。不安の解消に努めながら，以下の項目をアセスメントする。緊急手術が必要となる場合には，開頭手術前のアセスメント（● 322 ページ）を行う。

①意識状態　評価スケールを用いて判定する。とくに経時変化に注意する。飲酒による影響など，受傷以外の変動要因も確認する。

②バイタルサイン　血圧，呼吸状態，体温，脈拍，SpO_2 について確認する。

③局所症状の有無・程度　頭蓋内圧亢進症状，瞳孔所見，運動麻痺（四肢の骨折などのそのほかの外傷による障害との鑑別），痙攣，感覚障害，失語などの局所症状を確認する。

④頭部・顔面の外観　陥没や頭皮下出血の有無，内出血の有無を観察する。

⑤出血の有無・量　頭皮の外傷の状態を観察する。

⑥髄液漏の有無　髄液鼻漏・髄液耳漏の有無，髄液の性状を確認する。

⑦画像検査　頭部 CT・MRI・単純 X 線，脳血管撮影

⑧既往歴　患者や家族から，手術に影響を及ぼす既往や，アレルギーの有無，輸血歴などをあわせて確認する。

⑨家族やキーパーソンの状況　救急搬送された場合は家族の付き添いがない場合も多い。患者の意識がある場合は，家族などの緊急連絡先を聴取する。

2 看護目標

治療方針について医師から情報を得つつ，症状変化の観察を行うとともに，患者・家族の精神的支援を行う。

（1）症状の変化が早期に発見され，迅速に必要な治療を受けることができる。

（2）急な受傷による患者や家族の不安や動揺が軽減される。

3 看護活動

治療の内容は損傷の部位や程度によって異なり，さらに全身の損傷も確認しながら行われるため，治療方針を確認しつつ看護を行う。ここでは，とくに脳実質への損傷があり，生命にかかわるリスクが高いと考えられる，頭蓋内圧亢進症状への対処と，感染予防について述べる。

◆ 頭蓋内圧亢進に対する管理

　脳挫傷などにより脳実質が損傷されると，脳浮腫の出現や出血により，頭蓋内圧が亢進することがある。頭蓋内圧の亢進が脳ヘルニアを引きおこすと，致死的な状況となるため，頭蓋内圧亢進症状の観察と管理は非常に重要である（◉ 317 ページ，図 6-18）。

　⬚1⬚内科的治療　軽度な脳浮腫などの意識状態や症状の変化が大きくない場合は，内科的治療が選択される。グリセリン製剤やマンニトール製剤などの脳圧降下・浸透圧利尿薬や，副腎皮質ステロイド薬などを，医師の指示のもと投与する。定期的な与薬を行い，症状の変化などからその効果を観察して報告する。

　⬚2⬚外科的治療　出血がおこるなど，急激に頭蓋内圧が上昇している場合には，血腫除去や外減圧術，脳室（脳槽）ドレーン留置などの手術が検討される。開頭手術後の看護（◉ 324 ページ）を行い，とくに脳室ドレーンの管理には注意する。頭蓋内圧のモニタリングを行うこともある。

　⬚3⬚その他の治療法　頭蓋内圧亢進が非常に高度な場合，脳の代謝を低下させる低体温療法やバルビツレート療法（◉ 168 ページ，NOTE）が選択されることがある。これらの治療は合併症のリスクも高いため，厳重な管理が必要となり，管理方法や観察内容についてよく理解してから看護にあたる必要がある。

◆ 感染などの合併症の予防

　外傷そのものによる免疫機能の低下に加え，長期の安静臥床や，鎮静などによる生体防御機能の低下により，感染のリスクは非常に高くなる。とくに頭蓋内と外界の交通による感染が生じた場合は，生命の危機的状況となることもあるため，細心の注意が必要である。また，鎮静や挿管管理による呼吸器合併症や，運動麻痺や安静による褥瘡の予防にも努める必要がある。

　⬚1⬚開放性頭部外傷　創部を十分に洗浄して，感染源となる物質を完全に除去することが重要となる。一般的な開放性外傷への対処と同様に，医師の指示のもと破傷風トキソイドや抗破傷風ヒト免疫グロブリンなどの与薬や，予防的な抗菌薬の投与を行う。また，感染徴候の有無について慎重に観察を行い，徴候がみられたら感染源の検索を行う。開放創を通じて頭蓋内外が交通しており汚染が強い場合や，組織の損傷が大きい場合，また硬膜損傷を伴う場合には，緊急手術が必要となることもある。

　⬚2⬚外傷性髄液漏　頭蓋底骨折がある場合，髄液耳漏や髄液鼻漏のリスクが生じる。鼻や耳からの滲出液が見られた場合，鼻汁などとの鑑別のためテステープにより糖の有無を判定する。髄液漏に対しては保存的治療を行うことが多い。このとき，外界との交通によって髄膜炎を併発しないよう，清潔なガーゼや綿球を用いて逆行性感染を防ぐ。また，腹圧をかける，頭位を下げる，頸静脈圧迫などの頭蓋内圧を上昇させるような行為や処置は，さらなる漏出をまねくため，行わないように指導する。

◆ **精神的援助**

　受傷による疼痛や体動の制限などの身体的な障害に加え，これから行われる治療・処置への不安や，これまでの生活が継続できるかといったとまどいなど，精神的な衝撃も大きい。患者・家族ともに状況の把握が十分にできていないなかで，治療方針について決断を迫られているという状況であることを理解し，患者・家族のそばに寄り添い，混乱や動揺を緩和できるような声かけなどの支援を行っていく。

b 回復期の看護

　救命に必要な治療が行われて生命の危機を脱しても，脳の損傷の度合いによっては回復までに長い期間を要したり，大きな障害が残ったりする場合もある。残存機能を活用しつつ，二次的な障害を残さないように早期離床やリハビリテーションを進めていくことが大切である。

　高次脳機能障害や運動麻痺が残った場合は，家族による支援が重要となる。患者・家族の思いや今後の生活への希望を確認しながら，利用可能な社会資源などを検討する。患者へのケアを継続するとともに，家族が患者の状態を受け入れて社会復帰への援助を行えるよう支援していくことも必要である。

1 アセスメント

　治療後の状態により，社会復帰に向けて必要となる援助は大きく異なる。退院後から社会生活の再獲得までを見すえた，長期的な支援につなげられるように，以下の項目をアセスメントする。

　1 意識状態　治療後の回復の評価をする。評価の際は一時的な不穏・せん妄との鑑別を行う。

　2 機能障害　高次脳機能障害（失語，失行，失認，記憶障害，注意障害，遂行機能障害，社会的行動障害など），運動麻痺，感覚障害，嚥下障害などの有無と程度を確認する。

　3 患者・家族の受容状況　今後の生活への希望，日々のかかわりの際や医師からの説明の際の反応，受傷前と比べた役割変化，経済的状況などから受容状況を確認する。

2 看護目標

　新たな合併症を引きおこさないように観察や介入を行いながら，機能障害の程度に応じて，社会復帰へ向けて目ざす姿を共有したうえで目標を立案する。

（1）二次的な合併症をおこさない。

（2）現在の状態を理解して，リハビリテーションに継続的に取り組むことができる。

（3）社会復帰に向けた将来のイメージを描き，家族とともに生活再構築の準備を行うことができる。

3　看護活動

◆ 合併症の予防

　急性期の治療が終わっても頭蓋内圧亢進の予防のために長期の安静が必要となる場合がある。気管挿管による呼吸器合併症や，安静臥床による廃用症候群，褥瘡の予防に留意する。また，離床が開始されても，認知機能の低下や運動麻痺がある場合は転倒のリスクが高くなる。患者自身が症状を理解し，安全をまもることができるような工夫を行い，やむをえない場合は患者と家族の同意のもと，行動制限の実施も検討する。

◆ 現状の理解に向けた支援

　機能障害が残ってしまった場合，患者自身も家族も受傷前との違いに悲嘆し，傷つくことがある。とくに高次脳機能障害により健忘症状や性格の変化が出現した場合には，患者の不安や家族のとまどいが大きいことが予測される。傾聴する，寄り添うなどの精神的な支援を行いながら，現状から目をそむけずに到達可能な目標を設定してできることを見つけていくなど，前向きにリハビリテーションに取り組めるよう促していく。

● 家族へのはたらきかけ　回復期には，転倒や拘縮といった合併症の予防のために，家族とともにかかわることも重要である。家族が患者の状態を理解して症状を受容し，適切な援助が行えるように支援する機会となる。家族が受容し，患者を支援することは，患者自身が自分の現状を受け入れる一助ともなるため，家族へのはたらきかけは非常に重要である。

◆ 退院とその後の生活に向けた支援

　障害が残っている場合，今後に向けた不安やあせりは非常に大きいことが予測される。患者や家族が今後のイメージを描くことができるように，現在の思いを受けとめ，理解を促すことが大切である。現状を受け入れることで，現在できていること，今後のリハビリテーションで再獲得を目ざすこと，機能回復がむずかしいことについて整理することができ，今後の社会復帰に向けて目ざす姿を明らかにすることができる。

　医師やリハビリテーションスタッフと情報を共有し，ADLの再獲得の状況や認知的な障害の有無を観察し，今後の生活や社会的役割をアセスメントする。患者や家族が望む生活を送れるよう，必要な社会資源の活用を紹介するなどの支援も看護師の重要な役割となる。

6　筋ジストロフィー患者の看護

　筋ジストロフィーは，骨格筋の変性・壊死を主病変とし，慢性進行性に筋力低下と筋萎縮をきたす遺伝性疾患の総称で，代表的な筋疾患（ミオパチー）の1つである。いずれの疾患も，筋肉の機能に不可欠なタンパク質の遺伝子

○**表6-5　デュシェンヌ型筋ジストロフィー患者の一般的な臨床経過**

年齢	生下時	2歳～	5歳～	10歳～	20歳～
運動	正常 ──→	転倒しやすい ──→ 階段昇降がぎこちない 走る・はねるなどの動作ができない （歩行開始はやや遅い）		起立不能 ──→ 車椅子 ──→	寝たきり 電動車椅子
リハビリテーション		歩行訓練	関節可動域訓練		
栄養	年齢相応に ──→	過剰摂取に注意 （移動能力低下）	栄養不足 （予備能力低下）	嚥下障害の状態に応じ （きざみ食 とろみ食） ↓ 嚥下困難……胃瘻造設	
呼吸				嚥下訓練 呼吸訓練　　呼吸不全 陽圧式人工呼吸器 気管切開による人工呼吸器　　↓	
支援と関わる職種		心理的・社会的支援 ─────────────→ 理学療法士・MSW ─────────────→ 保健師 ─────────────────→			

に変異が生じるためにおこる。最近の遺伝子研究によって，多くの筋ジストロフィーの原因遺伝子が同定されている。代表的なデュシェンヌ型では，はじめはなにも症状がなかった幼児が，2～5歳のころからふつうの子どものように走る・はねるなどの動作ができない状態となることで親が気づく。年齢を重ねるにつれて症状は悪化し，20歳までに重要臓器の筋力低下や合併症で死亡することも多い（○表6-5）。

　わが子が筋ジストロフィーと診断されると，親はショックを受ける。症状が進行すると，「どうして自分の子どもが」と怒り，悲しみを感じる。また，原因遺伝子が親の世代から引き継がれておこる場合と，突然変異によっておこる場合がある。そのため，親が罪悪感をつのらせることも多い。疾患の性格上，患者だけでなく親へのケアも同時に必要である。

1 アセスメント

　1 **経過・症状**　筋ジストロフィーは多くの病型に分類され，それぞれの疾患で症状・経過が異なる。何歳から，どのような症状をもって発症したかの情報を収集する。

　①**デュシェンヌ型**　2～5歳ごろに歩行障害で発症。10歳前後で歩行不能となり，20歳代に心不全・呼吸不全を呈する。おもに登攀性起立，仮性肥大，動揺性歩行，内反尖足，脊柱変形，関節拘縮などがみられる。

　②**ベッカー型**　デュシェンヌ型と同様の症状だが軽症で進行が遅い。

　③**福山型**　生後8か月以前に，哺乳力の低下などの症状がおこることで気づかれる。8歳ごろに運動機能のピークをむかえ，その後はしだいに筋力低下がおこり，関節拘縮が生じる。

④**筋強直型**　ミオトニア（筋強直），把握性ミオトニア，前頭部禿頭，斧状
顔貌，白内障，性腺萎縮などがみられる。

②**呼吸機能障害・心機能障害**　症状が進行し，骨格筋や心筋が障害され
るとおこる症状で，呼吸困難・喘鳴・チアノーゼの有無，胸痛・浮腫の有無
を観察する。

③**消化器症状**　平滑筋障害により消化管が障害されると，便秘やイレウ
スをおこす。これらの症状により嘔吐がおこり，誤嚥をおこして肺炎・呼吸
器障害にいたることもある。

④**ADL**　筋硬直や関節拘縮などから，食事・清潔・排泄・移動・更衣動
作などの ADL が自立して行えなくなるため，症状と合わせて状態をみてい
く。

⑤**患者・家族の精神症状**　経過とともに精神症状にも変化がみられるこ
とがあるので，患者本人だけでなく家族の気持ちにも配慮する。

2　看護目標

症状が進行すると，ADL を 1 人で行うことができなくなる。また，合併
症によって死にいたることも少なくない。合併症の有無を観察しながら，少
しでも安楽に過ごせるように援助していく。

（1）安全・安楽に ADL を送ることができる。

（2）合併症が早期に発見される。

（3）家族と過ごせる環境が整えられる。

3　看護活動

◆ 日常生活への援助

①**食事**　消化器系・呼吸器系の合併症をおこすおそれがあるため，食事
の際には注意が必要である。咳嗽反射の低下や，それに伴う誤嚥がみられる
可能性があるため，食事中もなるべく見まもり，また吸引がすぐに行えるよ
うにしておく。水分の補給や食事形態の工夫を行い，経口摂取が困難であれ
ば，NST と相談して経管栄養なども考慮する。

②**清潔処置**　座位が可能であれば，転倒に注意しながらシャワー浴など
を行う。座位が保持できない場合は，リクライニング式車椅子，ストレッ
チャーなどを用いる。また，機械式浴槽も活用される。

③**移動**　登攀性起立や動揺性歩行が出現し，進行してくると，自力での
歩行が困難になってくる。しだいに階段昇降ができなくなり，平地歩行，さ
らには四つんばいもできなくなってくる。状態に応じて歩行器や車椅子の使
用などを考慮する。

④**排泄**　筋力低下によって，排尿・排便がスムーズにできなくなってく
る。1 回の排尿量が減少してくると，上行性の尿路感染症などの合併症を引
きおこす可能性がある。排泄物の量を観察し，状態によっては間欠的導尿や
便秘時の処置を考慮する。

⑤ **更衣**　上肢の筋力低下が出現すると，更衣動作が困難になってくる。その場合もなるべく自立が維持できるように，シャツはボタンどめではなく，マジックテープ式とするなどの工夫をする。

⑥ **リハビリテーション**　リハビリテーションは関節拘縮予防をおもな目的とする。とくに股関節・膝関節・足関節の拘縮が進むと，筋力が維持されていても歩行が困難となることがあるので，訓練は毎日行う。ただし，患者は，運動負荷による疲労が通常の場合よりも早くおこり，経過とともに疲労からの回復が遅くなる。過度な運動負荷により全身状態の悪化をまねくことがあるため，運動訓練は関節拘縮の予防や筋力低下の予防など，日常生活の維持という視点に基づいた軽い運動程度にとどめるべきである。とくに，過度の筋力訓練は無効であるばかりか，誤用症候群❶により筋肉の損傷をおこすおそれがあるので，注意が必要である。状態に応じて補装具の使用も考慮する。

◆ 合併症に対する看護

①**呼吸機能障害への援助**　呼吸筋の筋力が低下するため，咳嗽をすることが困難となり，排痰ができなくなってくる。それに伴って気道の感染が増悪し，肺炎となる危険性がある。吸引器は随時の使用に備えてセットしておく。また体位ドレナージや，去痰薬を含む蒸気の吸入，水分補給も適宜行って呼吸を援助する。

②**心機能障害への援助**　病変は心筋へも及んで，心不全をおこすことがある。呼吸苦や胸痛について確認する。また，心拍出量の低下により静脈還流量が減少するため，心原性浮腫の有無についても確認する。

③**消化器症状への援助**　仰臥している時間が長くなると，十二指腸が圧迫されて嘔吐をおこすことがある。早期に治療しないと致命的となる危険性があるので，嘔吐があった場合はただちに医師に連絡して対処されるように考慮する。腹筋や横隔膜は四肢の筋力ほど低下はしないが，便秘やイレウスをおこす場合がある。毎日排便があっても，少量の状態が続いた場合は，イレウスの症状の有無を確認し，浣腸などの処置を検討する。

◆ 精神的援助

以前は 20 歳ごろまでに死亡することがほとんどであったが，医療の進歩によって 40 歳以上の生存例も増えてきた。とはいえ，やがて歩きたくても歩けないという時期が来ることで，精神的問題が生じる。また，徐々に呼吸困難などが生じてくると，患者の「死」の受容が大きな課題となる。緩和ケアなどの専門部門がある施設では，これらの専門スタッフと相談して援助の方法を考慮するとともに，医療者側での対応を統一させていく。

● **家族への援助**　家族への精神的援助も同様に必要である。両親は子どもに対して罪悪感をいだいていることが多い。患者との生活を有意義に過ごせるように援助していく。

子どもと自宅で過ごすことを希望する両親もいる。合併症の問題があって

NOTE
❶**誤用症候群**
　間違った訓練方法や機器の使用により生じる障害をいう。可動域以上の他動運動による関節の障害や脱臼，靱帯の損傷などがある。

実現がむずかしい場合もあるが，できるだけ患者・家族の気持ちがかなえられるように環境を整える。

7 重症筋無力症患者の看護

　重症筋無力症は，自己抗体である抗アセチルコリン受容体抗体によって，神経接合部のシナプス後膜に存在するアセチルコリン受容体が障害されることでおこる，自己免疫性疾患である（◑ 204ページ，図5-43）。障害により神経から筋肉への神経伝達がわるくなり，日内変動のある筋力低下を伴うことが特徴である。また，反復運動により筋力低下が増悪するという特徴もある。さらに，易疲労性や嚥下障害・構音障害といった球麻痺の症状（球症状）もみられる（◑ 29ページ，column）。

　重症筋無力症患者の看護においては，筋力低下が増悪しないよう，日内変動を考慮した支援をする必要がある。また，免疫療法や血漿交換療法，免疫グロブリン大量静注療法などの治療により感染のリスクが高まることで，生命にかかわるクリーゼ（◑ plus）がおこることもあるため，注意深く症状の観察をしなくてはいけない（◑図6-24）。

1 アセスメント

　患者の訴えをよく聞き，時間の経過による症状の変化を見逃さないようにする。また，筋力だけでなく全身の状態を観察する。増悪因子には過労，ストレス，感染症などがある。眼筋型では予後は良好であるが，全身型では長期の観察が必要となる。

　1 **眼症状**　眼瞼下垂（まぶたが下がる）や，複視（物が二重に見える）の有無，テレビや読書後の症状の出現の有無，時間の経過による症状の変化の有無について確認する。

　2 **四肢の筋力低下**　時間の経過や運動に伴う筋力の低下，重い荷物が持てないなどの症状について確認する。

　3 **易疲労性**　なんとなくだるい，疲れやすい，夕方に近くなると飲み込みにくい，などの訴えから疲労度を確認する。

　4 **球症状**　嚥下障害（飲み込みにくさ）の有無，咀嚼力の低下（かみにく

plus	**クリーゼ**

　重症筋無力症は，感染や過労，ストレス，妊娠などの誘因によって急性増悪し，クリーゼとよばれる急激な呼吸困難状態におちいることがある。クリーゼには，急激な筋力低下や呼吸困難を呈する筋無力性クリーゼと，治療薬である抗コリンエステラーゼの過剰服用によっておこるコリン作動性クリーゼがある。どちらもただちに，気管挿管や人工呼吸器による管理が必要となる。またクリーゼとなった場合，抗コリンエステラーゼ薬の投与は中止する。

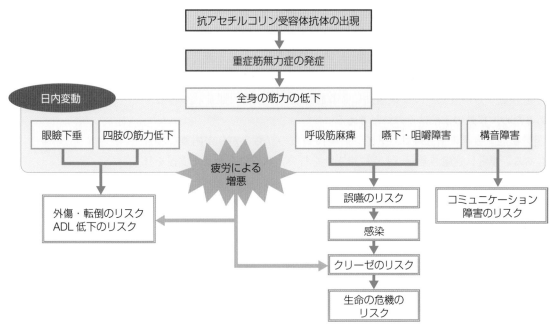

◦図 6-24　重症筋無力症の病態関連図

い），構音障害(話しにくい)などの症状を確認する。

　⑤**呼吸筋**　呼吸苦の有無について確認する。

2　看護目標

　疾患の特徴から，日内変動が重要である。また，治療による副作用や増悪因子の観察も重要である。疲労による増悪もあるため，日常生活への不安が大きくなる。患者と家族の思いを傾聴し，支援していく。

（1）症状が悪化せず，日常生活を安楽に過ごすことができる。

（2）合併症をおこさず，入院生活を送ることができる

（3）治療が順調に行われ，不安が増強せずに入院生活を送ることができる。

3　看護活動

　重症筋無力症の症状には日内変動があり，朝よりも夕方に出現しやすい。また，筋力低下に加え易疲労感をきたすため，症状に合わせた看護を行う。

◆ 日常生活への援助

　①**食事**　上肢の筋力低下により，食事の介助が必要となる場合がある。症状の増悪にあわせ，患者の状態から介助の程度，タイミングを考える。食事の形態は球症状の程度に合わせて考える。咀嚼による疲労のために食事に時間がかかることや，嚥下障害により誤嚥するおそれもあるため，注意深く観察しながら介助をする。また，誤嚥に備えて吸引などの準備をしておくことも必要である。

　②**清潔動作**　感染により症状が増悪するため，清潔を保つことが重要で

ある。一方で，清潔動作による筋疲労により，症状が増悪するおそれもある。そのため，清潔動作のすべてを患者自身が行うのではなく，一部を介助する必要がある。また，日内変動を考慮し，清潔動作を行う時間が遅くならないように注意する。

③ **移動**　日内変動や，反復運動による筋力低下の増悪，眼症状の増悪があるため，移動の手段はそのつど考える。

④ **排泄**　症状の増悪時は，トイレの座面からの立ち上がりが困難な場合もある。患者に遠慮させないように声かけを行い，状況に合わせた支援を行う。

⑤ **呼吸**　呼吸筋低下による呼吸苦の出現がおこることがあるため，吸引や酸素療法などがすぐに行えるように環境を整えておく。

◆ 感染予防

副腎皮質ステロイド薬による治療や，免疫抑制薬の使用により，感染のリスクが高くなる。感染により，症状増悪に加えクリーゼが誘発されることもあるため，感染予防は重要である。毎日シャワー浴などを行い，むずかしい場合には清拭や陰部洗浄などを実施する。また含嗽や手洗いといった，感染予防のための基本的な日常行為を患者と家族に指導する必要がある。外傷などがある場合は，創部から感染がおこらないように注意しなくてはならない。全身状態の観察も重要である。

◆ 精神的援助

早期の診断と治療により軽快することや，予後が良好となることが多い一方で，あまり改善がみられず，日常生活などに支障をきたすこともあるため，患者や家族の不安は大きい。患者の状態に応じた情報提供や，精神的援助を実施する必要がある。また，副腎皮質ステロイド薬の副作用により，不眠などの精神症状があらわれることも予測される。必要時には緩和ケアなどの専門部門に相談をする。

⑧ 多発性硬化症患者の看護

多発性硬化症は，中枢神経系に多発性の脱髄性病変が発生し，寛解と再発を繰り返す。徐々に悪化し，将来的には ADL の介助，介護が大きな課題となる疾患である。特有の症状や治療薬の副腎皮質ステロイド薬の副作用に対する看護が中心となるが，そればかりでなく，支援態勢を早期から計画し，長期的観点にたって援助していくことが重要である。また，副腎皮質ステロイド薬による治療が長期にわたるので，精神症状が出現することも多い。通院中でも不眠の訴えや表情に変化がみられたときは，専門部門の診察を受けられるように援助することも必要である。

1　アセスメント

　大脳，小脳，脳幹，脊髄を含めた中枢神経のさまざまな部位が脱髄により障害されるため，症状も多様である。寛解と増悪を繰り返しながら悪化していくため，新たな症状の出現などに注意をはらい，状態の把握に努める必要がある。また，排泄障害や治療の副作用などによる感染のリスクも高いため，バイタルサインの観察も重要である。

　1 視神経　視力障害，とくに急激な視力低下や視野欠損で始まり，数週間で軽快するが，しばらくして再発することもある。

　2 脳幹　複視や，眼振，顔面の感覚障害がおこる。両側性の場合は，多発性硬化症が疑われる。

　3 脊髄　脊髄の障害により，以下のような症状があらわれる。

　①**錐体路障害**　脱力や筋力低下，腱反射亢進，バビンスキー徴候がみられる。

　②**しびれ，三叉神経痛，有痛性強直性痙攣**　有痛性強直性痙攣は，激痛を伴う発作である。他動・自動的に脚を曲げるなどの動きが刺激となって出現する。そのため，リハビリテーションや体位変換などの際は注意する。

　③**膀胱直腸障害**　自宅での排泄習慣の把握をし，入院後の排尿・排便の状況とを比較して援助しなければならない。また，水分・食事摂取量も関連するため，あわせて確認しておく。排尿量，尿の色調・においなどを観察し，感染の有無を確認する。

　④**レルミット徴候**　頸髄が障害されるとレルミット徴候が出現する。頸部を前屈することで，背中から下方に電撃痛がおこる。

　4 小脳　運動失調や企図振戦，構音障害，眼振などがおこる。

　5 大脳　うつ症状や多幸感などの精神症状がおこる。精神症状は，疾患によるものと，副腎皮質ステロイド薬によるものが考えられるため，出現した時期，どのような症状かを確認する。また既往歴の確認をしておく。

2　看護目標

　症状は多岐にわたることもあるため，それぞれの症状に合わせた看護を実施することが重要となる。また，再発・寛解を繰り返すため，支援には長期的な視点が必要である。患者だけでなく，患者を支える家族についても情報収集を行い，支援していかなくてはならない。

（1）症状に合わせて，できる限り ADL を自立して行うことができるようになる。

（2）合併症をおこさず，入院生活を送ることができる。

（3）寛解・再発により症状が悪化していくことによる不安を軽減できる。

③ 看護活動

◆ 日常生活への援助

　1 **食事**　上肢の麻痺や不随意運動により，食事動作の障害がおこる。リハビリテーション部門と相談し，自助具の工夫をする必要がある。枕などを使用し，食事時の姿勢を調節する。嚥下障害が出現している場合は，誤嚥のおそれがあるため，食事の形態をかえる必要がある。また視力障害がある場合は，食事内容や器のある場所をわかりやすく伝えるとともに，けがをしないように気をつける。

　2 **清潔動作**　運動障害が出現している部位とその程度に合わせて介助する。副腎皮質ステロイド薬を投与されている時期は感染のリスクが高いため，清潔に努める必要がある。可能であればシャワー浴ができるように援助する。床がお湯や石けんで滑りやすくなるため，転倒しないよう注意することも重要である。椅子に座って実施する場合は，肘掛けがある椅子で行うと，不随意運動などで身体が左右に揺れて倒れることを防ぐことができる。シャワー浴がむずかしい場合は，清拭や陰部洗浄，足浴や手浴を行う。また，熱い湯に入り体温が上がると一過性に症状が悪化するウートフ現象がおこることがあるため注意が必要である。

　3 **移動**　運動障害の状態によって，杖や歩行器，車椅子などを検討する。障害の程度によって，自分でできることは少しでも自立してできるような援助を行う。転倒や外傷のリスクを考慮して援助する。疲労が強くなるほどの移動は実施しない。

　4 **排泄**　排尿・排便の状況を把握する。膀胱直腸障害が出現することも多いので，状態に合わせた介入が必要である。水分・食事摂取量の観察や，排尿量，飲水時間の確認も重要である。残尿が多い場合は間欠的導尿を実施する。患者は，夜間の排尿を気にして飲水を減らすこともあるが，飲水を減らすことは感染のリスクにつながるため，患者指導をする。排便の問題は，運動障害により力むことができないことや，神経障害により便意がはっきりしないことでおこる。羞恥心への配慮が必要である。水分を意識して摂取し，食物繊維の多い食事や薬物療法も行いながら，同じ時間にトイレに行くなどの習慣づけを行う。排泄をベッド上で行う場合は，においなどに対する配慮もする。

　5 **感染予防**　副腎皮質ステロイド薬の投与により感染のリスクが高くなる。ステロイドパルス療法後も，副腎皮質ステロイド薬の内服が長期間続くことも多いので，患者だけでなく家族への指導も行う必要がある。含嗽や手洗いなどの基本的な日常の行為はもちろん，可能であればシャワー浴や陰部洗浄などで清潔を保つことも重要である。間欠的自己導尿実施の際には無菌的操作を心がける。

◆ 精神的援助

　疾患によるうつ症状や，治療による精神症状が出現する場合がある。うつ病などの既往を確認しておくことは重要である。寛解・再発を繰り返しながら悪化していくため，患者は社会的・精神的不安が大きい。適宜，家族を含めてインフォームドコンセントを得るための説明を行い，必要時には緩和ケアチームや，精神科や心療内科の医師，臨床心理士，リエゾンナースなどのチームに相談して専門的にかかわり，内服を調整し，経過をみる。

◆ 在宅への援助

　入院時から，退院を考えた介入が必要である。障害の程度によってかわってくるが，患者だけでなく家族にも指導する。最近は独居患者も多く，在宅医療が必要なことも多いため，地域医療連携部門などの専門部門に早い時期から相談する。家族の負担も考慮し，ショートステイできる場所や患者会の紹介などもしていく。

9 パーキンソン病患者の看護

　パーキンソン病は振戦（しんせん）・筋固縮・無（か）（寡）動・姿勢反射障害などの運動障害だけでなく，しばしば精神・認知症状や自律神経症状など，多様な症状を伴う。パーキンソン病の治療の中心は，レボドパを主体とする薬物による対症療法であり，疾患の進行をとめるものではない。そのため，患者は徐々に進行する病態と，生涯たたかいつづけなければならない。看護にあたっては，ADL に関する援助だけでなく精神的援助も重要であり，また患者だけでなく家族への援助・指導も必要である。

　ここでは，病期分類として用いられるホーン-ヤールの重症度分類における，Ⅲ・Ⅳ期とⅤ期の患者の看護を取り上げる（○表6-6）。

a ホーン-ヤールの重症度分類がⅢ・Ⅳ期の場合

　ホーン-ヤールの重症度分類がⅢ・Ⅳ期とは，生活機能障害がⅡ度にあたる状態である。姿勢保持障害がみられ活動は制限されるが，自力での生活は可能である。しかし，バランスを失いやすくなり，転倒の危険が増している。また，咽頭の運動障害により，構音障害も生じる。近年では薬物療法が進歩し，生活動作の向上がはかられてはいるが，日常生活には多くの援助を必要とする（○表6-7）。

1 アセスメント

　① **身体症状**　四大症候である，①安静時の振戦（手足のふるえ），②筋固縮，③無（か）（寡）動（動作の緩慢，仮面様顔貌），④姿勢反射障害のほか，小きざみ歩行・突進歩行・すくみ足といった歩行障害の程度などの観察を行う。片側の安静時振戦や筋固縮をもって初発することが多い。

表6-6　パーキンソン病の重症度および機能障害による分類

ホーン-ヤールの重症度分類			生活機能障害度 (厚生労働省異常運動疾患調査研究班)	
Ⅰ期		症状は一側性で，機能的障害はないか，あっても軽微である。	Ⅰ度	日常生活，通院にほとんど介助を要さない。
Ⅱ期		両側性の障害があるが，姿勢反射障害はない。日常生活・仕事は多少の障害はあるが行いうる。		
Ⅲ期		姿勢反射障害がみられる。活動はある程度制限されるが，職業によっては仕事が可能である。機能の障害は軽度ないし中等度であるが，ひとりでの生活が可能である。	Ⅱ度	日常生活，通院に介助を要する。
Ⅳ期		重篤な機能の障害を有し，自力のみによる生活は困難となるが，支えられずに立つこと，歩くことはまだどうにか可能である。		
Ⅴ期		立つことも不可能で，介助なしでは寝たきりまたは車椅子の生活を余儀なくされる。	Ⅲ度	日常生活に全面的な介助を要し，歩行・起立不能。

注)厚生労働省特定疾患対策の治療対象疾患として認定されるのは，ホーン-ヤールの重症度分類がⅢ期以上，生活機能障害度がⅡ度以上である。

　②**構音障害**　声の大きさ・明瞭度・抑揚・速度について確認する。

　③**自律神経障害**　合併症としておこる便秘・排尿障害と，起立性低血圧について観察する。発汗障害(顔脂)の有無も観察する。

　④**精神症状**　幻覚・妄想，意欲・自発性の低下，認知症(病初期からあらわれることはない)，きちょうめん，がんこで自己抑制が強いという特有の性格傾向などがみられる。

　⑤**薬物療法の効果**　副作用や薬物効果の変化(オン-オフ現象，ウェアリング-オフ現象)を観察する。ウェアリング-オフ現象については，その頻度や薬物のきいている時間の変化を把握する。

　⑥**患者・家族の心理**　退院後の自立した生活を目標に，早期に家族関係や家庭環境などを把握し，支援すべきことを患者・家族の気持ちを聞きながら計画する。

○ 表6-7　パーキンソン病の経過(ホーン-ヤールの重症度分類)と援助内容

	ホーン-ヤールの重症度分類 Ⅰ・Ⅱ期	ホーン-ヤールの重症度分類 Ⅲ・Ⅳ期	ホーン-ヤールの重症度分類 Ⅴ期
活動	• 一側性の振戦・筋固縮から両側性の振戦・筋固縮 • 寡動から無動	• 歩行障害・方向変換の不安定から始まり起立や歩行にも介助が必要となる • 身体のバランス障害 • 突進現象	• 歩行・起立も自力では行えず，車椅子移動か寝たきりとなる • 日常生活の全面的介助
リハビリテーション	• 散歩・体操，軽いスポーツは積極的に行う • 運動の習慣を身につけるようにする • パーキンソン病体操	• ストレッチ体操・歩行訓練 • 廃用症候群にならないように指導 • パーキンソン病体操	• 関節可動域訓練 • 関節・筋拘縮予防，褥瘡予防
食事	• 食事制限なし • 繊維質の多い野菜，水分を摂取し，便通を整える	• 誤嚥性肺炎に注意し，嚥下障害があるようなら嚥下訓練を行う • 嚥下訓練食(きざみ食・とろみ食など)から開始し，ひとりでは絶対に食べさせない	• 嚥下障害の進行により経口摂取が不可能な場合は胃瘻造設や，胃管カテーテルによる経管栄養を行う
排泄	• トイレでの排泄	• 運動障害の程度に合わせた排泄方法を用いる(トイレでの排泄，トイレへの歩行の介助，移動型トイレの使用，尿器の使用) • 排泄障害出現時は排便処置 • 残尿時は導尿を行う	• 状態に応じて尿道カテーテルの使用，おむつの着用 • 排泄障害時は排便処理 • 残尿時は導尿を行う
清潔処置	• 入浴またはシャワー浴	• できるところは自分で行ってもらう • 必要に応じてシャワー浴や部分清拭の介助	• 清拭の介助 • 尿道カテーテル挿入の場合は陰部洗浄
指導	• 日常生活に介助は必要ない	• 退院後の計画を立案し，必要に応じて退院支援を開始 • 内服指導，栄養指導，リハビリテーションの指導 • デイサービスや公的支援を必要に応じて導入	• 退院する場合は地域医療連携部門やリハビリテーションなどの各部門のスタッフと連携をとる • 家族への内服指導・栄養指導，必要に応じてリハビリテーションの指導を行う

2 看護目標

　ホーン-ヤールの重症度分類がⅢ・Ⅳ期の場合は，自立した生活が送れるようにすることを目標に援助していく。

(1)合併症や転倒などをおこさず，ADL が自立できる。

(2)薬物療法の調整が行われ，退院することができる。

3 看護活動

◆ ADL への援助

　内服後で状態のよい時間帯には，できるだけ自立して生活ができるように援助する。体力を維持することや高めることも重要であるため，ベッド上だけの生活にならないように，日中は椅子に座ったり，歩行練習をしたりして，

生活に変化・リズムをつけて過ごすように指導する。そのためには入院前の状態も含めて，前もって十分なアセスメントをすることが重要である。

　1 移動・歩行　歩行が困難となった場合は，車椅子を使用する。その際，姿勢反射障害によって傾き，車椅子ごとの転倒を引きおこすおそれもある。傾く側にクッションを置いて姿勢を支持するなどの工夫をする。

　2 排泄　自律神経障害によって，膀胱直腸障害がおこることが多い。排尿の状態を確認し，患者の状態に合わせて尿器や移動型トイレ・安楽尿器を使用する。この場合，自力での移動は困難であっても介助によって移動が可能であれば，ベッド上での排泄はできるだけ避けるようにする。

　残尿が多いときは間欠的導尿を行う。尿路感染症の原因となりやすいため，無菌的に行うよう注意する。

　便秘に対しては，温罨法や腹部のマッサージを行い，また腹圧のかけやすい姿勢での排泄を試みさせる。重症の便秘には内服だけでなく，摘便や浣腸，あるいは医師の指示を待って坐薬を使用し，定期的に排便がみられるように援助する。自宅の環境や階段の位置，間取りを家族に聞き，退院時を考慮した排泄の様式に慣らしていくことも重要である。

　3 更衣　自立を促すためにも，着脱のしやすいものを選択する。靴は足に合ったもので脱げにくいものがよい。ひものある靴は踏んで転倒する危険性があるため，避ける。

　4 清潔　感染予防の面からも，全身および局所（とくに陰部）の清潔処置は大切である。

　5 食事　嚥下能力の状態に応じて援助する。食事をするときは，まず姿勢を整えるように指導する。食物は食べやすいように，1口大に切ったり，きざみ食・とろみ食にしたりする。状態によっては，全がゆ食や軟食も考慮する。酸味や刺激の強いもの，誤嚥しやすい粉末状のものは避ける。自助具も工夫し，状態に合わせて使用をすすめる。

　嚥下のしやすい体位がとれるように援助することも必要である。経口による食事ができない場合は，経鼻経管栄養法や胃瘻の造設が選択されることもある。誤嚥したときにすぐに吸引が行えるように，準備をしておく。

　6 事故防止　ベッドの周囲や通路・廊下などには物を置かないように整頓し，また床がぬれていたりすることがないように注意する。患者が歩行時につかまるものは，できるだけ固定することが望ましい。

　ベッドは柵を必ず上げ，高さを低くする。また，柵のロックがかけられていることを確認する。柵は抑制ととらえられる場合があるため，患者・家族に十分な説明を行い，同意を得るようにする。

◆ 薬物療法

　パーキンソン病の薬物療法では，正確に内服できるように援助することが重要である。とくにレボドパの長期使用患者では，ウェアリング–オフ現象がおこり，症状に日内変動があらわれることがある。

　薬物血中濃度が低下すると ADL に支障が生じるだけでなく危険もまねく

ので, 本人だけでなく家族も含めた指導が必要である。活動時間帯に血中濃度が最適となるように, 量と内服時間が指示されるため, 患者自身で正確な内服が困難なときは家族が介助する必要がある。また, 錠剤が内服できないときは散剤にしてもらうことなどについても説明する。悪性症候群にも注意が必要である(● 338 ページ)。

◆ 精神面への援助

パーキンソン病における精神症状は, 疾患自体により出現する場合や, 治療薬による副作用, 長期にわたる経過における心理的影響として出現する場合などが考えられる。抑うつ・幻覚・せん妄・妄想など, 出現する症状もさまざまである。症状をよく観察することが重要であるが, 睡眠障害などが関連していることもあるので, 家族からも話を聞く。患者から話を聞くときは, あせらせないよう, また話の内容を否定したりしないように注意する。気分転換をはかることも大切であり, 動ける時間を有効に使った生活のあり方をすすめる。

精神症状が出現したときは, まず周囲の人たちが状態を正しく理解しなければならない。そのうえで, 患者や家族に, 疾患と対応の仕方に関して正しい知識をもってもらえるように援助する。家族に対しては, 患者とかかわる時間を多くし, 話をよく聞き, 患者に同調的な態度をとるように指導する。訴えを無視したり, 話の内容を否定したりしてはならないことも伝える。

動ける時間を有効に使って気分転換がはかれるように, 読書や趣味が楽しめる環境を整えることや, 元気であったころの生活内容を取り入れるなどの工夫も効果的である。

◆ 退院へ向けての援助

患者が自宅に戻るにあたり, 患者・家族の希望や気持ちを聞く。病院の地域連携部門やリハビリテーション部門などに相談して, 在宅療養をするための社会資源の活用方法などに関する情報を入手し, 介護の方法を考える。また, 医療福祉制度の申請方法などを紹介する。

b ホーン-ヤールの重症度分類がⅤ期の場合

ホーン-ヤールの重症度分類がⅤ期になると, 生活機能障害はⅢ度にあたる。Ⅴ期ではほとんど寝たきりの状態となり, 自力で体位変換もできないことが多い。ADL はほぼ全介助となり, 家族の不安や絶望感, 介護の負担もさらに増す。合併症を予防しながら, 身体的・精神的な援助を行っていく(● 387 ページ, 表 6-7)。

1 アセスメント

重症度分類がⅢ期の場合のアセスメントに加えて, 次の事項を観察する。

[1]**感染症・褥瘡の有無**　合併症の予防が重要である。嚥下機能も低下するため, 誤嚥性肺炎をおこすことが多く, バイタルサインの確認がますます

重要となる。

(1)ベッド上の生活が長くなることで，褥瘡の形成・悪化のおそれがあるので，全身の皮膚の状態を観察する。

(2)嚥下状態・咀嚼状態：嚥下・咀嚼の機能の程度，流涎の有無，誤嚥の状況を確認する。

2 **ADLの状態**　ほぼ全面的な介助が必要となるが，自力で体位変換が行えるかなど，少しでもできることを把握する。

3 **コミュニケーション**　構音障害の程度に応じてコミュニケーションの方法を考える。

4 **精神症状**　抑うつ症状や幻覚・妄想などがおこることがあるため，日常の会話や表情，睡眠時の様子などを観察する。

5 **薬物の内服状況**　嚥下障害の出現もあるため，内服が確実に行えているかを観察する。内服が不可能な場合は，胃管カテーテルや胃瘻などから薬剤を注入する方法などが考慮される。

6 **患者・家族の思い**　徐々に状態が悪化していき，不安が増強する。患者・家族への説明をきちんと行い，訴えや希望をよく聞くようにする。

2 看護目標

　ホーン-ヤールの重症度分類がⅤ期の段階は，日常生活を含めてほぼ全面的な介助となる。合併症が重なって原疾患を悪化させることがあるため，合併症の早期発見が重要である。重度とはいえ，安楽に過ごすことができ，さらに家族と過ごす時間もとれるように援助することが大切である。

(1)合併症が予防され，もし合併症がおきたときにも早期に発見され，治療が受けられる。

(2)安楽に入院生活を送ることができる。

3 看護活動

◆ 合併症の予防

　全身状態を把握し，とくに発熱などの感染症状を早期に発見する。

1 **肺炎の予防**　肺炎のおそれがあるときは痰の喀出を促す。自力で痰の喀出ができないときや，誤嚥があるときは，吸引を行う。肺炎になってしまった場合は，水分が摂取できなくなり脱水状態に陥るおそれがあるので，必要に応じて点滴や，胃管カテーテル・胃瘻から水分の補給を行う。また，口腔内の清潔を保つことも肺炎予防のために重要である。

2 **褥瘡の予防**　褥瘡の有無を観察する。自力で体位変換ができないときは，原則2時間おきの介助によって行う。体位変換時には全身の皮膚，とくに褥瘡好発部位を観察する。栄養状態と体格などから適切なマットを検討する。

◆ 事故防止・ADL への援助

　不随意運動や姿勢の保持困難などから，転倒・転落の危険があるので，ベッド周辺での事故防止が必要となる。ADL は状態に応じて援助する。

　1 **ベッド環境の整備**　不随意運動が増強することがあるので，転落などの危険防止のためにベッドの柵は必ず立てておく。また，振戦によって上肢がベッドの柵にあたって外傷をきたすおそれがあるので，柵には布などを巻いて衝撃から保護することもある。

　2 **残存動作能力への配慮**　ADL はほぼ全面的な介助になるが，たとえば体位変換時に柵を持つ動作など，少しでも患者自身でできることは，時間がかかっても行うように促す。

　3 **体位・姿勢への援助**　寝たきりになることが多いが，日中はできれば車椅子で過ごせるようにしたり，ベッドの頭側を上げたりして，生活に変化がもたせられるように考慮する。ベッド頭側挙上では，足側を少し上げれば，ずり落ちずにすみ，褥瘡の予防にもなる。また上体が左右に傾くことが多いので，傾く側にクッションなどを置くとよい。

　4 **起床・移乗時の注意**　自律神経障害によって起立性低血圧をおこすことがあるので，ベッド挙上時や車椅子への移乗時は，ゆっくりと頭側・上体を上げることが必要である。

◆ 精神的援助

　1 **意思疎通の工夫**　重度になると言語障害も進み，コミュニケーションも円滑に行えなくなることが多い。言語で十分な意思疎通が行えなくなったときは，「はい」「いいえ」の合図を決めておき，簡単な質問で意思を確認するようにしたり，身ぶり・手ぶりで意思を示したりするような工夫が必要である。

　2 **不安の軽減**　徐々に進行する病状に患者の不安も増し，さらに前述したようにコミュニケーション能力の低下によって訴えたいことも訴えられず，精神的な苦痛も強くなる。患者の気持ちを十分に理解して，回数多く訪室し，家族の協力も得るようにする。

　3 **精神症状への対応**　薬物の副作用によって，せん妄・幻覚などがあらわれることがある。主治医に連絡するとともに，危険防止にも努め，また家族への援助も行う。

◆ 家族への援助

　パーキンソン病という診断を聞いて，家族もショックやとまどいを感じる。患者だけでなく，家族にも疾患の理解が必要であることを説明する。看護師が患者とコミュニケーションをとるときや，移動の介助の際にも，入院中に家族に一緒に実行してもらうことが望ましい。また，必要であればリハビリテーション部門と連携をとり，家族に運動訓練などに参加してもらうことも意義がある。

　家庭での生活習慣や患者の性格などを家族から聞き，看護にいかしていくとともに，家族の不安を聞くことも必要である。全国パーキンソン病友の会などについての情報も，必要に応じて紹介する。

10 筋萎縮性側索硬化症患者の看護

　筋萎縮性側索硬化症（ALS）では，発病当初，病変部は限局的にみえるが，症状は徐々に進行して最終的には全身に及ぶ。はじめは片側上肢の遠位筋の筋萎縮と筋力低下がみられ，上下肢の筋萎縮を経て，やがては嚥下障害・呼吸筋麻痺などといった生命維持に重要な部位・機能の障害をきたす。進行する速さと拡大範囲には個人差がある。

　多くの神経疾患では認知障害がみられるが，ALS では記憶障害は目だたず，人格の変化や行動の異常がみられる場合がある。そのため，身体症状の悪化に合わせた，心理的なケアがきわめて重要になってくる。同時に家族のケアも行い，患者が身体的，精神的に少しでも安楽に生活ができるように援助する必要がある（●表6-8）。人工呼吸器の装着を希望しない患者もいるため，患者だけでなく家族も含めた話し合いを行い，意志が尊重されるようにしなくてはならない。緩和ケアチームのある施設では，相談しながらチームで援助をしていく。

●表 6-8　筋萎縮性側索硬化症患者の臨床病期とケアの内容

運動	歩行可能な時期	歩行困難な時期	臥床期
	疲労しない程度の運動，柔軟体操	歩行器・車椅子 電動車椅子・リクライニング車椅子 杖 上肢筋力低下の場合は，自助具の工夫 自宅では手すりの取りつけや段差をなくすなどの改造	関節可動域訓練 マットの選択 リクライニング車椅子（気分転換になるが，移動時には注意が必要）
コミュニケーション	上肢の動作可能な時期	四肢の動作不可能な時期	
	筆談・ナースコールの工夫（文字盤を指差してもらう）	首振り，瞬目による「はい」「いいえ」の表示，文字盤・表・カード（看護師が指差し，瞬目により訴えを聞く）	スピーチカニューレやスピーチバルブの使用
嚥下	嚥下困難があるが経口摂取のできる時期		経口摂取の不可能な時期
	食事形態の工夫：軟食，きざみ食，とろみ食など（固形食は1口大に切る） 嚥下訓練・経口・経管栄養の利用　　　　　　　（継続） 誤嚥のおそれに対して吸引器を準備 ――――――――――→		胃瘻・胃管カテーテルによる栄養摂取
呼吸	呼吸障害のない時期		呼吸障害が出現し呼吸困難時
	呼吸訓練 感染（肺炎など）に注意 食事だけでなく唾液の誤嚥にも注意（吸引器を準備）		気管切開 経鼻間欠的陽圧呼吸法 人工呼吸器装着

1 アセスメント

1 筋力低下　障害される神経によって特徴的な症状がおきる。

①一次(上位)運動ニューロンが障害された場合　筋緊張・腱反射の亢進とともに，バビンスキー反射などの病的徴候が陽性となる。

②二次(下位)運動ニューロンが障害された場合　筋萎縮がみられ，腱反射は減弱あるいは消失する。

③咽頭・喉頭・舌などの筋群がおかされた場合　嚥下障害や構語障害がみられる。舌筋の萎縮や咽頭反射の消失などの症状もおきる(球麻痺，仮性球麻痺)。

2 呼吸障害　呼吸筋が障害されると呼吸不全に陥るため，呼吸苦・チアノーゼ・喘鳴の有無，呼吸数，SpO_2 を観察する。

3 ADL　筋力の低下がみとめられるため，ADL を確認する。構語障害がみられる場合は，コミュニケーション方法についても確認をしておく。

4 精神症状　患者・家族の疾患の受けとめ方，および不安・ストレス・不眠・あせり・抑うつ・無気力などの有無や状態を確認する。また，人格や行動の変化の有無についても確認する。

5 患者の訴え　筋力低下や低酸素血症などから身体的な苦痛や倦怠感を訴えることもあるので，患者の話をよく聞く。

2 看護目標

状態に合わせた看護を行うことはもちろん，身体的・精神的に初期，進行期，重篤期のいずれにあるかを観察して，チームで援助していく。また人工呼吸器による管理が必要になった場合には，長期臥床に伴う合併症の予防にも注意が必要である。

(1)症状に応じて疲労しない程度に ADL が行える。

(2)合併症をおこさず，安楽な状態で治療を受けられる。

(3)病状の進行に伴う心身の苦痛が緩和され，本人が望む生活を送ることができる。

3 看護活動

◆ 日常生活への援助

1 食事　嚥下の状態に応じて，きざみ食やとろみ食にするなど食事形態を考える。発症の初期は，液状のものよりも固形のものや半固形物などのほうが嚥下がしやすい。乾いたものや，粘稠度の高いものは，嚥下しにくいので避ける。症状が進行して経口での摂取が不可能になった場合は，経管栄養法や胃瘻などで栄養を補給する。近年，NST が医療施設に配備されていることも多いので，相談することも検討する。

2 清潔動作　入浴は疲労を促し，状態の悪化をもたらす可能性があるので，清潔動作も椅子に座りながら行ったり，洗髪は日をかえて行ったりする

など，考慮が必要である。筋力低下が著明な場合は，全面的に介助して行う。入浴やシャワー浴が無理な場合は，清拭を行う。足浴や手浴を取り入れると気分転換にもつながる。

3 **移動** 歩行が自立していても長距離を移動する場合は，途中で休憩をするか，車椅子を使用する。

4 **排泄** 筋力低下が進行した場合は，患者の希望も取り入れて，尿器や移動型トイレなどを考慮する。おむつの使用も，一方的に行うのではなく，患者の希望を聞いて使用する。

5 **更衣** 筋力低下・筋萎縮によって，衣服の着脱も困難になることが多い。上肢を上げずにすむ，前開きのシャツやパジャマなどが適する。

◆ 安楽と呼吸に対する援助

長期臥床患者には，褥瘡予防のためにもマットの使用を考慮する。また，枕などを使用して安楽な体位が得られるように援助する。

嚥下時に，むせ込みがみられるなどの問題が生じてきたら，吸引器でいつでも対応ができるようにしておく。食物だけでなく唾液でむせることもあるので，観察は細かく行う。誤嚥によって肺炎などの合併症をおこさないように，細心の注意をはらう。進行する呼吸障害があっても，最近では人工呼吸器を装着することで，長期生存できる患者も多くなっている。

◆ コミュニケーションの工夫

疾患の進行によって構音障害が増悪したり，気管切開によって音声による意思伝達が不可能になったりする。このような場合には，わずかな眼の開閉や眼球運動で「はい」「いいえ」を答える程度の意思伝達となってしまう。また，人工呼吸器の装着による長期生存が可能となったことで，陰性症状の眼球運動障害があらわれるケースもある。

音声によるコミュニケーションが障害されると，精神的に追い込まれ，信頼関係を失う可能性もある。加えて，患者の社会的孤立感が深まり，家族との間にもみぞをつくってしまうことがある。

そのためコミュニケーション手段の工夫は，患者との信頼関係維持のためにも重要である。具体的方法として，文字盤・カード・意思伝達装置などがある。

◆ 精神的援助

患者だけでなく家族も，病名を告知されると絶望感におそわれる。徐々に進行する病態であり，治癒の見通しもなく，未来への展望をなくし，社会から孤立し，社会的役割を喪失して，精神的な危機状態に陥る。この場合，多くの患者は，フィンクの危機モデルの障害受容の過程をたどる。患者の訴えや気持ちをよく聞き，患者がどの過程にあるのかを把握したうえで，各過程で適切な援助をすることが大切である。

具体的には，患者が臥床状態にある場合には，テレビやラジオによって情

報を得られるようにしたり，家族と過ごしやすいように環境を整備したりする。不安・不眠を訴える場合には，専門医から薬物療法が導入されることもある。

　現在では，緩和ケア病棟を備え，緩和ケアチームが横断的に活動している施設も増えつつあるので，緩和ケアチームに相談しながら患者・家族に対する精神的援助を実施することが望ましい。またリエゾンナースも増えつつあるので，活用していく。

◆ 在宅への援助

　患者の QOL を考えると，残された時間を自宅で過ごすことが望ましい。患者・家族が在宅でのケアを希望した場合は，かかりつけ医・訪問看護師・ホームヘルパーや，緊急時の受け入れ病院などについて，きちんとした事前の準備が必要になる。さらに，負担が過重となって，家族が健康をそこなわないような援助も考えていく必要がある。患者の在宅での援助にも関連してくる問題であるため，家族に対する援助も重要である。これらの環境を整えるために，早期から地域医療連携部門などと協力し，準備する。

11 髄膜炎患者の看護

　髄膜炎は，脳脊髄液への病原微生物などの感染を経て，脳の髄膜におこる炎症のことである。細菌性（化膿性）髄膜炎，ウイルス性（無菌性）髄膜炎，真菌性髄膜炎，結核性髄膜炎などがある。症状は似ているものの，各髄膜炎に特異的な症状もある。治療が的確に行われなければ死にいたる場合があり，注意深く観察しなければならない。また身体的に苦痛となる症状が多いため，少しでも症状が軽減し安楽に過ごせるように援助する必要がある。

1 アセスメント

　① **バイタルサイン**　とくに発熱の有無が重要である。なかでも細菌性髄膜炎では高熱（40〜41℃）を呈する。

　② **神経症状など**　症状の有無や程度，出現時期を知ることが重要である。
（1）髄膜刺激症状：羞明，頭痛増強振動試験❶（jolt accentuation），項部硬直およびブルジンスキー徴候，ケルニッヒ徴候（◯図6-25），感覚過敏などがあり，ウイルス性髄膜炎，細菌性髄膜炎，真菌性髄膜炎などでみられる。
（2）全身症状：倦怠感，発熱，悪寒，疲れやすさ，食欲不振など
（3）頭蓋内圧亢進症状：頭痛，吐きけ・嘔吐，視力障害など
（4）水頭症：結核性髄膜炎では高率に合併する。細菌性髄膜炎や真菌性髄膜炎でもみられる。
（5）意識状態：JCS による評価を行う。興奮症状・不眠の有無も確認する。ウイルス性髄膜炎では通常，意識は正常であるが，細菌性髄膜炎では頭蓋内圧の亢進に伴って初期から意識障害がみられることがある。

NOTE

❶**頭痛増強振動試験**
　頭を左右に振ると頭痛が増強する徴候を調べる試験。髄膜炎患者ではきわめて高い割合で陽性となる。

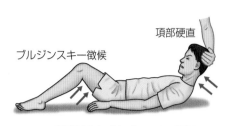

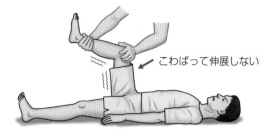

a．項部硬直とブルジンスキー徴候	b．ケルニッヒ徴候

仰臥位で患者の頭部を挙上すると，抵抗がみられ，これを項部硬直という。高度になると頭部と一緒に体幹も挙上される。項部硬直の診察時に股関節と膝関節が屈曲する反応をブルジンスキー徴候という。眼球を軽く圧迫すると疼痛を訴える。

仰臥位で下肢を挙上させると，膝関節が屈曲し，こわばって伸展ができない。腰椎椎間板ヘルニアの徴候であるラセーグ徴候とは異なり，疼痛のために伸展できないのではない。

◉ **図 6-25　髄膜刺激症状**

　（6）神経症状　脳神経麻痺・錐体路症状・失語症など

　③脳脊髄液所見　脳脊髄液圧の上昇，細胞数の増加，タンパク質の増加，糖質低下などを確認する。

2　看護目標

　苦痛の強い症状を伴うため，少しでも症状を軽減して安楽な状態で過ごせるよう，また安全に治療を受けることができるように援助する。

　（1）症状の変化が早期に発見され，的確な治療が受けられる。

　（2）重症化せず安心して入院生活を送ることができる。

3　看護活動

◆ 急性期の看護

▌症状に対する看護

　①脳ヘルニアの予防　バイタルサインの変化や意識レベルの低下の観察を綿密に行う。

　②神経症状の把握　声かけや握手による刺激，簡単な指示動作などによって，運動麻痺や聴力障害などが早期に発見できる。訪室時やバイタルサインの確認時などの声かけは，大切である。

　③痙攣への対応　痙攣がおこったときにすぐに対応できるように，酸素投与に必要な物品や，抗痙攣薬，吸引器などを準備しておく。また，痙攣のおこる部位や始まった部位，持続時間を把握し，誤嚥にも注意する。

　④苦痛の緩和　氷枕や氷囊などを用いた冷罨法を行って，高熱による苦痛を緩和する。解熱時の発汗はふき取り，からだが冷えないように注意する。

　頭痛に対しても，発熱と同様に冷罨法を行う。吐きけ・嘔吐がみられるときは吐物を膿盆に取り，観察後にはすみやかに捨てる。吐物に異常があると

きは必ず医師に見せる。嘔吐後は冷水で口をすすぐなどして，口腔を洗浄する。ただし，吐きけが続いているときは，無理に行わせると嘔吐を誘発することがあるので注意が必要である。

⑤**環境の整備**　髄膜刺激症状を伴うことが多いので，環境の整備が重要である。部屋は少し暗くし，静かに過ごせるように配慮する。

　疾患によっては感染症患者として個室隔離となり，医療者はマスク・ガウンの着用が義務づけられる。

●**危険の防止**　意識レベルの低下や興奮状態などによって，ベッドから転落したり，ベッドの柵で外傷をおこしたりするおそれがある。症状や状態を観察しながら，ベッドの周囲に危険なものを置かないように環境整備を行う。また，点滴チューブが抜けないよう固定や保護の工夫をする。

▌**精神的援助**

　患者は高熱や頭痛をはじめとするさまざまな症状のために，つらい時間を過ごす。医師から十分に説明を受け，安心して治療が受けられるように援助する。家族もさまざまな症状や状態を目にして不安になることが多いため，ていねいな説明が重要である。

▌**治療時の看護**

　抗菌薬・抗ウイルス薬・抗結核薬や，副腎皮質ステロイド薬の使用に伴う副作用に対する注意が必要となる。患者は疾患による症状以外に，手術侵襲や検査，薬剤の副作用によっても苦痛を負う場合があるので，安楽を考慮した看護に努める。

◆ 慢性期の看護

　まず後遺症を把握し，機能障害の状態に応じて，ADL が少しでも自立できるようにリハビリテーションを行う。嚥下障害が残った場合は嚥下訓練を行い，必要に応じて家族にも方法を指導する。食事の形態も嚥下の状態に応じて，とろみ食・きざみ食など考慮する。

　機能障害が重度の場合は，退院後の生活を念頭に，入院中から地域医療連携部門などと連携して支援方法を考えていく。

✐ work 復習と課題

❶ 脳卒中を例にその臨床経過（病期）を分類し，それぞれの経過の一般的な特徴を述べなさい。また，それぞれの病期で注意すべき観点を述べなさい。

❷ 脳・神経疾患の各病期におけるリハビリテーションの意義を述べなさい。

❸ 構音障害をおこす疾患をあげ，構音障害患者とのコミュニケーションのとり方について述べなさい。また，構音障害と運動性失語を比較しなさい。

❹ 運動麻痺のある患者の運動機能訓練と体位変換の目的および注意点について述べなさい。

❺ てんかんで痙攣をおこす患者の日常生活指導について具体的に述べなさい。

❻ 経口摂取が可能で，嚥下障害のある患者の食事の援助における食事形態の工夫と，体位について述べなさい。

❼ 排尿障害による二次的障害と，その予防について述べなさい。

❽ 頭蓋内圧亢進の可能性のある患者のアセスメント項目について述べなさい。

❾ 開頭手術後にみられうる合併症の種類と，その処置について述べなさい。

❿ 化学療法と放射線療法について，看護上の主要な注意点を述べなさい。

⓫ クモ膜下出血をおこした患者の看護で，脳動脈瘤の再破裂を防止するうえでの観察点と援助について述べなさい。

⓬ 脳腫瘍患者の手術後における看護上の問題点とその対応について述べなさい。

⓭ 経蝶形骨洞手術による下垂体腺腫手術を受けた患者の手術後の看護について述べなさい。

⓮ 頭部外傷をおこした急性期の患者の観察において重要な点を述べなさい。

⓯ 筋ジストロフィー患者の運動訓練で注意すべき点を述べなさい。

⓰ 重症筋無力症患者の看護について，疾患の特徴と考慮すべき点を述べなさい。

⓱ パーキンソン病患者の歩行障害の特徴と歩行時の援助について述べなさい。

⓲ 筋萎縮性側索硬化症の症状・経過の特徴と，その患者に対する精神的援助の意義について述べなさい。

第 7 章

事例による看護過程の展開

A　パーキンソン病患者の看護

1　患者についての情報

1 患者プロフィール

- **年齢・性別**：A氏（65歳，女性，無職）
- **病名**：パーキンソン病
- **既往歴**：とくになし
- **家族的背景**：夫（68歳）とふたり暮らし。ひとり娘は独立して家庭をもっており，車で1時間程の所に住んでいるが，仕事をしているため週末にのみ手伝いにくる。

2 入院までの経過

　3年前に，安静時振戦と動作が遅くなるなどの症状に夫が気づき，受診した結果，パーキンソン病と診断された。その後，レボドパによる治療が開始される。診断後しばらくは，ホーン-ヤールの重症度分類のステージⅡで経過しており，外来で定期的にフォローされていた。その時期は，細かい部分でときおり夫の介助を必要とするが，自力で身のまわりのことは実施できていた。しかし徐々に，安静時振戦や姿勢反射障害が悪化し，幻視などの症状がみられるようになり，薬剤コントロール目的で入院と退院を3回繰り返した。

　その後，ホーン-ヤールの重症度分類もステージⅢとなり，日常生活への影響も大きくなってきた。1か月ほど前から食事や水分摂取時にむせることが多くなり，水分摂取量が減少し，内服も時間どおりに実施できないこともあった。また精神症状と思われる，空を手で払うような動作がみられることもあった。このようななか，39℃の熱発と症状の悪化などがあり，救急受診し入院となった。

3 入院時の状態

- **バイタルサイン**：体温39.0℃，脈拍100回/分，臥床時血圧132/82 mmHg，座位時血圧92/70 mmHg，呼吸回数24回/分，SpO_2 88%
- **呼吸状態**：入院時呼吸困難があり，酸素2 L/分を投与しSpO_2 98%となった。左肺雑音あり。湿性咳嗽あり。咳嗽時に自力で痰の喀出ができる。
- **神経学的所見**：小きざみ歩行であり，介助してようやく歩ける程度。歯車様筋固縮あり。方向転換不安定などの姿勢反射障害あり。
- **検査所見**：採血の結果，白血球数$23.2 \times 10^3/\mu L$，C反応性タンパク質2.8 mg/dL，血清総タンパク質6.6 g/dL，血清アルブミン3.2 g/dL，X線所見で左下肺陰影あり，血液ガスの結果はPaO_2 66 mmHg，$PaCO_2$ 42 mmHgであった。
- **治療方針**：入院後，誤嚥性肺炎と診断され，酸素療法，輸液による治療，排痰のための治療が行われ，その後，薬剤によるコントロールをしていくこととなった。

4 患者の日常生活状況

- **運動**：自力で歩行することは困難であり，自宅では，夫の介助のもと，手すりや杖^{つえ}で移動していた。ベッド上での寝返りや起き上がりはどうにか自力でできていたが，1か月ほど前から，症状の悪化により寝ている時間が多くなっていた。

- **排泄**：便秘があり，酸化マグネシウムを内服して2日に1回排泄していた。1か月ほど前より，食事摂取量が減少し，排便も3日から4日に1回となり，排便量も減っていた。腹部に力を入れて排泄することもうまくできず，ときおり失禁することもあったため，尿取りパッドを使用していた。

- **清潔**：夫に手伝ってもらいシャワー浴を実施していたが，1か月ほど前より，調子のわるいときは清拭を夫が介助して行っていた。

- **食事**：1か月ほど前よりむせることが多くなり，おかゆを時間をかけて食べていた。そのため摂取量は減り，水分もあまり摂取できていなかった。状態によっては，夫の介助が必要であった。

- **内服**：以前は時間どおりに内服できていたが，嚥下状態がわるくなってからは，むせこみにより内服できなかったり，時間どおりに行えないこともあった。

- **コミュニケーション**：声が小さく聞きとれないことも多かった。手で表現することもあったが，意図が伝わらないと目をつぶってしまうこともあった。

- **精神症状**：夫によると，入院する少し前から空を手で払うような動作がみられている。

- **患者の反応**：「どんどんわるくなっている。苦しい。これからどうなっていくのかわからない。夫や娘には心配かけたくないし，無理もしてほしくない，ひとりでいる夫のことも心配です」との発言があった。

- **夫の反応**：「いまどのような状態なのか，よくわかりません。薬が少し飲めないとこんなにわるくなるのでしょうか。今後，もっとわるくなるのではないかと心配です。自分でなんでもする人なので，きっとつらいと思います。私は家事をするだけで精いっぱいで，妻が寝たきりになったらひとりで介護する自信はありません。娘にも家庭や仕事があるので，あまり頼りたくないこともあります。どうしたらよいのか心配です」と不安な気持ちを話していた。

✔ 情報収集のポイント

☐ **入院前の状態**：誤嚥性肺炎を生じる原因となったパーキンソン病の進行状況や，疾患に対する患者・家族の理解度について確認する。

☐ **入院時の状態**：バイタルサインや神経学的所見に加え，ウェアリング-オフ現象やオン-オフ現象などのレボドパの副作用についても確認する。

☐ **退院後の生活に向けて**：患者・家族の思いを確認し，症状の進行と介護を見すえ，活用できる社会的資源を検討する。

2 看護過程の展開

1 アセスメント

● **嚥下障害**　Aさんは，嚥下障害により誤嚥性肺炎をおこしたと考えられる。まずは肺炎の治療が行われるため，患者が安楽な状態になれるように支援していく必要がある。痰も適宜吸引して誤嚥がないようにしなくてはいけない。また，嚥下機能の低下により，内服がきちんとできず状態が悪化したことが考えられる。そのため，パーキンソン病の治療が継続してできるよう，援助していく必要がある。しかし，今後も誤嚥性肺炎をおこすリスクは高いことが予測されるため，長期的には胃管カテーテルや胃瘻も考慮しなくてはならないだろう。

● **運動障害**　パーキンソン病の四大症状（安静時振戦，筋固縮，無動，姿勢反射障害）が進行していることから，日常生活において全般的に介助が必要な状態になっている。今後はさらに日常生活動作（ADL）が低下することが予測される。治療の効果をみながら，できることと，介助が必要なことを確認し，安全に日常生活を送ることができるようにする必要がある。また，退院後に夫の負担が増強しないように，社会資源の活用をはかる。

● **その他の症状**　膀胱直腸障害は徐々に悪化しており，食事と水分の摂取量が減っていることから排泄量も減少している。また，症状の悪化により運動量が減ったことに伴い，便秘症状を進行させると思われる。食事・水分摂取と，内服の調整を考える必要がある。また，今回の入院の少し前から，手で払うような動作がみられており，幻視の悪化とも考えられる。精神症状の変化を観察していくとともに，患者・夫の理解の程度を確認しながら，症状について適宜説明する必要がある。また，娘にも同様に説明し，今後どの程度協力が得られるかを確認する。

● **精神的問題**　本人はもちろん，夫も今後に多大な不安がある。将来を長期的に見すえた支援をしていく必要がある。

● **家族的背景**　退院後は，夫が介護者となる。しかし，68歳と高齢であり，本人，夫，娘の思いや，介護サービスなど退院後の生活について社会資源の活用を入院中から考える。

2 看護問題の明確化

　以上のアセスメント結果から，次のような看護上の問題を明らかにした。

#1　誤嚥性肺炎による呼吸困難がみられる。

#2　歩行障害や姿勢反射障害などにより，転倒のおそれがある。

#3　症状の悪化により，日常生活動作に介助が必要である。

#4　嚥下障害などにより内服が時間どおりに行えず，症状の悪化につながるおそれがある。

#5　症状が進行していることや今後の生活について本人と夫に不安がある。

3 看護目標と看護計画

#1　誤嚥性肺炎による呼吸困難がみられる。

▌ **看護目標**

　肺炎が治り，呼吸状態が安楽になる。

▌ **看護計画**

● **観察計画**

(1) 発熱の有無，その他のバイタルサインの経過

(2) 呼吸状態：呼吸回数，呼吸困難の有無，咳嗽の有無，痰の量・性状，肺
　　雑音の有無など，酸素使用状況

(3) 流涎の状態，むせ込みの有無

(4) 水分出納

(5) 抗菌薬の効果と副作用

● **援助計画**

(1) 医師の指示どおりに輸液や抗菌薬の投与，酸素療法を実施する。

(2) 排痰療法，吸入，吸引，体位ドレナージにて排痰を促す。

(3) 経口摂取開始時は，医師の指示のもと，少量の水から開始する。

(4) 口腔内を清潔に保つ。

● **指導計画**

(1) 肺理学療法の必要性を患者と夫に説明する。

(2) 口腔内を清潔にする必要性を説明し，セルフケアが実施できるようにす
　　る。

#2　歩行障害や姿勢反射障害などにより，転倒のおそれがある。

▌ **看護目標**

　転倒をおこさず，安全に入院生活を送ることができる。

▌ **看護計画**

● **観察計画**

(1) 歩行状態，姿勢反射障害の程度，バランスの状態

(2) ウェアリング-オフ現象・オン-オフ現象の有無，動きがわるくなる時間

(3) 介助の状況

(4) ベッド周囲の状況，オーバーテーブルなどのストッパーの有無

(5) 転倒の既往の有無

● **援助計画**

(1) ADL の状況に応じて危険のないように援助する。

(2) 環境整備を行う。ストッパーのかかるものは，きちんとかける。また，
　　危険なものはベッド周囲に置かないようにする。

(3) 床に水ぬれなどがないようにする。

(4) 転倒時は，疼痛部位を確認して医師に報告する。適切な処置をする。

● **指導計画**

(1) 薬効を説明し，薬のきいている状態，薬のきいていない状態を患者と夫

　　に理解してもらう。

(2)援助が必要なときには，遠慮せずナースコールをするように説明する。

(3)ベッド周囲の不安定なものには，つかまらないよう説明する。

#3　症状の悪化により，日常生活動作に介助が必要である。

▌看護目標

　薬効時間に合わせ，できる範囲で日常生活動作を行うことができる。

▌看護計画

● 観察計画

(1)歩行状態，姿勢反射障害の程度，振戦症状の程度

(2)内服状況

(3)ウェアリング-オフ現象・オン-オフ現象の有無，動ける時間の把握

(4)ADL の状況：食事，排泄，清潔，更衣，移動

● 援助計画

(1)動ける時間に合わせて，食事や保清時間を計画する。

(2)患者自身でできることと，できないことを明らかにする。

(3)リハビリテーション部門に依頼し，理学療法士，作業療法士に介入して
　　もらう。

(4)夫や娘にもリハビリテーションを行っているところをみてもらう。

(5)正確に内服ができるように援助する。

● 指導計画

(1)退院後を考え，動ける時間を患者と夫・娘に把握してもらうようにする。

(2)夫・娘に介助が必要な内容を指導する。

(3)内服時間をまもることの重要性を患者と夫・娘に説明する。

#4　嚥下障害などにより内服が時間どおりに行えず，症状の悪化につ
　　ながるおそれがある。

▌看護目標

　内服の必要性を理解し，内服が適切に実施され，症状が悪化せずに退院を
迎えることができる。

▌看護計画

● 観察計画

(1)嚥下状態，むせ込みの有無

(2)内服の必要性の理解の程度

(3)内服薬の種類，内服時間の理解の程度

(4)薬効状態

(5)副作用の有無

● 援助計画

(1)指示どおりに内服ができるよう，適宜介助する。

(2)嚥下状態によっては，とろみをつけた水やオブラートの使用，または薬
　　をとかして内服するなどの工夫をする。

（3）副作用が出現した場合は，医師に報告する。

● **指導計画**

（1）内服の時間や量などを説明する。

（2）薬剤の副作用を説明する。

#5　**症状が進行していることや今後の生活について本人と夫に不安がある。**

▌ **看護目標**

（1）患者，夫が不安に思っていることを表出できる。

（2）社会資源を活用することで，自宅の生活ができるようになり，患者と夫の不安が軽減する。

▌ **看護計画**

● **観察計画**

（1）睡眠状況，食事摂取量

（2）患者の表情や思い，望んでいること

（3）夫・娘の思い

● **援助計画**

（1）不安に思っていることを話しやすい環境を整える。

（2）ほかの職種と積極的に協働する。

（3）必要時，緩和ケアチームに介入してもらう。

（4）面会時に夫や娘の思いについても聞き，不安を軽減できるように支援する。

（5）必要時，多職種カンファレンスを実施し，患者と夫の不安を軽減できるように介入する。

（6）退院後の生活については，地域医療連携部門と協働し，患者と夫・娘の思いを聞きながら計画する。

（7）患者と夫に自宅での生活の様子を確認し，必要な社会資源を紹介する。

（8）公的な支援制度の説明をする。

● **指導計画**　不安なことやいま望んでいることなどは，遠慮せずに伝えるように説明する。

4　実施と評価

#1　誤嚥性肺炎による呼吸困難がみられる。

● **実施**　入院時は Sp_{O_2} が 88％ であった。酸素 2 L/分の投与により，呼吸困難感はなくなった。痰は，入院直後は自力で喀出できなかったため，吸入・吸引を実施した。痰の色は淡黄色であったが，徐々に白色になってきた。しだいに，痰の喀出もできるようになり，吸引の回数も減少した。また入院後禁飲食とし，輸液による治療が行われた。1週間ほどでルームエアー❶となり，体温も 37℃ 前後となった。患者も呼吸困難の訴えはなくなり，「らくになった」と話せるほどになった。抗菌薬の副作用と思われる軟便があったが，もともと便秘であったため経過観察とした。熱が下がり，採血の結果，

▭ NOTE

❶酸素投与を必要としない状態。

炎症反応も落ち着いてきたため，少量の水で経口摂取を試した。むせ込みはなく，つぎに嚥下ゼリーを開始した。薬は娘が購入した市販のとろみゼリーで内服したところ問題なく嚥下できた。食事や内服開始後も誤嚥症状なく経過した。

●**評価**　誤嚥性肺炎は，生命の危機にもつながるため，今回の入院の最大の問題であった。しかし，入院直後から治療が行われ，状態は早期に軽快した。今回は早期に入院治療が行われたため回復が早かったが，今後も同様の状態になるリスクは高く，自宅にて吸引などの医療処置の準備をすることも検討しなくてはいけない。今回の入院では嚥下しやすい方法の指導が行われ，目標は達成したが，今後は外来で継続して経過の観察をしていくことが重要である。

#2　歩行障害や姿勢反射障害などにより，転倒のおそれがある。

●**実施**　入院直後は，肺炎の治療を優先とし，ADLのほとんどに介助を行うこととした。前屈姿勢が強いため座位が保持できず，また，後方へ姿勢を戻すとそのままベッド上に倒れてしまうこともあった。入院後からリハビリテーション職に介入してもらい，ベッド上にて筋固縮に対する理学療法を実施した。肺炎の症状がおさまり酸素投与も不要になったころより，自宅での生活を考えて歩行訓練などを行うこととなり，まずはベッド上で座位になることから開始した。リハビリテーションの時間以外は，看護師が声かけを行いながら実施した。

　歩行は，自宅では杖を使用したり夫の介助で行っていた。入院時は，突進歩行や小きざみ歩行への対策として，廊下からトイレにテープで線をひいたところ，調子のよいときは危険なく歩行することができた。そこで，自宅でも，ベッドからトイレに，テープで線をひくことにした。また，歩きはじめに小きざみとなり，周辺のオーバーテーブルなどに手をつくことが多かったため，不安定なものは危険であることを伝えた。同時に，患者のオーバーテーブルを固定し，棚やテレビ台にはストッパーをかけ，動かないことを必ず確認するようにした。各勤務帯ごとに環境整備の確認を確実に行った。移動の際は必ずナースコールをしてもらい，見まもり下で動いてもらうようにした。これらの結果，入院中は転倒なく過ごすことができた。

●**評価**　早期からリハビリテーション職に介入してもらい，寝たきりになることなく，徐々に歩行できるところまで回復した。もちろん薬物療法の効果もあるが，リハビリテーションの効果も大きいと考えられる。入院中は見まもり下で行っていたため転倒はなかったが，今後もリスクが高いことを認識し，転倒した場合も大きな外傷につながらないような準備など，退院に向けての自宅環境の整備が必要である。目標は達成したが，今後も注意深く見まもっていく必要があある。

#3　症状の悪化により，日常生活動作に介助が必要である。

●**実施**　入院直後は，肺炎の治療によりADLの評価が正確にできなかった

が，回復とともにリハビリテーションの介入が開始され，薬物療法の効果が少しずつあらわれてきた。そこで，患者自身でできることとできないことや，時間による変化を評価した。

　食事に関しては，ゆっくりであればスプーンやフォークで摂取できた。しかし，安静時振戦があるため，きちんと手に持つことを確認すること，また姿勢反射障害があるため，枕などを活用して食べる姿勢を整えるなどの準備が必要であった。シャワーは，椅子に座れば腹部や胸部などは自分で洗えるが，そのほかの部位は介助しないと，きちんと洗えなかった。更衣は，調子のよいときは自力で行えるが，調子のわるいときはボタンなどの細かい動作に介助が必要であった。移動は，長距離の際は車椅子や歩行器を使用した。歩行器を使用すると病棟内は問題なく移動できた。

　排泄は，尿意を感じてからトイレに行くまで間に合わないことが多かった。夜間は動きがわるくなるため，尿器を使用することとした。排便は，調子のよいときに便意があれば問題なかった。最初の1週間は抗菌薬の副作用で下痢になり，また臥床していることが多かったため，床上排泄やおむつへの失禁があった。離床するようになってからは，調子のよい同じ時間にトイレに行く習慣をつけ，少しでも自力で行えるように計画した。

●**評価**　患者と夫の不安が少しでも解消できるように，今後の生活を見すえて現状を評価した。また，自宅の生活を考慮した介助を考えることができた。調子のよい時間とわるい時間があることを理解してもらい，状態に合わせた介助の有無，介助方法などを指導したことは，不安の軽減にもつながったと思われる。退院後の自宅での生活を考えることは，外来での継続看護につなげるためにも重要であり，目標を達成することはできたと考える。

#4　嚥下障害などにより内服が時間どおりに行えず，症状の悪化につながるおそれがある。

●**実施**　入院直後から1週間は，肺炎の治療が優先され，輸液が行われた。肺炎の状態が落ち着き，飲水開始になったあとに内服も開始となった。その際，内服の重要性について本人と夫に医師から説明してもらった。本人は「1回ぐらい飲めなかったり，時間がずれたりしても大きな問題はないと思っていた」と話しており，内服時間をまもることの重要性を，あらためて確認することができた。夫からも「本人にまかせていたが，きちんと薬を飲んでいるか一緒に確認することにします」との発言が聞かれた。また，嚥下機能は完全には回復していないため，食べやすい食事内容や，水分にとろみをつけることも指導した。夫が購入した市販の服薬用ゼリーを用いると問題なく内服できたため，それをすすめた。内服がまったくできなくなった場合は，早期に連絡することも伝えた。

　それとともに，入院前にみられていた，空を手で払うような症状はほとんどみられなくなった。しかし調子のよい時間，わるい時間はあるため，入院中に一緒に確認し，ADLの改善につなげるようにした。薬剤の副作用と考えられる精神症状についても説明した。

● **評価** パーキンソン病の治療に最も重要な内服の重要性について，今回，本人と夫・娘ともに理解することができた点は評価できる。また，内服方法の工夫点や内服できない場合に連絡することなども指導できた。しかし，今後症状が進行すると経口摂取が困難になるため，胃管カテーテルや胃瘻が必要になることが予測される。今回は患者の質問に対して医師から簡単に説明したのみであるが，今後の経過を確認しながら，胃管カテーテルや胃瘻の必要性を理解してもらう必要がある。また，薬剤の効果や副作用の説明も行い理解が得られた。内服をきちんと行うことや，一日の体調のリズムを理解することができ，自宅での生活を考えられるようになり，目標は達成できたと考えられる。

#5 症状が進行していることや今後の生活について本人と夫に不安がある。

● **実施** 入院時，誤嚥による肺炎であることを説明し，治療内容を説明した。肺炎がおさまり，経口摂取やリハビリテーションが始まると，患者も夫もよくなったことを喜ぶ反面，退院に対する不安も感じているようであった。患者は調子のわるいときは，コミュニケーションがうまくできず，イライラした様子がみられ，黙ってしまうこともあった。そのため，話は調子のよい時間に聞くようにした。また，歩行訓練で部屋を出た際や面会室などで，ゆっくり聞くようにした。患者は，今後悪化していくとどうなってしまうのか，夫がひとりになると思うと心配である，娘にはなるべく心配をかけたくないなどといった不安を話してくれるようになった。

　また，夫からは，患者と別の場所で本当の思いを聞いた。夫は，今後自分ひとりでは介護していく自信がないこと，自分のぐあいがわるくなったらどうしたらよいか，と悩んでいることを話してくれた。患者からも同様に，今後の生活に対する恐怖心も感じられたため，緩和ケアチームに介入してもらい相談してもらった。

　退院後に関しては，地域医療連携部門や，医師，リハビリテーション職とともに多職種カンファレンスを実施した。今回，症状がホーン-ヤールの重症度分類のステージⅢまで進んだことで，さまざまな支援を取り入れることを話した。また退院後，介護支援として近くの医師や訪問看護師と連携して定期的な訪問を行うことも提案した。患者と夫ともに，来院しての受診はたいへんであるため，近くにみてくれる医師や看護師がいることは心強いとのことであった。緩和ケアチームの介入により，内服の調整も行われ，夜間不安が増強することは少なくなった。夫も，専門の医師や看護師と話すことで前向きに考えられるようになったとのことであった。

● **評価** パーキンソン病の症状は，今後少しずつ悪化していくことが予測され，患者も夫も大きな不安や恐怖を感じていた。病棟のチームだけでなく，横断的活動をしている地域医療連携部門や緩和ケアチームの協力を得ながら支援を行ったことで，心配していた介護の負担が軽減し，心理的にも薬剤調整ができ，よい方向に向かったと評価できる。病棟でゆっくりと話を聞ける

時間を患者に合わせて決めた点もよかった。患者と家族の不安は完全にはなくならないが，思いを表出することで不安が軽減されることもある。退院後も外来において，自宅での生活において新たに問題となっていることはないかを，看護師などが話を聞いていく必要がある。また，導入した介護サービスに対する患者や夫の思いなどを確認しつつ，多職種との連携を継続する。

3 事例のふり返り

　誤嚥性肺炎で入院となったが，治療により生命の危機にいたることはなかった。また退院までの経過で，今後を見すえた指導をすることができた。

　今回は，寝たきりにならず自宅退院となったが，パーキンソン病の症状が悪化した際には，あらためて娘夫婦から協力状況などの話を聞くことが必要である。

　今回のケースでは，外来における継続看護や，多職種チームとの連携，病院と地域とのつながりが非常に重要であることがよくわかった。病院，外来，地域，家庭とのつながりのため情報共有をしながら，よりよい医療を提供していく必要がある。

B 頸動脈ステント留置術（CAS）を受ける患者の入院から手術までの看護

　頸動脈ステント留置術（CAS）は頸動脈の狭窄を治療するために行われ，ステントとよばれる金属製の網状の筒を留置することで，血管狭窄部を拡張する（● 148ページ，図5-20）。手術は，局所麻酔下で大腿動脈よりカテーテルを通して行われる。

　ここでは，内頸動脈狭窄症によりCASを受ける患者の看護を展開する。B節では入院から手術までを，C節では手術直後から退院までを述べる（●表7-1）。

1 患者についての情報

■1 患者プロフィール

- **年齢・性別**：S氏（72歳・男性）
- **病名**：脳梗塞，右内頸動脈狭窄症
- **既往歴**：50歳ごろより，高血圧・糖尿病・脂質異常症を指摘されるが，いずれに対しても治療や服薬は行わず放置をしていた。
- **生活背景**：以前は営業職で車を販売していたが，60歳で定年退職し，再雇用で65歳まで働いた。現在は無職。
- **家族背景**：妻（70歳）と長男（46歳）夫婦と孫の5人暮らし。長女（42歳）は

○表 7-1　Ｓさんの経過

入院期間	脳梗塞による緊急入院					右内頸動脈狭窄症に対する CAS
	1 日目	2 日目	〜	7 日目	1 か月	1 日目
	脳梗塞の治療とリハビリテーションの開始			退院		血管造影検査
治療経過	・左上下肢に麻痺が発生し，救急外来を受診したが，出血や梗塞像は見られなかった。 ・MMT4 の麻痺があったため緊急入院となり，点滴治療とリハビリテーションが開始された(7 日間)。	・MRI 検査により梗塞像が確認され，脳梗塞と診断された。 ・MRA と頸動脈エコー検査により右内頸動脈狭窄が確認された。		・左上下肢麻痺が，日常生活に支障がない程度まで回復した。 ・右内頸動脈狭窄の治療を医師からすすめられた。		・運動障害はなく，瞳孔所見も正常であったが，右内頸動脈に 70%の狭窄が確認され，CAS による治療を行うことが決定された。 ・術前の準備や手術の流れなどの説明を受けた。
薬剤	抗血液凝固薬 (点滴)　――――――→			抗血小板薬 (内服)　―――――――――――――――→ 血糖降下薬 (内服)　――――――→ 降圧薬(内服)　――――→		血糖降下薬 (皮下注射)　――――→

結婚して近所に住んでいる。

２ 発症から入院までの経過

　昨年，左上下肢のしびれを自覚したが，横になって休んでいると 1 時間ほどで症状が消失した。家族から受診をすすめられていたが，しびれは持続しないため，受診せずそのまま放置していた。

　昨日，いつものように妻と一緒に昼食を食べていると，突然，左の指に力が入らなくなり，持っていた茶わんを落としてしまった。茶わんをかたづけるため立ち上がろうとしたが，左下肢も力が入らず動かせなくなっており，立ち上がることができなかった。意識は正常であり会話をすることはできていたが，左上下肢の症状がいつもと違うため妻が救急車を要請し，救急外来を受診した。

　受診直後の頭部 CT の画像では，脳に出血や梗塞像は見られなかった。採血結果では，コレステロール値と血糖値が高値であった。CT では明らかな梗塞像はみられなかったが，左上下肢に徒手筋力テスト(MMT)4 の麻痺があったため精密検査と治療を目的として緊急入院となる。

表 7-1(続き)

右内頸動脈狭窄症に対する CAS				
8 日目	9 日目	10 日目	11 日目	16 日目
CAS 手術当日	術後 1 日目	術後 2 日目	術後 3 日目	退院
・CAS による治療が 2 時間行われ，右内頸動脈にステントが留置された。 ・点滴ルート 2 本と尿道カテーテルが挿入された状態で ICU へ帰室した。 ・夜間に不穏となったが，CT 所見に異常はなかった。	・穿刺部(右鼠径部)の確認，頭部 MRI・SPECT による検査が行われた。 ・脳出血や新たな梗塞像はなかったが，軽度の過灌流症候群がみとめられた。 ・離床を開始したが，血圧が低下したため，床上安静となり，降圧薬の持続投与は終了した。	・血圧管理のため，ICU の滞在が 1 泊延泊となった。 ・歩行が可能となった。 ・血圧が安定していたため，降圧薬の内服は再開しなかった。	・頸動脈エコー検査が行われ，右内頸動脈の狭窄の改善が確認された。 ・ICU から一般病室へと転室した。 ・尿道カテーテルが抜去された。	・S さんと妻に退院指導が実施された。 ・栄養士から食事指導が行われた。
抗血小板薬(内服) →	→	→	→	→
血糖降下薬(皮下注射) →	→	→	血糖降下薬(内服) →	→
術後：抗血液凝固薬(点滴) →	→			
術後：降圧薬(点滴) →	→			

3 入院から退院までの経過

入院後，抗血液凝固薬の点滴治療とリハビリテーションが開始される。翌日の頭部 MRI で梗塞像が確認され，脳梗塞と診断される。脳梗塞の原因を精査するため，頭部 MRA と頸動脈エコー検査を行ったところ，右内頸動脈狭窄がみとめられた。

入院後 1 週間で，左上下肢麻痺はリハビリテーションによって日常生活に支障がない程度まで回復した。また，薬物療法は，抗血液凝固薬の点滴投与から抗血小板薬の内服へと切りかえられ，降圧薬と血糖降下薬の内服も開始され，退院となった。退院前に医師から，脳梗塞の再発防止のために，右内頸動脈狭窄に対する治療をすすめられた。

1 か月後，最終的な治療方法を検討するために，1 泊 2 日の入院で血管撮影による検査が実施された。検査の結果，全身状態と血管狭窄の状況を考慮し，頸動脈ステント留置術(CAS)を行うことになった。入院を継続し，手術は 7 日後に行うこととなった。

4 入院時の状態

● **意識状態**：清明

- **バイタルサイン**：体温 36.5℃，脈拍 74 回/分，血圧 168/88 mmHg，呼吸回数 17 回/分，Spo$_2$ 99%（ルームエアー）
- **検査所見**：頭部 MRA と頸動脈エコーで右内頸動脈の狭窄がみとめられ，頸動脈血管撮影では，70%の血管狭窄がみとめられた。四肢の麻痺や，動きにくさなどの運動障害なし。瞳孔 3.0/3.0 mm・左右差なし・対光反射あり。
- **内服薬**：降圧薬，抗血小板薬，血糖降下薬

5 入院から手術室入室まで

　CAS による手術日の決定後，S さんと妻に術前の準備や術中の注意点，術後は 2 泊 3 日で ICU に入室すること，および入院期間などについて，看護師より説明した。2 人とも手術については医師からの説明で理解できていたが，抗血小板薬を内服した状態で手術をすることで術後に出血がおこらないのかといったことや，ICU の環境や入室の必要性についての不安を訴えていた。そのため，止血はきちんと行い，術後も止血ができているかを確認するということや，ICU は現在の病室とは環境がかわらないことを説明した。また，カテーテル穿刺部の安静が必要なことや，点滴のルートや尿道カテーテルなどが挿入されることなどについても説明を行った。具体的に説明したことで，S さんや家族からは，手術に関する一連の流れが理解でき，不安が軽減されたとの言葉が聞かれた。

▼ 情報収集のポイント

- □ **入院時の状態**：脳梗塞による症状の変化，退院後の生活状況，内服薬の服薬状況を確認する。
- □ **手術に向けて**：術前オリエンテーションを行い，患者が術前の準備や手術の流れ，術後の状態，ICU の環境などを正しく理解できているかを確認する。また，手術前に中止しなくてはいけない内服薬も確認する。
- □ **精神的援助**：手術に対する不安をもつ患者や家族の思いを確認する。

2 看護過程の展開

1 アセスメント

● **神経学的所見**　入院時，四肢に麻痺やしびれなどの運動障害はみられない。しかし，術中〜術後に合併症として神経障害が出現する可能性があるため，術前の状態を把握しておく必要がある。

● **バイタルサイン**　体温や脈拍，呼吸状態に問題はなかった。血圧は 168/88 mmHg とやや高めだが，一般的に脳梗塞発症後は血圧が上昇するため，問題のない範囲である。ステント挿入後の血圧管理は非常に重要であり，患者の通常の血圧を把握しておく必要がある。

● **内服薬**　退院後も抗血小板薬を自宅で内服していることを確認した。降

圧薬は手術後の血圧管理に影響をきたさないよう，血管撮影による検査後から内服を中止した。血糖降下薬については，内服では造影剤使用時に副作用をおこすため，術前までは皮下注射に変更となった。

　抗血小板薬は，治療や術後管理，合併症の出現に大きく影響するため，正しく与薬するために看護師の管理とした。

● **安静度の理解**　手術では右鼠径部を穿刺するため，手術中から術後翌日まで右下肢は絶対安静となり，屈曲や挙上が禁止となる。また，側臥位などの下肢の伸展保持ができない体位も禁止となる。Sさんは脳血管撮影の際に絶対安静を経験しているが，術後の安静時間はそのときよりも長くなるため，前回の検査時につらかった体験などがなかったかを聞き，安静度がまもれるよう，安楽に過ごせる援助をする必要がある。

● **精神的ケア**　Sさんと家族は，局所麻酔で行う手術であるにもかかわらず，なぜ手術後にICUに入室する必要があるのかを十分に理解できていなかった。とくに，合併症がおこることでICUへ入室するほどの重篤な状況になるのかという不安を言葉で表現していた。そのため，ICUへの入室は合併症の予防という術後管理を行うためであるということや，通常の術後患者の状態を具体的に説明することで納得を得た。

　脳の手術は，ほかの臓器の手術と比べて術後の後遺症に対して患者や家族が不安をいだくことが多い。手術が近づくにつれ，新たに不安が生じる可能性があるため，コミュニケーションをとり，不安の軽減に努める必要がある。

2　看護問題の明確化

　以上のアセスメントの結果から，次のような看護上の問題を明らかにした。

#1　**手術に対して理解と同意が得られていないため，手術を受ける準備ができない可能性がある。**

#2　**患者や家族が，ICU入室や脳の外科手術を受けることに，不安や恐怖をいだいている。**

3　看護目標と看護計画

#1　**手術に対して理解と同意が得られていないため，手術を受ける準備ができない可能性がある。**

▌**看護目標**

　患者から手術の理解と同意が得られ，協力して手術の準備が行える。

▌**看護計画**

● **観察計画**

（1）意識レベル

（2）バイタルサイン

（3）瞳孔所見・対光反射：瞳孔の大きさ，対光反射・不同の有無

（4）四肢の運動機能の状態：MMTで記載

（5）手術前日から当日，手術後の流れについての理解

（6）鼠径部剃毛と両足背動脈のマーキング

（7）服薬管理

● **援助計画**

（1）治療前の意識状態の確認と観察を行う。

（2）バイタルサインの測定と瞳孔の大きさ・左右差，対光反射における瞳孔収縮の速度の観察を行う。

（3）手術前の四肢の運動機能状態を，MMT を行い評価する。

（4）適宜訪室し，術前のスケジュールについて患者の理解に合わせた説明を行う。

（5）鼠径部剃毛を行う。患者が実施した場合は，そり残しがないかを必ず確認する。両足背の拍動する場所に，油性ペンなどの消えにくいものでマーキングをする。

（6）周手術期は内服の中止や変更が多いため看護師が管理し，配薬と服薬の確認をする。

● **指導計画**

（1）頭痛や吐きけ，左上下肢の麻痺やしびれ，動きにくさなどの症状が出現した場合は，すぐに看護師に知らせるよう，患者と家族に説明する。

（2）術前指導用のパンフレットや，クリニカルパスの患者説明用資料を用いながら，手術前日から術後の安静度や ICU 退室までの流れについて説明する。

#2　**患者や家族が，ICU 入室や脳の外科手術を受けることに，不安や恐怖をいだいている。**

▌ **看護目標**

患者や家族の不安が少しでも軽減される。

▌ **看護計画**

● **観察計画**

（1）表情や言動

（2）手術や ICU 入室についての理解度

● **援助計画**

（1）医師から患者や家族への説明時に同席し，不安や疑問がないかを確認する。

（2）患者や家族が話しやすい環境をつくる。

（3）ICU 入室に対する不安が軽減しない場合には，ICU スタッフへ術前訪問や ICU の見学について依頼する。

● **指導計画**　心配なことや不安に思っていることは，遠慮なく話すように伝える。

4　実施と評価

#1　**手術に対して理解と同意が得られていないため，手術を受ける準備ができない可能性がある。**

● **実施**　術前・術後に，意識レベルや瞳孔所見，対光反射，麻痺などの状

態の変化を早期発見できるよう，ジャパン–コーマ–スケール（JCS）や MMT などについて医療者全員が同じ評価ができるように準備をした。また，S さんには，自分で変化に気づいたときには医療者にすぐに伝えるように説明をした。

　手術内容の説明中に，S さんと妻から術後の具体的な症状について質問があり，それについて回答することで理解と協力を示す言動が聞かれた。また，手術前日から翌日の入室までのスケジュールについては，訪室のたびに次に行う処置だけを説明した。それにより問題なく準備を行うことができた。

　血糖降下薬は内服から皮下注射に切りかえ，適正な血糖コントロールを行うことができた。また，抗血小板薬を看護師管理のもと，手術前日まで確実に内服したことで脳梗塞の再発を予防することができた。

● **評価**　患者の意識レベル・運動機能などの評価基準を，すべての医療者が同じ指標で実施できるようにすることで，病棟から ICU に転棟したあとでも情報共有がしやすく，患者の異常の早期発見につながるようにできた。また，患者の理解に合わせ，次の処置の時間と内容の説明・確認を行ったことで，混乱せずに問題なく準備を行うことができ，手術にのぞむことができた。

#2　患者や家族が，ICU 入室や脳の外科手術を受けることに，不安や恐怖をいだいている。

● **実施**　医師からの説明時は看護師も同席をした。S さんと妻は，局所麻酔で行う手術後になぜ ICU へ入室する必要があるのかを十分に理解できていなかった。S さんも妻も，ICU については「重症患者がいるこわいところ」というイメージを強くもっており，入院時に，S さん自身も重症になるのではないかという思いをいだいていることを訴えていた。そのため，S さんの思いを医師へ伝え，手術後の血圧などの全身管理を行うために ICU に入室する必要があることを説明することで納得を得た。また，看護師から ICU であっても病棟構造や看護師の対応はこれまでとかわらないことを伝え，具体的なイメージをもてるように説明した。

● **評価**　説明に同席することで，患者や家族の思いを医師に情報提供することができ，不安を軽減することができた。また，看護師が実際に見て感じたことや，過去に入室を経験した患者の言葉を伝えることで，S さんが ICU を具体的にイメージすることができたため，恐怖心を軽減して手術にのぞむことができた。

3　事例のふり返り

　本事例は脳梗塞の発症をきっかけに右内頸動脈の狭窄が見つかり，頸動脈ステント留置術を受けることになった事例である。

　脳梗塞発症時に出現した左上下肢の麻痺は，リハビリテーションによって日常生活に支障のない程度にまで回復したが，脳梗塞の再発予防のためには

手術が必要となった。本事例のような予防的手術の場合は，無症状の状態で手術にのぞむことが多い。そのため，患者は手術を受けるか否かの葛藤や，術後合併症による後遺症への不安をいだくことが多い。そこで，インフォームドコンセントを得るための場に看護師が積極的に同席し，患者や家族の理解の程度を把握する必要がある。そして，患者や家族に必要な情報を提供し，意思決定支援を行うことが非常に重要となる。

　Ｓさんと家族に対しても適切に情報を提供し，精神的援助を続けたことで，手術や ICU 入室への不安や疑問が解消され，Ｓさんも家族も手術の必要性を理解し，手術を受けることに納得したうえで手術の準備を進めることができた。

　また，予防的かつ待機的手術においては，病状の急激な進行により手術までに容態が急変する場合がある。Ｓさんも，内頸動脈の狭窄により，手術直前まで脳梗塞が再発するリスクがあった。手術準備を進める際は，このリスクを念頭におき，神経所見の観察や至適血圧の維持，内服薬の確実な投与など，無事に手術を迎えるための全身管理も忘れてはならない。

C 頸動脈ステント留置術（CAS）を受ける患者の手術直後から退院までの看護

　CAS の術後は，合併症として脳梗塞や脳出血，過灌流症候群に注意する必要があるため，血圧のコントロールや神経症状の観察が重要となる。

1 患者についての情報

1 患者プロフィール

　B 節に同じ（◯ 409 ページ）

2 手術について

● **術式**：右内頸動脈ステント留置術（CAS）
● **時間**：2 時間
● **麻酔**：右鼠径部の局所麻酔
● **体位**：仰臥位

3 手術後の経過

　手術後に CT による頭部の検査を行い，点滴のルートと尿道カテーテルが挿入された状態で ICU へ帰室した。帰室時は意識清明で，頭痛と吐きけはなく，瞳孔は対光反射あり，左右差は見られなかった。四肢の運動機能障害もしびれもなかった。足背動脈の触知に左右差はなく，穿刺部からの出血もみられなかった。脈拍 68 回/分と問題なく，血圧は 142/80 mmHg と，術前と比較しやや低い値であった。手術直後の CT の結果は問題なく，帰室後か

ら1時間ごとにバイタルサインの測定と尿量の計測，意識レベルの確認，運動機能障害の有無の確認，瞳孔所見・対光反射，穿刺部からの出血や血腫形成などの観察を行ったが，問題なく経過していた。

　手術当日の安静度は，床上安静で仰臥位のみ可で，右下肢の屈曲と挙上は禁止であったが，Sさんは安静度をまもって過ごすことができた。しかし，その日の夜23時ごろ，「ここはどこだ。たすけてくれー。」とSさんが大声で叫ぶようになった。さらに，点滴ルートや尿道カテーテルを引っぱったり，急に起き上がってベッドから降りようとしたりと，不穏となった。医師へ報告し，緊急に頭部のCTを撮ったが明らかな出血や梗塞はみとめられなかった。

　Sさんは興奮しており，血圧が178/98 mmHgまで上昇したため，血圧を厳重に管理するために観血的血圧測定用の動脈ラインを挿入し，血圧を120〜140 mmHgで維持するために降圧薬のニカルジピン塩酸塩の持続投与が開始となった。ICU看護師は，Sさんが安静度をまもり，事故抜去や転倒転落をおこすことなく，安全に過ごせるように一晩中ベッドサイドで見まもっていた。

　手術翌日の朝には意識は清明となり，穿刺部からの出血がないことを医師が確認し，右下肢の屈曲・挙上などが可能となった。その後，頭部CTと頭部MRI撮影を行ったが，とくに問題はなかった。しかし，昨晩せん妄をおこしたことから念のためSPECTを撮影したところ，軽度の術後過灌流であると診断され，厳重な血圧管理の継続が指示された。

　安静度は端座位まで可となったため，動脈ラインによる血圧モニタリング下で離床を開始した。しかし，端座位をとると血圧が108/52 mmHgへと低下し，心拍数が108回/分まで上昇したため離床は中止となった。ベッド上で徐々にからだを起こしたところ，血圧は128/74 mmHgとなり，大きな低下なく過ごすことができた。夕食から食事が開始された。全量を摂取し，それに伴い抗血小板薬の内服も開始となった。また，血圧も至適血圧を維持できていたため，降圧薬の持続投与は終了となった。

　術後2日目，血圧管理を継続するためICUの滞在を1泊延泊することになった。Sさんは延泊の必要性について主治医から説明を受けると，「そのほうが安心だね。」と話した。また，歩行可となったため，端座位や歩行を行ったが，運動負荷がかかっても血圧は130 mmHg台を維持できた。

　術後3日目，頸動脈エコー検査の結果，狭窄は改善されていた。また，CT撮影でも異常所見はみとめなかったため，一般病棟へ退室となった。その後も問題なく経過し，手術後8日目に退院となった。退院前には，脳梗塞の再発予防について，Sさんと妻に退院指導が実施され，栄養士からの食事指導も行われた。

▼ 情報収集のポイント

☐ **術後の状態**：バイタルサイン，神経学的所見をはじめとするCASによる合併症の有無と，安静度について確認する。

☐ **退院に向けて**：患者・家族の疾患に対する患者の理解度，再発防止のための生活習慣の改善点を確認する。

2 看護過程の展開

1 アセスメント

● **バイタルサイン** 頸動脈洞がステントにより圧迫されると，一時的に血圧が低下することがある。血圧低下がおこると，脳血流の低下による脳梗塞だけでなく，腎血流量や冠動脈の血流量が減少し，腎不全や心不全，狭心症，心筋梗塞などをおこす可能性がある。逆に高血圧が続くと，脳出血や過灌流をおこす可能性がある。いずれにしても生命にかかわる重篤な状態に陥るため，血圧はとくに厳重に管理し，指示された範囲内でコントロールできるようにする必要がある。

● **神経学的所見** 術後に狭窄が解除されることで脳血流量が増加すると，過灌流症候群をおこすおそれがある。患側の眼痛，頭痛，麻痺，痙攣，不穏，失語などの，過灌流症候群の徴候を早期発見できるよう，経時的に観察を行う。

● **意識レベル** 術後に脳出血や脳梗塞などの合併症がおきた場合，意識レベルが変化する。異変を見逃さず早期に発見するためには，バイタルサインと合わせて意識レベルを観察する必要がある。

● **穿刺部の観察** 術前から抗血小板薬を内服し，手術中もヘパリンナトリウムを大量に投与しているため，止血しにくい状態となっている。カテーテル抜去後に止血処置を行うが，絶対安静がまもれなかったときや，止血処置が不十分な場合に，穿刺部から再出血がおこることや，血腫が形成されるおそれがある。そのため，バイタルサインの確認時と同様に，穿刺部と両足背動脈の拍動の有無・左右差を経時的に観察する。また，穿刺部の圧迫が解除されて歩行が開始となると，それに伴い仮性動脈瘤❶ができることがあるため，圧迫解除後も引きつづき穿刺部の観察を続ける。

● **検査所見** 脳出血や脳梗塞といった，合併症症状をCT・MRI検査で確認する。また，ステントが正しい位置に留置され，狭窄部が改善されているかを，頸動脈エコーや頸部X線検査により確認する。脳血流の評価のために，SPECTで検査をすることもある。血液検査の結果や心電図，尿量についても確認し，合併症の早期発見に努める必要がある。

● **退院指導** 脳梗塞の原因には，生活習慣が大きく影響をしている。再発予防のために，退院後の食事や運動などについて指導する必要がある。

2 看護問題の明確化

　以上のアセスメントの結果から，次のような看護上の問題を明らかにした。

#1 **手術による合併症により，重篤な状態に陥る可能性がある。**

#2 **退院後に脳梗塞が再発する可能性がある。**

NOTE
❶仮性動脈瘤
　動脈の血管が破綻して出血し，血管と周囲にある結合組織の間に血液が貯留してこぶのようになったものをいう。

3 看護目標と看護計画

#1　手術による合併症により，重篤な状態に陥る可能性がある。

▌ **看護目標**

治療による合併症の早期発見ができる。

▌ **看護計画**

● **観察計画**

（1）意識状態の変化：精神状態も含む

（2）バイタルサイン：とくに血圧の変化と徐脈

（3）心電図

（4）瞳孔所見・対光反射：瞳孔の大きさ，対光反射・不同の有無

（5）四肢の麻痺やしびれの出現の有無

（6）頭痛や吐きけ，痙攣の有無

（7）穿刺部の出血・血腫の有無，両足背動脈の触知の有無および左右差

（8）尿量

（9）検査所見

● **援助計画**

（1）異常の早期発見のため，観察を行う。

（2）昇圧薬や降圧薬を用いながら血圧を医師の指示範囲内で保つ。

（3）水分出納バランスを医師の指示範囲内に保つ。

（4）点滴静注などの，指示された処置の実施を確実に行う。

（5）再出血と血腫形成の予防のため，穿刺部の安静を保持する。

（6）意識障害や不穏をみとめる場合には，安全に過ごせるように鎮静や行動制限の実施を検討する。

（7）至適血圧を維持しながら早期に離床する。

（8）不安や苦痛を表出しやすい雰囲気をつくる。

● **指導計画**

（1）眼痛や頭痛，吐きけ，四肢の麻痺・しびれ，痙攣などの症状が出現したときは看護師にすぐ知らせるように，患者・家族に説明をする。

（2）挿入されている動脈ラインや点滴ルート，尿道カテーテルについて説明し，体動による抜去や自己抜去をしないように説明し，理解を得る。

（3）安静度とその必要性を説明し，理解を得る。

#2　退院後に脳梗塞が再発する可能性がある。

▌ **看護目標**

Ｓさんと家族が，今後も脳梗塞が再発する可能性があることを理解し，再発予防につながる生活を実践することができる。

▌ **看護計画**

● **観察計画**

（1）内服薬の自己管理状況を評価する。

（2）脳梗塞の再発予防についてのＳさんや妻の理解度を把握する。

（3）脳梗塞再発時の症状と対処方法の S さんや妻の理解度を把握する。

● **援助計画**

（1）入院前の生活，とくに食事についての情報を収集する。医師と相談し，必要な場合は栄養士による食事指導を行う。

（2）内服が正しく自己管理できるかを評価する。

（3）脳梗塞が再発した場合の症状について，医師から情報収集を行う。

● **指導計画**

（1）集めた情報から，S さんの食生活に合った改善点を具体的に指導する。S さんや妻の理解度や希望に合わせて，栄養士に食事指導を依頼する。

（2）再発の予防には，抗血小板薬と血糖降下薬の確実な内服が必要であることを説明する。内服の自己管理がむずかしい場合は，妻に管理方法を指導する。

（3）脳梗塞再発時の症状とその対処法について，S さんと家族の理解度に合わせた言葉や表現で説明を行う。

4 　実施と評価

#1　手術による合併症により，重篤な状態に陥る可能性がある

● **実施**　ICU に入室し，術後帰室してから翌日に頭部 CT を確認するまでは，意識状態の変化やバイタルサインなど，観察の要点で述べた項目を 1 時間ごとに観察した。この時期は合併症のリスクがとくに高いため，夜中も S さんに声をかけ，意識レベルの確認を行い，意識レベルの変化をみとめたところで早急に医師へ報告した。また，動脈ラインを挿入し，降圧薬を用いて血圧を厳重に管理した。さらに，尿量を 2 時間ごとに計測し，水分出納バランスを指示範囲内に保った。そして，環境の変化による混乱をおこさないよう，安静臥床の必要性や順調に経過していることを繰り返し説明し，不安や心配なことがないか，声かけを行った。

　S さんは一時的に不穏となったが，行動制限ではなく，ベッドサイドでの見まもりを続け，興奮状態による血圧上昇や点滴ルートの自己抜去，穿刺部からの出血や血腫の形成を防ぐことができた。動脈ラインによる血圧の 24 時間モニタリングは ICU でしかできないため，ICU に延泊をしたことで，安静度の拡大や降圧薬の調整も，過度な血圧変動をおこすことなく実施できた。

　手術 2 日目の夜，S さんからは「夜だから寝かせてほしい」との訴えがあったが，異常の早期発見には観察が必要であることを説明し，理解と協力を得た。

　術後 3 日目，一般病床に移ってからは，安全に歩行できることを確認し，尿道カテーテルを抜去し，離床を促した。食事は全量摂取できているため点滴を終了した。また夜からは，血糖降下薬の与薬を皮下注射から内服へと切りかえた。その後もとくに問題なく経過し，合併症をおこすことなく手術後 8 日目に退院となった。

● **評価**　合併症のリスクが高い時期に，1 時間ごとに観察を行い，至適血圧

を維持し，合併症の有無を確認できた。また，患者が ICU という特殊な環境にいることをアセスメントし，現状を理解できるように繰り返し説明したことで，患者は安静を保つことができ，合併症の予防や自己抜去などのリスク回避につなげることができた。また，一般病床で早期の離床を促したことは，患者を術前の状態まで早期に回復させ，予定入院期間での退院につながった。

#2　退院後に脳梗塞が再発する可能性がある。

● **実施**　S さんと妻から，脳梗塞を発症するまでのふだんの生活について聴取し，再発のリスクにかかわると思われる以下の情報を収集した。

　①**食事**　S さん夫妻は長男夫婦と同居しているが，長男の妻は仕事をしているため，食事は妻がつくっている。5 人家族のため，大皿で盛りつけることが多い。S さんは，揚げ物や肉料理が好物で「残すのがもったいない」と出されたものはすべて食べてしまう。

　②**血糖値・血圧**　健康診断を受けた際に，高血糖であることや血圧が高いことをたびたび指摘されていたが，S さん自身はそのままにしていた。1 人で受診をしていたため，妻は指摘されていることを知らなかった。

　③**運動**　会社を退職したあとは，自宅で過ごしている。とくに趣味もなく，日中はほとんど TV を見て過ごしている。

　④**服薬**　脳梗塞による救急外来受診後から CAS を受けるまでの 1 か月の間，自宅での内服は S さんが自己管理していたが飲み忘れが多かった。

　⑤**喫煙・飲酒**　20〜65 歳まで毎日 10 本以上タバコを吸っていたが，定年退職を機に禁煙している。飲酒については脳梗塞を発症するまで，毎日ビール 500 mL とチューハイ 350 mL を飲んでいた。

　以上の情報をもとに，退院後に必要な再発のリスクを下げる予防策を S さんと妻に提案した。

（1）食事について
・料理は大皿でなく小鉢でおのおのに出し，つくりすぎないこと。
・肉はなるべく脂身の少ない部位を選び，できるだけ油を使用しない調理方法を選ぶこと。
・食事を食べる際は，ゆっくりとよくかんで食べること。
・毎日体重をはかり，ノートに記載すること。
（2）血圧について
・毎朝と毎夕に血圧を測定して，測定値をノートに記載すること。
・週に 1 回は左右両方の血圧を測定すること。
・血圧が 140/90 mmHg，左右差が 15 mmHg をこえたら，受診すること。
（3）運動について
・毎日必ず運動をすること。
（4）服薬について
・処方されている内服薬の飲み忘れをしないよう，妻も一緒に管理をすること。

- 降圧薬の飲み忘れを防止するため，血圧測定と内服を一緒に行うこと。

（5）喫煙・飲酒について

- タバコは引きつづき禁煙する。飲酒については禁酒が望ましいが，せめてビールかチューハイどちらかを 350mL だけにすること。

（6）定期受診について

- 術後の定期受診の際は，必ず妻が付き添うこと。
- ノートを持参し，血圧と体重を記録したノートを医師に確認してもらうこと。

　医師からは，Sさんと妻に対して，今回の治療は脳梗塞の再発防止にはならないことや，治療後も再発のリスクは高く，その原因は生活習慣にあることが説明された。また，再発予防策として食事制限や運動療法，血圧と血糖値のコントロールが重要であることが説明された。

　妻はSさんに食事制限が必要なことを理解しておらず，服薬しているので脳梗塞は再発しないものだと思っていた。また，嫁は仕事が忙しく食事制限に協力してもらうのはむずかしい環境であり，具体的にどのように取り組めばよいのか不安を訴えていた。そのため，医師に相談し，退院前に栄養士による食事指導をSさんと一緒に受けるように促した。

　食事指導後，妻からは「カロリーを抑える調理方法や食材を知ることができた。なんとかやってみます」と前向きな言葉が聞かれた。一方でSさんは食事に関しての不満を訴えていた。しかし，同居している長男へも同様の指導を行い「自分も会社の健康診断で，肥満ぎみといわれている。一緒にがんばりたい」との言葉が聞かれると，Sさんも「食事を制限するのはいやだけど，脳梗塞が再発するのはもっといやだからがんばる」と，同じように前向きな言葉が聞かれるようになった。

　高血圧に関しては，毎朝と毎夕に血圧を測定して，測定値をノートに記載することをすすめ，自覚を促すようにした。また，内服薬の飲み忘れを防止するため，血圧測定と内服を一緒に行うことを提案し，妻も一緒に管理することとした。退院後の実施状況の確認については，外来継続看護申し送り書を作成し，外来看護師に引き継いだ。

● **評価**　医師から脳梗塞の再発リスクとその原因について説明してもらったことで，自宅での予防策を理解することにつながった。食事制限については，栄養士から専門的知識を指導してもらうことで，食事を準備する妻が自宅で実践できる知識を得ることができた。また，同居している長男の協力を得たことは，拒否の思いが強いSさんの気持ちを前向きにし，毎日の食事制限の実施につながると考えた。血圧については，測定値を毎日ノートに記載することをすすめ，これにより家族や他者とがんばりを共有でき，降圧の自覚にもつながると考えられた。また，薬剤の内服のタイミングを血圧測定と一緒にしたことは，両者の継続につながると思われる。

　以上のことから，再発防止の必要性と具体的な対策について理解を得ることができ，介入は適切であった。退院後の実践状況の確認については，外来看護師へ申し送りをしたことで，看護介入が継続的に行われるように配慮で

きた。

3 事例のふり返り

　血管内治療は開頭手術よりも低侵襲であり，今後も手術件数は増加していくものと思われる。その一方で，術後合併症のリスクは開頭手術と比べて低いわけではないため，厳密な術後管理が求められる。本事例では術後にICUへ入室して適切な管理を行い，退院まで合併症の出現なく経過することができた。

　また，頸動脈狭窄症を伴う脳梗塞は，生活習慣病が原因であることがほとんどであり，脳梗塞を再発するリスクが高い。本事例のように，再発防止のための生活指導を行い，退院後も患者や家族が再発予防策を実践し，再発時の対処方法も理解したうえで，安心して生活できるように継続的に援助を続けていくことが重要である。そのために，入院当日から，退院後の生活を見すえた情報収集・アセスメント・看護計画立案・実施・評価を実践することが重要となる。

　退院1カ月後，外来受診後のSさんと妻が病棟に元気な姿を見せに来てくれた。退院後のSさんは毎日1時間散歩をしており，生活のなかに運動する時間を取り入れていた。また，朝夕の血圧をノートに記載していることや，内服薬の飲み忘れを予防するために血圧測定のあとに必ず内服をしていることなど，生活に合った予防策を行っているとのことだった。妻からは，毎日の食事を写真にとり，知り合いの栄養士にアドバイスをもらいながら食事制限を行っているとの報告があった。

　数日後，脳神経外科外来から，初回外来時にSさんおよび妻と面談した内容が記載された報告書が届いた。そこには，病棟での退院指導が外来看護師に引き継がれて実施されていることが記載されていた。

　本事例のように，生活習慣が原因となる疾患は多くあり，またその多くは再発を繰り返す。健康寿命をのばすためにも，看護師が患者のライフスタイルや薬の服用状況，家族からのサポート状況を把握し，患者や家族が日常生活で実践可能な予防策を提案すること，また，それを継続できるような支援を行うことが求められている。

❶ CT および MRI による脳の撮影画像

CT および MRI 画像の見方

脳画像は，足側から見上げるような方向で写される。画像では背側が下となり，右脳は画像の左，左脳は画像の右に配置される。

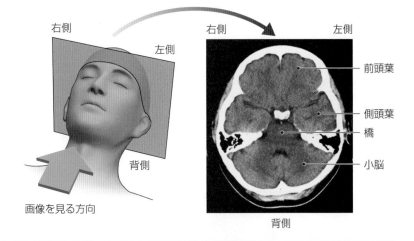

右側　左側

画像を見る方向

右側　左側

前頭葉

側頭葉
橋

小脳

背側

髄膜腫の CT 画像

小脳を圧迫する髄膜腫の例。造影剤の増強効果によって，(b)では腫瘍がより高吸収域に描写されている。

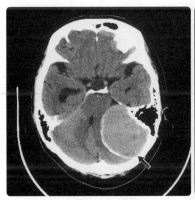
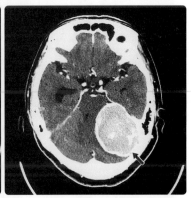

a. 単純 CT 画像　　　　b. 造影 CT 画像

転移性脳腫瘍の MRI 画像

(b)の矢印部では，小脳内の転移性脳腫瘍がガドリニウム造影剤で造影され，明瞭に描写されている。

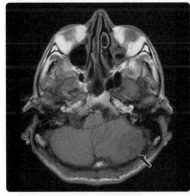
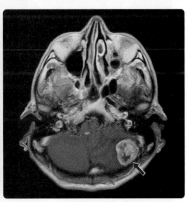

a. 単純 MRI 画像　　　　b. 造影 MRI 画像

▶正常な脳の撮影画像を次ページに掲載した。

❷ CT および MRI による正常脳の撮影画像

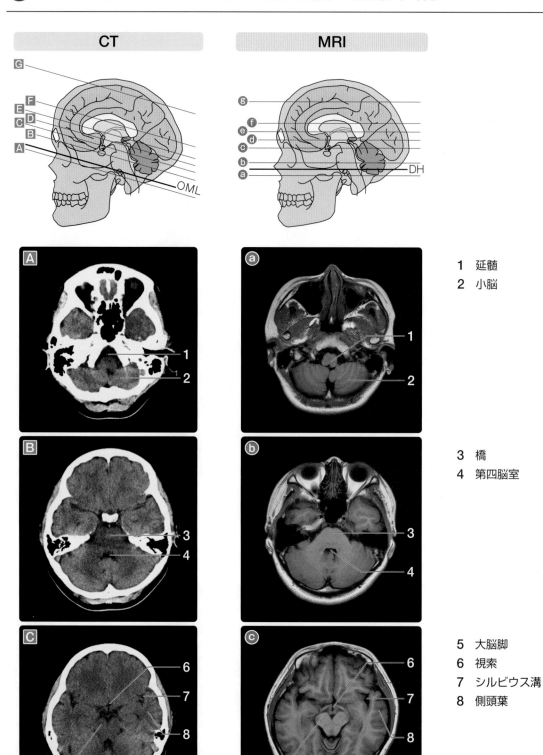

CT

MRI

1　延髄
2　小脳

3　橋
4　第四脳室

5　大脳脚
6　視索
7　シルビウス溝
8　側頭葉

　本図では CT は眼窩外耳道基準線 orbitomeatal base line（OML）と平行に撮影され，MRI はドイツ水平面 Deutsche horizontale（DH）と平行に撮影されている。疾患の位置や症状によっては，CT・MRI ともに，どちらの角度でも撮影することがある。

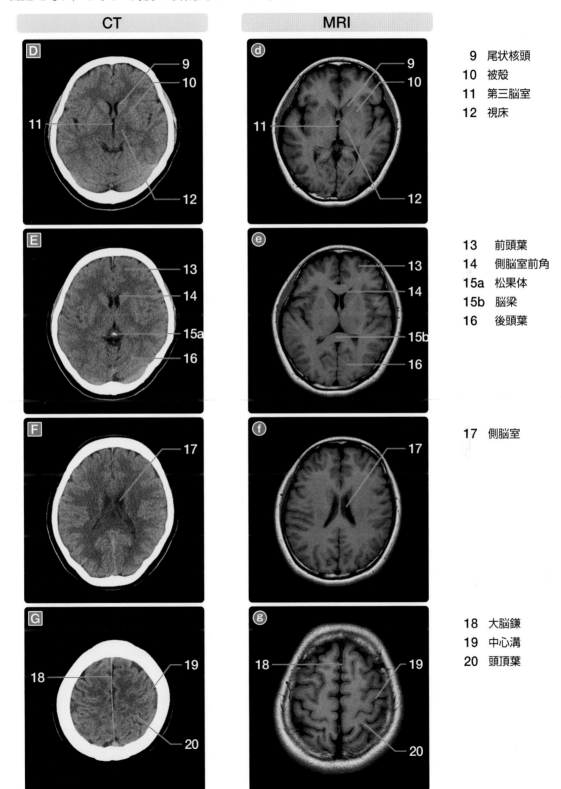

CT	MRI	
		9　尾状核頭
		10　被殻
		11　第三脳室
		12　視床
		13　前頭葉
		14　側脳室前角
		15a　松果体
		15b　脳梁
		16　後頭葉
		17　側脳室
		18　大脳鎌
		19　中心溝
		20　頭頂葉

動画一覧

QR コードから動画サイトのリンクを読み込むことができます。

1 ウィリス動脈輪付近の動脈   p.38

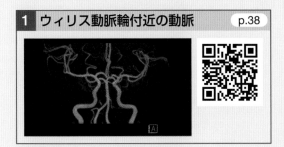

2 脳動静脈奇形摘出術   p.105

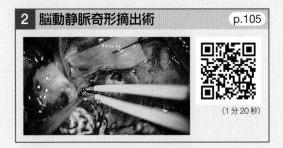

(1 分 20 秒)

3 脳動脈瘤クリッピング術   p.127

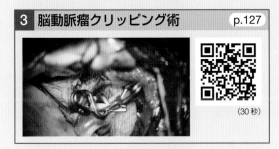

(30 秒)

4 頸動脈内膜剝離術（CEA）   p.147

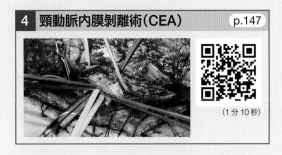

(1 分 10 秒)

5 頸動脈ステント留置術（CAS）   p.148

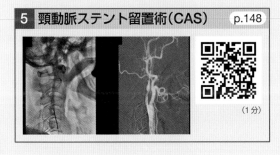

(1 分)

6 バイパス術（浅側頭動脈-中大脳動脈吻合術）   p.149

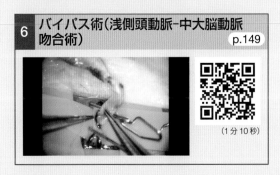

(1 分 10 秒)

索引